急诊用药速览

第3版

张志清　樊德厚　主编

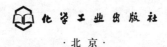

化学工业出版社

·北京·

本书对临床各科 200 多个急诊病种的诊疗与用药进行了全面系统介绍，包括疾病简介、诊断要点、治疗原则、可选药物等，其中可选药物用表格形式来表达，简要介绍了每种药物适应证、用法用量、注意事项等内容。本书内容全面、形式新颖、实用性强，可供从事临床工作的医师、药师及相关工作的医护人员参考。

图书在版编目（CIP）数据

急诊用药速览/张志清，樊德厚主编．—3 版．—北京：化学工业出版社，2018.8（2023.2重印）
ISBN 978-7-122-32125-1

Ⅰ.①急… Ⅱ.①张…②樊… Ⅲ.①急性病-用药法 Ⅳ.①R159.7

中国版本图书馆 CIP 数据核字（2018）第 096816 号

责任编辑：李少华 　　　　　　　装帧设计：关　飞
责任校对：王　静

出版发行　　化学工业出版社
　　　　　　（北京市东城区青年湖南街 13 号　邮政编码 100011）
印　　装　　大厂聚鑫印刷有限责任公司
850mm×1168mm　1/32　印张 20½　字数 555 千字
2023 年 2 月北京第 3 版第 6 次印刷

购书咨询：010-64518888)　　售后服务：010-64518899
网　　址：http://www.cip.com.cn
凡购买本书，如有缺损质量问题，本社销售中心负责调换。

定　　价：68.00 元　　　　　　　　版权所有　违者必究

本书编写人员名单

主　　编　张志清　樊德厚

副 主 编　刘秀菊　张亚坤

编写人员　（按姓氏笔画排序）

丁　力　王川平　王淑梅

任进民　刘秀菊　刘焕龙

孙　倩　张亚坤　张志清

陈　玮　陶兴隆　樊德厚

再版前言

《急诊用药速览》第 1 版得到了医药界同行的认可，并获得了2010 年石化协会优秀出版物奖（图书类）二等奖；第 2 版又得到了各位读者的一致称赞，使我们感到无比欣慰与感激！随着医药科学的发展，疾病诊疗指南在更新，新的治疗药物不断涌现。为回馈各位读者的厚爱，我们决定对《急诊用药速览》再次进行修订，以进一步适应临床医学快速发展的步伐。

修改后全书仍然分为 18 章，除第一章急诊用药概论外，其余章节涉及多个临床科室，经过对第 2 版中部分疾病的删减、增补，全书共介绍 239 种急诊病种。每个病种首先是简短的疾病介绍，之后分别为【诊断要点】、【治疗原则】和【可选药物】三个主要内容。为体现该书简洁明了、查找方便、新颖实用的特点，【可选药物】继续沿用表格形式来表达，表格中有"药品名称""适应证与用法用量"及"注意事项"等内容。本次撰稿过程中，作者根据新版诊疗指南和临床治疗药物变化情况，修订了【诊断要点】、【治疗原则】，并在【可选药物】中增加了近年新上市的治疗药物，删掉了不良反应较大的老药和部分淘汰药品，使该书更契合当今临床实际，临床实用性更强。

本书旨在为临床工作一线的临床医师及医院药学人员提供学习交流的借鉴，不作为临床诉讼或医疗纠纷的法律依据。

参加书稿审改的临床专家有：心血管内科张冀东副教授，肾内科李绍梅教授，血液内科任金海教授，内分泌内科王绵教授，急诊科姚冬奇教授，普通外科刘津教授，心脏外科王宪德副教授，耳鼻喉科任秀敏教授，口腔内科李浩渤副教授，感谢各位临床专家对本书修订的悉心指导和无私奉献！

本书的再版，得到化学工业出版社各位编审的具体指导和鼎力支持，在此，一并表示衷心感谢！

编者

2018 年 9 月

凡 例

缩写	英文名称	中文名称
5-HT	5-hydroxytryptamine	5-羟色胺
ACE	angiotensin-convertion enzyme	血管紧张素转换酶
ACEI	angiotensin-converting enzyme inhibitor	血管紧张素转换酶抑制剂
ACTH	adrenocorticotropic hormone	促皮质素
ADP	adenosine diphosphate	二磷酸腺苷，腺苷二磷酸
ALP	alkaline phosphatase	碱性磷酸酶
ALT	alanine aminotransferase	丙氨酸氨基转移酶
Ang Ⅱ	angiotensin Ⅱ	血管紧张素 Ⅱ
APD	action potential duration	动作电位时间
APTT	activated partial thromboplastin time	活化部分凝血激酶时间
ARB	angiotensin Ⅱ receptor blocker	血管紧张素 Ⅱ 受体拮抗剂
ARDS	acute respiratory distress syndrome	急性呼吸窘迫综合征
AST	aspartate transaminase	门冬氨酸氨基转移酶
AT_1R	angiotensin Ⅱ type Ⅰ receptor	血管紧张素 Ⅱ 的 Ⅰ 型受体
AVB	atrioventricular block	房室传导阻滞
AVP	arginine vasopressin	精氨酸加压素
BB	buffer base	缓冲碱
BE	base excess	剩余碱
BNP	brain natriuretic peptide	脑钠素
BUN	blood urea nitrogen	血尿素氮
cAMP	cyclic adenosine monomphsopate	环磷腺苷
CCB	calcium-channel blocker	钙通道阻滞剂

缩写	英文名称	中文名称
CO_2CP	CO_2 combining powe	二氧化碳结合力
CPR	cardiopulmonary resuscitation	心肺复苏
CrCl	creatinine clearance	内生肌酐清除率
CT	computed tomography	X线计算机断层摄影
DA	dopamine	多巴胺
DBP	diastolic blood pressure	舒张压
DIC	disseminated intravascular coagulation	弥散性血管内凝血病
DTP	diphtheria/tetanus/poliomyelitis	白喉/破伤风/脊髓灰质炎
DVT	deep vein thrombosis	深静脉血栓形成
ELISA	enzyme-linked immunosorbentassay	酶联免疫吸附试验
ERP	effective refractory period	有效不应期
FDP	fibrin degradation product	纤维蛋白降解产物
FEV_1	forced expiratory volume in one second	一秒钟用力呼气量
FSH	follicle-stimulating hormone	促卵泡激素
G-6-PD	glucose-6-phosphate dehydrogenase	葡萄糖-6-磷酸脱氢酶
GABA	gamma-aminobutyric acid	γ-氨基丁酸
GGT	γ-glutamyltransferase	γ-谷氨酰转移酶
GnRH	gonadotropin-releasing hormone	促性腺激素释放激素
GPⅡb/Ⅲa	platelet membrane glycoprotein GPⅡb/Ⅲa	血小板膜蛋白 GPⅡb/Ⅲa
HCG	human chorionic gonadotrophin	人绒毛膜促性腺激素
HDL	high density lipoprotein	高密度脂蛋白
HLA	human leucocyte antigen	人类白细胞抗原
HMG-COA	hydroxy-methyl-glutaryl coenzyme A	羟甲基戊二酰辅酶 A
HP	helicobacter pylori	幽门螺杆菌
IABP	intra-aortic balloon pump	主动脉内气囊泵
IE	infective endocarditis	感染性心内膜炎
IFA	indirect fluorescence assay	间接免疫荧光检查

缩写	英文名称	中文名称
INR	international normalized ratio	国际标准化比率
LDL	low-density lipoprotein	低密度脂蛋白
LH	luteotropic hormone	促黄体生成激素
LHRH	luteinizing hormone-releasing hormone	黄体生成激素释放激素
MRI	magnetic resonance imaging	磁共振成像
MRSA	methicillin resistant staphylococcus aureus	耐甲氧西林金黄色葡萄球菌
MRSE	methicillin resistant staphylococcus epidermidis	耐甲氧西林表皮葡萄球菌
NK 细胞	natural killer cell	天然杀伤细胞
PAC3	platelet associated complement 3	血小板表面相关补体 3
$PaCO_2$	partial pressure of carbon dioxide in artery	动脉血二氧化碳分压
PAIg	platelet associated immunoglobulin	血小板表面相关免疫球蛋白
PaO_2	arterial partial pressure of oxygen	动脉血氧分压
PaO_2/FiO_2	partial pressure of oxygen in artery/fraction of inspired oxygen	动脉血氧分压/吸入氧气分数
PCR	polymerase chain reaction	聚合酶链反应
PCWP	pulmonary capillary wedge pressure	肺毛细血管楔压
PEF	peak expiratory flow	最大呼气流量
PET	position emission tomography	正电子发射体层摄影
PG	prostaglandin	前列腺素
PT	prothrombin time	凝血酶原时间
RAS	renin-angiotensin system	肾素-血管紧张素系统
SBP	systolic blood pressure	收缩压
SPO_2	pulse oxygen saturation	动脉血氧饱和度
T_3	triiodothyronine	三碘甲腺原氨酸
T_4	tetraiodothyronine	四碘甲腺原氨酸
TAT	tray agglutination test	试管凝集试验
TG	triglyceride	甘油三酯

缩写	英文名称	中文名称
t-PA	tissue-type plasminogen activator	组织型纤维蛋白溶酶原活化剂
TSH	thyrotropic-stimulating hormone	促甲状腺激素刺激激素
Ts 细胞	suppressor T cell	抑制性 T 细胞
UDPGT	uridine diphosphoglucuronyl transferase	二磷酸尿苷葡萄糖醛酸基转移酶
V/Q	ventilation-perfusion（quotient）ratio	通气-血流灌注（系数）比值
VLDL	very low density lipoprotein	极低密度脂蛋白（前 β-脂蛋白）
VWD	von willebrand disease	冯·威利布兰德病（血友病），血管性血友病

目　录

第一章
急诊用药概论

　　急诊患者来院就诊多数表现为急、危、重症，急需处理和抢救，其治疗原则不外乎手术和非手术疗法两种。在非手术治疗中，主要是药物治疗，而且强调要对症治疗，也即中医所述"对症下药"，因为患者的症状是他们来急诊看病的主要原因。中医学提出要遵循"急则治其标，缓则治其本"，而且要"标本兼治"。标即指症状，本即为病因，对症治疗虽不能消除病因，达到根治，但在病因未明或对因治疗尚未显效，需要立即控制症状以缓解病情时，其重要性并不亚于对因治疗。如患者处于高热、惊厥、严重的呕吐、腹痛腹泻、呼吸衰竭、咯血、休克时，需立即给予对症治疗以防病情进一步恶化，故此时的对症治疗较之对因治疗更为重要。

　　急诊用药，特别强调要使用那些高效、速效而且安全的药物，方能使严重病情迅速得到控制，转危为安。危重病救治过程中的合理用药显得尤为重要。合理用药是指在使用药物时可以发挥最大的治疗作用，同时产生最小的不良反应，达到最佳药物作用目的的用药方法。合理用药涉及多方面内容，具体讲就是六个字："选药、认药、用药"。

　　1. 选药

　　要选用强效、速效、安全的药物。如治疗急性肾功能衰竭、急性心力衰竭的药物主要有利尿药，则应首选呋塞米（速尿），其为袢利尿药，利尿作用快，快速利尿，静脉注射后，10min 内起效，通过利尿可减少体内水分，从而缓解心衰、肾衰症状；冠心病心绞痛发作时，舌下含化硝酸甘油1～3min即起效，达到了速效，且不良反应较为轻微；癫痫持续状态的首选药物是地西泮，方法是立即静脉注射；一般的发热常用对乙酰氨基酚及其复方制剂，安痛定注射液因其严重的变态反应已不用，如果高热可用赖氨匹林，以4ml注射用水或0.9%氯化钠注射液溶解后肌内注射或静脉注射；呼吸中枢兴奋药成年人用尼可刹米，小儿及新生儿则用作用相对平和、副作用较小的洛贝林。

选药也要关注国内外医药动态以及药物的不良反应，如急性胰腺炎，药物疗法中有一类药即H_2受体拮抗剂，用西咪替丁、雷尼替丁和法莫替丁等，近期有报道：动物实验和临床均有应用西咪替丁导致急性胰腺炎的报道，故不宜用于急性胰腺炎患者，所以只能用雷尼替丁和法莫替丁。治疗急性胰腺炎过去用抑制胰酶活性药物抑肽酶、加贝酯、乌司他丁等，但2007年11月，美国、加拿大、德国、西班牙相继暂停了抑肽酶注射液的上市销售，因为加拿大一项临床试验显示使用抑肽酶可增加急性死亡风险。拜尔公司于2007年11月5日宣布暂停抑肽酶注射液（商品名rasylol）在全球的上市销售，我国国家食品药品监督管理局也于2007年12月17日发出通知，决定暂停抑肽酶注射剂在我国的销售和使用。根据国家药品不良反应监测中心报告，使用抑肽酶注射剂可引起变态反应、过敏性休克、心悸、胸闷、呼吸困难、寒战、发热、恶心、呕吐等。该局组织专家对该品种进行综合评价后认为：对于部分患者，使用该药的风险大于利益。

对于最大的一类药物，即抗菌药物的选用，一定要遵循《抗菌药物临床应用指导原则》，《中国国家处方集》（2010年）第九章"感染疾病用药"来选用，近年来发布的抗菌药物临床应用专家共识，也是临床医务人员必不可少的指导资料，如"中国鲍曼不动杆菌感染诊治与防控专家共识""铜绿假单胞菌下呼吸道感染诊治专家共识""产超光谱β-内酰胺酶细菌感染防治专家共识""耐甲氧西林金黄色葡萄球菌感染防治专家共识""耐万古霉素肠球菌感染防治专家共识""万古霉素临床应用中国专家共识""多重耐药革兰阴性杆菌感染诊治专家共识""合理应用喹诺酮类抗菌药物治疗下呼吸道感染专家共识"等。

2. 认药

药效学和药代动力学参数是选择药物的基础，对危重患者应依据药物的药效学和药代动力学原理，结合患者病情特点选择药物，以期达到最佳疗效，减少不良反应的发生。因此，急诊科室医护人员虽然不可能全面了解或熟记每一类药物，甚至每一种药物的作用机制、适应证、用法用量、不良反应及注意事项等诸多内容，但在急诊用药时，对某一些疾病应至少熟练掌握常规的一两种或两三种药物。从大的方面讲，如当前治疗感染性疾病重症患者，尤其是老年患者，应首选β-内酰胺类繁殖期杀菌药物，尤其是头孢菌素类抗生素，这就要求临床工作者了解 1～4 代头孢中各代的作用特点。抗休克应用血管活性药物以改变血管机能和改善微循环，这两种作用机制是治疗休克的重要措施。血管活性药物又可分为血管收缩药和血管扩张药两大类，各类药物的作用特点和代表药，掌握 1～2 个药即可。药物具有二重性，既有药效学，也会出现不良反应，如何进行防范也应略知一二。药代动力学的一些重要参数也应记住，如半衰期决定用药间隔时间，头孢曲松是头孢类抗生素中唯一半衰期长的抗生素，半衰期 8h，因此每天只需给药 1 次。血浆蛋白结合率对老年人和婴幼儿尤为重要，因为其游离药物浓度和联合用药时的药物相互作用都会影响药物疗效。再如，了解药物解离度在抢救药物中毒时有现实意义，苯巴比妥类、乙酰水杨酸盐类等中毒时，可在抢救的同时静脉输注弱碱性药物碳酸氢钠以碱化体液（血液、尿液），可增加药物解离度，减少其在肾小管的重吸收，增加其从尿中排泄而解救中毒。药物清除率也会直接影响肝肾功能不全患者的救治等。

3. 用药

用法即给药途径会影响药效。舌下给药可消除肝脏首过效应，提高药物生物利用度。雾化吸入则为呼吸系统严重哮喘和肺部感染，五官科咽喉炎症的最佳给药途径。静脉液路给药更是抢救危重患者必需的给药途径。过敏性休克，心跳骤停的首选药是肾上腺素，除立即静脉注射外，必要时还可以心室内注射。

用量，即一般常用剂量、极量，超出极量的大剂量用药，必须要有权威的报道资料方可执行，并要随时随刻观察患者的病情变化，症状好转后改为常用剂量。当然，抢救有机磷酸酯类农药中毒时阿托品更是要早期、足量、反复用药，根据轻、中、重中毒症状其剂量较常用量可大 10 倍、100 倍，甚至 1000 倍。另外，要注意毫克（mg）与微克（μg），千万别出错，两者之间剂量差 1000 倍。注意小数点，如 0.1、0.01。有的按千克体重计算剂量则更为准确。抢救时，有的要求注意静脉给药每分钟的滴数、最大滴数，所以滴速也不容忽视。

制剂与规格，如口服降糖药二甲双胍，有盐酸二甲双胍片，0.5g/片；盐酸二甲双胍肠溶片，0.25g/片；盐酸二甲双胍缓释片，0.5g/片。再如头孢哌酮/舒巴坦，常用的有两种配比，一种是注射用头孢哌酮钠/舒巴坦钠，含头孢哌酮钠 0.5g 与舒巴坦钠 0.5g，配比为 1:1；另一种含头孢哌酮钠 1.0g 与舒巴坦钠 0.5g，配比为 2:1，成人静脉给药推荐剂量见表 1-1。因为舒巴坦对不动杆菌属细菌具有抗菌作用，故含舒巴坦的复方制剂对不动杆菌具有良好的抗菌活性，强调在治疗不动杆菌感染时应用足够量的舒巴坦。我国对舒巴坦的每日推荐最大剂量为 4.0g。

表 1-1　注射用头孢哌酮钠/舒巴坦钠用量

用量分类	配比	头孢哌酮钠/舒巴坦钠	头孢哌酮钠	舒巴坦钠
推荐用量	1:1	2.0～4.0g,q12h	1.0～2.0g	1.0～2.0g
	2:1	1.5～3.0g,q12h	1.0～2.0g	0.5～1.0g
严重感染剂量	1:1	4.0g,q12h	2.0g	2.0g
	2:1	6.0g,q12h	4.0g	2.0g

时间差攻击疗法，用于呼吸道感染的磷霉素作用于细胞壁合成的前期（第一步），而 β-内酰胺类抗菌药物作用于细菌细胞壁合成

的后期（第二步），因此，磷霉素应该提前1h用药，利用时间差对细菌前后夹击，增强抗菌作用。

除了选药和认药应注意药物的药动学和药效学以外，抗菌药物的PK/PD与合理用药更为重要，可影响药效和临床不良反应。PK/PD参数是反映抗菌药物、致病菌、人种三者之间关系的重要参数。依据抗菌药物的PK/PD特点可将抗菌药物分为浓度依赖型、时间依赖型、与时间有关但抗生素后效应（PAE）或消除半衰期较长者三类。此种分类为不同药物依据PK/PD参数设计临床给药方案提供重要依据。

浓度依赖型抗菌药物包括氨基糖苷类、喹诺酮类、两性霉素B等，药物对致病菌的作用取决于峰浓度，而与作用时间关系不密切，可以通过提高峰浓度来提高临床疗效。因此，氨基糖苷类抗菌药物在日剂量不变的情况下，每日单次给药可以取得比每日多次给药更高的峰浓度，从而明显提高抗菌活性和临床疗效，还可以降低细菌耐药性的发生、降低耳肾毒性。喹诺酮类药物也属于这一类，故应每日1～2次给药。

时间依赖型且半衰期较短的抗菌药物包括多数β-内酰胺类、大环内酯类、林可酰胺类抗菌药物，抗菌作用与同细菌接触时间密切相关，而与峰浓度关系较小，主要评价参数为$T_{>MIC}$和$AUC_{>MIC}$。$T_{>MIC}$是指给药后，血药浓度大于最低抑菌浓度的持续时间，该时间大于给药间隔时间的50%，临床疗效较好。

时间依赖型且抗生素后效应较长的抗菌药物包括阿奇霉素、碳青霉烯类、糖肽类等抗菌药物，主要评价指标是AUC/MIC，如美罗培南每次滴注2～3h，亚胺培南西司他丁每次滴注2h。

用药时还要考虑到患者年龄，是老年人、新生儿、婴幼儿，还是学龄儿童。一般来讲性别对用药影响不大，但应考虑到女性有月经期、妊娠期、哺乳期，用药时也要考虑是否忌用或禁用。患者的肝肾功能、免疫状况等都对用药有影响。最后还要考虑到联合用药中的配伍禁忌、药物相互作用等。

下面简要介绍有关急诊治疗的各类常用药物。

一、中枢兴奋药

凡能提高中枢神经系统功能活动的药物称为中枢兴奋药。中枢兴奋药按治疗学分为脊髓兴奋药、呼吸兴奋药和大脑皮层兴奋药等。急诊治疗中主要用后两类药，因为中枢兴奋药主要用于抢救因药物中毒或危重疾病如严重感染、创伤所致的中枢抑制，表现为呼吸抑制、昏迷等。如抢救呼吸衰竭患者用呼吸兴奋药，成人常用尼可刹米，其作用是直接兴奋延髓呼吸中枢，也作用于颈动脉体和主动脉体化学感受器，反射性地兴奋呼吸中枢，可使呼吸加深加快，一次静脉注射只能维持作用 5～10min，代谢后由尿排出。小儿，尤其新生儿窒息，常用作用较为缓和的洛贝林。该药对呼吸中枢无直接兴奋作用，只是兴奋颈动脉窦和主动脉体化学感受器而反射性兴奋呼吸中枢，使呼吸加深加快。其他如二甲弗林（比尼可刹米强100倍）、乙胺硫脲（克脑迷），成人也可考虑应用。大脑皮层兴奋药也称苏醒药，常用的有苯甲酸钠咖啡因（CNB）注射液和作用比咖啡因强的哌甲酯（利他林）。应该强调的是，这类药的剂量千万不能过大，否则会引起惊厥。为避免过量中毒，使用本类药物时，最好采用间隙、反复给药或几种药物交替使用。一旦出现惊厥先兆，应立即停药。

二、镇痛药

镇痛药主要作用于中枢神经系统，多通过激动阿片受体来选择性地减轻或缓解疼痛感觉，对持续性钝痛比间断性锐痛及内脏绞痛效果好。镇痛同时有明显的镇静作用，有时产生欣快感，可改善和缓解患者因剧烈疼痛而引起的恐惧、紧张、焦虑不安等不愉快情绪。但是本类药物连续使用易产生耐受性和成瘾性（身体依赖性），因此称为麻醉性镇痛药或成瘾性镇痛药。常用药物有吗啡和人工合成的镇痛药如哌替啶、芬太尼、舒芬太尼、二氢埃托菲及罗通定

（颅痛定）等，还有合成的成瘾性较低的镇痛药如曲马多等。布托啡诺用于各种癌性疼痛、手术后疼痛等。这类药物是典型的对症治疗药，不宜长期使用。

三、解热、镇痛、抗炎及抗痛风药

这是一类具有解热、镇痛，而且多数还具有抗炎和抗风湿作用的药物，由于本类药物的化学结构和抗炎作用机制与肾上腺皮质激素（甾体激素）不同，故也称为非甾体抗炎药。

本类药物的作用机制是抑制体内环氧化酶而使前列腺素（PG）合成减少。PG广泛存在于人体的各种重要组织和体液中，大多数细胞均有合成PG的能力。PG是一类具有高度生物活性的物质，参与机体发热、疼痛、炎症、血栓、速发型过敏等多种生理、病理过程。所以，通俗一点说，PG是人体致热、致痛、致炎的"罪魁祸首"。PG合成需要有酶的参与，即环氧化酶，如抑制了该酶活性，PG合成就减少。

本类药物能降低患者的体温，对正常人体温几乎无影响。本类药物具有中等程度的镇痛作用，对慢性钝痛如牙痛、头痛、神经痛、肌肉痛、关节痛及月经痛等均有较好的镇痛效果，但对创伤性剧痛和内脏平滑肌痉挛引起的绞痛则几乎无效。应根据患者的指征、机体状况及药物适应证、禁忌证等因素综合考虑选药。常用药物如阿司匹林及其复方制剂为首选药，次之选用对乙酰氨基酚、布洛芬及其复方制剂、吲哚美辛等。退热疗程不超过3天，镇痛疗程不应超过7天。急性高热可考虑肌内注射柴胡注射液，肌内注射或静脉注射赖氨匹林。胃炎、消化性溃疡、血友病及其他出血性疾病或阿司匹林不能耐受者，可选用对乙酰氨基酚。妊娠妇女慎用解热镇痛药，最好仅选用对乙酰氨基酚，但不能过量。

这类药物的不良反应涉及胃肠道、泌尿道、神经系统、血液系统和肝脏，但发生率较高的还是胃肠道和肾脏不良反应。有些不良反应如粒细胞减少、再生障碍性贫血、肝炎、严重的变态反应等虽然发生率很低，却很严重，亦应引起重视。尽量不要再应用含氨基比林、非那西丁这两种成分的复方制剂，因其引起的粒细胞缺乏、肾损伤和严重的变态反应，目前已趋向淘汰。

四、镇静、催眠、抗焦虑及抗惊厥药

这是一类对中枢神经系统产生广泛抑制作用的药物，随抑制程度不同可产生镇静、催眠、抗焦虑及抗惊厥作用。一般在小剂量时可产生镇静作用，使患者安静、宁静或解除焦虑烦躁，同时能保持清醒的精神活动和自如的运动功能。中等剂量时可引起近似生理性睡眠，减少觉醒或延长睡眠时间，并有抗惊厥作用。大剂量时可产生深度抑制，出现麻醉。超大剂量则麻醉延髓，引起呼吸抑制、循环衰竭而死亡。

这类药物临床上常用的可分为三类：①传统的巴比妥类，如苯巴比妥；②苯二氮䓬类，如地西泮等；③其他，如水合氯醛、扎来普隆、佐匹克隆、右佐匹克隆、唑吡坦等。巴比妥类药物现已少用，因其久用能产生耐受性，长期用药可成瘾，突然停药时还可产生戒断症状。第三类也算是传统的镇静催眠药，不过水合氯醛原料获取不易，口服气味难闻，过去常用保留灌肠疗法。其他如溴化物，长期用药影响记忆力，甲丙氨酯也有戒断症状。所以苯二氮䓬类药物副作用较巴比妥类小，是目前发展最快的一类药物，临床主要用于抗焦虑，也有镇静、抗惊厥作用。常用的药物有地西泮、氟硝西泮、阿普唑仑、艾司唑仑、咪达唑仑、三唑仑、奥沙西泮、劳拉西泮等。地西泮是吸收得最快的药物，可快速发挥药效并可缩短入睡的潜伏期。氟西泮对预防睡眠的反复惊醒方面最有效；抗惊厥，尤其治疗癫痫持续状态首选立即静脉注射地西泮。本类药物对青光眼和重症肌无力患者慎用；孕妇及哺乳期妇女慎用或禁用；新生儿禁用；老年人减量慎用；静脉注射速度过快可引起呼吸抑制和循环功能抑制。常见的副作用有嗜睡、头昏、乏力等。大量服用偶见共济失调、手震颤。个别患者可出现兴奋、多话、睡眠障碍甚至幻觉。需要提醒的是，这类药物久用也有成瘾性，突然停药也可产生戒断症状。切勿动脉内给药。

五、治疗心功能不全的药物

慢性心功能不全，或称充血性心力衰竭，是由多种原因引起的心肌收缩功能和/或扩张功能不全的一种综合征。目前新的观点认为充血性心力衰竭的发病机制主要是神经激素异常所致，表现为交感神经和肾素-血管紧张素-醛固酮系统的代偿性亢进，其治疗模式也由改善血液动力学型转向神经体液综合调控型，目的是缓解心衰症状，改善生活质量，防止左室功能进一步恶化和缺血事件的复发，最终降低死亡率。心功能不全的防治药物主要有以下几类：洋地黄制剂、利尿药、血管紧张素转换酶抑制剂（ACEI）或受体拮抗剂以及β-受体阻滞剂，其他还有拟交感神经药物、磷酸二酯酶抑制药和血管扩张药。

（一）洋地黄制剂

为临床最常用的强心药，属强心苷类，通过对心肌细胞膜上 Na^+-K^+-ATP 酶的抑制作用，提高细胞内 Ca^{2+} 浓度而有正性肌力作用，这是洋地黄对心肌细胞的直接选择作用，使心肌收缩力增强。同时还能增强迷走神经活性，降低交感神经活性，通过对传导组织（房室结）的直接作用而使心率减慢，有利于心力衰竭的治疗。主要药物有快速作用的去乙酰毛花苷和中速或缓慢作用的地高辛、毒毛花苷 K 和洋地黄毒苷等。这类药物有胃肠道反应和神经系统不良反应，有蓄积性，可引起洋地黄中毒。故应严密注意中毒的先兆，当出现室性早搏或窦性心率低于 60 次/min 或出现色视障碍，应及时减量或停药。下列情况禁止使用洋地黄：室性心动过速、心室颤动；肥厚梗阻型心肌病；限制型心肌病；预激综合征伴心房颤动或扑动；严重肾衰竭等。下列情况慎用洋地黄：低钾血症；高钙血症；急性心肌梗死早期；心肌炎活动期；心功能损害。

疑有洋地黄中毒时必须停用洋地黄，改用非洋地黄类强心药。

（二）利尿药

对心功能不全者，应尽快控制钠水潴留，抑制钠、水重吸收，减少过多的循环血容量及组织间液，以减轻心脏负荷，减轻肺淤血，降低左室充盈压，减少心肌氧耗及消除水肿，改善左室功能。虽然经利尿之后常伴有心输出量减少，但利尿药对肺血管压力降低的有益作用超过心输出量减少的不利影响。临床上最常用的是强效利尿药呋塞米，其他还有氢氯噻嗪、螺内酯、氨苯蝶啶、布美他尼、托拉塞米等。利尿药的主要不良反应是造成电解质紊乱，过度应用利尿药时可造成血容量骤减、低血压并损害肾功能。利尿药治疗的禁忌证：低血压、休克、血容量不足或对该类药物过敏。另外需要注意利尿药与其他药物之间的相互作用，如降压药、抗凝药、口服降血糖药及碳酸氢钠等。特别需要注意非甾体抗炎药吲哚美辛能抑制多数利尿药的作用，其他非甾体抗炎药也有类似作用，尤其是抑制袢利尿药的利钠作用。

（三）血管紧张素转换酶抑制剂（ACEI）

这类药物主要通过抑制肾素-血管紧张素系统、交感神经系统而扩张血管，改善和防止心室血管重构而达到抗心衰效应。在心力衰竭时，ACEI 既扩张小动脉，也扩张小静脉，降低周围血管阻力或后负荷，减低肺毛细血管嵌顿压或前负荷，也降低肺血管阻力，从而增加心排血量，降低心肌耗氧，使运动耐量时间延长。国内外大量资料也表明，对心衰患者应用 ACEI，可降低心衰病死率，ACEI 是一种安全有效的抗心衰药物。临床常用的药物有卡托普利、依那普利、培哚普利、福辛普利、雷米普利、咪达普利及贝那普利等。

本类药物的主要不良反应为咳嗽，其他偶见不良反应有皮肤反应、味觉障碍、中性粒细胞减少；血管神经性水肿罕见，但可能致命；此外，尚有致畸作用、口腔反应等。ACEI 也可引起肝损害，对 ACEI 过敏或有过致命不良反应的患者，如曾发生过血管神经性水肿、无尿性肾衰竭或妊娠妇女，绝对禁用 ACEI。下列情况需慎用：①双侧肾动脉狭窄；②血肌酐水平显著升高＞3mg/dl（265.2μmol/L）；③高钾血症（＞5.5mmol/L）；④低血压（＜90mmHg），低血压患者须经其他处理，待血流动力学稳定后再决定是否应用 ACEI。老年患者开始治疗之前，应检查肾功能，起始剂量应根据血压变化调整，在有血容量减少和水钠丢失的患者则更应谨慎，以免引起血压突然下降。使用这类药也应注意与利尿药、阿司匹林、非甾体抗炎药、锂盐等合用时的药物相互作用。关于 AngⅡ受体拮抗剂将在"抗高血压药"一节中叙述。

（四）β-受体阻滞剂

本类药物可竞争性地与 β-受体结合而拮抗神经递质或 β 激动剂的效应。本类药物阻断心脏 β-受体后，降低窦房结和浦氏纤维自律性，减慢心率，抑制异位节律。同时减慢房室传导，延长有效不应期（ERP），抑制心肌收缩率，使循环血流量减少，心肌氧耗量也降低。β-受体阻滞剂在冠心病心绞痛、急性冠脉综合征、心肌梗死的早期干预和心肌梗死后二级预防、心力衰竭防治，以及高血压、抗心律失常（房性心律失常、室性早搏、室上性心律失常、房颤等）、预防猝死和防治肥厚性心肌病、主动脉夹层、血管迷走性晕厥、长 QT 综合征、二尖瓣脱垂等方面具有卓越疗效。同时，对非心脏手术患者预防心血管事件等也有疗效，对交感神经兴奋、甲亢、嗜铬细胞瘤等引起的窦性心动过速效果良好。近年来，最重要的临床应用进展是，β-受体阻滞剂防治慢性心力衰竭和心脏猝死的作用超出其他任何心血管病防治药物。

β-受体阻滞剂对心血管保护作用的机制包括以下几个方面：①抗高血压作用；②减少中枢去甲肾上腺素释放，降低中枢交感神经放电和心脏-血管运动中枢活性；③抗缺血作用；④延长舒张期使心肌灌注量增加；⑤阻断肾小球旁细胞的 $β_1$-受体、减少肾素、血管紧张素Ⅱ与醛固酮的生成，全面抑制肾素-血管紧张素系统

（RAS）；⑥改善左心室重构和收缩功能，使扩大的左心室缩小，并提高射血分数；⑦抗儿茶酚胺毒性及抗心肌氧化应激作用；⑧抗血小板聚集作用；⑨抗心律失常和心脏猝死作用。

根据对β-受体的选择性，β-受体阻滞剂可分为以下几类。①非选择性β-受体阻滞剂：对$β_1$、$β_2$肾上腺素能受体阻滞无选择性，这类药物有普萘洛尔、噻吗洛尔、纳多洛尔、索他洛尔、氧烯洛尔、阿普洛尔、阿罗洛尔、吲哚洛尔、卡替洛尔等；②选择性$β_1$-受体阻滞剂：这类药物有阿替洛尔、醋丁洛尔、美托洛尔和比索洛尔。本类药物中有些药物除阻断β-受体外，还具有一定的内在活性，即可产生较弱的激动β-受体的作用。在一般情况下，由于其激动作用较弱，所产生的效应往往被阻断作用所掩盖。因此，上述两类药物可再分为无内在拟交感活性β-受体阻滞剂（如普萘洛尔、噻吗洛尔、纳多洛尔和索他洛尔）和有内在拟交感活性β-受体阻滞剂（如氧烯洛尔、阿普洛尔、吲哚洛尔和阿替洛尔）。具有内在拟交感活性的β-受体阻滞剂无心脏保护作用。这类药物又可分为脂溶性（如普萘洛尔、美托洛尔）、水溶性（如阿替洛尔）和水溶、脂溶兼备的药物（如比索洛尔）。脂溶性的半衰期短（1～5h），水溶性的半衰期长（6～24h）。

使用本类药物的注意事项如下。①本类药物的副作用可见乏力、嗜睡、头晕、失眠、恶心、腹胀、晕厥、便秘、低血压、心动过缓等。偶见皮疹、咽痛、发热、手麻、幻觉、视力障碍、抑郁、多梦、性功能障碍等。②禁用于支气管哮喘、过敏性鼻炎、窦性心动过缓、重度（Ⅱ度以上）房室传导阻滞、心源性休克、心力衰竭及低血压患者。③有增加洋地黄毒性的作用，对已洋地黄化而心脏高度扩大、心率又不平稳的患者忌用。④肝、肾功能不良者剂量要小或不用此类药物。⑤本类药物反应的个体差异较大，剂量宜从小到大试用，以选择适宜的剂量。⑥与利舍平合用，可引起交感神经过度抑制。⑦不宜与抑制心脏的麻醉药（如乙醚）合用，也不宜与单胺氧化酶抑制剂合用。⑧长期用药时不可突然停药，否则可引起症状反跳，如血压升高、心律失常和心绞痛发作，这与β-受体阻滞

剂长期治疗后导致 β-受体数目上调有关，故应逐渐减量，避免突然停药。

（五）拟交感神经药物

许多临床常用的儿茶酚胺类拟交感神经药，如肾上腺素、去甲肾上腺素及异丙肾上腺素，均有较明显的正性肌力作用，但因能明显增加心肌耗氧量、提高心脏异位节律点的自律性，并使心率加快，所以对心功能不全者极为不利。而此系列中的多巴胺及其衍生物多巴酚丁胺，则可用于急慢性心衰的治疗，属非洋地黄类强心药。对严重难治性心力衰竭的支持性治疗，可使危重患者脱离垂危状态，以便过渡到心脏移植或进一步的治疗策略。

1. 多巴胺

为非特异性 β-受体激动药，对 α-受体和 β-受体及位于肾、肠系膜、冠状动脉、脑动脉的多巴胺受体均有激动作用，其效应为剂量依赖性。适用于对洋地黄有禁忌的充血性心力衰竭；各种类型休克，特别是伴有肾功能不全、心排血量降低、外周阻力升高而已补足血容量的患者。忌用于嗜铬细胞瘤、闭塞性血管病变、冻伤、糖尿病性动脉内膜炎、雷诺病及频发室性心律失常等患者。需要注意的是：①本品大量使用时，使重要器官血流减少，可能诱发心律失常及心绞痛，故用前应先纠正低血容量；②使用时从小剂量开始，当出现尿量增多、舒张压升高和心率加快时，则应减量停药；③长期大剂量使用时可因外周血管长期收缩致手足疼痛或手足发冷；④药液外溢可引起组织坏死。

2. 多巴酚丁胺

① 正性肌力作用：选择性激动心肌 β_1-受体，对 β_2-受体及 α-受体作用较小。直接兴奋心脏 β_1-受体，使心肌收缩力加强，心输出量增加，降低左室充盈压及外周阻力；②扩张周围血管，使后负荷下降，心排血量增加，故收缩压和脉压保持不变；③促进房室结传导；④使冠状动脉血流及心肌耗氧量增加；⑤增加肾血流量及尿量；⑥本品口服无效，静脉注射后很快代谢，半衰期仅 2min，在

肝脏代谢，代谢产物经肾脏排出。临床用于各种心脏疾病引起的充血性心力衰竭，尤其适用于心肌梗死后的心力衰竭以及心脏外科手术后心排血量低的休克患者。忌用于肥厚梗阻性心肌病。高血压及重度主动脉瓣狭窄者慎用。本品副作用可有头痛、心悸、胸闷、气短、恶心，大剂量使用可使心率增快，收缩压增高。另外需要注意，因该药连续使用 72h 以上会使 β_1-受体数目下调而失效，因此主张间隙用药。与 β-受体阻滞剂合用有拮抗作用，与硝普钠合用使心排血量微增，肺楔压略降。

(六) 磷酸二酯酶抑制药

这也是一类非洋地黄类强心药，兼有正性肌力作用和扩血管作用。

1. 氨力农

其作用机制主要是抑制心肌磷酸二酯酶，增加心肌细胞内 cAMP 水平及增加细胞内钙浓度，从而增强了心肌收缩力，对充血性心力衰竭患者静脉注射或口服给药均能提高心脏指数，增加运动耐力，对平均动脉压及心率无明显影响，并可增强房室结传导功能，故对伴有室内传导阻滞的患者较安全。其扩张血管作用可能是直接松弛平滑肌的结果。主要用于对强心苷、利尿药和血管扩张药治疗无效的严重的心力衰竭，可有效地增加心输出量和心脏指数。禁用于严重主动脉瓣和肺动脉瓣狭窄的患者。孕妇、哺乳期妇女及小儿慎用本品。少数人可有轻度食欲缺乏、恶心、呕吐，大量使用有时出现血小板减少，停药后可好转。本品有加强洋地黄正性肌力的作用，故应用本品期间可不必停用原有的洋地黄与利尿药。

2. 米力农

本品为氨力农的同系物，抑制磷酸二酯酶的作用比氨力农强约 20 倍，并兼有正性肌力作用及血管扩张作用，增加心脏指数优于氨力农，对动脉压及心率无影响。对血小板影响较小，耐受性较好。用于其他药治疗无效的急慢性充血性心力衰竭。禁忌证同氨力农。剂量大时可有低血压、心动过速、血小板减少、心绞痛样胸痛、头痛、低血钾表现。长期口服治疗充血性心力衰竭能恶化预后，缩短生命，故本品不能长期口服，仅可供短期静脉滴注。

（七）血管扩张药

临床上血管扩张药分类最实用的方法是根据它们对外周血管的作用大致分 3 类。

① 动脉及静脉血管扩张药，相对一致地扩张小动脉及静脉，如硝普钠、酚妥拉明等。

② 动脉血管扩张药，主要作用是扩张小动脉，如肼屈嗪等。

③ 静脉血管扩张药，主要作用是扩张静脉，如硝酸甘油等。这类药主要适应证为：严重心衰经利尿药及洋地黄治疗无效，患者血流动力学异常，低心输出量，高左心室充盈压及高全身血管阻力，血管扩张药对这些患者特别有效。这类药物也用于高血压急症患者。

六、抗心律失常药

心肌细胞具有兴奋性、自律性、传导性和收缩性。在正常情况下，心脏的冲动来自窦房结，依次经心房、房室结、房室束及浦氏纤维，最后传至心室肌，引起心脏节律性收缩。在病理状态或某些药物作用下，冲动形成失常或传导发生障碍或不应期异常，使心脏搏动偏离正常节律而产生心律失常。心律失常分为快速型和缓慢型两类，快速型如窦性心动过速、室性或室上性心动过速、过早搏动（早搏）、心房颤动、心房扑动、心室颤动等。抗心律失常药通常指防治快速型心律失常的药物。

抗快速型心律失常药的分类，目前多采用 1971 年由 Vaughan williams 提出、Harrison 等修改的方法，此法主要根据药物对心肌细胞作用的电生理学特点制订，该分类法具有良好的理论基础，归纳性强，特点突出，便于记忆和应用，因此，至今仍是国际上公认的一种较好的分类方法。抗心律失常药按此法可分为四大类。

1. Ⅰ类为膜稳定剂

其共同特点是抑制细胞膜的 Na^+ 通道而影响 Na^+ 内流，减慢动作电位 0 相上升速率，减慢传导，降低细胞自律性，延迟复极过程，改变动作电位时程和有效不应期。由于本类药物在电生理作用方面又略有不同，故而又分 3 个亚类。Ⅰa 类：对 0 相去极化与复极过程抑制均强的药物，有奎尼丁、普鲁卡因胺、丙吡胺、吡美诺等。此类药物副作用多，容易诱发尖端扭转型室性心动过速。Ⅰb 类：对 0 相去极及复极的抑制均较弱，药物有利多卡因、苯妥英钠、美西律、莫雷西嗪等。Ⅰc 类：明显抑制 0 相去极化，对复极的抑制作用较弱，药物有普罗帕酮等。这类药副作用也多，可引起房室传导阻滞。

2. Ⅱ类为 β-受体阻滞剂

本类药物抑制心肌对 β-肾上腺素激动剂的反应性，高浓度时也具有抑制 Na^+ 通道和缩短动作电位时程的细胞膜效应。它们能减慢舒张期自动除极速度，降低心肌细胞自律性，减慢冲动的传导速度，使有效不应期相对延长，故可消除因自律增高和折返激动所致的室上性和室性心律失常，减慢窦性心律和房室结传导。这类药对病态窦房结综合征或房室传导障碍者作用特别明显。长期口服对病态心肌细胞的复极时间可能有所缩短，能降低缺血心肌的复极离散度，并能提高致室颤阈值，因此降低冠心病猝死的发生率。药物有普萘洛尔、阿替洛尔、美托洛尔、普拉洛尔、比索洛尔、艾司洛尔、索他洛尔等。

3. Ⅲ类为延长动作电位时程药

本类药物的细胞膜效应为延长浦氏纤维和心室肌细胞、心房肌细胞的动作电位时程和有效不应期，而不减慢激动的传导，有利于消除折返性心律失常。这类药以胺碘酮和溴苄胺为代表，还有伊布利特。胺碘酮可阻断交感神经，扩张冠状动脉。溴苄胺还有阻断交感神经节后纤维传导的作用，降低血压，提高心室致颤阈。

4. Ⅳ类为钙通道阻滞剂

通过抑制 Ca^{2+} 内流，使心肌收缩力降低，减少氧耗，抑制窦房结自律性和减慢房室传导，药物有维拉帕米、地尔硫䓬、硝苯地平等。由于负性肌力作用较强，因此在心功能不全时不能选用此类药。

不同种类的抗心律失常药作用机制和部位各异，临床用药应有所选择，使用时不仅应了解心律失常的病理生理变化，还应了解药物的作用特点、体内过程、不良反应等。一般情况下，在心动过速时需应用抑制心脏自律性的药物（如普罗帕酮、利多卡因等）；心房颤动时需用抑制房室间传导的药物（如美托洛尔、阿替洛尔等）；房室传导阻滞则需用能改善传导的药物（如苯妥英钠、阿托品等）。

七、抗高血压药

高血压的病理基础是小动脉痉挛性收缩，周围血管阻力增加，从而使血压升高。应用抗高血压药物来降低血压虽然不能解决高血压的病因治疗问题，但及时而恰当地进行降压，确能减轻因高血压所引起的头痛、头昏、心悸、失眠等症状，并可减少由于持续性的高血压所引起的心、脑、肾等重要生命器官的功能障碍和器质性病变。因此，合理应用抗高血压药仍然是目前治疗高血压的重要措施之一。抗高血压药物可分为以下几类。

1. 利尿药

大量临床证据表明，利尿药可以作为第一线抗高血压药物，主要用于Ⅰ～Ⅱ级高血压，尤其是对老年高血压或并发心力衰竭者。此外，利尿药还成为许多复方降压药的主要成分之一，噻嗪类利尿药是治疗高血压的基础药物之一，可通过水、钠的排泄使血容量和细胞外液减少，血压下降。这类药物有氢氯噻嗪、氯噻酮等。还有非噻嗪类强效利尿降压药吲达帕胺，该药具有利尿和钙通道阻滞作用，对血管平滑肌有较高选择性，阻滞钙离子内流，使外周血管阻力下降而产生降压效应。该药对Ⅰ、Ⅱ级原发性高血压有良好疗效，单用即有显著降压效果，尤其对老年高血压患者。利尿药对痛风患者禁用，糖尿病和高脂血症患者慎用。

2. 肾上腺素受体阻滞剂

肾上腺素受体阻滞剂可分为以下 3 类。

(1) β-受体阻滞剂　通过阻滞 β-受体而减慢心率，使心排血量降低，血压下降。常用药物有普萘洛尔、噻吗洛尔、比索洛尔、美托洛尔等。这类药物应用时注意：①对孕妇及哺乳期妇女慎用；②老年人对本品代谢和排泄能力降低，故最好不用或适当减量服用；③有支气管哮喘、窦性心动过缓、重度传导阻滞、心源性休克、重度心力衰竭等患者禁用；④长期用药患者停药时，应逐渐递减剂量，一般于 2 周内停药；⑤长期用药可能引起严重心动过缓、急性心力衰竭、皮疹等。这类药物中还有一新药奈必洛尔，为一种亲脂性 β_1-受体阻滞剂，有心脏选择性，无内源性拟交感神经活性和膜稳定作用，主要用于治疗Ⅰ级、Ⅱ级原发性高血压，常见有头痛、疲乏、头晕及感觉异常等不良反应。

(2) α-受体阻滞剂　主要通过选择性阻滞血管平滑肌突触后膜的 α-受体，舒张小动脉、小静脉，降低外周阻力，使血压下降，降压作用快而强，且很少发生反射性心动过速。由于小动脉、小静脉扩张，心脏前、后负荷减轻，使左心室舒张末期压力下降，改善心输出。α-受体阻滞剂对肾血流和肾小球滤过率影响小。这类药物有哌唑嗪、多沙唑嗪、特拉唑嗪等。这类药物的最主要不良反应为可见直立性低血压，首次用药多见，所谓"首剂效应"，即首次给药易发生直立性低血压、晕厥、心悸等，甚至产生猝死。故应从小剂量开始给药，用药后不要立即改变体位，并可在睡前服用。老年人、患心绞痛及肝肾功能不全者都不主张使用。这类药还可引起嗜睡和头晕，故服药后应避免驾驶车、船、飞机及其他机器。

(3) α、β-受体阻滞剂　其中典型药物为拉贝洛尔，为兼有 α-受体和 β-受体阻滞剂药，无内源性拟交感活性和膜稳定作用，对心脏 β_1-受体阻滞作用较对 α-受体作用强 16 倍。其 β-受体阻滞作用比普萘洛尔强，但无心肌抑制作用，α-受体阻滞作用为酚妥拉明的 $1/10 \sim 1/6$。用于治疗轻度至重度高血压，对高血压的疗效比单纯 β-受体阻滞剂为佳。但本品亦可引起体位性低血压，常见眩晕、心动过缓、乏力、幻觉及胃肠道障碍等不良反应。儿童、孕妇及有哮喘、脑出血、房室传导阻滞及心动过缓者禁用。注射液不能加入葡萄糖盐水中作静脉注射或静脉滴注。本类药物中的卡维地洛兼有β-受体阻滞和α-受体阻滞作用，无内源性拟交感神经活性，其膜稳定作用亦弱于普萘洛尔，在高浓度时尚具有钙拮抗作用。可扩张血管，降低外围阻力而降低血压。主要用于治疗Ⅰ～Ⅱ级原发性高血压。最常见不良反应是水肿、头晕、心动过缓、低血压、恶心、腹泻及视物模糊。对本品过敏者、孕妇、严重心力衰竭、严重肝肾功能不全、变应性鼻炎（过敏性鼻炎）、慢性阻塞性疾病如哮喘、心动过缓、心脏传导阻滞、休克、心肌梗死伴合并症、糖尿病酮症酸中毒及术前48h等患者禁用。本品可增强其他降压药物的作用。

3. 钙通道阻滞剂

钙通道阻滞剂又称钙拮抗剂，通过阻滞 Ca^{2+} 内流和细胞内 Ca^{2+} 移动，使心肌收缩力减弱，外周血管扩张，血压下降。大量循证医学证据表明，钙拮抗剂在有效降低血压并使血压达标、减少心血管事件方面十分突出。与其他降压药相比，二氢吡啶类钙拮抗剂在降压、抗动脉粥样硬化和降低心血管事件方面具有以下特点。①降压幅度和疗效较强，个体差异较小，只有相对禁忌证，没有绝对禁忌证。因此，有助于提高高血压的治疗率和控制率。②对于老年单纯收缩期高血压降压疗效较好。③二氢吡啶类几乎可与各类降压药联合应用以增强降压疗效。这类药物有硝苯地平、尼卡地平、尼群地平、非洛地平、氨氯地平、左氨氯地平、乐卡地平、伊拉地平、马尼地平、拉西地平、贝尼地平等。硝苯地平用于抗高血压，没有一般的血管扩张药常见的水钠潴留和水肿等不良反应，适用于各种类型的高血压，对顽固性、重度高血压也有较好疗效。尼卡地平降压作用迅速。尼群地平对血管的亲和力比对心肌大，尤其适用于冠心病高血压患者。氨氯地平作用持续时间长，半衰期约30h，所以一天只需服药一次。左氨氯地平在等剂量时疗效为氨氯地平的2倍，也是一天服药1次。这类药物一般不良反应较轻。但因扩张血管故也会出现如服药初期面部潮红、头晕、头痛、外周水肿（主要是踝部)、低血压、消化道不适、尿频等不良反应,其次有心慌、窦性心动过速、皮疹、瘙痒、嗜睡、精神抑郁等。二氢吡啶类钙拮抗剂应用的禁忌证包括:对该类药物过敏者;急性冠状动脉综合征或急性心肌梗死;急性心肌梗死患者伴有低血压或心源性休克;严重主动脉瓣狭窄;严重低血压、血容量不足等。孕妇、哺乳期妇女禁用。低血压、青光眼、老年人及肝肾功能不全者慎用。

4. 血管紧张素转换酶抑制剂(ACEI)

血管紧张素Ⅱ是体内最强的缩血管物质,且能促进醛固酮分泌,导致水、钠潴留及促进细胞肥大、增生,并与高血压及心肌肥厚等疾病的形成具有密切关系。ACEI 的降压作用主要通过:①抑制 ACE,抑制血液及组织中血管紧张素Ⅱ的形成;②抑制激肽降解酶,增加体内缓激肽和前列腺素水平,发挥扩血管作用,降低血压;③使醛固酮分泌减少,血管阻力降低;④减低心脏负荷,心力衰竭时 ACEI 扩张小动脉与小静脉,降低周围血管阻力或后负荷,减低肺毛细血管嵌顿压或前负荷,也降低肺血管阻力,从而增加心排血量、降低心肌耗氧,使运动耐量时间延长。这类药物有卡托普利、贝那普利、依那普利、地拉普利、西拉普利、培哚普利、福辛普利等。自 1977 年第一个 ACEI 药问世以来,迄今已研究开发的这类药达 80 余种之多,其中至少有 12 种在临床广泛应用。

这类药物的主要不良反应参见“治疗心功能不全药”。不过,在治疗高血压时,仍需要注意的事项有:①食物会减少这类药物的吸收,故应在餐前 1h 服用;②严格限制钠盐摄入或进行透析者在首次应用时,可能发生突然而严重的低血压;③ACEI 也可引起肝损害,以服用大剂量卡托普利或依那普利时常见,表现为胆汁淤积型黄疸、肝细胞型黄疸或两者合并存在;④老年患者开始治疗之前,应检查肾功能,起始剂量应根据血压变化调整,在有血容量减少或水钠丢失的患者则更应谨慎,以免引起血压突然下降;⑤卡托普利会增加血清钾浓度。

5. 血管紧张素Ⅱ受体拮抗剂

血管紧张素Ⅱ有 1 型受体(AT$_1$)和 2 型受体(AT$_2$)。血管紧张素Ⅱ受体拮抗剂的作用机制主要是通过拮抗 AT_1 受体，相对升高 AT_2 受体的作用。因为 AT_1 受体兴奋时促进平滑肌收缩，而 AT_2 受体兴奋时则会促进平滑肌舒张。因此，血管紧张素Ⅱ受体拮抗剂有抗高血压、抗动脉粥样硬化、抗房颤，防治心力衰竭、冠心病、心肌梗死等作用。自 1995 年第一个血管紧张素Ⅱ受体拮抗剂氯沙坦问世以来，迄今已有 6 个产品被美国食品药品监督管理局（FDA）批准用于Ⅰ级、Ⅱ级高血压，它们分别是氯沙坦、缬沙坦、厄贝沙坦、替米沙坦、坎地沙坦酯和依普罗沙坦等。这类药物为新型抗高血压药，适用范围广，ACEI 不能耐受者应换用血管紧张素Ⅱ受体拮抗剂，几乎所有 ACEI 适应证均可用 AT_2 受体拮抗剂替代。副作用小，尤其咳嗽发生率低。但仍应注意：①较常见的有头晕、疲乏、水肿、失眠、皮疹、性欲减低等；②有与剂量相关的体位性低血压，低血压尤易发生在血容量不足的患者；③偶有中性粒细胞减少、肝酶升高；④注意与保钾利尿药或钾剂合用时应密切监测血钾，并采取相应的处理措施；⑤本类药物禁忌证与 ACEI 相似；⑥不良反应虽较少，但对肝毒性和血管神经性水肿反应应保持高度警惕。

高血压急症（包括高血压危象、高血压脑病、急进性恶性高血压）的治疗措施主要是迅速降压（尽快使血压降至安全水平）、脱水、降低颅内压及对症处理。可选用硝普钠、硝酸甘油、酚妥拉明、硝苯地平及呋塞米等静脉用药，亦可选用卡托普利、硝苯地平等舌下含化。

八、防治心绞痛药

心绞痛是缺血性心脏病的常见症状，而缺血性心脏病多由冠状动脉粥样硬化心脏病（冠心病）所引起。心绞痛的发生原因一般认为是由于冠状动脉粥样硬化，引起管腔狭窄，心肌血液供应不足，造成心肌需氧与供氧之间的平衡失调。目前应用的抗心绞痛药物，其作用或者是减轻心脏的工作负荷，以降低心脏的耗氧量；或是扩张冠状动脉，促进侧支循环的形成，以增加心肌的供氧量，从而缓解心绞痛。临床上，按发病的特征将心绞痛分为稳定型、不稳定型和变异型三类。防治心绞痛药物主要有以下三类。

1. 硝酸酯及亚硝酸酯类

本类药物以扩张静脉为主，减轻心脏前负荷，缩小心室容积，兼有较轻的扩张冠状动脉作用，增加冠脉血流量，扩张外周血管降低心肌耗氧量，此外还可促进侧支循环、改善缺血区供血，故适用于各型心绞痛。这类药物常用的有硝酸甘油、硝酸异山梨酯、单硝酸异山梨酯、戊四硝酯、亚硝酸异戊酯等。本类药物不良反应及注意事项如下。①由于血管扩张，可引起头痛、眩晕、昏厥、面颈潮红，严重时可出现恶心、呕吐、心动过速、视物模糊、皮疹等。过量时可出现口唇指甲青紫、气短、头胀、脉速而弱、发热、虚脱、抽搐。②用药期间切勿饮酒，以免出现低血压。③对硝酸酯类过敏、严重低血压、急性循环衰竭、急性心肌梗死伴低充盈压者、青光眼、严重肝肾功能损害、妊娠前3个月的妇女等禁用。④脑出血或颅脑外伤时用药可致颅内压增高。

2. β-受体阻滞剂

本类药物可降低心肌收缩力，减慢心率，降低交感神经张力和动脉血压，使心肌耗氧量减少，故适用于劳力或交感神经兴奋性增高诱发的心绞痛，而对于冠脉痉挛所致的心绞痛不利。这类药物有普萘洛尔、美托洛尔、比索洛尔、阿替洛尔、阿罗洛尔、艾司洛尔等。有关其不良反应及注意事项参见抗高血压药物一节。

3. 钙拮抗剂

这类药物既能扩张冠状动脉，减轻心脏负荷，解除痉挛，又能抑制心肌收缩力和减慢心率，降低心肌耗氧量，故适用于各型心绞痛。这类药物包括硝苯地平及其他二氢吡啶类药、维拉帕米及其衍生物、地尔硫䓬等。有关其不良反应及注意事项参见抗高血压药物一节。

九、抗休克药

休克是机体受到各种有害刺激的强烈侵袭，引起急性循环障碍，使维持生命的重要器官和组织的毛细血管得不到足够的血液灌注，以致代谢障碍和末梢循环衰竭的全身性病理综合征。既然是综合征，所以抗休克不能指望某单独一种药物，必须针对不同病因、不同个体、不同阶段采取综合性治疗。凡可治疗休克的药物都可称为抗休克药，其中最主要的是应用血管活性药物，在适当扩容和纠正酸碱平衡紊乱后，血压仍不稳定、微循环未见好转时，可使用血管活性药物，以调整血管舒缩功能，改善微循环。休克时应采用的综合治疗措施如下。

（一）扩容药

扩容药包括晶体液和胶体液（用于增加血浆容量的制剂，故又称为血容量扩充剂），晶体液常用乳酸钠林格液、平衡盐（复方氯化钠溶液）或高渗盐水，其中乳酸钠林格液最为常用；胶体液常用血浆、代血浆（如706代血浆、403代血浆等）或全血，其他还有人血白蛋白、聚明胶肽、浓缩红细胞等。晶体胶体比例为3:1，液量常为损失量的2～4倍，按先快后慢的原则输入。全血主要用于失血性休克，按估计的失血量予以补充。使用血容量扩充剂时应该注意：①少数人可有变态反应，个别患者甚至出现过敏性休克，偶见发热、寒战；②首次使用时滴速宜慢，并严密观察5～10min，输注过程中应注意调节电解质平衡；③充血性心力衰竭及其他血容量过多者禁用，严重血小板减少、凝血障碍、活动性肺结核患者等慎用；④每日最大用量为1000～1500ml，如超过1500ml易引发出血倾向，又因血管通透性增加而引起组织水肿和低蛋白血症；⑤打开后，立即使用，不可存放，剩余溶液亦不可再用。

（二）调节酸碱平衡药

由于休克时主要为代谢性酸中毒，故严重的急性酸中毒可静脉滴注碳酸氢钠（$NaHCO_3$），该药经口服或静脉滴注进入血液后以弱碱的方式参与生化反应。当用于防治代谢性酸中毒时，HCO_3^-与H^+结合成H_2CO_3，H_2CO_3再分解为H_2O和CO_2，CO_2则由肺呼出体外。因此，体液的 H⁺ 浓度下降，代谢性酸中毒予以纠正。常用 1.25％的等渗液，对急需纠正酸中毒而补液不宜过多者，可用 5％的高渗液，用量以血气资料、pH 值和剩余碱（BE）来估计，需补碱量（mmol）＝（－2.3－实际测得的 BE 值）×0.25×体重（kg）；也可按下式计算：需补碱量（mmol）＝［正常的 CO_2CP－实际测得的 CO_2CP（mmol）］×0.25×体重（kg）。5％ $NaHCO_3$ 溶液 0.5ml/kg 可使 CO_2CP 提高 1％。按计算所得用量的 1/3～1/2，于 6～8h 静脉滴注完毕后，再抽血测定 CO_2 结合力，根据具体情况在 24h 内适当补充其余量。注意事项如下。（1）24h 内 5％碳酸氢钠的输入量不宜超过 800～1000ml。（2）一定要纠正过去认为的"宁碱勿酸"的观点，如碳酸氢钠过量可致严重后果：①碳酸氢钠增加血红蛋白对氧的亲和力，使血红蛋白氧离曲线左移，抑制氧的摄取；②由于产生 CO_2 造成反常性酸中毒（细胞内）；③心肌收缩力下降，心输出量下降；④大剂量碳酸氢钠可造成严重的高钠血症、高渗状态、血黏稠度增加，继发血栓形成，组织坏死。（3）保持血 pH 值在 7.25 以上即可。（4）注意同时监测血钾、血钙。

（三）血管活性药物

应用血管活性药物以改变血管功能和改善微循环是治疗休克的一项重要措施。血管活性药物可分为血管收缩药和血管扩张药两大类。由于对休克的发生机制有了进一步的认识，对血管活性药物的应用也有了一些进展。如以往认为休克时血管扩张是造成血压降低的主要原因，所以在治疗时除补充血容量外，常常应用血管收缩药（习称升压药）。现在认识到毛细血管灌注不良乃是休克的主要原理，因而治疗休克就应从改善微循环血流障碍这个根本问题着手。根据休克的不同阶段，适当地使用血管收缩剂，或在补充血容量的基础上使用血管扩张药。从理论上说，如能使不同器官在同一时间内有区别地发生血管收缩或血管扩张作用，则最利于改善休克状态下重要器官的供血不足。但至今尚无具有上述作用的理想药物，因此就需要根据休克的不同情况，选择作用不同的药物配伍应用。

1. 血管收缩药

以兴奋 α-受体为其主要作用，这类药物一般不常使用，主要用于小动脉扩张而低阻抗的休克，如过敏性休克、神经源性休克，较小剂量用于心源性休克、微血管扩张期及因条件限制不能及时补充血容量且又血压过低者，可暂时使用，借以提高血压，保证心脑的血流灌注。至于感染性休克，也是仅在不能及时补充血容量时短期应用，以维持一定的动脉压而保证心、脑灌注。应用本类药物的临床指征是皮肤温暖、无发绀、尿量中等，或血管扩张药无效时。这类药物包括肾上腺素、间羟胺、去氧肾上腺素等。其中间羟胺还兼有轻微的 β_1-受体兴奋作用。肾上腺素是抢救过敏性休克的首选药，因其既激动 α-受体，又激动 β-受体，利用其兴奋心脏、升高血压、解除支气管痉挛等作用，缓解过敏性休克所致的心跳微弱、血压下降、呼吸困难以及荨麻疹、血清病、枯草热等。这类药使用时以维持血压而无末梢血管痉挛为度，过量则可加重微循环障碍。另外需要注意这类药物的禁用和慎用情况，以肾上腺素为例禁用于高血压、心脏病、糖尿病、甲亢、洋地黄中毒、外伤及出血性休克、心源性哮喘等。去甲肾上腺素还禁用于无尿患者。

2. 血管扩张药

血管扩张药能解除小血管痉挛，关闭动脉短路，降低血管阻力，增加心排血量和内脏血流量，改善血液淤滞，减轻心脏负荷。因此在补充血容量后，使用血管扩张药能改善微循环的血液灌流和增强心肌收缩力，明显提高休克治愈率。当补液已足够，中心静脉压高于正常，而血压、脉搏仍不见好转，无心力衰竭者，说明内脏血管处于收缩状态，使用血管扩张药可获较好疗效。这类药物包括多巴胺受体兴奋剂（多巴胺、多巴酚丁胺）、β-受体兴奋剂（异丙肾上腺素）和 α-受体阻滞剂（酚妥拉明、酚苄明和妥拉唑林）及硝普钠等。临床用药指征为皮肤苍白、四肢厥冷、脉压小、末端血管充盈不良、中心静脉压高。需要注意，异丙肾上腺素会加快心率，引起心律失常，增加心肌耗氧量。多巴胺易诱发室性与室上性心动过速，应用时心率维持在 $120\sim130$ 次/min 以下较安全。多巴胺、多巴酚丁胺不能与碱性溶液配伍，遇碱分解。另外也要注意各个药的禁用、慎用情况。此外，阿托品及莨菪碱类也用于治疗感染性休克，主要解除微小血管痉挛。尤其是山莨菪碱（654-2），为 M 胆碱受体阻断剂，作用与阿托品相似或稍弱，可使平滑肌明显松弛，并能解除血管痉挛（尤其微血管），改善微循环，同时有镇痛作用，其扩瞳和抑制腺体作用较弱，且极少引起神经症状，因此较阿托品有毒性低、选择性高、副作用小的优点，除能改善微循环外，还能降低血液黏度，预防弥散性血管内凝血（DIC），又能清除氧自由基。不过山莨菪碱可致口干、心率加快和尿潴留，在下列 3 种情况下应停用：①连用 3～4 次无效；②用后面色转红而血压不升；③出现毒性反应。

（四）纳洛酮

本品为 β-内啡肽阻滞剂，在猝死等应激状态下常有 β-内啡肽释放增加，后者又可进一步加重患者的心、肺功能障碍，纳洛酮是吗啡受体拮抗剂，抑制内啡肽释放，直接作用于中枢神经系统，且作用迅速，静脉注射数分钟后即可出现呼吸加深加快，明显改善通气、换气功能，从而促进中枢神经系统功能及心肺功能恢复，还能降低外周血管阻力，提高右心室收缩压，升高血压，故强调早期大量应用。近年来也观察到，早期大剂量应用纳洛酮可提高心、肺、脑的复苏率。

（五）糖皮质激素

药理剂量的糖皮质激素可降低血管对各种血管活性物质的敏感性，解除小动脉痉挛，使微循环的血流动力学恢复正常。能抑制、减少肿瘤坏死因子（TNF）的生成，保护亚细胞结构，稳定溶酶体膜，防止溶酶体释放而损害组织，还由于其免疫抑制作用，阻止过敏介质的释放和发挥作用，因此对中毒性休克、低血容量性休克和心源性休克均有对抗作用。常用药为地塞米松。需要注意的是：糖皮质激素本身有引起应激性溃疡以及易使感染扩散的副作用，在应用时可适当使用雷尼替丁等药物保护胃黏膜。在治疗感染性休克时，应大剂量联合应用抗生素。

十、促凝血药与抗凝血药

1. 促凝血药

促凝血药（亦称止血药）是指能加速血液凝固或降低毛细血管通透性，使出血停止的药物。由于止血过程中开始接触的促凝血因子不同，可分为内源性凝血系统和外源性凝血系统。内源性凝血，当它接触到血管内膜损伤面上胶原纤维后，而被激活为有活性的Ⅶa因子，进一步激活凝血因子，形成凝血酶原；外源性凝血，因组织创伤释放出凝血酶原，在凝血因子及钙离子等影响下，凝血酶原转化为凝血酶。在凝血酶的作用下纤维蛋白原变成纤维蛋白而止血。血液中存在着凝血和抗凝血两种对立统一的机制。纤维蛋白溶酶溶解纤维蛋白而产生抗凝作用是人体重要的防御功能之一，纤维蛋白溶解作用保证血液在血管内的流动性，而止血药则在损伤处使血液凝固，促使出血停止。

止血药可分为：①促进凝血因子活性药，如维生素 K_1、凝血酶、硫酸鱼精蛋白、酚磺乙胺、人凝血因子Ⅷ等；②抗纤维蛋白溶解药，如氨基己酸、氨甲环酸、氨甲苯酸等；③降低毛细血管通透性药，如卡络磺钠、血凝酶等；④直接作用于血小板的药，如酚磺乙胺等；⑤作用于血管及平滑肌的止血药，如脑垂体后叶素、去甲肾上腺素及肾上腺色腙等；⑥中药云南白药、三七等亦有止血作用。止血药有的也会出现变态反应或过敏症状，如酚磺乙胺、维生素 K_1 等。另外，有些止血药如氨甲苯酸用量过大可促进血栓形成，对有血栓形成倾向或有血栓栓塞病史者禁用或慎用。

2. 抗凝血药

又称为溶栓药，因为一些酶类制剂还有溶解血栓的作用。抗凝血药可通过影响凝血过程的不同环节而阻止血液凝固，临床主要用于防治静脉血栓形成和肺栓塞症。临床常用的抗凝血药主要包括阻止纤维蛋白形成的药物，如肝素类（肝素钠、肝素钙、达肝素钠、依诺肝素钠等）和香豆素类（华法林钠、双香豆乙酯、双香豆素、醋硝香豆素等）；促进纤维蛋白溶酶而溶栓的药物（如链激酶、尿激素、葡激酶、蚓激酶等），因纤维蛋白溶酶原（纤溶酶原）是活性药，通过活化纤溶系统而使急性血管内血栓溶解，所以这些酶类制剂主要用于急性心肌梗死的溶栓治疗。抗凝血药如使用不当可能引起严重出血反应。肝素过量可致自发性出血，可静脉注射硫酸鱼精蛋白急救。酶类制剂出血也为其主要并发症，有出血史的患者或过敏体质患者应禁用或慎用，用前和用药期间及时测定血凝时间。

十一、呼吸系统药

痰、咳、喘是呼吸道疾病的常见症状，三者之间不但可同时出现，而且还互为因果关系。当呼吸道有痰时，即可发生咳嗽，也可因积痰使支气管阻塞，呼吸不畅而出现喘息。这些症状如不加以控制，则有可能引起肺气肿、支气管扩张及肺源性心脏病。因此，对呼吸系统疾病，除针对病因治疗外，必须重视对症治疗。有些呼吸系统疾病的病因比较复杂，没有有效的病因治疗方法，此时，对症治疗显得特别重要，通过控制这些症状，可以防止病情发展。所以，祛痰药、镇咳药和平喘药是治疗呼吸系统疾病的重要药物。

（一）祛痰药

呼吸道炎症时，由支气管黏液腺和杯状细胞产生过多的分泌物形成痰。痰可以刺激呼吸道黏膜引起咳嗽，导致支气管狭窄，阻塞呼吸道并造成呼吸困难。痰的存在又是细菌滋生的良好培养基，为呼吸道感染提供了条件。特别是急慢性支气管炎、阻塞性肺气肿、哮喘患者痰液阻塞是病情加重的关键，因此，应用祛痰药是治疗呼吸系统疾病的重要措施之一。

祛痰药多通过使痰液稀释、黏稠度降低，使之易于咳出，或能加速呼吸道黏膜纤毛运动，改善痰液转运功能。祛痰药按其作用方式可分为以下三类。

（1）恶心性祛痰药和刺激性祛痰药　恶心性祛痰药口服后因刺激胃黏膜引起轻度恶心，反射性地促进呼吸道腺体分泌增加，使痰液稀释易于咳出，一般用于呼吸道炎症初期痰少而黏稠的阶段。这类药物有氯化铵、碘化钾、愈创木酚甘油醚、桔梗及远志等。刺激性祛痰药多是一些挥发性物质，如桉叶油及安息香酊等，加入沸水中吸入其蒸气，对呼吸道黏膜有温和的刺激作用，增加腺体分泌，使痰液变稀易于咳出。这类药物多用于慢性呼吸道炎症的多痰症状。

（2）黏液溶解剂　可分解痰液中的黏性成分如黏多糖和黏蛋白，使痰液液化，易于咳出。这类药有乙酰半胱氨酸、氨溴索、美司钠等。

（3）黏液调节剂　主要作用于气管、支气管的黏液产生细胞，使其分泌黏液性低的分泌物如小分子黏蛋白，使呼吸道分泌的流变性恢复正常，黏液减少，痰液稀释，易于咳出。这类药有溴己新和羧甲司坦。有细菌感染时，脓痰中的成分多为脱氧核糖核酸，此时宜选用乙酰半胱氨酸，而不宜选用溴己新。

（二）镇咳药

咳嗽是由于呼吸道受到刺激（如炎症、异物）后发出冲动传入延髓咳嗽中枢而引起的一种保护性生理反射。轻度咳嗽有利于排痰，一般不必用镇咳药。但剧烈频繁的咳嗽，尤其是无痰的干咳，既影响休息和睡眠，又增加患者的痛苦，甚至使病情加重或引起其他并发症，对治疗不利。此时需及时加以治疗。

镇咳药按其部位可分为中枢性和外周性（末梢性）镇咳药。①中枢性镇咳药：直接抑制延脑咳嗽中枢而发挥镇咳作用，多用于无痰的干咳。药物有：可待因、右美沙芬等。②外周性镇咳药（亦称末梢性镇咳药）：抑制咳嗽反射弧中感受器、传入神经、传出神经以及效应器中任何一个环节而发挥镇咳作用，如甘草流浸膏。有些药物如苯丙哌林兼具中枢性及末梢性镇咳作用。中枢性镇咳药可待因为麻醉药品，长期用药可产生耐受性及依赖性，停药时可引起戒断综合征。

（三）平喘药

慢性支气管炎肺气肿和支气管哮喘是呼吸系统常见病，患者在支气管慢性炎症的基础上急性加重，表现为气管高反应性、支气管平滑肌痉挛、黏膜充血水肿、分泌物增多等，致使支气管腔道狭窄。临床上呈现喘息、呼吸困难，伴有哮鸣音、咳嗽和咳痰。哮喘的发病机制多与Ⅰ型（速发型）变态反应有关，而哮喘患者普遍存在的气道高反应性更易诱发哮喘。哮喘发病的受体学说还指出，哮喘发病时 β-受体功能低下，这可能与哮喘患者血清中存在 β_2-受体的自身抗体，并因此导致肺中 β_2-受体密度降低有关。由于在肺中 β_2-受体密度降低的同时，还发现 α-受体密度增加，故还提出哮喘发病时的 α-受体功能亢进学说。根据哮喘患者的呼吸道对乙酰胆碱具有高反应性，还提出了哮喘发病的 M 胆碱受体功能亢进学说。亦发现哮喘时呼吸道平滑肌细胞内 Ca^{2+} 浓度增加，并试用钙拮抗剂防治哮喘。

平喘药是指能作用于哮喘的不同发病机制，以缓解或预防哮喘发作的一类药物。常用平喘药可分为以下六类：

1. 肾上腺素受体激动剂

这类药主要通过激动呼吸道支气管平滑肌上的 β_2-受体，激活腺苷酸环化酶，使细胞内的 cAMP 含量增加，游离 Ca^{2+} 减少，从而松弛支气管平滑肌，抑制变态反应介质释放，增强纤毛运动，降低血管通透性，从而发挥平喘作用。此类药物包括：①对 α-受体、β-受体都有激动作用的药物，如麻黄碱；②主要激动 β-受体（包括 β_1-受体、β_2-受体）的药物，如异丙肾上腺素；③选择性激动支气管 β_2-受体的药物，如沙丁胺醇、特布他林、丙卡特罗、沙美特罗、妥洛特罗、克仑特罗、非洛特罗、福莫特罗、班布特罗。β 肾上腺素激动剂中，药物对 β_2-受体的选择性越高，其平喘作用越好，对心血管和全身其他方面的副作用也就较小，支气管解痉作用强，起效快，可缓解急性哮喘和呼吸困难。但β-受体激动剂在激动支气管平滑肌上 β_2-受体的同时，也可激动机体其他部位，如骨骼肌慢纤维上的 β_2-受体，同时对 β_1-受体也有程度不同的激动作用，因此在接近治疗量时，几乎都有发生肌肉震颤的副作用；反复和长期用药，对心脏也有一定的不利影响，且易出现耐受性，并可使支气管的高反应性增加，病情恶化。用药过量，可出现潮红、手指震颤、恶心、坐立不安、心动过速、眩晕、头痛、收缩压升高、舒张压降低、胸部压迫感、激动、期外收缩等。对这些不良反应都应给予足够的重视。使用此类药物时，应以最小剂量的药物控制症状为宜。

2. 磷酸二酯酶抑制剂

具有松弛支气管平滑肌，解除支气管痉挛作用，可使支气管扩张，哮喘缓解，并具有抗炎、兴奋呼吸中枢的作用，能增强膈肌及肋间肌等呼吸肌的肌力作用，还有强心、利尿、扩张冠状动脉等作用。这类药物有氨茶碱、多索茶碱、二羟丙茶碱等。这类药物因呈较强碱性，局部刺激作用强，口服易导致恶心、呕吐。静脉滴注速度过快或浓度过高可强烈刺激心脏，引起头晕、心悸、心律失常、血压下降，严重者可导致惊厥，故必须稀释后缓慢注射。其中枢兴奋作用可使少数人发生激动不安、失眠等。近几年发现，使用低剂量、低浓度也能发挥其抗炎、平喘作用，因而主张小剂量开始治疗，如果临床证明有效则不必再增加剂量，特别是当哮喘、喘息得到控制后，应根据个体化用药原则以较小剂量维持治疗。

3. M 胆碱受体阻断剂

亦称抗胆碱能药。哮喘患者多表现为胆碱能神经功能偏亢现象，M 胆碱受体阻断剂可阻断节后迷走神经及传出迷走神经通路，并降低其张力而舒张气道，尚可阻断吸入刺激物质引发的反射性支气管痉挛。抗胆碱药对慢性阻塞性肺病的平喘疗效通常较哮喘的平喘疗效为佳，有时平喘疗效较 β_2-受体激动剂为佳。阿托品等常规M 胆碱受体阻断剂虽能解痉止喘，但可产生一系列严重副作用，使其应用受限。目前主要应用阿托品的异丙基衍生物——异丙托溴铵（异丙阿托品）、噻托溴铵、氧托溴铵等。这类药一般不宜单独用于急性、重症哮喘的治疗。雾化吸入给药一般只宜作为选择性β₂-受体激动剂的辅助药物。对青光眼、前列腺肥大、幽门梗阻的患者禁用。气雾吸入时千万不要误入眼部，否则可发生眼调节失调。用量不宜过大，因剂量过大，可致痰液黏稠，不易咳出，加重呼吸困难。

4. 过敏介质阻滞剂

其主要作用为稳定肺组织肥大细胞膜，抑制过敏介质释放。此外，尚可阻断引起支气管痉挛的神经反射，降低哮喘患者的气道高反应性。此类药物有色甘酸钠、酮替芬、曲尼司特等。这类药也不能突然停药，亦应逐步减量停用。有的文献将氮䓬斯汀也放在此类药中，氮䓬斯汀能抑制肺组织肥大细胞中 5-脂氧合酶活性、升高肥大细胞内 cAMP 水平、增加肥大细胞膜稳定性、阻止钙离子进入肥大细胞和嗜酸粒细胞，从而抑制白三烯和组胺等过敏介质的产生和释放，也能直接拮抗白三烯、组胺和缓激肽等过敏介质引起的支气管和肠道平滑肌痉挛，抑制实验性哮喘和局部过敏症，用于治疗支气管哮喘。

5. 糖皮质激素

此类药物的平喘作用机制较为复杂，主要可能与其抑制花生四烯酸的代谢、阻止炎性细胞的趋化和激活、稳定白细胞溶酶体膜、抑制白三烯和前列腺素的生成、减少渗出、提高腺苷酸环化酶、增强机体对儿茶酚胺的反应性等作用有关。此外，还可能与抑制磷酸二酯酶增加细胞内 cAMP 含量，增加肺组织中 β-受体的密度，具有黏液溶解作用等有关。常用药物有泼尼松、泼尼松龙、地塞米松等。长期全身应用激素类药物能引起下丘脑-垂体-肾上腺皮质功能抑制，有明显的全身不良反应。为减少口服、注射等全身用药所致的严重不良反应，近年来提倡以局部气雾吸入方式用药，如倍氯米松气雾剂、布地奈德气雾剂等。另外，此类药全身给药起效较慢，对于急性哮喘，可合用支气管扩张药以及时控制症状。

6. 白三烯受体拮抗剂

白三烯（LTs）是花生四烯酸经 5-脂氧合酶途径代谢产生的一

组炎性介质。白三烯在体内代谢的关键中间产物为白三烯 A_4（LTA_4），LTA_4 在不同酶的作用下再分别生成半胱氨酰白三烯 C_4（LTC_4）、半胱氨酰白三烯 D_4（LTD_4）、半胱氨酰白三烯 E_4。LTC_4、LTD_4、LTE_4 均有支气管收缩作用，其中 LTD_4 对支气管的收缩作用比组胺强 1000 倍，且维持时间亦长。所以白三烯受体拮抗剂能选择性地阻断半胱氨酰白三烯与受体结合，是一种重要的新型非甾体抗哮喘药物。目前在临床上应用的有孟鲁司特、扎鲁司特、异丁司特、吡嘧司特等。这类药物不能缓解已经发作的哮喘，对急性哮喘发作无效，仅适用于预防哮喘。

十二、消化系统药

按消化系统急诊用药可分为抗消化性溃疡药（抑酸药、胃黏膜保护药、根治 HP 药）、胃肠解痉药、止泻药、抗肝昏迷药和治疗急性胰腺炎药。

1. 抗消化性溃疡药

消化性溃疡主要是指发生在胃和十二指肠球部的慢性溃疡，过去认为溃疡的形成与胃酸/胃蛋白酶的消失作用有关。自从 1983 年澳大利亚两位科学家从人胃黏膜中分离出幽门螺杆菌（HP）后，大家已公认因 HP 感染使胃酸分泌增多，胃黏膜屏障受破坏而产生炎症，致胃黏膜糜烂而引起溃疡形成。HP 感染已是消化性溃疡的主要诱因。因此，杀灭该菌被认为是治疗消化性溃疡和慢性胃炎的重要环节。

（1）胃酸分泌抑制药　又称抑酸药。对于急诊用药主要有以下两类。

① H_2 受体拮抗剂　外源性或内源性组胺作用于胃壁 H_2 受体，刺激胃酸分泌。H_2 受体拮抗剂能选择性阻断此作用，并能拮抗胃泌素和乙酰胆碱所引起的胃酸分泌。H_2 受体拮抗剂的化学结构与组胺有相似之处，可竞争 H_2 受体而起拮抗作用。1976 年开发出第一代 H_2 受体拮抗剂西咪替丁，1980 年开发出第二代 H_2 受

体拮抗剂雷尼替丁，其疗效高，副作用小，有取代西咪替丁之趋势。1985年开发出第三代法莫替丁。各代之间的疗效比较虽未见明显差别，但第三代的用药剂量大大减少，无抗雄激素作用，也不影响多种药物在肝内代谢。

② 质子泵抑制剂　通过特异性地作用于胃黏膜壁细胞，降低细胞中 H^+-K^+-ATP 酶（称为质子泵）的活性，从而抑制胃酸分泌的一类药物。由于质子泵抑制剂这类药阻断胃酸分泌的终末步骤，故抑制作用强而持久，对消化性溃疡的疗效较高，疗程较短。溃疡的愈合率明显高于现有的 H_2 受体拮抗剂，且复发率低。这类药有奥美拉唑、兰索拉唑、泮托拉唑、雷贝拉唑、艾司奥美拉唑等。

（2）胃黏膜保护药　胃黏膜保护作用的减弱是溃疡形成的重要因素，加强胃黏膜的保护作用，使之保护溃疡不受胃酸侵害，促进黏膜的修复是治疗消化性溃疡的重要环节之一。此类药物可能主要通过促进黏液和碳酸氢盐分泌及改善黏膜血流等发挥作用。常用保护胃黏膜的药有前列腺素 E 衍生物（如米索前列醇）、甘珀酸钠、吉法酯、麦滋林等。有的把溃疡隔离剂枸橼酸铋钾、胃膜素和抗胃蛋白酶药硫糖铝等也归于此类。

（3）根治 HP 药　有 HP 感染的溃疡无论是初发或复发，除用抑酸药物外，均需抗菌治疗，根除 HP。但由于该菌对抗菌药的抵抗力甚强，故目前大多数学者提倡多种抗菌药物联合使用。治疗 HP 感染的常用药物有阿莫西林、诺氟沙星、呋喃唑酮、氨苄西林、甲硝唑或替硝唑、庆大霉素、克拉霉素等。铋剂、质子泵抑制剂与抗生素联合应用，尤其两种抗生素与质子泵抑制剂联合应用，能提高抗 HP 的疗效。

2. 胃肠解痉药

又称抑制胃肠动力药，主要为 M 胆碱受体阻断剂（抗胆碱药）。抗胆碱药是习惯上应用于消化道缓解痉挛的药物，主要用于乙酰胆碱过多而引起的内脏及平滑肌收缩、痉挛。本类药物除传统的颠茄类生物碱及其衍生物和大量人工合成品如阿托品、山莨菪碱、东莨菪碱外，还有哌仑西平等，这些药较少有全身作用。

3. 止泻药

止泻药为治疗腹泻症状的对症治疗药。其作用机制是通过减少肠道蠕动或保护肠道免受刺激而达到止泻效果。止泻药适用于剧烈腹泻或长期慢性腹泻，以防止机体过度脱水、水盐代谢失调、消化及营养障碍。这类药物有：①改变胃肠道蠕动功能药，可收敛及减少肠蠕动如阿片类制剂复方樟脑酊、地芬诺酯、洛哌丁胺等；②收敛保护剂，在肠黏膜上形成保护膜，如鞣酸蛋白、碱式碳酸铋等；③吸着剂，如药用炭、白陶土等。不过腹泻系多种不同病因所致，所以应用止泻药治疗腹泻的同时，也应针对病因进行治疗，以免贻误病情。

4. 抗肝昏迷药

肝昏迷是过去的称谓，现时称肝性脑病，是由严重肝病引起的以代谢紊乱为基础的中枢神经系统功能失调的综合征。肝昏迷由肝功能严重损害时体内氨代谢紊乱所致，也可能与中枢神经递质多巴胺异常有关。肝昏迷主要临床表现是意识障碍，行为失常和昏迷。抗肝昏迷药有谷氨酸钠盐或钾盐、精氨酸、乳果糖等。

5. 治疗急性胰腺炎药

急性胰腺炎系指胰腺及其周围组织被胰腺分泌的消化酶自身消化而引起的急性化学性炎症。临床上以急性腹痛、恶心、呕吐、发热和血清胰酶升高为特点，是常见的消化系统急症之一。轻症急性胰腺炎较多见，以胰腺水肿为主，预后良好。重症急性胰腺炎表现为胰腺出血、坏死，常伴有感染、休克、渗出性腹膜炎等并发症，病死率高。治疗药物：抑制或减少胰腺分泌的药物有生长抑素及其类似物（14 肽的生长抑素和 8 肽的奥曲肽），抑制胰酶活性的药物有加贝酯和乌司他丁等。

十三、利尿及脱水药

利尿药是一种促进体内电解质（Na^+ 为主）和水分排出而增

加尿量的药物。根据肾小管对 Na^+、Cl^-、水的转运特点，将其分为近曲小管、髓袢降支、髓袢升支（又分为髓质部、皮质部）、远曲小管和集合管。不同的利尿药在不同部位、不同环节上影响尿的生成，进而发挥利尿作用。常用利尿药主要根据其作用部位、化学结构及作用机制分为以下几类。

1. 袢利尿药

主要作用于髓袢升支髓质部，利尿作用强烈，为高效利尿药。在利尿的同时，能扩张全身小动脉，降低外周血管阻力，增加肾血流量而不降低肾小球滤过率。属于此类药的有呋塞米、布美他尼、依他尼酸。

2. 噻嗪类利尿药

主要作用于髓袢升支皮质部，利尿作用中等，为中效利尿药。常用药有氢氯噻嗪，氯噻酮在化学结构上和噻嗪类不同，但药理作用相似，一般也归于此类。

3. 留钾利尿药

主要作用在远曲小管和集合管，利尿作用弱。如氨苯蝶啶、螺内酯、阿米洛利等属此类。

4. 碳酸酐酶抑制剂

主要作用于近曲小管，利尿作用弱，有乙酰唑胺、醋甲唑胺等。

利尿药的主要不良反应为水、电解质紊乱和酸碱平衡失调，也可直接损害肾脏。强效利尿药可致听力减退或暂时性耳聋也应引起重视。临床医师应根据患者病情，选择合适的利尿药及适当的剂量和用法。最好采用间隙疗法，避免过度利尿。老年患者更应注意观察病情变化，及时调整剂量、用法或停药，防止不良反应。脱水药也称渗透性利尿药，是一种非电解质类物质。它们一般在体内几乎不被代谢，但能迅速提高血浆渗透压，无药理活性，很容易从肾小球滤过，在肾小管内不被重吸收或吸收很少，能提高肾小管内渗透压。由于以上特性，临床上可以使用足够大剂量，以显著增加血浆渗透压，肾小球滤液和肾小管内液量，产生利尿脱水作用。属于本类药物的有甘露醇、山梨醇、异山梨醇、甘油、高渗葡萄糖、尿素等。临床上最常用的为甘露醇。

十四、肾上腺皮质激素

肾上腺皮质分泌的激素对机体的水、盐、糖、脂肪、蛋白质代谢和生长发育都有重要意义。在应激反应时，分泌增加，能提高机体的适应能力和耐受能力，减低多种体内外致病因子对机体的损害。临床常用的皮质激素指的是糖皮质激素，也称为抗炎皮质激素，主要影响糖和蛋白质代谢。糖皮质激素主要有以下作用和用途。

（1）抗炎作用　对于炎症反应有明显的抑制作用。

（2）抗毒作用　有抗细胞内毒素的损害和保护机体的作用。

（3）变态反应性疾病（过敏性疾病）　除过敏性休克外，可用于荨麻疹、血管神经性水肿、哮喘持续状态等。

（4）脑水肿　由于炎症、创伤、缺氧、脑血管意外、肿瘤等所致脑水肿，应用地塞米松及泼尼松可得到缓解，颅内压下降，临床症状有所好转，脑组织损害减轻。

（5）其他危急病症　如剥脱性皮炎、严重天疱疮等。

此类药物有：地塞米松、氢化可的松、泼尼松、氢化泼尼松及甲泼尼龙等。禁用于严重精神病、活动性溃疡、严重高血压、新近胃肠手术后及中度糖尿病等。不可长期大量应用激素，因为超过人体生理的皮质激素水平可产生一系列不良反应，并引起体内激素调节紊乱。

十五、抗变态反应药

变态反应也称为过敏反应，用于防治变态反应性疾病的药物为抗变态反应药物，又称为抗过敏药物。临床上常用的抗过敏药物为组胺受体阻断药，抗组胺药的品种不断发展，旧的抗组胺药有明显的镇静和抗胆碱作用，为减少上述副作用，研制了多种新型抗组胺药，这些化合物的特点是对中枢神经系统的穿透性很弱，对外周 H_1 受体较中枢 H_1 受体有更强的亲和力，因此镇静作用较弱或没有，如阿司咪唑、特非那定、阿伐斯汀、氯雷他定、地氯雷他定等。本类药物依化学结构不同可分为以下 6 类。

（1）乙醇胺类　具有显著的镇静作用和抗胆碱作用，胃肠道副作用发生率低，典型药物为传统药苯海拉明。

（2）烷基胺类　有明显的镇静作用，属强效 H_1 受体拮抗剂，典型药物有氯苯那敏、阿伐斯汀。

（3）乙二胺类　为选择性 H_1 受体拮抗剂，有中度镇静作用，不良反应为胃肠道不适和皮肤变态反应，如安他唑啉。

（4）吩噻嗪类　有明显的镇静作用，止吐作用，可发生光敏反应，典型药物有异丙嗪。

（5）哌嗪类　有中度镇静作用和显著止吐作用，药物有西替利嗪、左西替利嗪、羟嗪等。

（6）哌啶类　有低度镇静作用，是高度选择性 H_1 受体拮抗剂，药物包括赛庚啶及新型抗组胺药阿司咪唑、特非那定、非索非那定、氯雷他定、地氯雷他定等。

抗组胺药的主要药理作用就是与组胺竞争效应细胞的 H_1 受体从而对抗组胺的作用，从而抑制血管渗出，减轻组织水肿，故对于一些以组织水肿为特征的变态反应性疾病，如血管神经性水肿、荨麻疹、湿疹、急性喉头水肿等效果较好。抗组胺药的主要用途就是治疗各种过敏性疾病，主要用于Ⅰ型和Ⅳ型变态反应。这类药物中枢抑制作用是最多见的副作用之一。其次有胃肠道反应，老的抗过敏药还有抗胆碱作用。车、船、飞机的驾驶人员及高空作业、精密仪器操作者在工作前禁止服用有中枢抑制作用的抗组胺药，新生儿及早产儿忌用，老年人宜减量慎用，孕妇及哺乳期妇女慎用。

十六、抗微生物药

微生物包括细菌、病毒、支原体、衣原体、立克次体、螺旋体、放线菌及真菌等，种类繁多，引起感染的疾病亦很多，故抗微生物药被广泛应用，其中尤以抗细菌感染的药物应用最广。现分为以下几类。

（一）β-内酰胺类抗生素

包括青霉素类抗生素、头孢菌素类抗生素和非典型β-内酰胺类抗生素。当前临床70％左右都用这一类作用在细菌细胞壁的繁殖期杀菌剂。

1. 青霉素类抗生素

分天然青霉素（苄青霉素，如青霉素G钾、钠盐）和半合成青霉素。半合成青霉素有：①耐酸青霉素，有青霉素V钾，窄谱，可口服，在胃中不分解，但不耐酶，可与青霉素G联用，作序贯疗法；②耐酶青霉素，有苯唑西林、氯唑西林；③广谱青霉素，有氨苄西林、阿莫西林，耐酸，可口服，但不耐酶；氨氯西林广谱耐酶；④抗假单胞菌青霉素，有哌拉西林、阿洛西林、替卡西林、呋苄西林、羧苄西林；⑤抗阴性杆菌青霉素，有美西林及其酯匹美西林，抗菌谱与氨苄西林相似。青霉素类虽毒性较低，但有变态反应，使用前一定要做皮肤过敏试验，阳性者禁用。

2. 头孢菌素类抗生素

为一类广谱半合成抗生素，抗菌作用机制与青霉素相同，其抗菌作用强，不良反应轻微，变态反应较少见。头孢菌素类共分四代，各代头孢菌素的抗菌谱和抗菌作用、肾毒性及耐酶程度也不尽相同。

① 第一代 有头孢氨苄、头孢羟氨苄、头孢唑林、头孢拉定、头孢硫脒等，对β-内酰胺酶抵抗力弱，有一定的肾毒性，主要由肾排泄，因此尿液中有较高浓度，胆汁中浓度低，不适于胆道感染。穿透血脑屏障能力弱，不适用于中枢感染。

② 第二代 对G$^+$菌作用与第一代相比作用相近或稍弱，对G$^-$菌作用较第一代为优，对酶较稳定，肾毒性也低。代表药物有头孢呋辛、头孢孟多、头孢替安、头孢美唑等。

③ 第三代　对 G^+ 菌作用不如第一代强，对 G^- 杆菌作用强，多数可透过血脑屏障，有较好的抗酶性能，无肾毒性。代表药物有头孢他啶、头孢哌酮、头孢曲松、头孢噻肟等。其中头孢曲松半衰期长（8h），可每日一次给药。

④ 第四代　抗菌谱更广，不仅对 G^- 菌有良好的抗菌作用，而且也能抗金黄色葡萄球菌。上市药有头孢吡肟、头孢匹罗、头孢克定、头孢唑南、头孢唑兰和头孢噻利。

3. 非典型 β-内酰胺类抗生素

可分为以下六类。

① 碳青霉烯类抗生素　抗菌谱广，尤其抗多重耐药的 G^- 杆菌，因此对于因产酶而对青霉素类、头孢菌素类耐药的病菌常可有效。但本类药物属后备限制使用性药，只有当危重感染且引起的细菌感染对其他一些常见的抗菌药已耐药和临床应用失败的情况下方可考虑试用。上市的药物有亚胺培南/西司他丁、美罗培南、帕尼培南、厄他培南、比阿培南、多尼培南等。

② 氧头孢类和碳头孢类　有拉氧头孢和氟氧头孢，前者现少用，后者属第四代头孢。

③ 单环类　目前临床应用的唯一药物氨曲南，抗酶性能好，抗菌性能类似头孢菌素。

④ 头孢霉素类　有头孢西丁，抗菌性能属于第二代头孢。

⑤ β-内酰胺酶抑制剂　有克拉维酸、舒巴坦和他唑巴坦，目前多与 β-内酰胺类抗生素组合成复方制剂在临床应用。

⑥ 青霉烯类　有法罗培南，口服制剂吸收效果好，也有注射剂。

（二）氨基糖苷类抗生素

属静止期杀菌剂，主要作用于细菌体内的核糖体，抑制细菌蛋白质的合成。抗菌谱广，对 G^+、G^- 菌均有效，但本类药物对耳、肾有一定毒性，故一般不作为一线用药。常与 β-内酰胺类抗生素合用，以增强疗效（需分开注射）。常用药有庆大霉素、妥布霉素、阿米卡星、大观霉素等。

（三）四环素类抗生素

属快速抑菌剂，作用机制为通过与细菌核糖体 30S 亚基的 A 位置结合，阻止氨基酰-tRNA 在该位置上的连接，从而抑制肽链的增长和影响细菌蛋白质合成。过去称广谱抗生素，但细菌耐药严重，疗效降低，临床应用受到限制。常用的有四环素、土霉素、米诺环素，新品种有替加环素。

（四）酰胺醇类抗生素

作用机制为阻止细菌蛋白质的合成，属广谱抑菌剂。对 G^- 菌，特别对伤寒、副伤寒、流感杆菌、沙门菌作用强。但对骨髓有严重抑制作用，故已少用。本类药有氯霉素和甲砜霉素。

（五）大环内酯类抗生素

为作用于细菌细胞核糖体 50S 亚单位，阻碍蛋白质合成的，快速抑菌剂。对 G^+ 菌作用强，对部分 G^- 菌、支原体、衣原体也有抑菌作用。常用药物有红霉素、阿奇霉素、罗红霉素、乙酰螺旋霉素等。

（六）林可胺类

抑制细菌蛋白质的合成，在骨组织浓度高，是一类对 G^+ 菌作用强的窄谱抗生素。常用药有林可霉素和克林霉素。

（七）糖肽类抗生素

是一类主要抗 G^+ 菌的抗生素，目前主要有万古霉素、去甲万古霉素和替考拉宁。目前主要用于：①耐甲氧西林的金黄色葡萄球（MRSA）和表皮葡萄球菌（MRSE）所致系统感染；②难辨梭状芽孢杆菌所致的肠道感染（伪膜性肠炎）；③耐氨苄西林的肠球菌感染。本类药物应严格按照适应证使用。

（八）噁唑酮类抗菌药物

利奈唑胺用于耐万古霉素的屎肠球菌所致的感染，也可用于 MRSA 所致的经万古霉素（去甲万古霉素）治疗无效的病例。

（九）磺胺类及甲氧苄啶

细菌利用对氨基苯甲酸（PABA）合成二氢叶酸，进一步还原成四氢叶酸，并以此为原料合成 DNA 和 RNA。而磺胺类与 PABA 分子形态近似，竞争性抑制二氢叶酸合成酶而起抑菌作用。抗菌谱包括许多 G^+ 菌和 G^- 菌，但因细菌对本类药物耐药菌株多，且为慢效抑菌剂，故目前本类药很少单独应用，多与磺胺增效剂（或称抗菌增效剂）甲氧苄啶（TMP）组成复方制剂仅用于肠道及尿路感染。常用的药物有磺胺嘧啶（SD）、复方磺胺甲噁唑（SMZ＋TMP）和联磺甲氧苄啶（SMZ＋SD＋TMP）。供外用的磺胺有磺胺醋酰钠（SC）、磺胺嘧啶银（SD-Ag）、磺胺嘧啶锌（SD-Zn）、磺胺米隆等。本类药物不良反应较多，有时还很严重（如变态反应、血液系统及肝肾损害等），故临床应用受到一定限制。

（十）喹诺酮类抗菌药

这是一类新的合成抗菌药，作用于细菌的 DNA 回旋酶，使 DNA 不能形成超螺旋，造成染色体的不可逆损害，从而阻断 DNA 的复制而起到抗菌作用，为杀菌性抗菌药。具有抗菌谱广、作用强、口服生物利用度高、剂型多等优点。主要作用于 G^- 菌，对 G^+ 菌作用弱。根据抗菌性能共为四代。第一代因不良反应严重而摒弃不用；第二代抗菌谱扩大，国内主要应用吡哌酸，用于尿路感染；第三代引入氟原子后抗菌谱进一步扩大，称为氟喹诺酮类抗菌药，对 G^- 菌作用强，代表药物有诺氟沙星、氧氟沙星、左氧氟沙星、环丙沙星等。尤其左氧氟沙星对呼吸系统感染效果好，故又称为呼吸喹诺酮类；第四代抗菌谱更加扩大，除对 G^+ 菌、G^- 菌外，对支原体、衣原体、分枝杆菌、军团菌等都有效，代表药物有加替沙星和莫西沙星。氟喹酮类的严重不良反应有中枢反应、心脏毒性、光反应、对血糖的影响等。

(十一) 呋喃类抗菌药

为合成抗菌药，主要干扰细菌酶系统，导致细菌代谢紊乱而起到抑菌作用。药物有呋喃妥因、呋喃唑酮等。

(十二) 抗厌氧菌药

目前最常用的为硝咪唑类，以甲硝唑为代表，除对放线菌的作用较弱外，对几乎所有的厌氧菌都有良好的杀菌作用，对脆弱拟杆菌也有效。本类药物对需氧菌均无效，遇有混合感染（多数情况下存在），需配伍使用其他适宜的抗菌药物。同类药物还有替硝唑和奥硝唑。

(十三) 抗真菌药

可分为以下几类。①抗生素：属多烯类，抗深部真菌药两性霉素 B，因副作用大，故现用两性霉素 B 脂质体，是治疗深部真菌感染的重要药物。②唑类抗真菌药：本类药物对深部真菌及浅部真菌均有效。咪康唑可供注射及外用，酮康唑、克霉唑和联苯苄唑仅供外用。目前三唑类抗真菌药应用普遍，有氟康唑、伊曲康唑、伏立康唑等。③氟胞嘧啶：对部分深部真菌有效，可口服和局部用药。④烯丙胺类：抗浅部真菌，特比萘酚可口服，萘替芬仅供外用。⑤棘白菌素类：此类药作用于真菌细胞壁，作用独特，成为抗深部真菌一类新药，有卡泊芬净、米卡芬净、阿尼芬净等。⑥外用抗真菌药：托萘酯、环吡酮胺等。

(十四) 其他抗菌药物

磷霉素是由多种链球菌培养液中分离的一种抗生素，现已由合成法提取，能与一种细菌细胞壁合成酶结合，阻碍细菌利用有关物质合成细胞壁的第一步，从而起到杀菌作用。磷霉素对金黄色葡萄球菌、表皮葡萄球菌等革兰阳性球菌具抗菌作用，对大肠埃希菌、沙雷菌属、志贺菌属、铜绿假单胞菌、肺炎克雷伯菌、产气肠杆菌、弧菌属和气单胞菌属等革兰阴性菌也具有较强的抗菌活性，对MRSA也有抗菌作用，用于敏感菌所致的呼吸道感染、尿路感染、皮肤软组织感染等。也可与其他抗生素联合应用治疗由敏感菌所致重症感染如败血症、腹膜炎、骨髓炎等。

多黏菌素 B 是一组多肽类抗生素，对绿脓杆菌、大肠杆菌、肺炎克雷伯杆菌等革兰阴性菌有抗菌作用，主要用于铜绿假单胞菌及其他假单胞菌引起的创面、尿路以及眼、耳、气管等部位感染，也可用于败血症、腹膜炎。

（十五）抗病毒药

病毒是最小的病原微生物，不具有细胞结构，其核心是核酸（RNA 和 DNA），在细胞内依赖宿主的酶系统繁殖。病毒种类繁多，可引起多种传染病。抗病毒药物有的只抑制 DNA 型病毒，如阿昔洛韦、更昔洛韦、伐昔洛韦、阿糖腺苷、阿糖胞苷、恩曲他啶、曲氟尿苷等。有的则对 RNA 型病毒也有作用，如利巴韦林。

十七、解毒药

解毒药系指能消除毒物（包括药物过量）对人体的毒性作用的药物。按解毒机制不同分为物理性解毒药、化学性解毒药和药理性解毒药。物理性解毒药如催吐剂（吐根糖浆、阿扑吗啡）、吸附剂（药用炭、鞣酸）及保护剂（蛋清、米汤、牛奶）；化学性解毒药如氧化剂（高锰酸钾洗胃、弱酸、弱碱）；药理性解毒药如解磷定、纳洛酮等。药理性解毒药中的特异性解毒药是一类具有高度专属性的解毒药物，又可细分为以下几类。

（1）金属中毒解毒药 谷胱甘肽、二巯丙醇、二巯基丙磺酸钠、二巯丁二钠、依地酸钙钠、青霉胺、喷替酸钙钠。

（2）有机磷中毒解毒药 碘解磷定、氯磷定、双复磷等。

（3）氰化物中毒解毒药 亚甲蓝、硫代硫酸钠、亚硝酸钠、亚硝酸异戊酯等。

（4）有机氟中毒解毒药 乙酰胺。

（5）苯二氮䓬类中毒解毒素 氟马西尼。

（6）吗啡中毒解毒药 纳洛酮、烯丙吗啡。

（7）对乙酰氨基酚中毒解毒药 乙酰半胱氨酸。

（8）铁中毒解毒药 去铁胺。

（9）除虫菊酯类中毒解毒药 美芬新。

（10）解蛇毒药 抗蛇毒血清、南通蛇药和上海蛇药等。

十八、水、电解质及酸碱平衡调节药

水、电解质和酸碱平衡是维持人体内环境衡定，保证细胞进行正常代谢和维持各脏器正常生理功能所必需的条件。因疾病、创伤、感染、物理化学因素及不恰当的治疗而使平衡失调时，如果机体缺乏调节能力或超过了机体的代偿能力将会出现水、电解质和酸碱平衡紊乱。应予以及时纠正，否则严重者将危及生命。常用水、电解质和酸碱平衡调节药主要有以下几类。

（1）电解质平衡调节药 氯化钠、氯化钾、氯化钙、葡萄糖酸钙、戊酮酸钙、乳酸钙、甘油磷酸钙、甘油磷酸钠、枸橼酸钾、硫酸镁、氯化镁、口服补液盐。

（2）酸碱平衡调节药 碳酸氢钠、乳酸钠。

（3）葡萄糖及其他 葡萄糖、果糖、混合糖。

（4）复方电解质输液及透析液 复方电解质输液分一号液（起始液）、二号液（脱水补充液，亦称细胞内修复液）、三号液（维持液）、四号液（恢复液），以上液体含不同剂量的氯化钠、氯化钾、乳酸钠和葡萄糖等。透析液主要有腹膜透析液。

第二章
心血管系统急诊

低血容量性休克 （Hypovolemic shock，HS）

低血容量性休克是指各种原因引起的循环容量丢失而导致的有效循环血量与心排血量减少、组织灌注不足、细胞代谢紊乱和功能受损的病理生理过程。创伤失血是发生低血容量性休克最常见的原因。低血容量性休克的主要病理生理改变是有效循环血量急剧减少，导致组织低灌注、无氧代谢增加、乳酸性酸中毒、再灌注损伤以及内毒素易位，最终导致多器官功能障碍综合征。

【诊断要点】

① 病史：继发于体内外急性大量失血或体液丢失，或有液体（水）严重摄入不足史。

② 临床表现：口渴、兴奋、烦躁不安，进而出现神情淡漠、神志模糊甚至昏迷等。

③ 查体：可见表浅静脉萎陷，肤色苍白至发绀，呼吸浅快，脉搏细速，皮肤湿冷，体温下降，收缩压下降（＜90mmHg 或较基础血压下降＞40mmHg）或脉压减小（＜20mmHg）、尿量＜0.5ml/(kg·h)、心率＞100 次/min。

④ 血流动力学监测：心室充盈压正常或减低伴以低心排出量，中心静脉压（CVP）＜5mmHg 或肺动脉楔压（PAWP）＜8mmHg 提示血容量不足。

【治疗原则】

① 积极纠正低血容量性休克的病因，首要措施是迅速补充血容量，液体复苏，如生理盐水、羟乙基淀粉、乳酸钠林格液、全血或血浆、白蛋白。

② 对补充血容量后休克未能好转或血压不能恢复者，应考虑给予血管活性药与正性肌力药，如多巴胺、多巴酚丁胺、去甲肾上腺素、肾上腺素。

③ 如出现代谢性酸中毒，可应用碳酸氢盐治疗。

④ 止血：氨基己酸、酚磺乙胺。对于出血部位明确、存在活动性失血的休克患者，应尽快进行手术或介入止血。

【可选药物】

药品名称	适应证与用法用量	注意事项
羟乙基淀粉	血浆代用品。静脉滴注：用量视病情而定，一般滴注速度分别为0.5~2h 250ml，4~6h 500ml，8~24h 1000ml	肾衰竭、严重凝血功能障碍、脑出血、严重高钠或高氯血症者及对本品过敏者禁用，大剂量输注可抑制凝血因子，出现一过性凝血时间延长
乳酸钠林格	调节电解质及酸碱平衡。静脉滴注：500~1000ml，给药速度300~500ml/h	心力衰竭及急性肺水肿、脑水肿、乳酸性酸中毒显著时、重症肝功能不全、严重肾功能衰竭少尿或无尿者禁用
人血白蛋白	增加血容量和维持血浆胶体渗透压。静脉滴注：5~10g/次，隔4~6h后可重复应用。滴注速度不超过2ml/min	对白蛋白有严重过敏者，缺水状态且不能保证充足的输液时禁用。快速输注可引起血管超负荷导致肺水肿，偶有变态反应
新鲜冰冻血浆	补充凝血因子。静脉滴注：首次剂量为10~15ml/kg，维持剂量为5~10ml/kg。输注速度为5~10ml/min	要求ABO血型同型输注
氨基己酸	止血。静脉滴注：初量取4~6g，溶于100ml生理盐水或5%~10%葡萄糖液中，于15~30min滴完。持续剂量为1g/h，维持12~24h或更久	常见不良反应为恶心、呕吐和腹泻，少数人可发生惊厥及心脏或肝脏损害。使用避孕药或雌激素的妇女，使用氨基己酸时可增加血栓形成的倾向
酚磺乙胺	止血。静脉滴注：0.25~0.75g/次，一日2~3次，稀释后滴注	本品毒性低，但不可与氨基己酸、碳酸氢钠注射液混合使用

药品名称	适应证与用法用量	注意事项
碳酸氢钠	纠正代谢性酸中毒。静脉滴注：一般性酸中毒，可稀释至1.5%等渗溶液静滴，用量根据需要而定；严重酸中毒，可直接用5%溶液静滴，成人于2h内可输入200～300ml	以5%溶液输注时，速度不能超过8mmol/min钠。大量注射时可出现心律失常、肌肉痉挛、疼痛、异常疲倦等，是由于代谢性碱中毒引起低钾血症所致
多巴胺	升压。静脉注射或静脉滴注：开始时1～5μg/(kg·min)，10min内以1～4μg/(kg·min)速度递增，根据血压情况调节滴速，最大剂量为500μg/min	滴注的速度和时间需根据血压、心率、尿量、外周血管灌流情况等而定。选用粗大的静脉作静脉注射或静脉滴注，以防药液外溢及产生组织坏死
去甲基肾上腺素	升压。静脉滴注：开始以8～12μg/min速度滴注，调整滴速以使血压升到理想水平；维持量为2～4μg/min	本品强烈的血管收缩作用可使重要脏器血流减少，肾血流锐减后尿量减少，组织供血不足导致缺氧和酸中毒。药液外漏可引起局部组织坏死
多巴酚丁胺	升压。静脉滴注：输注速度为2.5～10μg/(kg·min)。剂量常需高达20μg/(kg·min)	治疗前必须对血容量不足进行纠正。给药期间，需严密监测心率和节律、血压以及输注速度。对于存在着明显的机械性阻塞，例如严重的主动脉瓣狭窄的患者，本品无明显疗效
肾上腺素	升压。皮下注射或肌注：一次0.5～1mg。也可用0.1～0.5mg缓慢静注（以0.9%氯化钠注射液稀释到10ml），如疗效不好，可改用4～8mg静滴（溶于5%葡萄糖液500～1000ml中）	常用剂量使收缩压上升而舒张压不升或略降，大剂量使收缩压、舒张压均升高。高血压、器质性心脏病、冠状动脉疾病、糖尿病、甲状腺功能亢进、洋地黄中毒、外伤性及出血性休克、心源性哮喘等患者禁用

感染性休克（Septic shock，SS）

感染性休克也称败血症性休克或中毒性休克，是由病原微生物及其毒素在人体引起的一种微循环障碍状态，导致组织缺氧、代谢紊乱、细胞损害甚至多器官功能衰竭，其血流动力学特点为高心输出量和低外周血管阻力并导致组织灌注不足。老年人、婴幼儿、慢性疾病、长期营养不良、免疫功能缺陷及恶性肿瘤患者或较大手术后患者尤易发生。

【诊断要点】

① 有急性严重感染病史。

② 临床表现：早期可有寒战高热，血压正常或稍偏低，但脉压减小，面色苍白，皮肤湿冷，唇、指轻度发绀，神志清楚但烦躁不安，呼吸深而快，尿量减少；休克中期主要表现为低血压和酸中毒；休克晚期可出现 DIC 和多器官功能衰竭。

③ 血象：白细胞计数大多增高，中性粒细胞增多有中毒颗粒及核左移现象。

④ 血气分析：早期可出现呼吸性碱中毒，后可出现代谢性酸中毒，低氧血症。

⑤ 血生化检查：由于肾功能衰竭和肌酐清除率降低，尿素氮和肌酐浓度逐渐上升。

⑥ DIC 的检测指标：主要检查血小板计数，凝血酶原时间，纤维蛋白原定量，优球蛋白溶解时间，凝血酶凝结时间。

【治疗原则】

① 迅速控制感染：明确感染部位，尽早采取措施控制感染源。在控制感染源的基础上，推荐尽早开始（1h 内）静脉使用有效的抗菌药物治疗。初始经验性抗感染治疗应包括可以覆盖所有可能的致病微生物。建议经验性联合治疗不超过 3～5 天，一旦病原菌确定，应根据药敏结果结合患者临床情况选用最恰当的抗菌药物治疗。

② 糖皮质激素治疗：在有效抗菌治疗下，短期大量使用糖皮质激素，如地塞米松、氢化可的松或甲泼尼龙。

③ 液体复苏：补充血容量，抗休克治疗，纠正酸中毒。

④ 如果充分的液体复苏仍不能恢复动脉血压和组织灌注，应使用升压药物，如多巴胺、多巴酚丁胺、去甲肾上腺素。

⑤ 维护重要脏器的功能，防治脑水肿、DIC 和急性肾功能衰竭：肝素、尿激酶、甘露醇、胞磷胆碱等。

【可选药物】

药品名称	适应证与用法用量	注意事项
哌拉西林/他唑巴坦	适用于对本品敏感的产 β-内酰胺酶的细菌引起的中、重度感染。静脉滴注:4.5g/8h。可每 6h、8h、12h 给药 1 次,2.25~4.5g/次。滴注时间在 20~30min 以上	禁用于对任何 β-内酰胺类抗生素或 β-内酰胺酶抑制剂过敏的患者。不良反应偶见皮疹、发热、腹泻等
头孢曲松	对大多数 G⁺ 菌和阴性菌都有强大抗菌活性。静脉滴注:每天 1~2g,每天 1 次,日最高剂量 4g,分 1~2 次给药	有恶心、腹泻、变态反应、注射部位静脉炎等,偶见肝肾功能异常及血液系统改变。对头孢菌素类抗生素过敏者禁用
头孢他啶	对大肠埃希菌、肺炎杆菌等肠杆菌科细菌和流感嗜血杆菌、铜绿假单胞菌等有高度抗菌活性。静脉注射或静脉滴注:成人 0.5~2g/次,每 8~12h 给药 1 次	对头孢菌素类抗生素过敏者禁用。不良反应偶见局部静脉炎、皮疹、发热、恶心、腹泻、头痛,可逆性转氨酶增高等
头孢哌酮/舒巴坦	抗感染,具有广谱抗菌活性。静脉滴注:每 12h 给药一次。治疗严重感染或难治性感染时,每日剂量可增加到 12g(2:1 头孢哌酮/舒巴坦,即头孢哌酮 8g,舒巴坦 4g)。舒巴坦每日推荐最大剂量为 4g	已知对青霉素类、舒巴坦、头孢哌酮及其他头孢菌素类抗生素过敏者禁用。本品最常见的副作用为胃肠道反应,其次为皮疹
美罗培南	抗感染,抗菌谱覆盖革兰阳性菌、阴性菌和厌氧菌。治疗的剂量和疗程需根据感染的类型和严重程度及患者的情况决定。一般 1g/次,每 8h 给药 1 次	对本药成分及其他碳青霉烯类抗生素有过敏史的患者和正在使用丙戊酸钠的患者禁用。主要不良反应为:皮疹、腹泻和转氨酶升高
万古霉素	适用于 MRSA 及其他细菌所致的感染。通常每天 2g(效价),可分为每 6h 给予 500mg 或每 12h 给予 1g,每次静滴在 60min 以上	对本品、替考拉宁及糖肽类抗生素、氨基糖苷类抗生素有既往过敏史患者禁用。肝、肾功能损害者慎用
地塞米松	肌内注射或静脉注射:2~20mg/次	较大剂量易引起糖尿病、消化道溃疡和类库欣综合征症状
氢化可的松	静脉滴注:135mg/次,可用至每日 300mg,疗程不超过 3~5 日	用药后可有局部刺激、变态反应、瘙痒、烧灼感或干燥感。长期使用可引起类库欣综合征、水钠潴留、精神症状、消化系统溃疡、骨质疏松、生长发育受抑制等不良反应

药品名称	适应证与用法用量	注意事项
甲泼尼龙	静脉滴注:每日 40～80mg,每日 1 次,重症可达 30mg/kg	大剂量(＞0.5g)而又快速注射或静脉滴注有可能引起心律不齐甚至循环衰竭。偶有诱发感染症、消化性溃疡、血糖升高、精神异常、满月脸、多毛症、痤疮、电解质紊乱、颅内压升高等
多巴胺	静脉注射:开始时 1～5μg/(kg·min),10min 内以 1～4μg/(kg·min) 速度递增,根据血压情况调节滴速,最大剂量为 500μg/min	滴注的速度和时间需根据血压、心率、尿量、外周血管灌流情况等而定。选用粗大的静脉作静脉注射或静脉滴注,以防药液外溢及产生组织坏死
多巴酚丁胺	静脉滴注:250mg 加入 5% 葡萄糖溶液 250ml 或 500ml 中,2.5～10μg/(kg·min)	肥厚型主动脉瓣下狭窄者忌用。可见心悸、恶心、头痛、胸痛、气短等。如出现收缩压升高、心率增快,则多与剂量有关,应减量或暂停用药
肝素	静脉注射:首次 5000～10000U,或每 4h 给予 100U/kg,用生理盐水稀释后应用 静脉滴注:每日 20000～40000U,加至生理盐水 1000ml 中持续滴注	对肝素过敏、有自发出血倾向者、血液凝固迟缓者(如血友病、紫癜、血小板减少)、溃疡病、创伤、产后出血者及严重肝功能不全者禁用。肝素过量可致自发性出血,可静脉输入硫酸鱼精蛋白中和。偶有变态反应
尿激酶	溶栓。静脉滴注:100 万～150 万单位溶于生理盐水,30min 静脉滴完	常伴随血管再通后出现再灌注心律失常,需严密进行心电监护。最常见的不良反应是出血倾向,使用时应以 APTT 时间监测,有出血倾向时停药
甘露醇	降低颅内压。按 0.25～2g/kg 体重,于 30～60min 静脉滴注。当患者衰弱时剂量减至 0.5g/kg 体重	严密随访肾功能。禁用于已急性肾小管坏死的无尿患者,颅内活动性出血者,急性肺水肿者
胞磷胆碱	促进大脑功能恢复。静脉滴注:一日 0.25～0.5g,用 5% 或 10% 葡萄糖注射液稀释后缓慢滴注	进行性意识障碍患者须同时给予止血药,降脑压药或低体温处置

心源性休克（Cardiogenic shock）

心源性休克是心泵衰竭的极期表现,由于心脏排血功能衰竭,不能维持其最低限度的心输出量,导致血压下降,重要脏器和组织供血严重不足，引起全身性微循环功能障碍，从而出现一系列以缺血、缺氧、代谢障碍及重要脏器损害为特征的病理生理过程。其病因以急性心肌梗死最多见，严重心肌炎、心肌病、心包填塞、严重心律失常或慢性心力衰竭终末期等均可导致本病。本病死亡率极高。

【诊断要点】

① 严重的基础心脏病，如广泛心肌梗死、心肌炎、心包填塞、心律失常、慢性心力衰竭终末期等。

② 休克的典型临床表现：早期，患者烦躁不安、面色苍白，诉口干、出汗，但神志尚清；后逐渐表情淡漠、意识模糊、神志不清直至昏迷。

③ 体检心率逐渐增快＞120 次/min，收缩压＜80mmHg，脉压＜20mmHg，后逐渐降低，严重时血压测不出。脉搏细弱，四肢厥冷，肢端发绀，皮肤出现花斑样改变。心音低钝，严重者呈单音律，尿量＜17ml/h，甚至无尿，休克晚期出现 DIC 及多器官衰竭。

④ 血流动力学指标符合以下典型特征：平均动脉压＜60mmHg，CVP 正常或偏高，PCWP 升高，心输出量极度低下。

【治疗原则】

① 一般治疗：要绝对卧床休息，有效止痛。建立有效的静脉通道，持续吸氧，必要时气管插管或气管切开，人工呼吸机辅助呼吸。

② 治疗原发心脏病：增强心肌收缩力：去乙酰毛花苷、多巴酚丁胺、纳洛酮、米力农。

③ 纠正低血容量：如使用低分子右旋糖酐或 0.9％氯化钠注射液、平衡液；合理应用血管活性药物：多巴胺或与间羟胺联用、硝酸甘油、酚妥拉明联用。

④ 建立有效的机械辅助循环，主动脉内球囊反搏（IABP）与药物治疗相配合能提高抢救成功率。

⑤ 防治并发症，5％碳酸氢钠纠正水电解质及酸碱平衡失调，

防治脑水肿、DIC和急性肾功能衰竭。

⑥应用激素：地塞米松、氢化可的松或甲泼尼龙。

【可选药物】

药品名称	适应证与用法用量	注意事项
右旋糖酐	血浆代用品。静脉滴注：250～500ml/次，每日不超过20ml/kg	严重血小板减少、凝血障碍等出血者，心、肝、肾功能不良者，少尿或无尿者禁用
多巴胺	升压。静脉注射：开始时1～5μg/（kg·min），10min内以1～4μg/（kg·min）速度递增，根据血压情况调节滴速，最大剂量为500μg/min	滴注的速度和时间需根据血压、心率、尿量、外周血管灌流情况等而定。选用粗大的静脉作静脉注射或静脉滴注，以防药液外溢及产生组织坏死
间羟胺	升压。静脉滴注：15～100mg加入5%葡萄糖液或氯化钠注射液500ml中滴注，调节滴速以维持合适的血压。极量0.3～0.4mg/min	升压反应过快过猛可致急性肺水肿、心律失常、心跳停顿。本品不能突然停药，以免发生低血压反跳。选用粗大的静脉作静脉注射或静脉滴注，以防药液外溢及产生组织坏死
去乙酰毛花苷	增加心肌收缩力。静脉滴注：用5%葡萄糖注射液稀释后缓慢滴注，首剂0.4～0.6mg，以后每2～4h可再给0.2～0.4mg，总量1～1.6mg	过量时可有恶心、食欲缺乏、头痛、心动过缓、黄视等不良反应。禁与含钙注射剂合用
多巴酚丁胺	增加心肌收缩力，改善左室功能。静脉滴注：250mg加入5%葡萄糖溶液250ml或500ml中滴注，2.5～10μg/（kg·min）	肥厚型主动脉瓣下狭窄者忌用。可见心悸、恶心、头痛、胸痛、气短等。如出现收缩压升高、心率增快，则多与剂量有关，应减量或暂停用药
硝酸甘油	扩张血管，降低心脏前后负荷。静脉滴注：用5%葡萄糖注射液或氯化钠注射液稀释，开始剂量为5μg/min，可于3～5min增加5μg/min，最大剂量200μg/min	禁用于严重贫血、青光眼、颅内压增高和肥厚梗阻型心肌病。不应突然停止用药，以避免反跳现象
酚妥拉明	扩张动脉，降低心脏后负荷。静脉滴注：0.17～0.4mg/min	不良反应有体位性低血压、心动过速、心律失常、鼻塞、恶心、呕吐等
地塞米松	抗炎和免疫抑制作用。肌内注射或静脉注射：2～20mg/次	较大剂量易引起糖尿病、消化道溃疡和类库欣综合征症状
甲泼尼龙	抗炎、免疫抑制及抗过敏作用。静脉滴注：每日40～80mg，每日1次，重症可达30mg/kg	偶有诱发感染、消化性溃疡、血糖升高、精神异常、满月脸、多毛症、痤疮、电解质紊乱、颅内压升高等

药品名称	适应证与用法用量	注意事项
纳洛酮	增加心肌收缩力和心排血量,提高动脉压和组织灌注压。静脉滴注:$0.4\sim0.8$mg 或 $1.6\sim2$mg 加入 5% 葡萄糖溶液 500ml 中	心功能障碍和高血压患者、肾功能不全者慎用
米力农	加强心肌收缩力,增加心排血量。负荷量 $25\sim75\mu g/kg$,$5\sim10$min 缓慢静注,以后 $0.25\sim1.0\mu g/(kg\cdot min)$ 维持。每日最大剂量不超过 1.13mg/kg	低血压、心动过速、心肌梗死者慎用

过敏性休克 (Anaphylactic shock)

过敏性休克是外界某些抗原性物质进入已致敏的机体后,通过免疫机制在短时间内发生的一种强烈的多脏器累及的综合征。其机制是抗原物质进入人体后迅速与体内存在的相应亲细胞过敏性抗体IgE 相结合,使组织的肥大细胞和嗜碱细胞释放大量组胺或类组胺物质,包括 5-羟色胺、慢反应物质、缓激肽等,使多种器官组织在极短时间内发生一系列强烈反应,包括中、小血管充血、扩张、渗出,导致全身血容量急剧下降、血压下降、各脏器缺血、血液黏度增高等。过敏性休克的表现与程度,依机体反应性、抗原进入量及途径等而有很大差别。通常都突然发生且很剧烈,若不及时处理,常可危及生命。

【诊断要点】

① 过敏原接触史:于休克出现前用药尤其是药物注射史,以及其他特异性过敏原接触史。

② 血压下降和意识障碍:血压急剧下降到 80/50mmHg 以下,患者出现意识障碍,轻则意识朦胧,重则昏迷。

③ 过敏的相关症状:包括皮肤潮红、瘙痒、广泛的荨麻疹和(或)血管神经性水肿、呼吸道阻塞症状等。

【治疗原则】

① 确定并消除致敏因素,立即停用可疑过敏原或过敏药物。

② 基础生命支持，稳定循环及呼吸功能。

③ 特异性药物治疗：肾上腺素是救治初期的主要选择，若休克持续不见好转，应及早静脉注射糖皮质激素（地塞米松、氢化可的松或甲泼尼龙）、其他抗过敏或抗组胺类药（异丙嗪、10％葡萄糖酸钙）。

④ 补充血容量：首选低分子右旋糖酐或 0.9％氯化钠注射液等。

⑤ 应用血管活性药物，如多巴胺、间羟胺。

⑥ 解除气道痉挛，如使用氨茶碱、氨溴索。

【可选药物】

药品名称	适应证与用法用量	注意事项
肾上腺素	皮下注射或肌内注射：0.5～1mg。也可用 0.1～0.5mg 缓慢静脉注射，如疗效不好可改用 4～8mg 静脉滴注	常见口咽发干、心悸不安，少见的不良反应有头晕、目眩、面潮红、恶心、心率增加、震颤、多汗、乏力等
地塞米松	抗炎和免疫抑制作用。肌内注射或静脉注射：2～20mg/次	较大剂量易引起糖尿病、消化道溃疡和类库欣综合征症状
氢化可的松	抗炎和免疫抑制。静脉滴注：135mg/次，可用至每日 300mg，疗程不超过 3～5 日	偶见局部刺激、变态反应。长期使用可引起库欣综合征、水钠潴留、消化系统溃疡、骨质疏松、生长发育受抑制等
甲泼尼龙	抗炎、免疫抑制及抗过敏作用。静脉滴注：40～80mg/次，每日 1 次，重症可达 30mg/kg	偶有诱发感染、消化性溃疡、血糖升高、精神异常、满月脸、多毛症、痤疮、电解质紊乱、颅内压升高等不良反应
异丙嗪	组胺 H_1 受体拮抗剂。肌内注射：25～50mg/次	不宜与氨茶碱混合注射。肝功能不全和各类肝病、肾衰竭、急性哮喘等患者慎用
多巴胺	升压。静脉注射：开始时 1～5μg/(kg·min)，10min 内以 1～4μg/(kg·min)速度递增，根据血压情况调节滴速，最大剂量为 500μg/min	滴注的速度和时间需根据血压、心率、尿量、外周血管灌流情况而定。选用粗大的静脉作静脉注射或静脉滴注
间羟胺	升压。静脉滴注：15～100mg 加入 5％葡萄糖液或氯化钠注射液 500ml 中滴注，调节滴速以维持合适的血压，极量 0.3～0.4mg/min	血容量不足者应先纠正后再用本品。升压过快可致急性肺水肿，心律失常，心跳停顿。本品不能突然停药，以免发生低血压反跳。选用粗大的静脉作静脉注射或静脉滴注，以防药液外溢产生组织坏死

药品名称	适应证与用法用量	注意事项
氨茶碱	解除气道痉挛,增强心肌收缩力。静脉注射或静脉滴注:0.25～0.5g/次,每日 2 次	活动性消化道溃疡者禁用。静脉滴注过快或浓度过高时可强烈兴奋心脏,引起头晕、心悸、心律失常、血压剧降,严重者可致惊厥,故必须稀释后缓慢注射
氨溴索	祛痰剂。静脉滴注:15mg/次,每日2～3 次,严重病例可增至 30mg	少数患者有轻微的胃肠不适及变态反应。对本品过敏者、妊娠头 3 个月内禁用

神经源性休克（Neurogenic shock）

神经源性休克是动脉阻力调节功能严重障碍,血管张力丧失,引起血管扩张,导致周围血管阻力降低,有效血容量减少的休克。多见于严重创伤、剧烈疼痛（胸腔、腹腔或心包穿刺等）刺激、高位脊髓麻醉或损伤。起病急,及时诊断、治疗预后良好。疗效欠佳或病死者多数是未及时接受治疗者、病情危重或伴有合并症、并发症（如气胸、心包填塞等）者。

【诊断要点】
① 有强烈的神经刺激,如创伤、剧烈疼痛、药物麻醉等。
② 临床特点:休克的发生常极为迅速,具有很快逆转倾向。
③ 能排除其他类型的休克,特别是低血容量性休克。

【治疗原则】
① 神经源性休克一旦发生,应马上就地抢救,立即去除神经刺激因素,并给予皮下或肌内注射肾上腺素以纠正血管扩张。
② 迅速补充有效血容量,维持正常血压:右旋糖酐或 0.9%氯化钠注射液。
③ 应用糖皮质激素:地塞米松、氢化可的松或甲泼尼龙。
④ 升压:多巴胺、间羟胺。
⑤ 镇痛:哌替啶。
⑥ 心动过缓时:应用阿托品。

【可选药物】

药品名称	适应证与用法用量	注意事项
肾上腺素	β-受体激动剂。皮下注射或肌内注射：0.5～1mg。也可用 0.1～0.5mg 缓慢静脉注射，如疗效不好，可改用 4～8mg 静脉滴注	用量过大或皮下注射误入血管后，可引起血压突然上升导致脑出血。常见的不良反应有口咽发干、心悸等
地塞米松	抗炎和免疫抑制作用。肌内注射或静脉注射：2～20mg/次	较大剂量易引起糖尿病、消化道溃疡和类库欣综合征症状
氢化可的松	抗炎和免疫抑制。静脉滴注：135mg/次，可用至每日 300mg，疗程不超过 3～5 日	偶见局部刺激、变态反应。长期使用可引起库欣综合征、水钠潴留、消化系统溃疡、骨质疏松等
甲泼尼龙	抗炎和免疫抑制。静脉滴注：40～80mg/日，每日 1 次，重症可达 30mg/kg	偶有诱发感染、消化性溃疡、血糖升高、精神异常、满月脸、多毛症、痤疮、电解质紊乱、颅内压升高等不良反应
多巴胺	升压。静脉注射：开始时 1～5μg/(kg·min)，10min 内以 1～4μg/(kg·min)速度递增，根据血压情况调节滴速，最大剂量为 500μg/min	滴注的速度和时间需根据血压、心率、尿量、外周血管灌流情况等而定。选用粗大的静脉作静脉注射或静脉滴注
间羟胺	升压。静脉滴注：15～100mg 加入 5% 葡萄糖液或氯化钠注射液 500ml 中滴注，调节滴速以维持合适的血压。极量 0.3～0.4mg/min	升压反应过快可致急性肺水肿，心律失常，心跳停搏。本品不能突然停药，以免发生低血压反跳。选用粗大的静脉作静脉注射或静脉滴注
哌替啶	镇痛、镇静。皮下注射或肌内注射：25～100mg/次，极量 150mg/次，每日 600mg	连续应用会成瘾，2 次用药间隔不宜少于 4h。不宜与异丙嗪多次合用，否则可致呼吸抑制、休克等不良反应
阿托品	用于缓慢性心律失常、心室停搏。立即静脉注射：1～2mg，同时肌内注射或皮下注射 1mg，15～30min 后再静脉注射 1mg，以后逐渐减量	常有口干、眩晕，严重时瞳孔散大、皮肤潮红、心率加快、兴奋、烦躁、谵语、惊厥。青光眼及前列腺肥大患者禁用

不稳定性心绞痛（Unstable angina，UA）

　　不稳定性心绞痛是指介于稳定性心绞痛和急性心肌梗死之间的一组临床心绞痛综合征，包括如下亚型：初发劳力型心绞痛、恶化劳力型心绞痛、静息心绞痛、梗死后心绞痛、变异型心绞痛。不稳定性心绞痛可发生于多支或单支血管病变，位于冠脉血管某处的粥样硬化斑块严重程度的快速进展是根本原因。通常这种不稳定的粥样硬化斑块仅阻塞血管腔的 40%～50%，但它属于高度炎症性的，易受损而破裂继发病理改变，如斑块内出血、斑块纤维帽出现裂隙、表面上有血小板聚集及（或）刺激冠状动脉痉挛，导致缺血性心绞痛。

【诊断要点】

不稳定性心绞痛的诊断应根据心绞痛发作的性质、特点、体征和心电图改变以及冠心病危险因素等，结合临床综合判断，以提高诊断的准确性。

① 初发劳力型心绞痛：符合典型心绞痛但病程在 1 个月以内；过去没有或过去有过心绞痛但已数月不发者。

② 恶化劳力型心绞痛：既往有心绞痛病史，近 1 个月内心绞痛恶化加重，发作次数频繁、时间延长或痛阈降低（心绞痛分级至少增加 1 级，或至少达到 Ⅲ 级）。

③ 静息心绞痛：心绞痛发作在休息时，并且持续时间通常在 20min 以上。

④ 梗死后心绞痛：指急性心梗发病 24h 后至 1 个月内发生的心绞痛。

⑤ 变异型心绞痛：休息或一般活动时发生的心绞痛，发作时心电图显示缺血部位 S-T 段暂时性抬高，为继发于大血管痉挛的心绞痛。

【治疗原则】

① 一般处理：卧床休息，吸氧，持续心电监护，监测心肌坏死标记物。

② 镇静止痛：烦躁不安、剧烈疼痛者可给予罂粟碱、哌替啶、吗啡。

③ 控制心绞痛发作，改善近、远期预后：硝酸甘油、美托洛尔、比索洛尔、硝苯地平、地尔硫草、维拉帕米。

④ 抗血小板和抗凝治疗，防止血栓形成，阻止病情向心肌梗死方向发展：阿司匹林、氯吡格雷、替格瑞洛、阿昔单抗、替罗非

班、肝素、达肝素、依诺肝素。

⑤ 营养心肌，改善心肌代谢：曲美他嗪。

⑥ 抗炎调脂，稳定斑块：辛伐他汀、阿托伐他汀、瑞舒伐他汀、非诺贝特、依折麦布等。

【可选药物】

药品名称	适应证与用法用量	注意事项
罂粟碱	扩张血管，镇痛。肌内注射：30mg/次，1 日 90～120mg。静脉注射 30～120mg/次，每 3h 给药 1 次，应缓慢注射，不少于 1～2min，最高日剂量 300mg	完全性房室传导阻滞、帕金森病患者、颅内高压者禁用。注射过快可致呼吸加深、面色潮红、心跳加快、降低血压、嗜睡和无力。出现肝功能不全时应立即停药
哌替啶	镇痛、镇静。皮下注射或肌内注射：25～100mg/次，极量 150mg/次，每日 600mg	连续应用亦会成瘾，2 次用药间隔不宜少于 4h。不宜与异丙嗪多次合用
吗啡	有强大的镇痛、镇静、镇咳作用。皮下注射：5～10mg/次，一日 15～40mg，极量 20mg/次，一日 60mg	连续使用可成瘾，需慎用。对呼吸抑制的程度与使用吗啡的剂量相关，过大剂量可出现昏睡、呼吸减慢、瞳孔缩小针尖样，进而呼吸麻痹而死亡
硝酸甘油	用于心绞痛发作。静脉滴注：用 5% 葡萄糖注射液或氯化钠注射液稀释，开始剂量为 10μg/min，可 3～5min 增加 10μg/min，最大剂量可至 200μg/min。也可舌下给药，0.5mg/次	禁用于严重贫血、青光眼、颅内压增高和肥厚梗阻型心肌病。不应突然停止用药，以避免反跳现象
美托洛尔	心脏选择性 β_1-受体阻滞剂，减慢心率、抑制心肌收缩力、降低自律性和延缓房室传导时间。口服：每日 50～100mg，一日 2 次	Ⅱ、Ⅲ度房室传导阻滞、严重心动过缓及对洋地黄无效的心衰患者忌用
比索洛尔	心脏高选择性 β_1-受体阻滞剂，减慢心率、抑制心肌收缩力、降低自律性和延缓房室传导时间。口服：5mg/次，一日 1 次	可见轻度乏力、胸闷、头晕、心动过缓、嗜睡等。心源性休克，Ⅱ、Ⅲ度房室传导阻滞，病窦综合征，窦房阻滞，心动过缓，血压过低，严重支气管哮喘或严重慢性梗阻性肺疾病者禁用
硝苯地平	用于预防和治疗冠心病心绞痛，特别是变异型心绞痛。口服：5～10mg/次，每日 3 次。心绞痛发作或高血压紧急情况可 5mg 舌下含服或嚼碎服用	不良反应有头痛、面部和皮肤潮红、燥热、心动过速、心悸、头昏、疲倦、低血压、小腿肿胀、踝部水肿等。首次大剂量使用应监测患者血压，以免发生血压骤降

药品名称	适应证与用法用量	注意事项
地尔硫䓬	强效冠脉扩张剂。口服：30～60mg/次，每日 3 次。静脉滴注，以 1μg/(kg·min)小剂量开始，然后可根据病情适当增减，最大用量为 5μg/(kg·min)	心动过缓或Ⅰ度房室传导阻滞者、肝肾功能不全者、老年患者、全身麻醉患者慎用
维拉帕米	二氢吡啶类钙拮抗剂。口服：40～80mg/次，每日 3～4 次。静脉注射：5～10mg 溶于葡萄糖液 20ml 缓慢静脉注射，隔 10～15min 可重复 1～2 次，有效后改静脉滴注，滴速 0.1mg/min 或口服	不良反应有恶心、便秘、头痛、眩晕，偶有皮肤反应和呼吸困难、窦性心动过缓、窦性停搏、低血压、引起或加重心力衰竭
阿司匹林	抑制血小板聚集。口服：初始负荷剂量每日 300mg，维持剂量为 75～100mg/次，每日 1 次	禁用于活动性溃疡或其他原因引起的消化道出血，血友病或血小板减少症，有阿司匹林或其他非甾体抗炎药过敏史者
氯吡格雷	抑制血小板聚集。口服：初始负荷剂量为每日 300mg，维持剂量为 75mg/次，每日 1 次	不良反应有出血性疾病、腹痛、腹泻、消化不良、中性粒细胞减少、皮疹和瘙痒等
替格瑞洛	抑制血小板聚集。口服：起始剂量为单次负荷 180mg，维持剂量为 90mg/次，每日 2 次	活动性病理性出血(如消化性溃疡或颅内出血)的患者、中-重度肝脏损害患者禁用
阿昔单抗	抗血小板聚集，防止血栓。静脉滴注：250μg/kg，然后以 10μg/min 维持 12h	给药后 36h 出血是最常见的不良反应。与其他影响凝血的药物合用时要谨慎，不能与低分子右旋糖酐配合使用
替罗非班	抑制血小板聚集防止血栓形成。静脉滴注：起始 30min 滴注速率为 0.4μg/(kg·min)，后继续以 0.1μg/(kg·min)速率维持滴注	对于严重肾功能不全的患者，本品剂量应减少 50%
肝素	抑制血小板聚集防止血栓形成。静脉注射：首次 5000～10000U，或按体重每 4h 使用 100U/kg，用氯化钠注射液稀释后应用。静脉滴注，每日 20000～40000U，加至氯化钠注射液 1000ml 中持续滴注	有过敏性疾病及哮喘病史、肝肾功能不全等患者慎用。主要不良反应是用药过多可致自发性出血，故用药期间定期监测凝血时间

药品名称	适应证与用法用量	注意事项
依诺肝素	抗凝血。皮下注射：一次 100IU/kg，每日 2 次	注射本品时应进行血小板计数监测
达肝素	抗凝血。皮下注射：一次 120IU/kg，每日 2 次。最大剂量为 10000IU/12h	
曲美他嗪	促进心肌代谢和能量产生。口服：20mg/次，一日 3 次，饭前服用	极少数患者有胃肠道不适等不良反应。不作为心绞痛发作时的对症治疗用药，也不适用于对不稳定型心绞痛或心肌梗死的初始治疗
阿托伐他汀	降低血清 LDL，抗炎，稳定斑块。起始剂量为 10mg，一日 10～80mg。应用 2～4 周监测血脂水平，剂量根据治疗目标和疗效反应作相应调整	使用本品治疗前、治疗 6 周及 12 周或增加药物剂量后进行肝功能检测。如出现弥漫性肌痛、肌肉触痛或无力，肌酸磷酸激酶水平明显升高，应考虑肌病的可能性
瑞舒伐他汀	降低血清 LDL，抗炎，稳定斑块。起始剂量为一日 10mg，最大日剂量 20mg	
非诺贝特	降低 LDL 和 TG，并增高 HDL。口服：200mg/次，一日 1 次	少数患者可见肝功能障碍，停药后 2～4 周恢复正常
依折麦布	降脂。口服：10mg/次，一日 1 次，可空腹或与食物同服	本品毒性甚低，偶有消化道不良反应

急性心肌梗死 （Acute myocardial infraction，AMI）

急性心肌梗死是指因冠状动脉供血急剧减少或中断，使相应心肌持久而严重的缺血导致心肌坏死。其基本病因是冠状动脉粥样硬化（偶为冠状动脉栓塞、炎症、先天性畸形、痉挛和冠状动脉口阻塞所致），造成一支或多支血管管腔狭窄和心肌血供不足，而侧支循环未充分建立，在此基础上一旦血供急剧减少或中断，使心肌严重而持久地急性缺血达 1h 以上，即可发生心肌梗死。其临床表现为持久而有严重的胸骨后剧烈疼痛、发热、白细胞计数和血清心肌坏死标记物增高以及心电图进行性改变；可发生心律失常、休克或心力衰竭，属急性冠脉综合征（ACS）的严重类型。

【诊断要点】

满足下列标准中的一项，即可诊断为急性、进展性或新近心肌梗死。

① 新近坏死的生化标志物明显升高并且逐渐下降（肌钙蛋白），或迅速上升与回落（CK-MB），同时至少具有下列一项：缺血性胸痛症状；心电图病理性 Q 波；心电图提示缺血（S-T 段抬高或压低）；冠状动脉介入治疗。

② AMI 的病理学证据。

【治疗原则】

（1）加强在住院前的就地抢救工作。

（2）一般治疗：监护和观察生命体征，卧床休息 1 周，吸氧，加强生活护理，饮食少量多餐，保持大便通畅，避免用力，便秘者可给缓泻剂。

（3）对症处理，预防和治疗并发症：镇静止痛（罂粟碱、吗啡、哌替啶），消除心律失常（利多卡因、胺碘酮、异丙肾上腺素），缓解心绞痛（硝酸甘油），治疗心力衰竭，防治心源性休克。

（4）挽救濒死心肌，缩小梗死范围，减少心肌需氧，增加心肌供氧，尽早使闭塞血管再通，可使用美托洛尔、比索洛尔、卡托普利、贝那普利、厄贝沙坦。

（5）有适应证的患者可先行溶栓治疗（尿激酶、阿替普酶）或急诊冠状动脉介入治疗开通血管促进缺血再灌注。介入治疗失败或溶栓治疗无效而有手术指征者，可施行主动脉-冠状动脉旁路移植术。

（6）抗凝和抗血小板：阿司匹林、氯吡格雷、替格瑞洛、阿昔单抗、替罗非班、肝素、比伐卢定、低分子肝素。

（7）抗炎调脂，稳定斑块：辛伐他汀、瑞舒伐他汀、阿托伐他汀、非诺贝特、依折麦布等。

【可选药物】

药品名称	适应证与用法用量	注意事项
罂粟碱	扩张血管,镇痛。肌内注射:30mg/次,每日 90～120mg。静脉注射:30～120mg/次,每 3h 给药 1 次,应缓慢注射,不少于 1～2min,最高量每日 300mg	完全性房室传导阻滞、帕金森病患者、颅内高压者禁用。注射过快可致呼吸加深、面色潮红、心跳加快、降低血压、嗜睡。出现肝功能不全时应立即停药
哌替啶	镇痛、镇静作用。皮下注射或肌内注射:25～100mg/次,极量为 150mg/次,每日 600mg	阿片类受体激动剂,药效约为吗啡的 1/10～1/8。连续应用会成瘾,2 次用药间隔不宜少于 4h。不宜与异丙嗪多次合用
吗啡	镇痛、镇静作用。皮下注射:5～10mg/次,每日 15～40mg,极量 20mg/次,每日 60mg	连续使用可成瘾,需慎用。过大剂量可出现昏睡、瞳孔缩小针尖样,进而呼吸麻痹而死亡
硝酸甘油	松弛血管平滑肌,扩张动静脉血管床,以扩张静脉为主。静脉滴注:用 5%葡萄糖注射液或氯化钠注射液稀释,开始量为 10μg/min,可 3～5min 增加 10μg/min,最大量 200μg/min。也可舌下给药,0.5mg/次	禁用于严重贫血、青光眼、颅内压增高和肥厚梗阻型心肌病。不应突然停止用药,以避免反跳现象
利多卡因	用于室性心律失常。静脉注射:1～1.5mg/kg 作首次负荷量,注射 2～3min,必要时 5min 后重复 1～2 次。静脉滴注,以 5%葡萄糖注射液配成 1～4mg/ml 药液滴注	本品可作用于中枢神经系统,引起嗜睡、感觉异常、肌肉震颤、惊厥、昏迷及呼吸抑制等不良反应
胺碘酮	用于快速性室性和房性心律失常。静脉滴注:初始剂量 24h 给予 1000mg,然后以 0.5mg/min 维持,6h 后减至 0.5～1mg/min,一日总量 1200mg。口服:负荷量一日 600mg,维持量一日 100～400mg	窦性心动过缓、Q-T 间期延长综合征、低血压、肝功能不全、严重充血性心力衰竭、肺功能不全、低钾血症者慎用。用药期间应定期检查血压、心电图(特别注意 Q-T 间期)、肝功能、甲状腺功能、肺功能、眼科检查
异丙肾上腺素	用于缓慢性心律失常、心室停搏。静脉滴注:0.5～1mg 溶于 5%葡萄糖溶液 200～300ml 缓慢滴注	忌与碱性药物配伍。心率加快至 140 次/min 或出现心律不齐时应停药
尿激酶	溶栓使血管再通。静脉滴注:100 万～150 万 U 溶于生理盐水中,30min 滴完	常伴随血管再通后出现再灌注心律失常,需严密进行心电监护。最常见的不良反应是出血倾向,使用时应进行 APTT 时间监测,有出血倾向时停药

药品名称	适应证与用法用量	注意事项
阿替普酶	溶栓使血管再通。急性心梗发病后6h内者:总剂量为100mg,先静推15mg,然后30min内再静脉滴注50mg,接着1h内静脉滴注剩余35mg。发病后6~12h的患者:前2min先静推10mg,其后1h内静脉滴注50mg,最后2h内滴完余下的40mg	为选择性溶栓药,半衰期短,对全身纤维蛋白影响小,血栓溶解后仍有再次血栓形成的可能,需要与肝素抗凝治疗相结合
阿司匹林	抑制血小板聚集。口服:初始负荷剂量每日300mg,维持剂量为75~100mg/次,每日1次	禁用于活动性溃疡或其他原因引起的消化道出血、血友病或血小板减少症、有阿司匹林或其他非甾体抗炎药过敏史者
氯吡格雷	抑制血小板聚集。口服:初始负荷剂量为每日300mg,维持剂量为75mg/次,每日1次	对本品过敏者,有活动性病理性出血者,严重肝脏损害者禁用。不良反应有出血性疾病、腹痛、腹泻、消化不良、中性粒细胞减少、皮疹和瘙痒等
替格瑞洛	抑制血小板聚集。口服:起始剂量为单次负荷量180mg,维持剂量为90mg/次,每日2次	活动性病理性出血(如消化性溃疡或颅内出血)的患者、中-重度肝脏损害患者禁用
阿昔单抗	抑制血小板聚集,防止血栓形成。静脉滴注:按250μg/kg,滴注1min以上,然后以10μg/min维持12h	给药后36h出血是最常见的不良反应。与其他影响凝血的药物合用时要谨慎,不能与低分子右旋糖酐配合用
替罗非班	抑制血小板聚集,防止血栓形成。静脉滴注:起始30min滴注速率为0.4μg/(kg·min),后继续以0.1μg/(kg·min)维持滴注	有活动性内出血、颅内出血史、颅内肿瘤、动静脉畸形及动脉瘤、既往使用本品出现血小板减少者禁用。对于严重肾功能不全的患者,本品剂量应减少50%
肝素	抑制血小板聚集,防止血栓形成。静脉注射:首次5000~10000U或按体重每4h给予100U/kg,用氯化钠注射液稀释后应用。静脉滴注,每日20000~40000U,加至氯化钠注射液1000ml中持续滴注	有过敏性疾病及哮喘病史、肝肾功能不全等患者慎用。主要不良反应是用药过多可致自发性出血,故用药期间定期监测凝血时间
达肝素钠	抑制血小板聚集,防止血栓形成。皮下注射:一次120IU/kg,每日2次。最大剂量为10000IU/12h。至少治疗6天,如有必要可以延缓	不需要监测抗凝血作用。注射本品时应进行血小板计数监测。禁止肌内注射

药品名称	适应证与用法用量	注意事项
比伐卢定	进行 PCI 前静脉注射 0.75mg/kg,然后立即静脉滴注 1.75mg/(kg·h)至手术完毕(不超过 4h)。如有必要再以低剂量 0.2mg/(kg·h)滴注不超过 20h	活动性出血患者、对比伐卢定及其辅料或水蛭素过敏的患者禁用。不能用于肌内注射。在静脉注射完肝素 30min 后或皮下注射完低分子肝素 8h 后可使用本品
美托洛尔	改善心室重构,缩小梗死面积,降低猝死发生率。口服:50～100mg/d,一日 2 次	Ⅱ、Ⅲ度房室传导阻滞、严重心动过缓及对洋地黄无效的心衰患者忌用
比索洛尔	降低心率和心肌收缩力,降低心脏氧耗量。口服:5mg/次,一日 1 次	可见轻度乏力、胸闷、头晕、心动过缓、嗜睡等症状。心源性休克,Ⅱ、Ⅲ度房室传导阻滞,病窦综合征,窦房阻滞,心动过缓,血压过低,严重支气管哮喘或严重慢性梗阻性肺疾病者禁用
卡托普利	改善心室重构,缩小梗死面积。口服:12.5mg/次,每日 2～3 次,按需要 1～2 周内增至 50mg,每日 2～3 次	最常不良反应为头痛和干咳。可使 BUN、肌酐浓度增高,常为暂时性,偶有血清肝脏酶增高。与保钾利尿剂合用时应注意检查血钾
贝那普利	改善心室重构,缩小梗死面积。口服:开始 10mg,每天 1 次,维持量可达每天 20～40mg	最常见不良反应为头痛和干咳。如肌酐清除率<30ml/min 或 BUN、肌酐升高,须减低本品的剂量。禁用于孤立肾、移植肾、双侧肾动脉狭窄而肾功能减退者
厄贝沙坦	改善心室重构,缩小梗死面积。口服:起始 0.15g,每日 1 次。根据病情可增至 0.3g,每日 1 次	与保钾利尿剂合用时,应注意血钾升高
阿托伐他汀	降低血清 LDL,抗炎,稳定斑块。口服:起始为 10mg,以后每日 10～80mg,每日 1 次。应用 2～4 周监测血脂水平,剂量根据治疗目标和疗效反应作相应调整	使用本品治疗前、治疗 6 周及 12 周或增加药物剂量后进行肝功能检测。治疗过程中出现弥漫性肌痛、肌肉触痛或无力,肌酸磷酸激酶水平明显升高,应考虑肌病的可能性
瑞舒伐他汀	降低血清 LDL,抗炎,稳定斑块。起始剂量为一日 10mg,最大剂量 20mg	治疗过程中出现弥漫性肌痛、肌肉触痛或无力,肌酸磷酸激酶水平明显升高,应考虑肌病的可能性
非诺贝特	降低 LDL 和 TG,并增高 HDL。口服:200mg/次,一日 1 次	少数患者可见肝功能障碍,停药后 2～4 周恢复正常
依折麦布	胆固醇吸收抑制剂。口服:10mg/次,一日 1 次,可空腹或与食物同服	本品毒性甚低,偶有消化道不良反应

心脏猝死与心脏骤停

(Sudden cardiac death and cardiac arrest)

心脏猝死是指由于心脏原因所致的突然死亡，即所有生物学功能的不可逆性停止。它属自然死亡，可发生于原来有或无已知心脏病的患者中。常以突然意识丧失为表现。死亡出乎意料，在急性症状出现后 1h 内发生。绝大多数心脏猝死发生在有器质性心脏病的患者，约 80% 由冠心病及其并发症引起，心肌梗死后左室射血分数降低是心脏猝死的主要预测因素。

心脏骤停是指心脏射血功能的突然终止，其病理生理机制最常见为室性快速性心律失常（室颤和室速），其次为缓慢性心律失常或心室停顿，较少见的为无脉性电活动。心脏骤停发生后，由于脑血流的突然中断，10s 左右患者即可出现意识丧失，经及时救治可获存活，否则将发生生物学死亡，罕见自发逆转者。心脏骤停常是心脏猝死的直接原因。

【诊断要点】

（1）神志丧失。

（2）颈动脉、股动脉搏动消失、心音消失。

（3）叹息样呼吸，如不能紧急恢复血液循环，很快就呼吸停止。

（4）瞳孔散大，对光反射减弱以至消失。

（5）心电图表现：①心室颤动或扑动，约占 91%；②心电-机械分离，有宽而畸形、低振幅的 QRS 波群，频率 20～30 次/min，不产生心肌机械性收缩；③心室静止，呈无电波的一条直线，或仅见心房波。心室颤动超过 4min 仍未复律，几乎均转为心室静止。

【治疗原则】

心脏骤停的生存率很低，抢救成功的关键是尽早进行心肺复苏（CPR）和尽早进行复律治疗。

（1）立即识别心脏骤停并启动急救系统。

（2）着重胸外按压的早期 CPR。

（3）快速除颤。

（4）有效的高级生命支持。

（5）复苏后综合处理：维持有效的循环和呼吸功能，预防再次心脏骤停，维持水、电解质和酸碱平衡，防治脑水肿、急性肾衰竭和继发感染等，其中重点是脑复苏。

① 抗心律失常：肾上腺素、利多卡因、胺碘酮、苯妥英钠、艾司洛尔、硫酸镁、葡萄糖酸钙、阿托品、异丙肾上腺素。

② 血管活性药物：多巴胺、多巴酚丁胺、氨力农、米力农。

③ 纠正酸中毒：5％碳酸氢钠。

④ 防治脑缺氧和脑水肿：甘露醇、呋塞米、胞磷胆碱、三磷酸腺苷。

【可选药物】

药品名称	适应证与用法用量	注意事项
肾上腺素	兴奋心肌，恢复已停跳的心电活动。皮下注射或肌内注射，0.5～1mg/次；也可用 0.1～0.5mg 缓慢静脉注射；如疗效不好，可改用 4～8mg 静脉滴注	常见的不良反应有口咽发干、心悸不安。用量过大或皮下注射误入血管后，可引起血压突然上升导致脑出血
利多卡因	抗室性心律失常。静脉注射：负荷量 1～1.5mg/kg，注射 2～3min，必要时 5min 后重复 1～2 次。静脉滴注：以 5％葡萄糖注射液配成 1～4mg/ml 药液滴注	本品可作用于中枢神经系统，引起嗜睡、感觉异常、肌肉震颤、惊厥昏迷及呼吸抑制等不良反应
胺碘酮	用于快速性室性和房性心律失常。静脉滴注；初始剂量 24h 给予 1000mg，然后以 0.5mg/min 维持，6h 后减至 0.5～1mg/min，一日总量 1200mg	用药期间应定期检查血压、心电图（特别注意 Q-T 间期）、肝功能、甲状腺功能、肺功能、眼科检查
苯妥英钠	I_b 类抗心律失常药。静脉注射：125～250mg 加入 5％葡萄糖液 20～40ml 中缓慢静脉注射，可隔 5～10min 重复静脉注射 100mg，2h 内不宜超过 500mg。静脉滴注：125～250mg 溶于 5％葡萄糖液 100ml 中滴注，1 日量不超过 1000mg	静脉注射过快可出现低血压、心动过缓、房室传导阻滞、甚至心脏骤停、呼吸抑制

药品名称	适应证与用法用量	注意事项
硫酸镁	用于室速,包括尖端扭转型室速和室颤的治疗。静脉滴注:25%硫酸镁10ml加10%葡萄糖液100ml中,每日最大量不超过6~10g	用药时密切观察患者的意识、血压、呼吸、心电,较重的不良反应可静脉注射10%葡萄糖酸钙10~20ml
艾司洛尔	用于快速性室性和房性心律失常。开始0.5mg/(kg·min)缓慢静脉注射,必要时重复或以0.05~0.3mg/(kg·min)持续静脉滴注	主要不良反应为低血压。明显心动过缓、严重房室传导阻滞、心源性休克,失代偿的充血性心力衰竭患者禁用
葡萄糖酸钙	用于急性高钾血症触发的难治性室颤。静脉注射:10%葡萄糖酸钙液10~20ml/次	注射宜缓慢,应用强心苷期间禁用。静脉注射时可出现全身发热,静脉注射过快可能出现恶心、呕吐、血压下降、心律失常,甚至心跳停止。静脉注射时药液外漏,可导致静脉炎。注射部位皮肤发红、皮疹、疼痛、皮肤坏死
阿托品	用于缓慢性心律失常、心室停搏。立即静脉注射1~2mg,同时肌内注射或皮下注射1mg,15~30min后再静脉注射1mg,以后逐渐减量	常有口干、眩晕,严重时瞳孔散大、皮肤潮红、心率加快、兴奋、烦躁、谵语、惊厥。青光眼及前列腺肥大患者禁用
异丙肾上腺素	用于缓慢性心律失常、心室停搏。0.5~1mg溶于5%葡萄糖溶液200~300ml缓慢静脉滴注	忌与碱性药物配伍。心率加快至140次/min或出现心律不齐时应停药
多巴胺	升压。静脉注射:开始时1~5μg/(kg·min),10min内以1~4μg/(kg·min)速度递增,根据血压情况调节滴速,最大剂量为500μg/min	滴注的速度和时间需根据血压、心率、尿量、外周血管灌流情况等而定。选用粗大的静脉作静脉注射或静脉滴注,以防药液外溢及产生组织坏死
多巴酚丁胺	改善左室功能。静脉滴注:250mg加入5%葡萄糖溶液250~500ml中,滴速2.5~10μg/(kg·min)	肥厚性主动脉瓣下狭窄者忌用。可见心悸、恶心、头痛、胸痛、气短等。如出现收缩压升高、心率增快,则多与剂量有关,应减量或暂停用药
氨力农	改善心功能。静脉给药:负荷量0.5~1.0mg/kg,5~10min缓慢静脉注射,继续以5~10μg/(kg·min)静脉滴注,单次剂量不超过2.5mg/kg,每日最大量<10mg/kg,疗程不超过2周	可有胃肠反应、血小板减少、室性心律失常、低血压及肝肾功能损害。偶可致变态反应、胸痛、呕血、肌痛及注射局部刺激。严重低血压禁用

药品名称	适应证与用法用量	注意事项
米力农	改善心功能。静脉注射:负荷量 25~75μg/kg,5~10min 缓慢静脉注射,以后 0.25~1.0μg/(kg·min)维持。每日最大剂量不超过 1.13mg/kg	较氨力农少见。少数有头痛、室性心律失常、无力、血小板计数减少等。过量时可有低血压、心动过速
甘露醇	治疗脑水肿,降低颅内压。静脉滴注:0.25~2g/kg,配制为 20% 浓度于 30~60min 滴注。当患者衰弱时,剂量应减小至 0.5g/kg	最常见不良反应为水和电解质紊乱,老年人和低钠、脱水患者应用后可出现渗透性肾病,应严密随访肾功能
呋塞米	利尿,减少水钠潴留。肌内注射或静脉注射:20~40mg/次,隔1次,根据需要亦可一日1~2次	用时应注意水、电解质紊乱。能降低尿酸排出,可导致高尿酸血症,长期应用可产生急性痛风
胞磷胆碱	促进大脑功能恢复。静脉滴注:一日 0.25~0.5g,用 5% 或 10% 葡萄糖注射液稀释后缓慢滴注	进行性意识障碍患者须同时给予止血药、降脑压药或低体温处理
三磷酸腺苷	促进脑细胞代谢。肌内注射或静脉滴注:10~20mg/次,每日1~2次	脑出血初期、房室传导阻滞、急性心肌梗死患者忌用

急性心力衰竭（Acute heart failure，AHF）

急性心力衰竭临床上以急性左心衰竭最为常见，急性右心衰竭则较少见。急性左心衰竭指急性发作或加重的左心功能异常所致的心肌收缩力明显降低、心脏负荷加重，造成急性心排血量骤降、肺循环压力突然升高、周围循环阻力增加，引起肺循环充血而出现急性肺淤血、肺水肿并可伴组织器官灌注不足和心源性休克的临床综合征。急性右心衰竭是指某些原因使右心室心肌收缩力急剧下降或右心室的前后负荷突然加重，从而引起右心排血量急剧减低的临床综合征。急性心衰可以突然起病或在原有慢性心衰基础上急性加重，大多数表现为收缩性心衰，也可以表现为舒张性心衰；发病前患者多数合并有器质性心血管疾病。

【诊断要点】

（1）主要临床表现：急性左心衰竭所致的呼吸困难，系由肺淤血所致，严重患者可出现急性肺水肿和心源性休克。

（2）急性右心衰竭常见病因为右心室梗死和急性大块肺栓塞，根据病史、临床表现如突发的呼吸困难、低血压、颈静脉怒张等，结合心电图和超声心动图检查，可以作出诊断。

（3）心衰标志物：B型利钠肽（BNP）＞400ng/L或N末端B型利钠肽原（NT-proBNP）＞1500ng/L，心衰可能性很大，其阳性预测值为90％。

【治疗原则】

（1）控制基础病因和矫治引起心衰的诱因。

（2）缓解各种严重症状：纠正低氧血症和呼吸困难，镇痛，缓解气道痉挛，减轻肺淤血和肺水肿。

① 镇痛：吗啡。

② 解除气道痉挛：氨茶碱、多索茶碱。

③ 血管扩张剂：硝酸甘油、硝普钠、重组人脑利钠肽、乌拉地尔。

④ 利尿剂：首选呋塞米，可联用氢氯噻嗪或螺内酯。

（3）稳定血流动力学状态，维持收缩压≥90mmHg。正性肌力药物：多巴胺、多巴酚丁胺、去乙酰毛花苷、米力农、左西孟旦。

（4）纠正水、电解质紊乱和维持酸碱平衡。

（5）保护重要脏器如肺、肾、肝和大脑，防止功能损害。

（6）降低死亡危险，改善近期和远期预后。

【可选药物】

药品名称	适应证与用法用量	注意事项
吗啡	镇痛、镇静。静脉注射：3～5mg/次，必要时每间隔15min重复1次，共2～3次	连续使用可成瘾，需慎用。对呼吸抑制的程度与使用吗啡的剂量并行，过大剂量可出现昏睡、呼吸减慢、瞳孔缩小针尖样，进而呼吸麻痹而死亡
硝酸甘油	扩血管。静脉滴注：用5%葡萄糖注射液或氯化钠注射液稀释，开始剂量为10μg/min，可每10min增加5～10μg/min	禁用于严重贫血、青光眼、颅内压增高和肥厚梗阻型心肌病。不应突然停止用药，以避免反跳现象

药品名称	适应证与用法用量	注意事项
硝普钠	速效和短时作用的血管扩张药。静脉滴注:开始 $0.3\mu g/(kg \cdot min)$,根据血压以 $0.5\mu g/(kg \cdot min)$ 递增,常用量 $3\mu g/(kg \cdot min)$,极量为 $5\mu g/(kg \cdot min)$	由于见光易变质,应用避光输液器。长期或大剂量使用,可能引起硫氰化物蓄积而导致甲状腺功能减退
重组人脑利钠肽	扩张动静脉,降低心脏前后负荷。先给予负荷剂量 $1.5\mu g/kg$ 静脉缓慢推注,继以 $0.0075 \sim 0.015\mu g/(kg \cdot min)$ 静脉滴注;也可不用负荷剂量而直接静脉滴注。疗程一般 3 天,不超过 7 天	常见不良反应为低血压,其他不良反应多表现为头痛、恶心、室速、血肌酐升高等
乌拉地尔	有效降低血管阻力和后负荷,增加心输出量。静脉注射:$10 \sim 50mg$ 缓慢静注。静脉滴注:初始速度 $2mg/min$,维持速度 $9mg/h$	可出现头痛、头晕、恶心、呕吐、出汗、烦躁、乏力、心悸、心律失常、上脘部压迫感或呼吸困难等症状,其原因多为血压降得太快,通常在数分钟内即可消失,患者无需停药
呋塞米	利尿,减少水钠潴留。肌内注射或静脉注射:$20 \sim 40mg/$次,隔日 1 次,根据需要亦可一日 $1 \sim 2$ 次	用时应注意水、电解质紊乱。能降低尿酸排出,可导致高尿酸血症,长期应用可产生急性痛风
去乙酰毛花苷	正性肌力药。静脉注射:用 5% 葡萄糖注射液稀释后缓慢注射,首剂 $0.4 \sim 0.8mg$,以后每 $2 \sim 4h$ 可再给 $0.2 \sim 0.4mg$,总量 $1 \sim 1.6mg$	过量时可有恶心、食欲缺乏、头痛、心动过缓、黄视等不良反应。禁与钙注射剂合用
多巴酚丁胺	增加心肌收缩力,改善左室功能。静脉滴注:$250mg$ 加入 5% 葡萄糖溶液 $250ml$ 或 $500ml$ 中,滴速 $2.5 \sim 10\mu g/(kg \cdot min)$,起始剂量 $2 \sim 3\mu g/(kg \cdot min)$	肥厚性主动脉瓣下狭窄者忌用。可见心悸、恶心、头痛、胸痛、气短等。如出现收缩压升高、心率增快,则多与剂量有关,应减量或暂停用药
多巴胺	升压。静脉注射:开始时 $1 \sim 5\mu g/(kg \cdot min)$,10min 内以 $1 \sim 4\mu g/(kg \cdot min)$ 速度递增,根据血压情况调节滴速,最大剂量为 $500\mu g/min$	滴注的速度和时间需根据血压、心率、尿量、外周血管灌流情况等而定。选用粗大的静脉作静脉注射或静脉滴注,以防药液外溢及产生组织坏死
米力农	改善心功能。静脉注射:负荷量 $25 \sim 75\mu g/kg$,$5 \sim 10min$ 缓慢静脉注射,以后 $0.25 \sim 1.0\mu g/(kg \cdot min)$ 维持	不良反应较氨力农少见。少数有头痛、室性心律失常、无力、血小板计数减少等。过量时可有低血压、心动过速

药品名称	适应证与用法用量	注意事项
左西孟旦	正性肌力和血管扩张作用。首剂 12～24µg/kg 静脉注射(大于 10min),继以 0.1µg/(kg·min)静脉滴注,可酌情减半或加倍	最常见的不良反应为头痛、心动过速
氨茶碱	解除气道痉挛,增强膈肌收缩力。静脉注射或静脉滴注:0.25～0.5g/次,一日 2 次。极量 0.5g/次	活动性消化道溃疡者禁用。静脉滴注过快或浓度过高时可强烈兴奋心脏,引起头晕、心悸、心律失常、血压剧降,严重者可致惊厥,故必须稀释后缓慢注射
多索茶碱	解除气道痉挛。静脉滴注:300mg 加入 5%葡萄糖或生理盐水 100ml 中缓慢滴注,每日 1 次	部分患者可能会出现轻微的胃肠道反应

恶性心律失常 (Malignant arrhythmia,MA)

心律失常是指心脏冲动的频率、节律、起源部位、传导速度与激动次序的异常。严重的有致死可能性的心律失常称为恶性心律失常,主要是指:①室速、室颤;②严重缓慢性心律失常,包括:病态窦房结综合征,尤其严重的窦性停搏 (>3～5s);完全性Ⅲ度房室传导阻滞 (Ⅲ度 AVB),心室率慢于 40 次/min;严重的室内传导阻滞,如三束支阻滞。

【诊断要点】

(1) 持续性室速常伴有明显血流动力学障碍与心肌缺血,临床症状包括低血压、少尿、晕厥、气促、心绞痛等。心电图特征:3 个或以上的室性期前收缩连续出现;QRS 波群形态畸形,时限超过 0.12s,ST-T 波方向与 QRS 波群主方向相反;心室率通常为 100～250 次/min,心律一般规律;室房分离;室性融合波;心室夺获。

(2) 室颤的临床症状包括意识丧失、抽搐、呼吸停顿甚至死亡,听诊心音消失、脉搏触不到、血压无法测到,心电图表现为 QRS-T 波消失,呈大小不等、形态不同的心室颤动波。

（3）病态窦房结综合征的临床症状包括与心动过缓有关的心、脑等脏器供血不足的症状，如发作性头晕、黑矇、乏力等，严重者可发生晕厥。心电图表现为严重而持续的心动过缓，可合并有窦房传导阻滞，短暂窦性停搏，逸搏或逸搏心律，慢快综合征。阿托品试验中窦性心律从来没有达到 90 次/min 或出现交界性心律。

（4）Ⅲ度 AVB：临床症状有疲倦、乏力、头晕、晕厥、心绞痛、心力衰竭，甚至因心室率过慢导致脑缺血，出现暂时性意识丧失、抽搐，严重者可致猝死。心电图表现为 P 波与 QRS 波群相互无关；心房速率比心室速率快；心室心律由交界区或心室自主起搏点维持。

【治疗原则】

（1）室速及室颤的预防：积极地防治其基础心脏疾病。

① 室速：索他洛尔、胺碘酮、艾司洛尔、利多卡因、硫酸镁、维拉帕米、苯妥英钠、普罗帕酮。

② 室颤：肾上腺素、利多卡因、胺碘酮、苯妥英钠、葡萄糖酸钙。

（2）室颤处理：室颤一旦发生，立即体外电除颤。如发生心脏骤停，则按心脏骤停常规处理。

（3）缓慢性心律失常首先要防治其基础心脏疾病。严重的缓慢性心律失常，可先用提升心室率的药物治疗，阿托品、异丙肾上腺素等，如药物治疗无效或症状严重时，立即应用永久性人工心脏起搏器治疗。

【可选药物】

药品名称	适应证与用法用量	注意事项
索他洛尔	抗心律失常。静脉注射：每次 0.5～1.5mg/kg，注射时间不少于 10min。继以口服 50～100mg/次，每日 2 次	一般耐受良好，少数患者可出现胃肠道反应或轻度神经症状，如头痛、头晕等。偶见皮疹。主要不良反应是低血压和 Q-T 间期延长
胺碘酮	用于快速性室性和房性心律失常。静脉滴注：初始剂量 24h 给予 1000mg，然后以 0.5mg/min 维持，6h 后减至 0.5～1mg/min，一日总量 1200mg	用药期间应定期检查血压、心电图（特别注意 Q-T 间期）、肝功能、甲状腺功能、肺功能、眼科检查

药品名称	适应证与用法用量	注意事项
艾司洛尔	用于快速性室性和房性心律失常。开始 0.5mg/(kg·min)缓慢静脉注射,必要时重复或以 0.05～0.3mg/(kg·min)持续静脉滴注	主要不良反应为低血压。明显心动过缓、严重房室传导阻滞、心源性休克、失代偿的充血性心力衰竭患者禁用
利多卡因	用于室性心律失常。静脉注射:首次 1～1.5mg/kg,注射 2～3min,必要时 5min 后重复 1～2 次;静脉滴注,配成 1～4mg/ml 药液滴注	可引起嗜睡、感觉异常、肌肉震颤、惊厥昏迷及呼吸抑制等不良反应
硫酸镁	用于室速,包括尖端扭转型室速和室颤的治疗。静脉滴注:25%硫酸镁 10ml 加 10%葡萄糖液 100ml,每日最大用量不超过 6～10g	用药时密切观察患者的意识、血压、呼吸、心电图。较重的不良反应可静脉注射 10%葡萄糖酸钙 10～20ml
维拉帕米	用于特发性室速。静脉注射:5～10mg 溶于葡萄糖液 20ml 缓慢静脉注射,隔 10～15min 可重复 1～2 次,有效后改静脉滴注,滴速 0.1mg/min	不良反应有恶心、便秘、头痛、眩晕,偶有皮肤反应和呼吸困难、窦性心动过缓、窦性停搏、低血压、引起或加重心力衰竭
苯妥英钠	提高室颤阈值。静脉注射:125～250mg 加入 5%葡萄糖液 20～40ml 中缓慢静脉注射,可隔 5～10min 重复静脉注射 100mg,2h 内不宜超过 500mg。静脉滴注时可用相同剂量溶于 5%葡萄糖液 100ml 中滴注,一日不超过 1000mg	静脉注射过快可出现低血压、心动过缓、房室传导阻滞、甚至心跳骤停、呼吸抑制
普罗帕酮	用于室速、电转复律后室颤发作等。静脉注射:每 8h 静脉注射 70mg,或在 1 次静脉注射后继以静脉滴注	不良反应有轻度头晕、恶心、口干、舌唇麻木及短暂血压下降。偶见房内或房室传导阻滞
肾上腺素	兴奋心肌,恢复已停跳的心电活动。皮下注射或肌内注射:0.5～1mg。也可用 0.1～0.5mg 静脉注射,如疗效不好,可改用 4～8mg 静脉滴注	常见的不良反应有口咽发干、心悸不安。用量过大或皮下注射误入血管后,可引起血压突然上升导致脑出血
葡萄糖酸钙	用于急性高钾血症触发的难治性室颤。静脉注射:每次 10%葡萄糖酸钙液 10～20ml,缓慢注射	静脉注射时可出现全身发热,静脉注射过快可能出现恶心、呕吐、血压下降、心律失常,甚至心跳停止。静脉注射时药液外漏,可导致静脉炎。注射部位皮肤发红、皮疹、疼痛、皮肤坏死

药品名称	适应证与用法用量	注意事项
阿托品	用于缓慢性心律失常、心室停搏。立即静脉注射 1~2mg，同时肌内注射或皮下注射 1mg，15~30min 后再静脉注射 1mg，以后逐渐减量	常有口干、眩晕，严重时瞳孔散大、皮肤潮红、心率加快、兴奋、烦躁、谵语、惊厥。青光眼及前列腺肥大患者禁用
异丙肾上腺素	用于缓慢性心律失常、心室停搏。0.5~1mg 溶于 5% 葡萄糖溶液 200~300ml 缓慢静脉滴注	忌与碱性药物配伍。心率加快至 140 次/min 或出现心律不齐时应停药

心房纤颤（Atrial fibrillation，AF）

心房纤颤简称房颤，是临床上最常见的持续性心律失常，是心房失去了正常的有效收缩，而代之以快速而不协调的微弱蠕动。根据发作特点，房颤可分为三类：阵发性房颤，持续时间小于 7 天，多为自限性；持续性房颤，持续时间大于 7 天，一般不能自行复律，常需电复律；永久性房颤，复律失败或没有复律适应证的房颤。房颤多见于器质性心脏病患者，如二尖瓣病变、房间隔缺损、冠心病等，也可见于甲亢、情绪紧张、剧烈运动后。部分房颤发生在无心脏病变的中青年，称为孤立性房颤。房颤患者远期脑卒中、心力衰竭风险增加，特别是女性患者。

【诊断要点】

（1）临床表现：房颤患者的症状与发作时的心室率、心功能、伴随的疾病、房颤持续时间以及患者感知症状的敏感性等多种因素有关。大多数患者有心悸、呼吸困难、胸痛、疲乏、头晕和黑矇等症状。

（2）体格检查：第一心音强弱不等、心律绝对不齐、脉搏短绌。

（3）辅助检查：心电图表现为 P 波消失，代之以大小、形态及时限均不规则的颤动波，频率 350~600 次/min，心室率大多不规整。心脏超声检查除能发现心脏结构的变化外，还能了解心房内有无附壁血栓存在。

【治疗原则】

（1）寻找和纠正诱因与病因，应个体化地选择转复心律或室率控制策略，预防血栓栓塞并发症。

（2）急性快速房颤时应先控制心室率、去除病因，然后再酌情进行复律。转复心律时若房颤的持续时间不详或超过48h，应进行抗凝治疗。

① 控制心室率：美托洛尔、比索洛尔、艾司洛尔、地尔硫䓬、去乙酰毛花苷、胺碘酮。

② 转复心律：普罗帕酮、胺碘酮、索他洛尔、多菲利特和伊布利特。

③ 复律后维持窦性心律：普罗帕酮、胺碘酮、索他洛尔和多菲利特。

（3）抗凝治疗：华法林、阿司匹林、肝素、达比加群酯、利伐沙班。

（4）症状严重、药物治疗无效或不能耐受者可考虑导管消融或外科除颤消融手术。

【可选药物】

药品名称	适应证与用法用量	注意事项
美托洛尔	降低心室率，用于快速性室上性心律失常。静脉注射：首次2.5mg，最大量5mg，速度1～2mg/min，根据需要及耐受程度5min重复一次，总量不超过10～15mg	Ⅱ、Ⅲ度房室传导阻滞、严重心动过缓及对洋地黄无效的心衰患者忌用
比索洛尔	降低心率和心肌收缩力，降低心脏氧耗量。口服：5mg/次，一日1次	可见轻度乏力、胸闷、头晕、心动过缓、嗜睡等症状。心源性休克，Ⅱ度和Ⅲ度房室传导阻滞，病窦综合征，窦房阻滞，心动过缓，血压过低，严重支气管哮喘或严重慢性梗阻性肺疾病者禁用
艾司洛尔	用于快速性室性和房性心律失常。开始0.5mg/（kg·min）缓慢静脉注射，必要时重复或以0.05～0.3mg/（kg·min）持续静脉滴注	主要不良反应为低血压。明显心动过缓、严重房室传导阻滞、心源性休克、失代偿的充血性心力衰竭患者禁用

药品名称	适应证与用法用量	注意事项
地尔硫䓬	用于变异型心绞痛、房室结折返性室上性心动过速、快速房颤。口服：30～60mg/次，每日 3 次。静脉滴注，以 1μg/(kg·min) 小剂量开始，然后可根据病情适当增减，最大用量为 5μg/(kg·min)	心动过缓或Ⅰ度房室传导阻滞者、肝肾功能不全者、老年患者、全身麻醉患者慎用
索他洛尔	抗心律失常。口服：160～480mg/次，每日 2 次，维持量 80～240mg/次，每日 2 次。静脉注射：每次 1.5～2.0mg/kg，或 20～60mg/次，注射时间不少于 10min。继以口服 50～100mg/次，每日 2 次	长期口服一般耐受良好，少数患者可出现胃肠道或轻度神经症状，如头痛、头晕等。偶见皮疹。主要不良反应是低血压和 Q-T 间期延长
去乙酰毛花苷	用于急性和慢性心力衰竭、心房颤动和阵发性室上性心动过速。静脉注射：首剂 0.4～0.6mg，用 5% 葡萄糖注射液稀释后缓慢注射，以后每 2～4h 可再给 0.2～0.4mg，总量 1～1.6mg	过量时可有恶心、食欲缺乏、头痛、心动过缓、黄视等不良反应。禁与钙注射剂合用。禁用于房颤伴有预激综合征者
胺碘酮	用于快速性室性和房性心律失常。静脉滴注：初始剂量 24h 给予 1000mg，然后 0.5mg/min 维持，6h 后减至 0.5～1mg/min，一日总量 1200mg	用药期间应定期检查血压、心电图（特别注意 Q-T 间期）、肝功能、甲状腺功能、肺功能、眼科检查
普罗帕酮	用于预防和治疗室性和室上性异位搏动、室性或室上性心动过速、预激综合征、电复律后室颤发作等。口服：300～900mg/d，分 4～6 次服用，维持量 300～600mg/d，分 2～4 次服用。静脉注射：每 8h 静脉注射 70mg，或在 1 次静脉注射后继以静脉滴注（20～40mg/h）	本品有局部麻醉作用，宜在饭后与饮料或食物同时吞服，不得嚼碎。不良反应有轻度头晕、恶心、口干、舌唇麻木及短暂血压下降。偶见房内或房室传导阻滞
多非利特	主要用于阵发性室上性心动过速、房颤、房扑。用于转复房颤时，可静脉注射 8μg/kg。口服：0.125～0.5mg/次，一日 2 次	可诱发尖端扭转型室性心动过速，不宜和可延长 Q-T 间期的药物合用。禁用于肾功能不全者

药品名称	适应证与用法用量	注意事项
伊布利特	主要用于近期发作的房颤、房扑的复律。静脉滴注：体重＞60kg 的患者 1mg/次，体重＜60kg 患者一次 0.01mg/kg，在 10min 内静滴完，如无效 10min 后再以相同剂量静脉滴注	可诱发尖端扭转型室性心动过速，不宜和可延长 Q-T 间期的药物合用。禁用于肾功能不全者
阿司匹林	抑制血小板聚集，预防血栓栓塞。口服：75～150mg，每日 1 次，最大剂量每日 300mg	禁用于活动性溃疡或其他原因引起的消化道出血；血友病或血小板减少症；有阿司匹林或其他非甾体抗炎药过敏史者
华法林	抗凝，预防血栓栓塞。口服：第 1～3 天 2.5mg，一日 1 次，3 天后可给维持量 2.5～5mg，一日 1 次。可参考凝血时间调整剂量使 INR 值达 2～3	个体差异较大，治疗期间应严密观察病情及出血，并依据凝血酶原时间、INR 值调整用量，理想的应维持 INR 在 2～3
肝素	抗凝。静脉注射：首次 5000～10000U，或按体重每 4h 给予 100U/kg，用氯化钠注射液稀释后应用。静脉滴注：每日 20000～40000U，加至氯化钠注射液 1000ml 中持续滴注	有过敏性疾病及哮喘病史、肝肾功能不全等患者慎用。用药过多可致自发性出血，故用药期间定期监测凝血时间
达比加群酯	抗凝。口服：150mg/次，每日 2 次，餐时或餐后服用均可。请勿打开胶囊。80 岁及以上年龄的患者治疗剂量为 110mg/次，每日 2 次	显著的活动性出血、重度肾功能不全（CrCl＜30ml/min）者采用机械人工心脏瓣膜的患者禁用。本品不需要常规抗凝监测，不进行 INR 检测。如需进行紧急操作，应暂时停用本品，应延迟手术/操作至末次给药后至少 12h
利伐沙班	抗凝。推荐剂量是 20mg/次，每日 1 次，对于低体重和高龄（＞75 岁）的患者，15mg/次，每日 1 次	有临床明显活动性出血者、CrCl＜30ml/min 的患者、孕妇及哺乳期妇女禁用

Brugada 综合征（Brugada syndrome）

Brugada 综合征为常染色体显性遗传性疾病，属心源性猝死的高危人群，预后严重。Brugada 综合征是一种编码离子通道基因异常所致的家族性原发心电疾病。患者的心脏结构多正常，心电图具有特征性的"三联征"：右束支阻滞、右胸导联（V_1～V_3）S-T 段呈下斜形或马鞍形抬高、T 波倒置，临床常因室颤或多形性室速引起反复晕厥、甚至猝死。Brugada 综合征多见于男性，男女之比约为 8∶1，发病年龄多数在 30～40 岁。主要分布于亚洲，尤以东南亚国家发生率最高。

【诊断要点】

① 有不能解释的晕厥、晕厥先兆、猝死生还病史和家族性心脏猝死史。

② 心脏结构正常，超声心动图、运动试验、冠脉造影检查多无异常。

③ 心内电生理检查多可诱发多形性室速或室颤。

④ 典型心电图表现：特征性右胸导联（$V_1 \sim V_3$）S-T 段呈下斜形或马鞍形抬高，伴有或不伴有右束支阻滞。50％病例静态心电图呈隐匿型，必须行钠通道阻滞剂激发试验才能明确诊断。

⑤ 基因学诊断：心脏钠通道基因（SCN5A）的 α 亚单位突变。

【治疗原则】

（1）植入型心脏复律除颤器：是目前唯一已证实对 Brugada 综合征治疗有效的方法。

（2）药物辅助：防止室颤的发生，减少患者猝死率。

① 阻断瞬时外向钾电流，预防室颤电风暴：奎尼丁。

② 预防室性心律失常发作：异丙肾上腺素，西洛他唑。

【可选药物】

药品名称	适应证与用法用量	注意事项
奎尼丁	主要用于阵发性室上性心动过速、房颤、房早。口服：0.2～0.3g/次，每日 3～4 次	有促心律失常作用，产生心脏停搏及传导阻滞。禁用于洋地黄中毒、病窦综合征、心源性休克、对奎宁过敏者
异丙肾上腺素	预防室性心律失常发作。0.5～1mg 加在 5％葡萄糖注射液 200～300ml 内缓慢静滴	心绞痛、心肌梗死、甲状腺功能亢进及嗜铬细胞瘤患者禁用。忌与碱性药物配伍。心率加快至 140 次/min 或出现心律不齐时应停药
西洛他唑	预防室性心律失常发作。口服：100mg/次，一日 2 次	慎用于口服抗凝药或已服用抗血小板药物者。有出血倾向，肝功能严重障碍者禁用

遗传性长 Q-T 综合征
（Congenital long Q-T syndrome，C-LQTS）

遗传性长 Q-T 综合征是一组有遗传倾向、以心室复极延长（Q-T 间期延长）为特征、易发生尖端扭转性室速（TdP）、室颤和心源性猝死的综合征。C-LQTS 是一种常染色体遗传性心律失常，多见于儿童和少年，临床上可表现为心悸、晕厥、抽搐甚至猝死。其患者死亡率高，未经治疗的患者 10 年死亡率约 50%。多数 C-LQTS 为肾上腺素依赖性。

【诊断要点】

① 家族史：家庭中有明确的 LQTS 患者，直系亲属中有 30 岁以下不明原因的心脏猝死者。

② 临床表现：晕厥最常见，首发年龄一般为 5～15 岁，可有先天性耳聋。

③ 心电图表现：Q-T$_c$≥450～480ms，尖端扭转性室速，T 波交替，T 波切迹，窦性过缓。

【治疗原则】

① 积极处理尖端扭转性室速、室颤：硫酸镁，利多卡因，氯化钾。

② 拮抗交感-肾上腺素系统：终身服用 β-受体阻滞剂，如普萘洛尔，美托洛尔，比索洛尔，阿替洛尔。

③ 避免使用延长 Q-T 间期的药物，预防心脏骤停和猝死。

【可选药物】

药品名称	适应证与用法用量	注意事项
普萘洛尔	拮抗交感-肾上腺素系统,降低猝死发生率。口服:起始量 10mg/次,一日 3 次,无效可增量为 20mg/次,一日 3～4 次,最大量 40mg/次,一日 3～4 次	不良反应有多梦、头晕、抑郁、幻觉、嗜睡、头痛、醉酒感、感觉异常、失眠、焦虑等
美托洛尔	拮抗交感-肾上腺素系统,降低猝死发生率。口服:50～100mg/d,一日 2 次	Ⅱ、Ⅲ度房室传导阻滞、严重心动过缓及对洋地黄无效的心衰患者忌用

药品名称	适应证与用法用量	注意事项
比索洛尔	拮抗交感-肾上腺素系统,降低猝死发生率。口服:5mg/次,一日1次	可见轻度乏力、胸闷、头晕、心动过缓、嗜睡等症状。心源性休克、Ⅱ、Ⅲ度房室传导阻滞,病窦综合征,窦房阻滞,心动过缓、血压过低,严重支气管哮喘或严重慢性梗阻性肺疾病者禁用
阿替洛尔	拮抗交感-肾上腺素系统,降低猝死发生率。口服:开始6.25～12.5mg/次,一日2次,按需要及耐受量渐增至50～200mg/d	Ⅱ、Ⅲ度房室传导阻滞、严重心动过缓及心源性休克者忌用。肾功能损害时剂量须减少
利多卡因	抗室性心律失常,包括尖端扭转型室速。静脉注射:负荷量1～1.5mg/kg,注射2～3min,必要时5min后重复1～2次。静脉滴注:以5%葡萄糖注射液配成1～4mg/ml药液滴注	可引起嗜睡、感觉异常、肌肉震颤、惊厥、昏迷及呼吸抑制等不良反应
硫酸镁	用于室速,包括尖端扭转型室速和室颤的治疗。静脉滴注:25%硫酸镁10ml加入10%葡萄糖液100ml,每日最大量不超过6～10g	用药时密切观察患者的意识、血压、呼吸、心电。较重的不良反应可静脉注射10%葡萄糖酸钙10～20ml
氯化钾	抗室性心律失常,包括尖端扭转型室速。静脉滴注:10%氯化钾注射液10～15ml加入5%葡萄糖注射液500ml中,钾浓度不超过3.4g/L,补钾速度不超过0.75g/h,每日补钾量为3～4.5g	易刺激静脉内膜引起疼痛。滴注速度较快或原有肾功能损害时,应注意发生高钾血症。高钾血症及肾功能不全者禁用

高血压急症 (Hypertensive emergency, HE)

高血压急症是指血压短时间内严重升高(通常 BP>180/120 mmHg)并伴发进行性靶器官损害的表现。其危害严重,通常需立即进行降压治疗以阻止靶器官进一步损害。高血压急症包括脑血管意外(缺血性、出血性)、急性心肌梗死、急性左心衰竭伴肺水肿、不稳定性心绞痛、主动脉夹层。如果仅有血压显著升高,但不伴靶器官功能损害,则定义为高血压亚急症。通常不需住院,但应立即进行口服抗高血压药联合治疗，应仔细评估、监测高血压导致的心肾损害并确定导致血压升高的可能原因。

【诊断要点】

（1）高血压2级或3级伴有心、脑、肾、视网膜和大动脉等重要靶器官发生急性功能严重障碍、甚至衰竭。

（2）多数患者有原发性或继发性高血压病史，少数患者可因高血压急症而发病。需注意高血压患者血压升高的速度较血压水平更重要，如短期内平均压升高＞30％有重要临床意义。

（3）如果收缩压＞220mmHg和（或）舒张压＞140mmHg，则无论有无症状亦应视为高血压急症。

（4）对于并发急性肺水肿、主动脉夹层、心肌梗死或脑血管意外者，即使血压仅为中度升高，也应视为高血压急症。

【治疗原则】

（1）去除引起高血压急症的直接原因、诱因，确定高血压的可能原因。

（2）迅速而适当地降低血压。

（3）合理选择降压药物，最大限度地防止或减轻心、脑、肾等靶器官损害。

①高血压脑病：乌拉地尔、拉贝洛尔（此两者不增加颅压）、尼卡地平。

②高血压合并急性出血性脑卒中：拉贝洛尔、尼卡地平、乌拉地尔、利尿剂。

③高血压合并急性缺血性脑卒中：尼卡地平、拉贝洛尔、艾司洛尔、乌拉地尔。

④急性心力衰竭：硝普钠、拉贝洛尔、硝酸甘油、乌拉地尔、利尿剂。

⑤急性冠状动脉综合征：硝酸甘油、艾司洛尔、拉贝洛尔、尼卡地平。

⑥高血压并发主动脉夹层：哌替啶、吗啡镇痛，硝普钠、拉贝洛尔、尼卡地平、乌拉地尔迅速降低血压。

⑦ 嗜铬细胞瘤危象：尼卡地平、乌拉地尔、酚妥拉明。

⑧ 高血压合并肾功能不全：尼卡地平、拉贝洛尔。

⑨ 子痫和先兆子痫：拉贝洛尔、尼卡地平、乌拉地尔。但应注意避免长期使用 β-受体阻断剂，有引起胎儿生长迟缓的可能。

【可选药物】

药品名称	适应证与用法用量	注意事项
硝酸甘油	扩张血管，降低心脏前后负荷。静脉滴注：用5%葡萄糖注射液或氯化钠注射液稀释，开始剂量为 5～10μg/min，每 3～5min 增加 5～10μg/min，极量通常为 100μg/min，合并肺水肿者极量可至 200μg/min	禁用于严重贫血、青光眼、颅内压增高和肥厚梗阻型心肌病。合并有肺部疾病时应慎用。不应突然停止用药，以避免反跳现象
拉贝洛尔	扩张动脉，降低心率。静脉注射：25～50mg/次，以后可以每隔 15min 重复注射，总剂量不超过 300mg。也可以 1～4mg/min 速率静脉滴注	对于重度或急性心力衰竭、支气管哮喘、Ⅱ～Ⅲ度房室传导阻滞、窦性心动过缓的患者应慎用或禁用。需注意该药偶可致尿潴留、麻痹性肠梗阻和直立性低血压等不良反应。给药期间患者应保持仰卧位，以防发生体位性低血压
尼卡地平	扩张动脉，降低心脏后负荷。静脉滴注：以 0.5μg/(kg·min)的滴注速度开始，逐步增加剂量将血压降至目标水平，一般剂量为 0.5～6μg/(kg·min)	一旦血压控制后，可改为口服给药，口服治疗应在静脉给药停止前至少 1h 开始。肝肾功能不良者、低血压、青光眼患者慎用。不良反应可有头痛、乏力、颜面潮红、心悸、转氨酶升高等
艾司洛尔	迅速控制心室律。开始以 1mg/kg，在 30s 内静脉注射，继之以 0.15mg/(kg·min)静脉滴注，最大维持量为 0.3mg/(kg·min)	支气管哮喘、严重慢性阻塞性肺病、窦性心动过缓、Ⅱ～Ⅲ度房室传导阻滞、难治性心功能不全、心源性休克及对本品过敏者禁用。主要不良反应为低血压
硝普钠	扩张动、静脉，降低心脏前后负荷。开始 0.5μg/(kg·min)，根据血压以 0.5μg/(kg·min)递增，常用量 3μg/(kg·min)，极量 10μg/(kg·min)，总量为 3.5mg/kg	静脉滴注不可与其他药物配伍，滴注需避光，配制后 24h 内使用。长期或大剂量使用，可能引起硫氰化物蓄积而导致甲状腺功能减退
哌替啶	镇痛、镇静。皮下注射或肌内注射：25～100mg/次，极量 150mg/次，每日 600mg	副作用有头昏、头痛、口干、恶心、呕吐等。慎用于孕妇、哺乳期妇女和儿童

药品名称	适应证与用法用量	注意事项
吗啡	镇痛、镇静。皮下注射:5～15mg/次,一日 15～40mg,极量 20mg/次,60mg/d。静脉注射,5～10mg/次	连续使用可成瘾,需慎用。对呼吸抑制的程度与使用吗啡的剂量并行,过大剂量可出现昏睡、呼吸减慢、瞳孔缩小针尖样,进而呼吸麻痹而死亡
酚妥拉明	扩张动脉,降低心脏后负荷。从小剂量开始,5～10mg/次静脉注射,20～30min 后可按需要重复给药,或予0.5～1mg/min 静脉滴注	严重动脉粥样硬化、肝肾功能不全、胃及十二指肠溃疡及急性冠脉综合征患者禁用。不良反应有体位性低血压、心动过速、心律失常、鼻塞、恶心、呕吐等,晕倒和乏力较少见
乌拉地尔	降压。静脉注射:12.5mg 稀释后缓慢静注,降压效果在 5min 内即可显示。静脉滴注:100mg 稀释至 50ml 液体中,初始速度 2mg/min,维持速度9mg/h	可出现头痛、头晕、恶心、呕吐、出汗、烦躁、乏力、心悸、心律失常、上脸部压迫感或呼吸困难等症状。静脉给药时患者应取卧位,疗程一般不超过 7 天

急性病毒性心肌炎（Acute viral myocarditis，AVM)

心肌炎是指心肌局限性或弥漫性的急性或慢性炎症病变,可分为感染性和非感染性两大类。前者由细菌、病毒、螺旋体、立克次体、真菌、原虫、蠕虫等感染所致,后者包括过敏或变态反应性心肌炎如风湿病以及理化因素或药物所致的心肌炎等。由病毒感染所致心肌炎,病程在 3 个月以内者称急性病毒性心肌炎。

【诊断要点】

（1）病史与体征:在上呼吸道感染、腹泻等病毒感染后 3 周内出现心脏表现,如出现不能用一般原因解释的感染后重度乏力、胸闷、头昏（心排血量降低所致）、心尖第一心音明显减弱、舒张期奔马律、心包摩擦音、心脏扩大、充血性心力衰竭或阿斯综合征等。

（2）上述感染后 3 周内新出现下列心律失常或心电图改变:窦性心动过速、房室传导阻滞、窦房阻滞或束支阻滞；多源、成对室性早搏，自主性房性或交界性心动过速，阵发或非阵发性室性心动过速，心房或心室扑动或颤动；两个以上导联 S-T 段呈水平形或下斜形下移≥0.01mV 或 S-T 段异常抬高或出现异常 Q 波。

（3）心肌损伤的参考指标：病程中血清心肌肌钙蛋白、CK-MB 明显增高。超声心动图示心腔扩大或室壁活动异常和（或）核素心功能检查证实左室收缩或舒张功能减弱。

（4）病原学依据：在急性期从心内膜、心肌、心包或心包穿刺液中检测出病毒、病毒基因片段或病毒蛋白抗原；第二份血清中同型病毒抗体滴度较第一份血清升高 4 倍或一次抗体效价≥640 者为阳性；病毒特异性 IgM 以≥1：320 者为阳性。

【治疗原则】

（1）休息：为减轻心脏负荷，应尽早卧床休息，急性期卧床不少于 3 个月，并进富含维生素及蛋白质的食物。

（2）营养心肌，清除心肌活性氧自由基：维生素 C、辅酶 Q_{10}、果糖二磷酸。

（3）对症处理，预防和治疗并发症，包括纠正心力衰竭和心律失常、防治心源性休克等。

① 抗心力衰竭：美托洛尔、卡托普利、贝那普利、去乙酰毛花苷、呋塞米。

② 治疗心律失常：利多卡因、胺碘酮、阿托品、异丙肾上腺素。

（4）抗病毒治疗主要用于疾病早期，选择利巴韦林、阿昔洛韦、干扰素等；伴细菌感染时应尽早根据细菌培养结果应用敏感的抗生素。

① 抗病毒：利巴韦林、阿昔洛韦、干扰素等。

② 抗生素：合并细菌感染者根据培养选用有效抗菌药物。

（5）调节免疫系统，提高免疫力，可使用免疫增强剂：胸腺肽、丙种球蛋白。

【可选药物】

药品名称	适应证与用法用量	注意事项
果糖二磷酸	提供能量,营养心肌。静脉滴注:10g/次,用灭菌注射用水100ml溶解后于14min内滴完,每日2次	对本品或果糖过敏、遗传性果糖不耐症、高磷酸血症及肾衰患者禁用。宜单独使用,勿溶入其他药物,尤忌溶入含钙盐的碱性溶液中
维生素C	清除氧自由基,营养心肌。静脉滴注:100～250mg/次,每日1～3次	大剂量维生素C可干扰抗凝药的抗凝效果
辅酶Q_{10}	提供能量,营养心肌。口服:10mg/次,每日3次,饭后服	偶有皮疹、胃部不适、食欲减退、恶心、腹泻等
美托洛尔	降低心率和心肌收缩力,降低心脏氧耗量。口服:50～100mg/d,一日2次	Ⅱ、Ⅲ度房室传导阻滞、严重心动过缓及对洋地黄无效的心衰患者忌用
卡托普利	改善心室重构,缩小梗死面积。口服:12.5mg/次,每日2～3次,按需要1～2周增至50mg,每日2～3次	最常见不良反应为头痛和干咳。可使BUN、肌酐浓度增高,常为暂时性;偶有血清肝脏酶增高。与保钾利尿剂合用时应注意检查血钾
贝那普利	改善心室重构,缩小梗死面积。口服:开始剂量为10mg,每天1次,维持量可达每天20～40mg	最常见不良反应为头痛和干咳。如肌酐清除率<30ml/min或BUN、肌酐升高,须减低本品的剂量。禁用于孤立肾、移植肾、双侧肾动脉狭窄而肾功能减退者
去乙酰毛花苷	用于急性和慢性心力衰竭,心房颤动和阵发性室上性心动过速。静脉注射:首剂0.4～0.6mg,用5%葡萄糖注射液稀释后缓慢注射,以后每2～4h可给0.2～0.4mg,总量1～1.6mg	过量时可有恶心、食欲缺乏、头痛、心动过缓、黄视等不良反应。禁与钙注射剂合用。禁用于房颤伴有预激综合征者
呋塞米	利尿强心。口服:20～40mg/次,每日2～3次。静脉滴注:40～100mg/次	可发生水、电解质紊乱,偶见变态反应、头痛、头晕、腹痛等。不良反应尚有低钾血症、高尿酸血症、听力受损。孕妇禁用。不主张肌内注射
利多卡因	抗室性心律失常,包括尖端扭转型室速。静脉注射:负荷量1～1.5mg/kg,注射2～3min,必要时5min后重复1～2次。静脉滴注:以5%葡萄糖注射液配成1～4mg/ml药液滴注	可引起嗜睡、感觉异常、肌肉震颤、惊厥、昏迷及呼吸抑制等不良反应

药品名称	适应证与用法用量	注意事项
胺碘酮	用于快速性室性和房性心律失常。静脉滴注:初始剂量 24h 给予 1000mg,然后以 0.5mg/min 维持,6h 后减至 0.5～1mg/min,一日总量 1200mg	用药期间应定期检查血压、心电图(特别注意 Q-T 间期)、肝功能、甲状腺功能、肺功能、眼科检查
阿托品	用于缓慢性心律失常、心室停搏。立即静脉注射 1～2mg,同时肌内注射或皮下注射 1mg,15～30min 后再静脉注射 1mg,以后逐渐减量	常有口干、眩晕,严重时瞳孔散大、皮肤潮红、心率加快、兴奋、烦躁、谵语、惊厥。青光眼及前列腺肥大患者禁用
异丙肾上腺素	预防室性心律失常发作。0.5～1mg 加在 5% 葡萄糖注射液 200～300ml 内缓慢静滴	心绞痛、心肌梗死、甲状腺功能亢进及嗜铬细胞瘤患者禁用。忌与碱性药物配伍。心率加快至 140 次/min 或出现心律不齐时应停药
利巴韦林	广谱抗病毒药。口服:0.8～1g/d,分 3～4 次给药。肌内注射或静脉滴注:10～15mg/kg,分 2 次给药,静脉滴注速度宜缓慢	大剂量可致心脏损害,对有呼吸道疾患者可致呼吸困难、胸痛
阿昔洛韦	广谱抗病毒药物。静脉滴注:一次 5～10mg/kg,一日 3 次,隔 8h 滴注 1 次。取本品 0.5g 加入 10ml 注射用水中,使浓度为 50g/L,充分摇匀成溶液后,再用氯化钠注射液或 5% 葡萄糖注射液稀释至少 100ml,使最后药物浓度不超过 7g/L	常见的不良反应有注射部位的炎症或静脉炎、皮肤瘙痒或荨麻疹、皮疹、发热、轻度头痛、恶心、呕吐、腹泻、蛋白尿、血尿素氮和血清肌酐值升高、肝功能异常等
胸腺肽	多肽类细胞免疫调节剂。肌内注射:2～10mg/次,每日或隔日 1 次。静脉滴注:20～80mg/次,溶于 0.9% 氯化钠注射液或 5% 葡萄糖注射液 500ml 中,一日 1 次	对于过敏体质者,注射前或治疗终止后再用药时需做皮内敏感试验,阳性反应者禁用
人免疫球蛋白	调节免疫。静脉滴注:重度感染,每日 200～300mg/kg,以 5% 葡萄糖稀释 1～2 倍,连续 2～3 日	一般无不良反应,个别患者出现一过性头痛、心慌、恶心等不良反应。对白蛋白严重过敏者,缺水状态,且不能保证充足输液时禁用

肥厚型梗阻性心肌病
（Hypertrophic obstructive cardiomyopathy，HOCM）

肥厚型梗阻性心肌病在各类心肌病中约占20％，约30％的病例有家族史。主要病变为心肌肥厚，尤其主动脉瓣下部的室间隔和乳头肌最为明显，因而形成左心室流出道梗阻。心室腔常缩小呈 S 形裂隙状，室间隔厚度与左室壁厚度之比大于 1.5 时，称为不对称性室间隔肥厚。

【诊断要点】

① 临床症状：有猝死家族史，大多在30～40岁发病，男性多见，呼吸困难，劳力性心绞痛，晕厥，心悸。

② 体征：有心尖搏动增强，向左下方移位，常见抬举性冲动或双重性冲动。胸骨左缘下部或心尖区可听到收缩中期喷射性杂音，传导到心基部，常伴有震颤。

③ 超声心动图：左心室壁显著增厚，舒张期末厚度＞15mm，室间隔厚度/左室后壁厚度比值大于（1.5～2.5）：1，左心室流出道狭窄和心脏收缩时二尖瓣前瓣叶向前移位。

④ 心导管检查：左心室与左心室流出道之间出现压力阶差，左心室舒张末期压力增高，压力阶差与左心室流出道梗阻程度呈正相关。心血管造影：可见心室腔呈狭长裂缝样改变。

【治疗原则】

① 减轻左室流出道梗阻，控制症状：普萘洛尔，美托洛尔，比索洛尔，维拉帕米，地尔硫草。

② 抗心律失常：胺碘酮。

③ 避免劳累、激动，避免加重左心室流出道梗阻的药物如洋地黄、硝苯地平及硝酸甘油等。

④ 药物治疗效果不佳者考虑室间隔肌化学消融术或肥厚心肌部分切除术以缓解症状。

【可选药物】

药品名称	适应证与用法用量	注意事项
普萘洛尔	心脏 β-受体阻断剂。口服:起始量10mg/次,一日 3 次,无效可增量为20mg/次,一日 3~4 次,最大量 40mg/次,一日 3~4 次	不良反应有多梦、头晕、抑郁、幻觉、嗜睡、头痛、醉酒感、感觉异常、失眠、焦虑等。本品能加剧降糖药的作用,并掩盖低血糖症状
美托洛尔	心脏选择性 β_1-受体阻滞剂。口服:50~100mg/d,分 2 次服用	Ⅱ、Ⅲ度房室传导阻滞、严重心动过缓及对洋地黄无效的心衰患者忌用
比索洛尔	心脏高选择性 β_1-受体阻滞剂。口服:5mg/次,一日 1 次	可见轻度乏力、胸闷、头晕、心动过缓、嗜睡等症状。心源性休克,Ⅱ、Ⅲ度房室传导阻滞,血压过低,严重慢性梗阻性肺疾病者禁用
地尔硫䓬	钙离子通道阻滞剂。口服:30~60mg/次,每日 3 次	心动过缓或Ⅰ度房室传导阻滞者、肝肾功能不全者、老年患者、全身麻醉患者慎用
维拉帕米	CCB 类。口服:40~80mg/次,每日3~4 次	不良反应有恶心、便秘、头痛、眩晕,偶有皮肤反应和呼吸困难、窦性心动过缓、窦性停搏、低血压、引起或加重心力衰竭
胺碘酮	用于快速性室性和房性心律失常。静脉滴注:初始剂量 24h 给予 1000mg,然后以 0.5mg/min 维持,6h 后减至 0.5~1mg/min,一日总量 1200mg	用药期间应定期检查血压、心电图(特别注意 Q-T 间期)、肝功能、甲状腺功能、肺功能、眼科检查

感染性心内膜炎 (Infective endocarditis,IE)

感染性心内膜炎指因细菌、真菌和其他微生物(如病毒、立克次体、衣原体、螺旋体等)直接感染而产生心瓣膜或心室壁内膜的炎症,瓣膜为最常见受累的部位。按照感染部位及是否存在心内异物将感染性心内膜炎分为 4 类:左心自体瓣膜 IE;左心人工瓣膜IE;右心 IE;器械相关性 IE(包括发生在起搏器或除颤器导线上的 IE,可伴或不伴有瓣膜受累)。

【诊断要点】

符合 2 项主要标准、1 项主要标准＋3 项次要标准或 5 项次要标准。

1. 主要标准

（1）血培养阳性（符合下列至少一项标准）：两次不同时间的血培养检出同一典型 IE 致病微生物；多次血培养检出同一 IE 致病微生物；伯纳特立克次体一次血培养阳性或第一相免疫球蛋白 G（IgG）抗体滴度＞1∶800。

（2）心内膜受累的证据（符合以下至少一项标准）：超声心动图异常（赘生物、脓肿、人工瓣膜裂开）；新发瓣膜反流。

2. 次要标准

（1）易感因素：易患 IE 的心脏病变，静脉药物成瘾者。

（2）发热：体温≥38℃。

（3）血管征象：主要动脉栓塞、化脓性肺栓塞、真菌性动脉瘤、颅内出血、结膜出血、Janeway 结。

（4）免疫性征象：肾小球肾炎、Olser 结、Roth 斑、类风湿因子阳性等。

（5）微生物证据：血培养阳性但不满足以上的主要标准或与感染性心内膜炎一致的急性细菌感染的血清学证据。

【治疗原则】

（1）一般治疗：休息、补充维生素及铁剂，必要时输胸腺肽、人血丙种球蛋白或新鲜血浆。

（2）抗感染治疗：原则是早期、足量、长疗程，联合应用具有杀菌作用的抗菌药物。

① 细菌性心内膜炎：青霉素、头孢曲松、万古霉素、阿米卡星、头孢他啶。

② 真菌性心内膜炎：两性霉素 B，氟胞嘧啶。

③ 立克次体性心内膜炎：四环素。

（3）手术治疗：心脏瓣膜手术包括清创术和瓣膜置换术。

【可选药物】

药品名称	适应证与用法用量	注意事项
青霉素	抗细菌感染。静脉滴注：每日1000万～2000万U，分次静滴，每4h给药1次	有变态反应，用药前作皮试。大剂量应用可出现反射亢进、幻觉、抽搐等，停药或降低剂量可恢复
头孢曲松	抗大多数G⁺菌和阴性菌。静脉滴注：1～2g/d，溶于生理盐水、5%或10%葡萄糖注射液或右旋糖酐注射液40ml中，10～15min滴入	偶见肝肾功能异常及血液系统改变，如中性粒细胞、血小板下降等。禁用于对本品及其他头孢菌素类过敏的患者
头孢他啶	静脉注射或静脉滴注：2g/次，8～12h给药1次	不良反应偶见有局部静脉炎、皮疹、发热等变态反应，恶心、腹泻、头痛、可逆性转氨酶增高等。对头孢菌素类抗生素过敏者禁用
万古霉素	静脉滴注：2g/d，每6h用药0.5g或每12h用药1g。老年人每12h用药500mg或每24h用药1g。滴注时间在60min以上	输入速度过快，可产生红斑样或荨麻疹样反应；药液过浓，可致血栓性静脉炎，应适当控制药液浓度和滴注速度。本品有耳毒性和肾毒性
阿米卡星	肌内注射或静脉滴注：0.4～0.6g/d，分次使用。成人一日不超过1.5g	患者可发生听力减退、耳鸣或耳部饱满感；少数患者亦可发生眩晕、步履不稳等症状。用药过程中应注意进行尿常规和肾功能测定，以防止出现严重肾毒性反应
两性霉素B	真菌感染。静脉滴注：开始一天0.1mg/kg，之后每日递增3～5mg，直至25～30mg/d，总量3～5g	毒性大、不良反应多见，可引起发热、头痛、显著胃肠道反应、局部的血栓性静脉炎和肾功能损害。对本品过敏和严重肝病患者禁用
氟胞嘧啶	真菌感染。口服：两性霉素B用够疗程后口服本品，100～150mg/(kg·d)，每6h用药1次，用药数月	与两性霉素B具协同作用。严重肾功能不全及对本品过敏患者禁用
四环素	抗立克次体感染。静脉滴注：2g/d，分2～3次给药	有四环素类药物过敏史者禁用。慎用于肝、肾功能损害者
胸腺肽	调节和增强免疫。肌内注射：2～10mg/次，每日或隔日1次。静脉滴注：20～80mg/次，溶于500ml 0.9%氯化钠注射液或5%葡萄糖注射液，一日1次	对于过敏体质者，注射前或治疗终止后再用药时需做皮内敏感试验，阳性反应者禁用
人免疫球蛋白	调节免疫。静脉滴注：每日200～300mg/kg，以5%葡萄糖稀释1～2倍，连续2～3日	一般无不良反应，个别患者出现一过性头痛、心慌、恶心等。对白蛋白严重过敏者，缺水状态下不能保证充足输液时禁用

急性心包炎（Acute pericarditis，AP）

急性心包炎为心包脏层和壁层的急性炎症，可由细菌、病毒、自身免疫、物理、化学等因素引起。急性心包炎可以同时合并心肌炎和心内膜炎，也可以作为唯一的心脏病损而出现。临床表现主要有胸痛、呼吸困难、心包摩擦音和心包积液等。国内急性心包炎常见的病因是结核性、化脓性、非特异性和肿瘤性。

【诊断要点】

（1）心包摩擦音是急性心包炎最特异的体征；胸痛、呼吸困难、心动过速、心脏扩大、体循环淤血、吸气时颈静脉怒张和奇脉。

（2）心电图表现低电压、T波改变或电交替现象。

（3）心脏超声显示心包腔内含液性暗区。

（4）胸部X线透视示心脏外形呈烧瓶样，其底部随体位变化。

（5）心包积液检查和心外膜活检对病因诊断很有价值。

【治疗原则】

（1）一般治疗：患者宜卧床休息，加强营养，维持水及电解质平衡，胸痛时给予镇静剂。

（2）解除心脏压塞：如出现心脏压塞的征象，应立即进行心包穿刺并留置导管引流。

（3）对症治疗：根据不同临床症状给予非甾体抗炎药止痛等。

① 特发性心包炎：布洛芬、吲哚美辛、秋水仙碱。

② 结核性心包炎：异烟肼、利福平、乙胺丁醇。

③ 化脓性心包炎：青霉素、头孢曲松。

④ 急性心梗并发心包炎：布洛芬、阿司匹林。

⑤ 肿瘤性心包炎：顺铂。

【可选药物】

药品名称	适应证与用法用量	注意事项
布洛芬	镇痛、消炎。口服：0.2～0.4g/次，每日2次	活动期消化道溃疡慎用，对本品过敏者禁用

药品名称	适应证与用法用量	注意事项
吲哚美辛	镇痛。口服:25mg/次,每日 2~3 次	可能出现胃肠道反应;神经、精神不良反应;肾功能损害;造血系统异常。活动性溃疡病、溃疡性结肠炎及其他上消化道疾病及病史者禁用
秋水仙碱	0.5mg/次,一日 2 次,体重<70kg 或不能耐受大剂量者每次 0.5mg,一日 1 次,用于急性心包炎与阿司匹林或 NSAID 联用 3 个月,复发性心包炎 6 个月	对骨髓增生低下,及肝肾功能不全者禁用。如发生呕吐、腹泻等反应,应减小用量,严重者应立即停药。用药期间应定期检查血象及肝、肾功能
异烟肼	抗结核。口服:0.3g/次,顿服,最大量 0.3g/次,每日 3 次	可加强香豆素类抗凝血药、某些抗癫痫药、降压药、抗胆碱药、三环类抗抑郁药等的作用,合用须注意
利福平	抗结核。口服:一日 10~20mg/kg 或 600mg,于早饭前 1 次顿服,疗程 6 个月左右	宜空腹服用,服药期间定期检查肝功能。与乙胺丁醇合用有加强视力损害的可能
乙胺丁醇	抗结核。口服:开始时一日 25mg/kg,分 2~3 次给予。8 周后减量为一日 15mg/kg,分为 2 次。长期联合用药可一周 2 次,每次 50mg/kg	主要不良反应是球后视神经炎,已发生糖尿病性眼底病变者慎用本品
青霉素	抗细菌感染。静脉滴注:200 万~1000 万 U/d,分 2~4 次给药	有变态反应,用药前作皮试。大剂量应用可出现反射亢进、幻觉、抽搐等,停药或降低剂量可恢复
头孢曲松	抗感染。静脉滴注:每日 1~2g,溶于生理盐水、5%葡萄糖注射液中	副作用可见恶心、腹泻、变态反应、注射部位静脉炎等。禁用于对本品及其他头孢菌素类过敏的患者
顺铂	治疗多种实体瘤的一线用药。静脉滴注:一般剂量一次 20mg/m² ,每日 1 次,连用 5 天,或一次 30mg/m² ,连用 3 天。大剂量每次 80~120mg/m² ,每 3~4 周一次,最大量不超过 120mg/m² ,以 100mg/m² 为宜	为预防本品的肾脏毒性,需充分水化。治疗过程中注意血钾、血镁变化。对本品过敏者、肾损害者、孕妇禁用

主动脉夹层（Aortic dissection，AD）

主动脉夹层是血液渗入主动脉壁中层形成的夹层血肿并沿着主

动脉壁延伸剥离的严重心血管急症。其病因包括：高血压和动脉粥样硬化，特发性主动脉中层退行性变，遗传性疾病（马凡综合征等），先天性主动脉畸形，创伤，主动脉壁炎症反应。本病发病急骤，病情进展迅速，急性期病死率高，未经治疗患者约 20% 以上于发病第 1 天死亡，50% 以上于 1 周内死亡。

【诊断要点】

（1）临床表现：最常见的症状为胸痛和后背痛，疼痛从一开始即极为剧烈，难以忍受，呈搏动样、撕裂样、刀割样，并常伴有血管迷走神经兴奋表现，如大汗淋漓、恶心呕吐和晕厥等。

（2）生化检查和心电图：可有红细胞减少和白细胞明显升高。除非夹层累及冠状动脉，一般心电图和血清心肌酶无变化。

（3）影像学检查：主动脉夹层的诊断最主要依靠于影像学检查，其影像学特征为主动脉呈双腔或可见内膜片。

① MRI 可提供胸主动脉全程病变的高质量影像，并清晰判断撕裂口和血栓部位。

② 主动脉造影可判断包括受累分支血管在内的夹层病变范围和主动脉瓣关闭不全等并发症。

③ CT 检查可检出假腔内血栓形成和心包积液，尤其是增强 CT 可清楚显示真、假二内腔。

④ 主动脉彩超可定位内膜裂口，显示真、假腔的状态及血流情况，并可显示并发的主动脉瓣关闭不全、心包积液及主动脉弓分支动脉的阻塞。

【治疗原则】

（1）卧床休息，镇静，镇痛，可使用吗啡，保持大便通畅。

（2）药物治疗：阻止夹层血肿的进行性解离，降低血压，减轻血流搏动对主动脉壁的冲击，降低心室收缩力和心率。

① 降低左室收缩性：艾司洛尔、美托洛尔、比索洛尔、地尔硫䓬、维拉帕米。

② 降压：硝普钠、卡托普利、贝那普利、厄贝沙坦。

（3）外科治疗：主要针对升主动脉内膜撕裂处的血管置换和主

动脉根部及主动脉瓣的修补。

（4）介入性心血管治疗：适用于合并腹腔脏器（肝脏、肾脏、肠管等）和下肢动脉缺血的远端病变患者，方法主要有经皮血管内球囊开窗术和经皮血管内支架植入术。

【可选药物】

药品名称	适应证与用法用量	注意事项
吗啡	皮下注射：5～15mg/次，每日 15～40mg，极量 20mg/次，每日 60mg	连续使用可成瘾，需慎用。对呼吸抑制的程度与使用吗啡的剂量并行，过大剂量可出现昏睡、呼吸减慢、瞳孔缩小针尖样，进而呼吸麻痹而死亡
硝普钠	静脉滴注：开始 0.5μg/(kg·min)，根据血压以 0.5μg/(kg·min) 递增，常用量 3μg/(kg·min)，极量 10μg/(kg·min)。总量为 3.5mg/kg	由于见光易变质，应用避光输液器。长期或大剂量使用，可能引起硫氰化物蓄积而导致甲状腺功能减退
艾司洛尔	开始 0.5mg/(kg·min)缓慢静脉注射，必要时重复或以 0.05～0.3mg/(kg·min)持续滴注	主要不良反应为低血压。明显心动过缓、严重房室传导阻滞、心源性休克、失代偿的充血性心力衰竭患者禁用
美托洛尔	口服：50～100mg/d，分 2 次服	Ⅱ、Ⅲ度房室传导阻滞、严重心动过缓及对洋地黄无效的心衰患者忌用
比索洛尔	口服：5mg/次，一日 1 次	可见轻度乏力、头晕、嗜睡等症状。心源性休克，Ⅱ、Ⅲ度房室传导阻滞，血压过低，严重慢性梗阻性肺疾病者禁用
地尔硫䓬	口服：30～60mg/次，每日 3 次。静脉滴注：以 1μg/(kg·min) 开始，然后可根据病情适当增减，最大用量为 5μg/(kg·min)	心动过缓或Ⅰ度房室传导阻滞者、肝肾功能不全者、老年患者、全身麻醉患者慎用
维拉帕米	口服：40～80mg/次，每日 3～4 次。静脉注射：5～10mg 溶于葡萄糖液 20ml 缓慢静脉注射，10～15min 可重复 1～2 次，有效后改 0.1mg/min 静脉滴注或口服	不良反应有恶心、便秘、头痛、眩晕，偶有皮肤反应和呼吸困难、窦性心动过缓、窦性停搏、低血压、引起或加重心力衰竭
卡托普利	口服：12.5mg/次，每日 2～3 次，按需要 1～2 周增至 25mg，每日 2～3 次	最常见不良反应为头痛和干咳。与保钾利尿剂合用时应注意检查血钾

药品名称	适应证与用法用量	注意事项
贝那普利	口服:开始 10mg,每天 1 次,维持量可达每天 20~40mg	最常见不良反应为头痛和干咳。如肌酐清除率<30ml/min 或 BUN、肌酐升高,须减低本品的剂量。禁用于孤立肾、移植肾、双侧肾动脉狭窄而肾功能减退者
厄贝沙坦	口服:起始 0.15g,每日 1 次。根据病情可增至 0.3g,每日 1 次	与保钾利尿剂合用时,应避免血钾升高

深静脉血栓形成 (Deep vein thrombosis,DVT)

深静脉血栓形成是血液在深静脉内不正常凝结引起的病症,多发生在下肢,血栓脱落可引起肺栓塞,合称为静脉血栓栓塞症。主要原因是静脉壁损伤、血流缓慢和血液高凝状态。临床分为三期:急性期,指发病后 7 天以内;亚急性期,指发病第 8~30 天;慢性期,发病 30 天以后。深静脉血栓形成是常见的一种急症,后果主要是肺栓塞和 DVT 后综合征,严重者可导致死亡和显著影响生活质量。

【诊断要点】

(1) 病史:多见于大手术或创伤后、长期卧床、肢体制动、晚期肿瘤患者或有明显家族史者。

(2) 临床表现:下肢 DVT 最常见,血栓远端肢体或全肢体肿胀、疼痛,活动后加重,血栓发生在小腿肌肉静脉丛时,可出现血栓部位压痛。

(3) 辅助检查

① 血浆 D-二聚体测定>500μg/L 有重要参考价值,敏感性较高。

② 彩色多普勒超声探查:可直接见到大静脉里的血栓,测算血流速度。

③ 螺旋 CT 静脉造影可同时检查腹部、盆腔和下肢深静脉情况。

④ 上行性静脉造影可了解血栓的部位和范围，是 DVT 诊断的"金标准"。

【治疗原则】

（1）卧床休息和抬高患肢：需卧床休息 1～2 周，避免用力排便以防血栓脱落导致肺栓塞。开始起床活动时，需穿弹力袜或用弹力绷带。

（2）药物治疗：抗凝治疗是静脉血栓栓塞症的标准治疗。治疗急性期的严重髂股静脉血栓在适当的抗凝治疗下，可考虑使用溶栓治疗。

① 溶栓治疗：尿激酶、阿替普酶。

② 抗凝：肝素、低分子肝素（依诺肝素、达肝素等）、华法林、利伐沙班、磺达肝癸钠。

（3）手术治疗：手术取栓。放置下腔静脉滤器以预防和减少肺栓塞的发生。

【可选药物】

药品名称	适应证与用法用量	注意事项
尿激酶	溶栓使血管再通。静脉滴注：5 万 U/次，每日 2 次。纤维蛋白原测定低于 200mg/dl，暂停注射 1 次。同时测定优球蛋白溶解时间，正常值大于 120min，如小于 70min，也需暂停 1 次。使用时间可长达 7～10 天	严重高血压、严重肝病及出血倾向者慎用。低纤维蛋白原血症及出血性素质者忌用。最常见的不良反应是出血倾向，使用时应以 APTT 时间监测
阿替普酶	溶栓使血管再通。10mg 在 1～2min 静脉推注，90mg 在 2h 内静脉滴注	血栓溶解后仍有再次形成血栓的可能，需要与肝素抗凝治疗相结合
肝素	静脉注射：首次 5000～10000U，或每 4h 给予 100U/kg，用生理盐水稀释后应用。静脉滴注，每日 20000～40000U，加至生理盐水 1000ml 中持续滴注	主要不良反应是用药过多可致自发性出血，故用药期间定期监测凝血时间
华法林	口服：3～4.5mg/次，每日 1 次，连用 3～5 天，之后根据凝血酶原时间调整剂量，使 INR 在 1.5～2.5，维持 3～6 个月	个体差异较大，治疗期间应严密观察病情及出血，并依据凝血酶原时间、INR 值调整用量，理想的应维持 INR 在 2～3

药品名称	适应证与用法用量	注意事项
利伐沙班	抗凝。推荐剂量是前 3 周 15mg/次,每日 2 次,之后维持治疗及降低 DVT 复发和 PE 风险的剂量是每次 20mg,每日 1 次	有临床明显活动性出血者、CrCl< 30ml/min 的患者、孕妇及哺乳期妇女禁用
磺达肝癸钠	皮下注射:推荐剂量为 2.5mg/次,每日 1 次。如患者进行手术,应手术结束后 6h 确认已止血的情况下给予,治疗应持续到静脉血栓栓塞风险消失以后	本品仅用于皮下注射。不能肌内注射。具有临床意义的活动性出血、急性细菌性心内膜炎、肌酐清除率 <20ml/min 的严重肾脏损害者禁用
依诺肝素	抗凝血。皮下注射:一次 100IU/kg,每日 2 次	注射本品时应进行血小板计数监测
达肝素	抗凝血。皮下注射:一次 120IU/kg,每日 2 次。最大剂量为 10000IU/12h	

第三章

呼吸系统急诊

普通感冒与流行性感冒（Common cold and influenza）

这两种感冒是急性上呼吸道感染的两种临床表现。普通感冒俗称"伤风"，又称急性鼻炎或上呼吸道卡他，以鼻咽部卡他症状为主要表现。流行性感冒简称流感，是由流感病毒引起的，主要通过飞沫传播，具有传染性。

【诊断要点】

（1）普通感冒一般无发热及全身症状，或仅有低热、不适、轻度畏寒和头痛。检查可见鼻黏膜充血、水肿、有分泌物，咽部轻度充血。白细胞检查多为正常或减少。

（2）流行性感冒根据当地有流感流行或肯定与确诊流感病例密切接触者，结合临床表现等，一般诊断不难。该病潜伏期1～3天，最短数小时，最长3天。起病多急骤，症状变化很大，主要以全身中毒症状为主，呼吸道症状轻微或不明显。临床表现和轻重程度差异颇大，故又可分为如下几种。

① 单纯型流感：其中又分典型流感，急起畏寒、高热（可达39～40℃）、明显乏力、头痛、全身痛、咽痛和干咳等上呼吸道症状；轻型流感则是低、中度发热，全身和呼吸道症状则较轻。

② 肺炎型流感：多见于婴幼儿、老人、原有慢性疾病等免疫

功能低下者。轻者发病类似典型流感，但发热持续时间较长，重者急起高热、气急，甚至发绀，重者可因呼吸衰竭致死。

③ 中毒型流感：主要表现为中枢神经系统症状。

④ 胃肠型流感：主要表现为呕吐、腹泻症状，2～3 天即可恢复。

（3）流感血象，一般白细胞总数减少，淋巴细胞相对增加。

（4）病毒和病毒抗原的测定：视需要可用免疫荧光法、酶联免疫吸附检测法、血清等诊断和病毒分离鉴定，以判定病毒的类型，区别病毒和细菌感染。

【治疗原则】

（1）普通感冒通常以对症处理，多休息，忌烟，多饮水，保持室内空气流通，如无并发症，一般 5～7 天后可自行痊愈。

（2）流行型感冒基本是对症治疗，发热期卧床休息，多饮水，注意营养，饮食易于消化，特别在儿童和老年患者更应重视。发热较高或头痛、全身痛较重者可用解热镇痛药对乙酰氨基酚、双酚伪麻。

（3）抗病毒治疗：目前尚无特效抗流感病毒药物，现有药物两类，即离子通道 M_2 阻滞剂（金刚烷胺和金刚乙烷）和神经氨酸酶抑制剂（奥司他韦）。神经氨酸酶抑制剂对甲、乙型流感病毒均有很好作用，耐药发生率低。

（4）如有细菌感染如细菌性气管炎或支气管炎、肺炎，经验用药常选青霉素、第一代头孢菌素、大环内酯类或氟喹诺酮类，或根据痰培养和药物敏感试验结果选用抗菌药物。

（5）可加用中药注射剂（单独输注，不与西药配伍应用）喜炎平、痰热清、热毒宁。口服连花清瘟胶囊。

【推荐处方】

抗病毒药物：离子通道 M_2 阻滞剂；神经氨酸酶抑制剂；利巴韦林、干扰素。

【可选药物】

药品名称	适应证与用法用量	注意事项
对乙酰氨基酚	用于感冒发热。口服:0.3～0.6g/次,每日2～3次,每日总量不超过2g,儿童每次10～15mg/kg,每4～6h给药1次。退热疗程一般不超过3日,镇痛不宜超过10日	有恶心、呕吐、出汗、腹痛等,少数可发生变态反应、粒细胞缺乏、肝功能损害。孕妇及哺乳期妇女、3岁以下儿童应避免使用。服药期间避免饮酒
双酚伪麻片	为感冒的对症治疗药。口服:1片/次,每日3次	有轻度头晕、乏力、恶心、上腹不适、口干和食欲缺乏。对本品过敏者禁用,肝肾功能不全者慎用
金刚烷胺	用于亚洲A-Ⅲ型流感发热患者。口服:100mg/次,每日2次。小儿每日3mg/kg,分次服	孕妇和哺乳期妇女、精神病、脑动脉硬化、癫痫等患者禁用。用量过大可致中枢症状。服药期间避免驾车和操作机器。肾功能不良者酌减剂量
金刚乙烷	抗流感病毒。口服:100mg/次,每日2次。12岁以下儿童不推荐使用	孕妇和哺乳期妇女禁用。用量过大可致中枢症状。服药期间避免驾车和操作机器
奥司他韦	防治A型及B型流感,口服:75mg/次,每日2次,共5日。肾功能不全者,每日75mg,共5日	偶有胃肠道反应和头晕、头痛、乏力等。孕妇、哺乳期妇女、儿童不推荐使用,对本品过敏者禁用,肌酐清除率<10ml/min者慎用
利巴韦林	广谱抗病毒药,缓慢静脉滴注:每日10～15mg/kg,分2次给药	可见食欲减退等胃肠道反应及头晕、失眠等。对本品过敏、孕妇及哺乳期妇女禁用,肝功能异常者慎用。注意监测肝肾功能及血象。大剂量应用(包括滴鼻在内)可致心脏损害,有呼吸道疾患者可致呼吸困难、胸痛等
青霉素	抗感染,静脉滴注:800万U/次,每日2次	青霉素G钾盐不宜静脉注射。用前做皮试。溶液宜现配现用
头孢唑林	抗感染,静脉滴注:0.5～1g/次,每日2～4次	可发生药疹及嗜酸粒细胞增高。青霉素过敏者,肝、肾功能不全者慎用
阿奇霉素	抗感染,口服:500mg/次,每日1次,连用3～5日;儿童10mg/kg,每日1次,连用3日。静脉滴注:剂量同上,每次滴注1h	有胃肠道及神经系统不良反应,少数患者出现白细胞计数减少。孕妇及哺乳期妇女慎用

药品名称	适应证与用法用量	注意事项
左氧氟沙星	抗感染。口服：0.1～0.2g/次，每日2次。静脉滴注：0.4g/d，分2次滴入，静脉滴注时间不少于1h。7天为1个疗程	有胃肠道反应。18岁以下儿童、孕妇及哺乳期妇女禁用。重度肾功能不全者慎用
莫西沙星	抗感染，口服或静脉滴注：400mg/次，每日1次。一般5～7日为1个疗程。静脉滴注时间应为90min	有胃肠道反应。可致肝功能异常、味觉障碍、眩晕。合并低血钾患者、Q-T间期延长以及光敏性皮炎、18岁以下儿童、孕妇禁用
喜炎平	用于支气管炎。肌内注射：成人50～100mg/次，一日2～3次；小儿酌减。静脉滴注：250～500mg/d，加入5%葡萄糖液或氯化钠注射液中滴注。小儿酌减	过敏体质者慎用；孕妇禁用。如出现变态反应及时停药并做相应处理。药物性状改变时禁用。不得和其他药物混合滴注
痰热清	用于上呼吸道感染。成人20～40ml，加入5%葡萄糖注射液或氯化钠注射液250～500ml中静脉滴注。一日一次，不超过60滴/min。儿童0.3～0.5mg/kg	偶有变态反应，可见皮疹、瘙痒。不得和其他药物混合滴注
热毒宁	用于上呼吸道感染。静脉滴注：成人20ml/次，以5%葡萄糖注射液或生理盐水稀释，一日一次。儿童10～15ml。滴速为30～60滴/min	个别患者可出现头晕、胸闷、口干、腹泻、恶心、呕吐。偶有变态反应。不得与其他药物混合滴注
连花清瘟胶囊	用于流行性感冒。口服：4粒/次，一日3次	对本品过敏者禁用。风寒感冒者不适用。高血压、心脏病患者慎用。服药期忌烟、酒、辛辣生冷食物

严重急性呼吸道综合征
（Severe acute respiratory syndrome，SARS）

严重急性呼吸道综合征即传染性非典型肺炎，是由一种新型的SARS冠状病毒（SARS-COV）引起的急性传染性疾病，是一种可累及多个器官系统的特殊肺炎。WHO将其命名为严重急性呼吸道综合征。该病在2002年11月16日开始流行，在短时间内迅速传播到世界多个国家，已成为全球性的健康威胁。

【诊断要点】

（1）流行病学史：患者有 2 周之内与 SARS 患者接触尤其是密切接触（指与 SARS 患者共同生活，照顾 SARS 患者或曾经接触 SARS 患者的排泄物，特别是气道分泌物）的历史。人群普遍易感，发病率以青壮年居多，儿童及幼儿发病率较低，男女性别无明显差异。

（2）症状：潜伏期通常限于 2 周之内，一般 2～10 天。起病急，初期似流感样症状，以发热为首发症状，体温一般高于 38℃，常呈持续性高热，可伴有畏寒、头痛、关节酸痛、肌肉酸痛、乏力等。可有咳嗽、胸闷、呼吸加速、气促或明显呼吸窘迫。严重者可出现中毒性休克、肾衰、DIC 等危症。SARS 患者一旦出现感染、休克、肾衰、DIC，死亡率极高。

（3）体征：常不明显，部分患者可闻及少许湿啰音或有肺实质变体征。

（4）实验室检查：外周血白细胞计数一般可不高或降低，常有淋巴计数减少，部分患者血小板减少。

（5）胸部 X 线检查：病变初期肺部可出现不同程度的片状、斑片状磨玻璃密度影，少数为肺实变影。阴影常为多发性和（或）双侧改变，并有随病情进展的趋势，部分病例进展迅速，短期内融合成大片状阴影。

（6）抗菌药物治疗无明显效果。

【治疗原则】

（1）目前尚无特异性治疗和预防手段。可有呼吸衰竭发生，所以应采取机械辅助治疗。总的原则包括应用呼吸机以及应激和 ARDS 的对症支持治疗，常规治疗包括抗病毒药治疗，如利巴韦林、干扰素、血清疗法等，用激素降低免疫系统对肺的损伤，用抗生素治疗潜在的细菌感染，辨证地中西医结合治疗。

（2）一般治疗：卧床休息，避免劳累，用力。

（3）监测病情变化：多数患者在发病后 14 天内都可能属于进展期，所以每天必须监测症状、脉搏、体温、呼吸频率、PaO_2 和

SPO$_2$或动脉血气分析、血象、胸片（早期复查间隔时间不超过2～3天）、T细胞亚群、心肝肾功能等。

（4）对症治疗：发热超过38.5℃者，可酌情使用解热镇痛药（儿童禁用水杨酸类解热镇痛药）。避免剧烈咳嗽，咳嗽剧烈者给予镇咳、祛痰药。有心、肝、肾等器官功能损害者，应该作相应的处理。腹泻者应注意纠正水、电解质平衡。

（5）糖皮质激素：推荐用甲泼尼龙。应用指征为：①有严重中毒症状，高热3日不退；②48h内肺部阴影进展超过50％；③有急性肝损伤或出现ARDS。

（6）早期可使用抗病毒药物：利巴韦林。

（7）预防和治疗继发性细菌感染，根据临床情况，可选用氟喹诺酮类抗菌药物或β-内酰胺类联合大环内酯类药物。

（8）重症患者可试用增强免疫功能的药物：干扰素、胸腺肽、人免疫球蛋白。

（9）可选用中药辅助治疗。

【可选药物】

药品名称	适应证与用法用量	注意事项
利巴韦林	抗病毒。静脉滴注：600mg/次，每6h给药1次。疗程2周	有胃肠道反应。孕妇及哺乳期妇女禁用。肝功能异常者慎用
甲泼尼龙	静脉滴注：80～320mg/d。一般每3～5天减量1/3，通常静脉给药1～2周后可改用口服泼尼松或泼尼松龙。总疗程一般不超过4周	当临床症状改善或胸片显示肺内阴影吸收时，逐渐减量停用。使用过程中应注意预防和治疗并发症。注射液在紫外线和荧光下易分解破坏，应避光
干扰素α-2b	抗病毒、抗增殖和免疫调节作用。皮下注射：300万U/d，疗程1周。也可每次500万U/m^2，每周3次，持续4个月	大剂量可致发热、流感样症状、肌肉酸痛等。有轻度骨髓抑制，少数有转氨酶、血肌酐升高。本品能增强利巴韦林的血药浓度和抗病毒作用，合用可减少其用量，还可减少其副作用，特别是溶血性毒性
胸腺肽	调节免疫。静脉滴注：20～80mg/次，每日1次，溶于生理盐水或5%葡萄糖液500ml中缓慢滴注	可有发热、荨麻疹、头晕等不良反应。注射前需做皮试，阳性者禁用。对本品过敏者禁用。孕妇及哺乳期妇女慎用。储存时宜置凉暗处

药品名称	适应证与用法用量	注意事项
人免疫球蛋白	调节免疫。静脉滴注:200～300mg/kg,连续 2～3 日。开始滴注速度为 1.0ml/min(约 为 20 滴/min),持续 15min 后若无不良反应,可逐渐加快速度,最快滴注速度不得超过 3.0ml/min(约 60 滴/min)	极个别患者有一过性头痛、恶心、局部疼痛和暂时性体温升高。禁将本品肌内注射制剂做静脉滴注用。本品应单独输注,不得与其他药物混合输用。有严重酸碱代谢紊乱的患者应慎用。对本品过敏及有 IgA 缺乏者禁用

重症肺炎（Severe pneumonia）

重症肺炎是指肺炎除常见呼吸系统症状外，患有呼吸衰竭（呼衰）和其他系统明显受累的表现，如并发心力衰竭（心衰）、DIC、超高热或低温不升。重症肺炎包括重症社区获得性肺炎（CAP）和重症医院获得性肺炎（HAP）。

【诊断要点】

① 有意识障碍。

② 呼吸频率≥30 次/min。

③ $PaO_2<60mmHg$；$PaO_2/FiO_2<300mmHg$，需机械通气。

④ 休克血压，$SBP<90mmHg$，$DBP<60mmHg$。

⑤ 需要血管收缩剂超过 4h（脓毒休克）。

⑥ 少尿，尿量<20ml/h，或<80ml/4h，或出现急性肾功能衰竭需透析治疗。

⑦ 胸片显示双侧或多个肺叶受累，或入院 48h 内病变扩大≥50%。

⑧ 白细胞计数$>10\times10^9/L$ 或$<4\times10^9/L$，伴或不伴核左移，血肌酐$>2mg/dl$。

【治疗原则】

（1）维护重要器官的功能，如吸氧、抢救休克（补充血容量、纠正酸中毒、给血管活性物质等）。

（2）抗感染治疗。

① 重症社区获得性肺炎抗菌药物的选择

a. 大环内酯类与头孢噻肟或头孢曲松合用。

b. 具有抗假单胞菌活性的广谱青霉素或三代头孢＋β-内酰胺酶抑制剂，或前两者之一联用大环内酯类。

c. 碳青霉烯类。

d. 青霉素类或头孢菌素类过敏者选用氟喹诺酮类联合氨基糖苷类。

② 重症医院获得性肺炎抗菌药物的选择：氟喹诺酮类或氨基糖苷类抗生素联合下列药之一。

a. 抗假单胞菌 β-内酰胺类如头孢他啶、头孢哌酮、哌拉西林、美洛西林等。

b. 广谱 β-内酰胺类/β-内酰胺酶抑制剂（氨苄西林/舒巴坦、头孢哌酮/舒巴坦、哌拉西林/他唑巴坦）。

c. 碳青霉烯类：亚胺培南、美罗培南等。

d. 必要时联用万古霉素或去甲万古霉素。

e. 估计有真菌感染时应选用有效抗真菌药物两性霉素 B、氟康唑、伊曲康唑、伏立康唑、卡泊芬净、米卡芬净等。

【可选药物】

药品名称	适应证与用法用量	注意事项
青霉素	抗感染。静脉滴注：800 万～1000 万 U/次，每 12h 给药 1 次	用药前做皮试。青霉素钾盐不宜静脉注射。溶液宜现配现用
氨苄西林/舒巴坦	抗感染。静脉滴注：2～4g/次，每 8h 给药 1 次	注射部位疼痛、腹泻、恶心、皮疹等。用药前做皮试。用生理盐水溶解。肾功能减退者慎用。孕妇禁用
哌拉西林/舒巴坦	抗感染。静脉滴注：每日剂量为哌拉西林 12g，舒巴坦钠 3g，分 2 次静脉滴注。每次滴注·2～3h	有皮疹、瘙痒、药热、腹泻、恶心、呕吐等不良反应。用药前做皮试。肾功能减退者适当减量
哌拉西林/他唑巴坦	抗感染。静脉滴注：成人及 12 岁以上儿童每 8h 或 12h 给药 1 次，4.5g/次。每次滴注 2～3h	同哌拉西林/舒巴坦
美洛西林	抗感染。静脉注射或静脉滴注：1～3g/次，每日 4 次	常见皮疹、胃肠道反应，个别可出现白细胞减少及血清转氨酶升高。用药前做皮试

药品名称	适应证与用法用量	注意事项
头孢他啶	抗感染。静脉滴注:1～2g/d,每8h或12h给药1次	对头孢类抗生素过敏者禁用,可致二重感染。不可与碳酸氢钠配伍。可有胃肠道反应,静脉炎多见
头孢噻肟	抗感染。静脉滴注:1～2g/次,每8～12h给药1次。严重感染每6～8h2～3g。每日最高剂量12g	对头孢类抗生素过敏者禁用,可致二重感染。肾功能不全者慎用
头孢曲松	抗感染。静脉滴注:1～2g/次,每日1次。危重病例或由中度敏感菌引起的感染可加至4g,每日1次或分2次滴注	局部反应有静脉炎、皮疹、药热等,可致二重感染。对头孢类抗生素过敏者禁用。不得使用含钙溶液
头孢哌酮	抗感染。静脉滴注:2～8g/d,每8～12h给药1次	皮疹较为多见,大剂量用药时要预防出血倾向。用药期间禁止饮酒
头孢哌酮/舒巴坦	抗感染。静脉滴注:2～4g/d,每12h给药1次。严重或感染可增至每日8～12g	主要有腹泻或稀便等胃肠道反应。尚有头痛、发热、寒战、静脉炎。用药期间禁止饮酒
亚胺培南/西司他丁	抗感染。静脉滴注:1.5～3g/d,每8h给药1次。每日总量不得超过4g,每次滴注2h	有惊厥史及癫痫患者忌用。不可与碱性溶液配伍
美罗培南	抗感染。静脉滴注:1g/次,每12h或每8h给药1次。严重感染时2g/次,每日3次。每次滴注2～3h	不良反应有注射部位炎症、疼痛、皮疹及胃肠道反应。严重肝肾功能障碍,中枢神经系统功能障碍者慎用
阿米卡星	抗感染。静脉滴注:每次7.5mg/kg,每日2次。每日总量不超过1.5g	注意耳、肾毒性,肾功能不全、小儿及老年人慎用。有头痛、麻木、针刺感、震颤、抽搐等不良反应发生
克拉霉素	抗感染。口服:0.25～0.5g/次,每日2次,7～10天为1个疗程	可出现胃肠道反应、药物热、皮疹等。孕妇慎用
左氧氟沙星	抗感染。静脉滴注:0.4g/d,分2次给予	有胃肠道反应和中枢神经系统不良反应。18岁以下儿童、孕妇及哺乳妇女禁用。重度肾功能不全者慎用
万古霉素	抗感染。静脉滴注:2g/d,每12h给药1次,每次滴注时间至少60min以上	有胃肠道反应,偶有伪膜性肠炎、变态反应,如皮疹、药物热。肾功能不全及老年人禁用
去甲万古霉素	抗感染。静脉滴注:0.8～1.6g/d,分2～3次。每次滴注时间至少60min以上	少数可出现皮疹、恶心、静脉炎等。也可引致耳鸣、听力减退、肾功能损害。个别患者尚可发生一过性白细胞降低、血清氨基转移酶升高等

药品名称	适应证与用法用量	注意事项
两性霉素 B	静脉滴注:开始用小剂量 1～2mg,逐日递增至每日 1mg/kg,每日 1 次。先以灭菌注射用水 5ml 配制 25mg,然后用 5% 葡萄糖注射液稀释,滴注液的药物浓度不超过 10mg/100ml,避光缓慢静脉滴注,滴速 1～1.5ml/min	毒性较大,可有发热、头痛、寒战、胃肠道反应、血栓性静脉炎、肾功能损害等。滴速切忌过快,并不得漏出血管外。使用期间,应用抗组胺药可减轻某些反应。出现低钾血症,应高度重视,及时补钾
氟康唑	抗真菌。静脉滴注:0.2～0.4g/d,每日 1 次	有胃肠道反应、皮疹、头痛。也有肝毒性,如用药过程中有肝功能变化要及时停药或处理。孕妇用药应权衡利弊,哺乳期妇女慎用
伊曲康唑	抗深部真菌。口服或静脉滴注:100～200mg/d,1 次使用	有胃肠道反应。心脏病患者慎用。孕妇忌用。近有报道本品可致心衰及肝衰竭
伏立康唑	抗深部真菌。静脉滴注:首日每次 6mg/kg,每 12h 给药 1 次,以后每次 4mg/kg,每日 2 次	常见不良反应有视觉障碍、发热、皮疹、呕吐、恶心、腹泻、腹痛、水肿等,有一定的肝肾毒性,少数可出现中毒性表皮溶解坏死
卡泊芬净	抗真菌。静脉滴注:第一天给予单次 70mg 负荷剂量,随后每天 50mg,1h 缓慢输注。疗程至少 14 天	常见发热、头痛、腹痛、胃肠道反应,偶见皮疹、瘙痒。哺乳期妇女、妊娠期妇女禁用,不推荐 18 岁以下患者使用
米卡芬净	静脉滴注:曲霉病 50～150mg/d,一次输注,严重或者难治性曲霉病患者可增加至 300mg;念珠菌病 50mg/d,一次输注,严重或者难治性念珠菌病患者可增加至 300mg。剂量为 75mg 或以下时输注时间不少于 30min,剂量为 75mg 以上时输注时间不少于 1h	可出现静脉炎、关节炎、血管疼痛、寒战、头痛、高血压、心悸、腹泻、稀便、皮疹和斑丘疹等。孕妇或可能妊娠的妇女,仅在预期治疗的益处超过可能产生的风险时方可用药;建议哺乳期妇女避免使用本品;老年患者应慎重决定使用剂量

急性肺水肿 (Acute pulmonary edema)

急性肺水肿是指由于左心室排血量减少致肺静脉压增加,超过血浆胶体渗透压致血浆渗透到肺间质和肺泡内,影响气体交换而引起的临床综合征。临床上以急性左心衰竭常见,因为任何能引起左心室和左心房衰竭的疾病均可发生肺水肿。

【诊断要点】

① 临床症状：突发严重呼吸困难，呼吸频率达 30～40 次/min，发绀、大汗、烦躁、频繁咳嗽、咳白色或粉红色泡沫痰，有时伴有哮喘样发作。极重者可因脑缺氧而致神志模糊。

② 体征：四肢厥冷，脉细弱，可有交替脉，心界向左或左下扩大，心率快，可有奔马律及心律失常。两肺布满湿啰音及哮鸣音，开始血压正常或升高，后期随病情加重，血压下降或出现休克。

③ X线检查：肺血管纹理模糊、增多，肺门阴影不清，肺透光度降低。此外还有基础心脏病的 X 线表现。

④ 动脉血气分析：多表现低氧血症、低碳酸血症、代谢性酸中毒。

【治疗原则】

① 采取坐位，双腿下垂，以减少静脉回流和增加肺活量。

② 氧疗并消除泡沫：用面罩给氧，湿化器内置 75％～95％乙醇或 10％硅酮有助于消除泡沫。

③ 给予镇静剂：吗啡、哌替啶。

④ 快速利尿剂脱水利尿：呋塞米、依他尼酸钠、布美他尼。

⑤ 血管扩张剂：硝普钠、硝酸甘油、酚妥拉明。

⑥ 正性肌力药物改善心功能：洋地黄制剂（毛花苷丙）。

⑦ 磷酸二酯酶抑制剂改善呼吸症状：氨茶碱。

⑧ 糖皮质激素：地塞米松、氢化可的松。

【可选药物】

药品名称	适应证与用法用量	注意事项
吗啡	镇痛、镇静。皮下或静脉注射：5～10mg/次，必要时可重复，共 2～3 次。不可久用，以免产生耐受性	禁用于休克、呼吸抑制和慢阻肺合并肺水肿者。婴幼儿、孕妇、哺乳期妇女、甲减、支气管哮喘、前列腺肥大、颅内压增高等患者禁用。老年人慎用

药品名称	适应证与用法用量	注意事项
哌替啶	镇痛,抗焦虑。肌内注射:50~100mg/次。极量 150mg/次,每日 600mg	副作用有头昏、头痛、出汗、口干、恶心、呕吐等。过量可致瞳孔散大,血压下降等。禁用于休克、呼吸抑制和慢阻肺合并肺水肿者。禁用于产前期和哺乳期妇女
呋塞米	利尿。口服:20~40mg/次,每日 2~3 次。静脉滴注:40~100mg/次	可发生水、电解质紊乱,偶见变态反应、头痛、头晕、腹痛等。副作用尚有低钾血症、高尿酸血症、听力受损。孕妇禁用。不主张肌内注射
依他尼酸钠	利尿。缓慢静脉滴注:25~50mg/次,溶于 20~40ml 生理盐水中,10~20min 滴完。每次剂量不超过 100mg	副作用有低钾血症、高尿酸血症、听力受损。孕妇禁用。哺乳期妇女、糖尿病、严重肝功能损害者慎用
布美他尼	利尿。静脉注射:开始 1~2mg,必要时隔 20min 重复,也可 2~5mg 稀释后缓慢滴注(不短于 30~60min)	可见水、电解质紊乱。孕妇禁用。严重的肝、肾功能不全,糖尿病,痛风患者及小儿慎用。不主张肌内注射。注射液不宜加入酸性溶液中静脉滴注,以免引起沉淀
硝普钠	静脉滴注:1~3μg/(kg·min),极量 10μg/(kg·min),总量 3.5mg/kg。本品 50mg 溶解于 5% 葡萄糖溶液 5ml 中,再稀释于 5% 葡萄糖液 250~1000ml 中,在避光输液瓶中滴注	输液瓶应避光,每隔 8h 配一次液体,最长不超过 24h。最常见不良反应为低血压。停药时应逐渐减量,以免出现反跳
硝酸甘油	扩张小静脉。舌下含化:0.3~0.6mg/次。静脉滴注:5~10μg/min 开始,然后每 10min 调整 1 次。每次增加 5~10μg,根据病情调整剂量	可见头痛,眩晕,胃肠道反应。心梗早期、青光眼、颅内压增高者、梗阻型心肌病、严重贫血等患者禁用
酚妥拉明	静脉滴注:从 0.1mg/min 开始,最大可增至 1.5~2.0mg/min,根据病情调整剂量	可见体位性低血压。低血压、心肌梗死、冠心病等患者禁用。忌与铁剂配伍
毛花苷丙	增强心肌收缩力。静脉注射:首次 0.2~0.4mg,2~4h 后可以再追加 0.2~0.4mg,24h 内用量不应大于 1.2mg。用前以葡萄糖注射液稀释	副作用有室性期前收缩等各种心律失常,过量时可有恶心、食欲缺乏、头痛、心动过缓、黄视等。对二尖瓣狭窄所致肺水肿无效。急性心肌梗死 24h 内不宜应用

药品名称	适应证与用法用量	注意事项
氨茶碱	口服：0.1～0.2g/次，每日 3 次，饭后服。静脉滴注：0.25～0.5g/次，缓慢滴注，每日 2 次	副作用有胃肠道反应、激动不安、失眠等。急性心梗、低血压、休克患者忌用。孕妇、哺乳期妇女、老人、高血压、肝肾功能不全者慎用
地塞米松	抗炎。静脉注射：10～20mg/d，连续2～3 天	溃疡病、血栓性静脉炎、活动性肺结核、肠吻合手术后的患者禁用
氢化可的松	抗炎。静脉滴注：50～100mg/次，用生理氯化钠注射液或 5% 葡萄糖注射液 500ml 混合均匀。连续 2～3 天	严重精神病、癫痫、高血压、糖尿病、孕妇等禁用。有中枢抑制症状或肝功能不全者及小儿慎用

急性呼吸衰竭（Acute respiratory failure）

急性呼吸衰竭是各种原因引起的肺通气或换气功能发生严重障碍，不能进行有效的气体交换，以致机体发生缺氧和（或）二氧化碳潴留，从而导致一系列的生理功能和机体代谢紊乱的临床综合征。临床常见的病因包括各种原因引起的窒息、重症哮喘、严重呼吸系统感染、各种原因引起的急性肺水肿、胸肺部外伤、颅脑和神经肌肉病变、药物中毒等。

【诊断要点】

① 具有引起呼吸衰竭的病史和诱因。

② 有缺氧的临床表现，呼吸困难，伴呼吸频率、深度和节律的改变，有时可有鼻翼扇动、端坐呼吸、出汗、烦躁不安、谵妄、抽搐、昏迷、各种心律失常，甚至心脏停搏。

③ 典型体征：发绀，因动脉血还原血红蛋白增加，致耳垂、口唇、口腔黏膜、指甲呈青紫色，并有三凹征。

④ 动脉血气分析：$PaO_2 < 60mmHg$（8kPa），或伴有 $PaCO_2 > 45mmHg$（6kPa）。

【治疗原则】

① 保持呼吸道通畅，可采取口对口呼吸急救措施，必要时气管插管或气管切开。

②合理氧疗，一般通过鼻导管或鼻塞给氧，面罩给氧适用于 PaO_2 明显降低、对氧流量需求大的患者。

③机械通气，主要应用较小潮气量（5～9ml/kg），压力限制性通气模式。

④纠正电解质、酸碱平衡失调。

⑤针对病因治疗，用抗生素控制感染，如头孢噻肟、环丙沙星。急性呼吸衰竭有严重感染时应选用强效抗生素亚胺培南/西司他丁、头孢哌酮/舒巴坦。

⑥呼吸兴奋药：尼可刹米、洛贝林、二甲弗林、多沙普仑。 PaO_2 过低、$PaCO_2$ 过高或出现肺性脑病表现或呼吸频率、节律失常时，可考虑使用。

【可选药物】

药品名称	适应证与用法用量	注意事项
头孢噻肟	抗感染。静脉滴注：2g/次，每 8h 或 12h 给药 1 次	可有胃肠道反应、皮疹、药物热、静脉炎、转氨酶升高等不良反应
环丙沙星	抗感染。静脉滴注：0.2g/次，每日 2 次	有胃肠道反应。孕妇禁用。哺乳期妇女应暂停哺乳
亚胺培南/西司他丁	抗感染。静脉滴注：1g/次，每 12h 给药 1 次。严重感染，每 8h 给药 1 次。每日用量不超过 4g。每次滴注 2h	有惊厥史或癫痫发作史患者忌用。不可与碱性溶液配伍
头孢哌酮/舒巴坦	抗感染。静脉滴注：2～4g/d，严重或难治性感染可增至 8～12g/d，每 12h 给药 1 次	可有皮疹、药物热等反应。尚有头痛、发热、寒战、静脉炎。长期应用可致出血，可加维生素 K 预防。用药期间禁止饮酒
尼可刹米	兴奋呼吸。常用 0.75g 静脉注射，而后用 3.0～3.75g 加入 5% 葡萄糖液 500ml 中静脉滴注	副作用有恶心、呕吐、颜面潮红、肌肉抽动等，停用即可缓解。用量过大可出现癫痫样惊厥大发作。小儿高热但无中枢性呼吸衰竭者及抽搐惊厥患者禁用
洛贝林	兴奋呼吸。静脉推注：3～9mg/次或 9～15mg 加入液体静脉滴注，可与尼可刹米交替使用	有恶心、呕吐、呛咳、头痛、心悸等副作用。较大剂量可致心动过速、传导阻滞、呼吸抑制甚至惊厥
二甲弗林	兴奋呼吸。静脉滴注：8～16mg/次	有胃肠道反应。起效快，维持时间长。孕妇禁用

药品名称	适应证与用法用量	注意事项
多沙普仑	兴奋呼吸。静脉滴注：100mg 加入液体 500ml 中，滴速 1.5～3mg/min，总量不超过 4mg/kg	有胸闷、胸痛、心率快、头痛及胃肠道反应。兴奋呼吸作用强，安全范围大，但半衰期短，不适于长期应用。禁与碱性药合用。患有惊厥、癫痫、高血压、甲亢、严重肺部疾病患者禁用。孕妇、哺乳期妇女及 12 岁以下儿童慎用

急性呼吸窘迫综合征
（Acute respiratory distress syndrome，ARDS）

本病是由于多种肺内外致病因素导致的急性肺损伤、呼吸衰竭，以呼吸窘迫、顽固性低氧血症和非心源性肺水肿为特征的一类临床综合征。

【诊断要点】

① 根据病史：引起 ARDS 的疾病的高危因素多达百余种，但以严重休克、脓毒血症、多发性损伤、重症肺炎、大量输血（液）、胃内容物吸入、溺水、急性胰腺炎、药物或麻醉药品中毒等多见。

② 临床表现：呼吸频率＞28 次/min，甚至高达 60 次/min 以上，可有不同程度咳嗽、少痰，缺氧明显，唇甲发绀。肺部可闻及支气管呼吸音、干性啰音、捻发音或水泡音。

③ 典型低氧血症，$PaO_2＜60mmHg$（8kPa），$PaO_2/FiO_2＜300mmHg$。

④ 胸部 X 线检查示肺纹理增多、模糊、斑片状阴影等肺间质或肺泡病变，两肺浸润阴影。

【治疗原则】

① 改善通气和组织供氧，包括氧疗及机械通气。

② 严格控制液体量，保持体液平衡。

③ 抗菌药物治疗：根据痰液及气管分泌物的培养检测结果，选用敏感抗菌药物控制肺部感染，如头孢呋辛、莫西沙星。

④ 用山莨菪碱解除小血管痉挛，改善 V/Q 比值以及保护溶酶体膜，减少其对组织的损伤。

⑤ 糖皮质激素地塞米松抗炎治疗。

⑥ 应用 H_2 受体拮抗剂预防因应激性溃疡产生的消化道出血。

⑦ 可适当使用利尿剂消除肺水肿：呋塞米。

⑧ 纠正肺微循环障碍用酚苄明。

⑨ 纠正血液高凝状态可用右旋糖酐、肝素。

【可选药物】

药品名称	适应证与用法用量	注意事项
山莨菪碱	改善微循环。静脉滴注:10~20mg/次,每6h滴注1次	颅内压增高、脑出血急性期及青光眼患者禁用
地塞米松	抗炎。静脉注射:20~40mg/d	患者伴有败血症或严重感染者忌用或慎用。不能作为常规应用
呋塞米	利尿。静脉注射:40~60mg/次,每天2~3次	可引起体位性低血压、听力障碍等。孕妇禁用,肾功能障碍者慎用。不主张肌内注射
酚苄明	纠正肺微循环障碍。静脉滴注:10~20mg/次,加入500ml溶液中静脉滴注,滴速1~2ml/min	注意以收缩压不低于90mmHg为宜
头孢呋辛	抗感染。静脉滴注:成人,一般或中度感染0.75g/次,一日3次;重度感染1.5g/次,一日3次	对本品及头孢类过敏者禁用。肾功能不全者减少一日剂量。偶见变态反应如皮疹、瘙痒、荨麻疹。偶见血象异常,肝功能异常
莫西沙星	抗感染。口服或静脉滴注:400mg/次,每日一次。一般5~7日为1个疗程。静脉滴注时间为90min	有胃肠道反应。可致肝功能异常、味觉障碍、眩晕。合并低血钾患者、Q-T间期延长以及光敏性皮炎、18岁以下儿童、孕妇禁用

大咯血 (Hemoptysis)

喉部以下的呼吸器官出血，经咳嗽动作从口腔排出称为咯血。咯血可表现为痰中带血、满口鲜血到致命性的大咯血，在量上有很大的差别。大咯血通常是指一次咯血量超过 100ml 或 24h 内咯血量超过 600ml 者，也有人强调将一次咯血量在 100ml 以上或 24h

内咯血量超过 200ml 者视为大咯血。尽管咯血患者中大咯血所占比例不足 5%，但病死率却高达 7%～32%，患者常因窒息而死亡。

【诊断要点】

（1）咯血以血色鲜红带泡沫、伴随咳嗽动作、血中混有痰液、呈弱碱性为特征，常有喉痒、胸闷，除非血被咽下，否则无黑便，可与呕血鉴别。

（2）详细询问患者病史

① 既往有结核病史，首先要考虑肺结核病变所致咯血；平时呈慢性咳嗽、大量浓痰、痰味恶臭、反复咯血则应想到支气管扩张或肺脓肿；既往有结石咯血史，应考虑支气管结石症。

② 心脏疾患，平时有心功能不全，应考虑到心瓣膜病或先心病引起的肺梗死或肺动脉高压症。

③ 引起咯血的某些全身性疾病，如肺转移癌、白血病、急性传染病、结缔组织病等。

（3）胸部 X 线照片常可提示有一侧或双侧肺部病变。当 X 线检查对肺内某些疾病有疑问时，CT 可作为补充手段，可发现与心脏和肺门血管重叠的病灶及局部小病灶。

（4）纤维支气管镜检查、支气管造影及选择性支气管造影。

（5）实验室检查：痰细菌培养、查找脱落细胞及抗酸杆菌检查，有助于炎症、结核、肿瘤的诊断。

【治疗原则】

① 绝对卧床休息，镇静（地西泮），镇咳（可待因）。

② 积极止血。使用止血药垂体后叶素、普鲁卡因、酚妥拉明、酚磺乙胺、卡络磺钠、维生素 K_1、维生素 K_3、氨基己酸、巴曲酶等。

③ 预防气道阻塞。

④ 维持患者的生命体征。

⑤ 手术治疗。

⑥ 短期少量应用糖皮质激素（甲泼尼龙、地塞米松），具有非特异性抗炎作用，可降低血管通透性。

【可选药物】

药品名称	适应证与用法用量	注意事项
地西泮	抗焦虑。口服:2.5～5mg/次,每日2～3次。肌内注射:5mg/次	可致嗜睡、头昏、乏力、共济失调,偶见皮疹。剂量大时可出现兴奋不安。青光眼患者慎用。孕妇、哺乳期妇女禁用。老年人用药后易引起精神失常,故慎用
可待因	镇咳。口服:15～30mg/次,每日3次	久服可致便秘。孕妇、哺乳期妇女、痰多者禁用
垂体后叶素	止血。5～10U加入25%葡萄糖液20～40ml,缓慢静脉注射(10～15min),或10～20U加入5%葡萄糖液50～500ml中静脉滴注,必要时6～8h重复1次。极量20U/次	用药后出现面色苍白、出汗、心悸、胸闷、腹痛、过敏性休克等,应立即停药。高血压、妊娠、冠心病患者忌用。呼吸道、副鼻窦疾患、哮喘患者禁用。冷藏,避免冰冻
普鲁卡因	通过扩张血管止血。50mg加入葡萄糖液20～40ml中缓慢静脉注射,或用300～500mg加入5%葡萄糖液500ml中静脉滴注,每日1次	对于大量咯血不能使用垂体后叶素的高血压、冠心病、肺心病及妊娠等患者尤为适用。用前应做皮试。用量不能过高,注射速度不宜过快,否则可引起颜面潮红、谵妄、兴奋、惊厥,对出现惊厥者可使用异戊巴比妥或苯巴比妥解救。有普鲁卡因过敏史者禁用
酚妥拉明	止血。静脉滴注:10～20mg加入5%葡萄糖液50～500ml,每日1次,连用5～7天	可见体位性低血压、胃肠道反应、乏力、共济失调等反应。应在补足血容量基础上用药。对于使用垂体后叶素禁忌的高血压、冠心病、肺心病、及妊娠等患者尤为适用
酚磺乙胺	止血。0.25g加入25%葡萄糖液40ml中静脉注射,每日1～2次。或用0.75g加入5%葡萄糖液中静脉滴注,每日1次	可有恶心、头痛、皮疹、暂时性低血压等。偶有静脉注射后发生过敏性休克者
卡络磺钠	止血。肌内注射:5～10mg/次,每日2次	偶有头痛、头晕、耳鸣、视力减退,大量使用可致精神紊乱。对水杨酸类过敏者禁用。有癫痫、精神病史者慎用
维生素K$_1$	止血。肌内注射:10mg/次。或稀释成40ml缓慢静脉注射,每日1～2次	偶见变态反应。严重肝功能不全者禁用。肌内注射可引起局部红肿。静脉注射过快,可致面部潮红、出汗、支气管痉挛、心动过速、低血压等

药品名称	适应证与用法用量	注意事项
维生素 K_3	止血。肌内注射或口服：4～8mg/次，每日 2～3 次	注射局部可见红肿和疼痛。较大剂量可致新生儿、早产儿溶血性贫血、高胆红素血症及黄疸。红细胞 6-磷酸脱氢酶缺乏症患者可诱发急性溶血性贫血。大剂量可致肝损害。肝功不全患者可改用维生素 K_1
氨基己酸	止血。静脉滴注：4～6g/次，以 5%～10% 葡萄糖液或生理盐水 100ml 稀释，于 15～30min 滴完，24h 内总量不超过 20g，可连用 3～4 天	可有恶心、呕吐、早搏、结膜充血、皮疹、全身不适、头晕等。不可静脉推注。心、肝、肾功能损害者应减量、慎用。静脉给药速度过快时，可有低血压、心动过缓等反应
巴曲酶	止血。肌内注射、静脉注射或经纤维支气管镜出血部位喷洒：1～2BU/次，每日 2～3 次	用药期间应观察患者出、凝血时间。出现过敏症状应立即停药，对症处理。有血栓病史及 DIC 导致的出血及对本品过敏者禁用。孕妇禁用
甲泼尼龙	抗炎作用。静脉注射或静脉滴注：20～40mg/次，每日 1～2 次	妊娠期及哺乳期妇女慎用；全身性真菌感染及对本品过敏者禁用
地塞米松	抗炎作用。静脉滴注或静脉注射：5mg/次，每日 1～2 次	溃疡病、血栓性静脉炎、活动性肺结核、肠吻合术后的患者禁用

支气管哮喘急性发作（Bronchial asthma acute episode）

支气管哮喘是由多种细胞（如嗜酸粒细胞、肥大细胞、T 淋巴细胞、中性粒细胞、气道上皮细胞等）和细胞组分参与的气道慢性炎症性疾患，是一种可以逆转的支气管痉挛性疾病。哮喘急性发作是指喘息气急、咳嗽、胸闷等症状突然发生或原有症状急剧加重，常伴有呼吸困难，以呼气流量降低为其特征，常因接触变应原等刺激物或治疗不当等所致。哮喘急性发作时按病情严重程度分为轻度、中度、重度和危重四种。曾有将哮喘发作持续 24h（也有认为 12h）以上未能控制、不缓解者称为哮喘持续状态，现已归入危重哮喘之中。

【诊断要点】

符合（1）～（4）条或（4）、（5）条者可诊断为支气管哮喘。

（1）反复发作喘息、气急、胸闷或咳嗽，多与接触变应原、冷空气、物理性和化学性刺激、病毒性上呼吸道感染、运动等有关。

（2）发作时在双肺可闻及散在或弥漫性，以呼气相为主的哮鸣音，呼气相延长。

（3）上述症状可经治疗缓解或自行缓解。

（4）除外其他疾病所引起的喘息、气急、胸闷和咳嗽。

临床表现不典型者（如无明显喘息或体征）应至少具备以下一项试验阳性：支气管激发试验或运动试验阳性；支气管舒张试验阳性（FEV_1 增加 15％以上，且 FEV_1 增加绝对值＞200ml）；最大呼吸流量（PEF）日内变异率或昼夜波动率≥20％。

哮喘急性发作是指喘息气急、咳嗽、胸闷等症状突然发生或原有症状急剧加重，可在数小时或数天内出现，偶可在数分钟内危及生命。

【治疗原则】

（1）氧疗：初始吸氧浓度以 40％为宜，氧流量 4～5L/min。需用密闭面罩或双鼻导管提供较高浓度的湿化氧气，以维持氧饱和度≥90％（儿童 95％）。

（2）平喘：雾化吸入短效 β_2-受体激动剂（沙丁胺醇、特布他林、福莫特罗、丙卡特罗）。

（3）解痉剂对症治疗：异丙托溴铵。

（4）扩张支气管平滑肌药：氨茶碱、二羟丙茶碱、多索茶碱。

（5）维持水、电解质平衡，纠正酸碱紊乱。

（6）抗炎治疗：糖皮质激素（氢化可的松、地塞米松、甲泼尼龙）。

（7）哮喘急性发作时如有感染应选用有效抗菌药物：头孢呋辛、莫西沙星。

【可选药物】

药品名称	适应证与用法用量	注意事项
沙丁胺醇	平喘。气雾吸入：0.1～0.2mg/次（即喷吸 1～2 次），必要时每 4h 重复一次，但 24h 内不宜超过 8 次	少数人有恶心、头痛、头晕，剂量过大可有心动过速。心衰、高血压、甲亢及心功能不全患者慎用

药品名称	适应证与用法用量	注意事项
特布他林	平喘。喷雾吸入：$0.25\sim0.5\mu g$/次，每日 $3\sim4$ 次。口服：$1.25\sim2.5mg$/次，每日 3 次。儿童，口服：$1.25mg$/次，每日 $2\sim3$ 次	少数患者出现手指震颤、头痛、心悸。孕妇、甲亢、冠心病、高血压、糖尿病等患者慎用
沙美特罗	平喘。喷雾吸入：$50\mu g$/次，每日 2 次。严重病例，$100\mu g$/次，每日 2 次，吸入后 30min 起效。4 岁以上儿童，$50\mu g$/次，每日 2 次	偶见震颤、头痛、心悸。有时会出现血钾降低，应注意。不适用于哮喘急性发作。孕妇慎用。甲亢患者慎用
福莫特罗	平喘。气雾吸入：$4.5\sim9\mu g$/次，每日 $1\sim2$ 次，给药后 $3\sim5min$ 起效，平喘作用维持 $8\sim12h$	偶见头痛、心悸、震颤、低血钾、心动过速等。严重肝硬化患者禁用。孕妇慎用。持续、过量使用可能引起心律不齐
丙卡特罗	平喘。口服：$50\mu g$/次，每晚睡前服用或每日 2 次。儿童，口服：$25\mu g$/次，每日 1 次	偶有口干，鼻塞，倦怠。停药后恢复。6 岁以下儿童、孕妇慎用
异丙托溴胺	平喘。气雾吸入：$40\sim80\mu g$/次，每日 $3\sim4$ 次	少数患者有口苦或口干。对阿托品类药物过敏者禁用。青光眼、前列腺肥大者慎用。用量过大可致痰液黏稠，不易咳出，加重呼吸困难
氨茶碱	舒张支气管平滑肌。口服：$0.1\sim0.2g$/次，每日 $1\sim3$ 次；儿童每日 $4\sim6mg/kg$，分 $2\sim3$ 次。静脉注射：首次剂量 $2\sim4mg/kg$，注射时间大于 10min。静脉滴注：$0.8\sim1.0mg/kg$，每日注射剂量不超过 $1.0g$	主要副作用为恶心、呕吐、激动不安、失眠、心律失常。严重者可引起抽搐，不与其他药物合用。孕妇、哺乳期妇女、老人、高血压、肝肾功能不全者慎用
二羟丙茶碱	平喘但较弱。口服：$0.2g$/次，每日 3 次。静脉滴注：用于严重哮喘发作，$1\sim2g/d$，分 $2\sim3$ 次	偶有口干、心悸、多尿及有胃肠道不良反应。不宜与氨茶碱合用。大剂量可致中枢兴奋，预服镇静药可防止
多索茶碱	扩张支气管。口服：$0.2\sim0.4g$/次，一日 2 次，餐前或餐后 3h 服用。儿童 $0.2g$/次，每日 2 次。哮喘急性发作时也可缓慢静脉滴注，每次 $0.3g$ 加入 5%葡萄糖溶液或生理盐水 100ml 中静脉滴注	对本品过敏患者、急性心肌梗死患者禁用。严重心、肺、肝、肾功能异常者慎用。孕妇及哺乳期妇女避免使用。可有轻微胃肠道反应。服药期间应避免食用咖啡因饮料或食品

药品名称	适应证与用法用量	注意事项
氢化可的松琥珀酸钠	抗炎。静脉注射:400~600mg/次,疗程不超过 3~5 日。儿童,1 岁以内,25mg/d;1~5 岁,50mg/d;6~12 岁,100mg/d	症状缓解后,改口服或雾化吸入治疗。严重精神病、癫痫、高血压、糖尿病、孕妇等禁用。小儿慎用
地塞米松	抗炎。静脉滴注:2~6mg/次,严重病例,该剂量可 2~6h 重复 1 次,直至病情稳定,但不能超过 48~72h	只宜短期使用。病情缓解后可改用口服泼尼松,每天 1~2mg/kg,每天最大量 60mg
甲泼尼龙	抗炎。静脉滴注:80~120mg/次,分 2~3 次	注射后 2~4h 起效。病情缓解后可改用口服泼尼松,每天 1~2mg/kg,每天最大量 60mg。注意避光
头孢呋辛	抗感染。静脉滴注:成人,一般或中度感染 0.75g/次,一日 3 次;重度感染 1.5g/次,一日 3 次	对青霉素过敏或过敏体质者慎用,对头孢菌类过敏者禁用本品。新生儿和肾功能减退者应用本品时剂量酌减
莫西沙星	抗感染。口服或静脉滴注:400mg/次,每日一次。一般 5~7 日为 1 个疗程。静脉滴注时间为 90min	有胃肠道反应。可致肝功能异常、味觉障碍、眩晕。合并低血钾患者、Q-T间期延长以及光敏性皮炎 18 岁以下儿童、孕妇禁用

军团菌肺炎 (Legionella pneumonia)

军团菌肺炎又称肺军团菌病,为空气飞沫传播,是以肺部感染为主要表现的全身性疾病,不仅见于社会获得性肺炎,而且已成为医院内感染的重要病因之一。一年四季均可发病,老年人、吸烟、酗酒、糖尿病、肿瘤、器官移植和接受免疫抑制剂治疗的患者易患此病。

【诊断要点】

(1)临床表现:发热、寒战、咳嗽、胸痛等呼吸道感染症状。

(2)X 线胸片:具有炎症阴影。

(3)军团菌培养:呼吸道分泌物、痰、血或胸水在 BCYE 培养基或其他特殊培养基培养,有军团菌生长。

(4)白细胞计数中度增高,可达 $(10.0~30.0)\times10^9/L$,并

有中性粒细胞明显核左移现象。

（5）血清等检查：IFA、破伤风抗毒素（TAT）、ELISA。

【治疗原则】

（1）一般治疗：充分卧床休息、注意营养、退热、止咳、化痰、纠正水电解质紊乱。

（2）特异性药物治疗：红霉素、利福平、多西环素、环丙沙星。红霉素与利福平联用。

【可选药物】

药品名称	适应证与用法用量	注意事项
红霉素	抗菌。静脉滴注：0.5～1g/次，每 6h 或每 12h 给药 1 次。药液宜稀释成 1mg/ml，滴注速度宜缓慢	可有胃肠道反应。孕妇及哺乳期妇女禁用
红霉素＋利福平	静脉滴注：红霉素 0.5～1g，每 6h 或 12h 给药 1 次。药液宜稀释成 1mg/ml，滴注速度宜缓慢。症状明显改善，X 线病灶明显吸收后，红霉素可改口服治疗。利福平，口服：450～600mg/d，晨间 1 次顿服	
多西环素	抗菌。口服：首剂 200mg，以后 100mg/次，每日 1～2 次。饭后服	对红霉素不能耐受者可用此药。孕妇、哺乳期妇女及 8 岁以下儿童禁用
环丙沙星	抗菌。静脉滴注：0.1～0.2g/次，每日 2 次。滴注时间不少于 30min	胃肠道反应较为常见。孕妇及 18 岁以下儿童禁用。哺乳期妇女应暂停哺乳

肺源性心脏病（Chronic cor pulmonale）

肺源性心脏病简称肺心病，是指由肺部和胸部疾病或肺血管疾病引起的心脏病，有肺动脉高压、右心室肥大或右心功能不全。本病继发于慢性肺胸疾病和肺动脉病，病因可归纳为：慢性支气管疾病、各种原因引起的肺纤维化和肉芽肿、影响呼吸功能的疾病和肺血管病变等几类。我国肺心病的病因以慢性支气管炎、阻塞性肺气肿为常见。

【诊断要点】

（1）具慢性支气管炎、肺气肿、其他肺胸疾病或肺血管病变史。

（2）由原发病所致的呼吸功能不全，表现为缺氧和（或）二氧化碳潴留。

（3）具有肺动脉高压、右心室增大或右心功能不全的表现，并为胸部 X 线、心电图或超声心动图等所证实。

（4）临床症状：原发呼吸道疾病和急性发作症状、呼吸衰竭症状、右心衰竭症状，其他系统受累症状有消化道出血、DIC 和感染中毒性休克。

（5）体征：半数以上患者体温正常，发热者体温多在 37～38℃；多有原发疾病所致的肺气肿症，少数患者有胸廓畸形；循环系统出现右心衰竭症状；神经系统体征有球结膜充血水肿、手足徐动、两手抓空、寻衣摸床、扑翼样震颤或癫痫样发作。

（6）白细胞总数增高者不足半数，范围波动在（10.0～15.0）$\times 10^9$/L，血小板减少者也较少。

【治疗原则】

（1）积极有效地控制感染，按感染病原菌的种类选用抗菌药物。

① 金黄色葡萄球菌感染：可选用苯唑西林、头孢唑林、庆大霉素、丁胺卡那霉素或异帕米星治疗，MRSA 宜选用万古霉素、去甲万古霉素。

② 流感嗜血杆菌或大肠杆菌感染：可选用氨苄西林、三代头孢菌素或氨基糖苷类抗生素。阿奇霉素和克拉霉素对流感嗜血杆菌疗效较好，也可选用。产 ESBLs 大肠杆菌只能选用亚胺培南。

③ 铜绿假单胞菌感染：可选用哌拉西林、庆大霉素、第三代头孢菌素。氟喹诺酮类抗菌药环丙沙星、左氧氟沙星以及碳青霉烯类亚胺培南或美罗培南。

④ 支原体、衣原体、卡他莫拉菌或军团菌感染：可选用红霉素或红霉素联合利福平。支原体和衣原体还可选用阿奇霉素或克拉

霉素。

⑤ 厌氧菌感染：可选用甲硝唑、替硝唑及克林霉素。

⑥ 真菌感染：两性霉素 B、氟康唑、伊曲康唑、伏立康唑、卡泊芬净、米卡芬净。

（2）改善通气功能（祛痰药用溴己新，解痉药用氨茶碱、沙丁胺醇），给氧，纠正缺氧和二氧化碳潴留。

（3）应用糖皮质激素：氢化可的松、地塞米松、甲泼尼龙。

（4）应用呼吸兴奋剂：可用尼可刹米、洛贝林、多沙普仑。

（5）治疗心力衰竭。利尿剂用氢氯噻嗪、氨苯蝶啶、螺内酯；强心剂用米力农；血管扩张剂用酚妥拉明、硝酸甘油、硝普钠、硝酸异山梨酯；抗心律失常用维拉帕米、普罗帕酮、利多卡因。

（6）肺心病急性加重的治疗原则

① 控制感染：在未获得病原诊断时，可根据临床经验选用抗菌药物，留取标本，并根据痰培养细菌学及药敏试验结果选用抗菌药物。

② 畅通呼吸道：促进排痰。常用药物有氨溴索、乙酰半胱氨酸。

③ 给氧：鼻导管吸氧或面罩吸氧。低流量 $1\sim2L/min$。

④ 舒张气管：选茶碱、β_2 受体激动剂、胆碱能阻滞剂单用或合用。短期用糖皮质激素 $3\sim5$ 天。甲泼尼龙、琥珀酸氢化考的松或泼尼松。

⑤ 控制心衰：一般不需要用强心剂、纠正缺氧后心衰可自行减轻，如果需用洋地黄，选用快速洋地黄制剂，如毛花苷丙、西地兰。用全量的 $1/3\sim1/2$。必要时可用小量排钾利尿剂并同时合用保钾利尿剂，应防止低钠、低钾、低氯性碱中毒。

⑥ 预防消化道出血等常见并发症。

⑦ 有呼吸衰竭者纠正呼吸衰竭。

⑧ 纠正水、电解质平衡。

⑨ 及时发现和纠正心律失常。

⑩ 补充足够的热量。

【可选药物】

药品名称	适应证与用法用量	注意事项
苯唑西林	抗感染。静脉滴注：2～3g/次，每日2次	偶可出现药热、恶心、呕吐和血清转氨酶升高。皮试后用药。孕妇慎用。哺乳期妇女应暂停哺乳
头孢唑林	抗感染。静脉滴注：严重感染，3～4g/次，每日2次	可发生皮疹及嗜酸粒细胞增高。青霉素过敏者、肾功能减退患者慎用
庆大霉素	抗感染。静脉滴注：8万～12万U/次，每日2次	老年患者应减量，并应密切观察肾功能变化。孕妇及哺乳期妇女禁用
阿米卡星	肌内注射或静脉滴注：每次7.5mg/kg，每日2次。或0.4g/次，每日一次。疗程一般不超过10日。每日总量不可超过1.5g	注意耳、肾毒性，小儿、老年、肾功能损害者慎用或在监测下使用。有头痛、麻木、针刺感、震颤、抽搐等不良反应。切勿静脉推注
异帕米星	抗感染。静脉滴注：0.4g/d，一日一次，滴注时间不得少于1h	常见有听力减退；肾衰及妊娠妇女禁用；早产儿、新生儿和婴幼儿禁用
去甲万古霉素	抗感染。缓慢静脉滴注：0.4～0.8g/次，每12h给药1次。每次滴注1h以上	少数可出现皮疹、恶心、静脉炎等。也可耳鸣、听力减退，肾功能损害。个别尚可发生一过性周围血象白细胞降低、血清氨基转移酶升高等。对万古霉素类抗生素过敏者禁用。妊娠期避免应用，哺乳期慎用
万古霉素	抗感染。缓慢静脉滴注：1g/次，每12h给药1次。每次滴注1h以上	有胃肠道反应，偶有伪膜性肠炎。偶有变态反应，如皮疹、药热等。注意耳、肾毒性，肾功能不全、老年人、新生儿禁用
氨苄西林	抗感染。静脉滴注：2～6g/次，每日2次	青霉素过敏者禁用，用药前皮试。皮疹发生率高。一定用生理盐水稀释，忌用葡萄糖液
头孢哌酮	抗感染。静脉滴注：2～4g/次，每12h给药1次	用药期间禁止饮酒。皮疹发生率较高。为防止出血，用药期间应进行出、凝血时间监测
阿奇霉素	口服：0.5g/次，每日1次，连用3～5日。静脉滴注：0.5g/次，每日1次，至少连用3～5日为1个疗程	偶见胃肠道及神经系统不良反应，孕妇及哺乳期妇女慎用。少数患者可出现白细胞计数减少
克拉霉素	抗感染。口服：0.25～0.5g/次。每日2次。5～10日为1个疗程	偶见胃肠道反应、皮疹、药物热等不良反应，孕妇及哺乳期妇女慎用
哌拉西林	抗感染。静脉滴注：4g/次，每日2～3次	有皮疹及胃肠道反应。使用前应做皮试。肾功能减退时适当减量。孕妇慎用

药品名称	适应证与用法用量	注意事项
哌拉西林/他唑巴坦	抗感染。静脉滴注:4.5g/次,每8h给药1次,7~10天为1个疗程。每次滴注2~3h	有皮疹、瘙痒及胃肠道反应。孕妇慎用。肝、肾功能不良者应减量
头孢曲松	抗感染。静脉滴注:1~2g/次,每日1次。危重病例或由中度敏感菌引起的感染可增至4g,每日1次或分2次滴注	局部有静脉炎、皮疹药热等。可致二重感染。对头孢类抗生素过敏者禁用。联合用药疗效好(如联用氟喹诺酮类或氨基糖苷类)。不得使用含钙溶液
环丙沙星	抗感染。静脉滴注:0.2~0.4g/次,每日2次。滴注时间不少于30min	联合β-内酰胺类抗生素效果好。胃肠道反应较为常见,孕妇禁用。哺乳期妇女应暂停哺乳
左氧氟沙星	抗感染。静脉滴注:0.4g/d,滴注时间不少于1h,1次或分2次给药。7天为一疗程	联合β-内酰胺类抗生素效果好。孕妇及哺乳妇女、18岁以下儿童禁用
亚胺培南/西司他丁	静脉滴注:1g/次,每12h给药1次;或0.5g/次,每8h给药1次。严重感染,1g/次,每8h给药1次。每日用量不超过4g。每次滴注2h	有惊厥史或癫痫发作史患者忌用。不可与碱性溶液配伍
美罗培南	静脉滴注:1g/次,每12h或每8h给药1次。严重感染时2g/次,每8h给药1次。每次滴注2~3h	不良反应有注射部位炎症、疼痛、皮疹及胃肠道反应。严重肝肾功能障碍,中枢神经系统功能障碍者慎用
红霉素	治疗支原体、衣原体、卡他布兰菌感染。静脉滴注:0.5g/次,每日2次。药液宜稀释成1mg/ml缓慢滴注	可有胃肠道反应和静脉刺激。孕妇及哺乳期妇女禁用
利福平	治疗军团菌感染。口服:0.6g/次,晨起1次口服	与红霉素联合应用
甲硝唑	抗厌氧菌感染。静脉滴注:每次0.5g或7.5~15mg/kg,每日2~3次。每次滴注1h	消化道反应最为常见,可致血象改变、血细胞减少等,大剂量可引起中枢神经系统障碍。孕妇禁用。用药期间减少食盐摄入,防止钠潴留。用药期间戒酒
替硝唑	抗厌氧菌感染。静脉滴注:400~800mg/次,每日2次	消化道反应最为常见,大剂量可引起中枢神经系统障碍。孕妇、哺乳期妇女、12岁以下儿童禁用,老年人、肝肾功能不良者慎用。用药期间戒酒

药品名称	适应证与用法用量	注意事项
克林霉素	静脉滴注:0.6~1.2g/d,分1~2次应用。0.6g药物应加入不少于100ml的输液中,至少滴注20min。1h内输注药量不应超过1.2g	有胃肠道反应,偶有白细胞减少、荨麻疹等反应。孕妇及哺乳期妇女慎用
两性霉素B	静脉滴注:开始用小剂量1~2mg,逐日递增至每日1mg/kg。先以灭菌注射用水5ml配制25mg,然后用5%葡萄糖注射液稀释,滴注液的药物浓度不超过10mg/100ml,避光缓慢静脉滴注,每次滴注时间需6h以上	毒性较大,可有发热、头痛、寒战、胃肠道、血栓性静脉炎等不良反应。药液浓度不宜过高,滴速不宜过快。出现低血钾时应及时补钾。使用期间应用抗组胺药可减轻某些反应。不可用氯化钠注射液稀释,因可产生沉淀
氟康唑	抗深部真菌。静脉滴注:200~400mg/次,每日1次,滴注速度为200mg/h	有胃肠道反应、皮疹、头痛等。肝功能受损者慎用。也有肝毒性,如用药过程中有肝功能变化要及时停药或处理
伊曲康唑	抗深部真菌。口服或静脉滴注:100~200mg/d,1次使用	有胃肠道反应。心脏病患者慎用。孕妇忌用。近有报道本品可致心衰及肝衰竭
伏立康唑	抗深部真菌。静脉滴注:首日每次6mg/kg,每12h给药1次,以后每次4mg/kg,每日2次	常见不良反应有视觉障碍、发热、皮疹、呕吐、恶心、腹泻、腹痛、水肿等,有一定的肝肾毒性,少数可出现中毒性表皮溶解坏死
卡泊芬净	静脉滴注:第1天给予单次70mg负荷剂量,随后50mg/d,1h缓慢输注。疗程至少14天	常见发热、头痛、腹痛、胃肠道反应,偶见皮疹、瘙痒。哺乳期妇女、妊娠期妇女禁用,不推荐18岁以下患者使用
米卡芬净	静脉滴注:曲霉病50~150mg/d,一次输注,严重或者难治性曲霉病可增加至300mg;念珠菌病50mg/d,一次输注,严重或者难治性念珠菌病可增加至300mg。剂量为75mg或以下时输注时间不少于30min,剂量为75mg以上时输注时间不少于1h	可出现静脉炎、关节炎、血管疼痛、寒战、头痛、高血压、心悸、腹泻、稀便、皮疹和斑丘疹等。孕妇或可能妊娠的妇女,仅在预期治疗的益处超过可能产生的风险时方可用药;建议哺乳期妇女避免使用本品;老年患者应慎重决定使用剂量
溴己新	祛痰药。口服:8~16mg/次,每日3次。儿童4~8mg/次,每日3次	偶有恶心、胃部不适及血清转氨酶升高。停药后消失。胃溃疡患者慎用

药品名称	适应证与用法用量	注意事项
氨茶碱	口服:0.1g/次,每日 4 次。静脉滴注:0.5g/次,加入 5%~10%葡萄糖液 500ml 中,每日 1 次	参见本章急性肺水肿
沙丁胺醇	支气管扩张作用。口服:2~4mg/次,每日 3 次	有胃肠道反应,剂量过大可有心动过速。心衰、高血压、甲亢患者慎用
氢化可的松	静脉滴注:根据病情轻重,每日可用至 200~600mg。症状明显改善后减半量使用,2~3 天后停药	严重精神病、癫痫、高血压、糖尿病患者、孕妇禁用。有中枢神经症状、肝功能不全者、小儿慎用
地塞米松	静脉滴注:5~10mg/次,每日 2~4 次。症状明显改善后减半量使用,2~3 天后停药	伴有败血症或严重感染者忌用或慎用
甲泼尼龙	抗炎作用。静脉注射或静脉滴注:20~40mg/次,每日 1~2 次	妊娠期及哺乳期妇女慎用;全身性真菌感染及对本品过敏者禁用
尼可刹米	肌内或静脉注射:0.375~0.75g/次,每 2~4h 给药 1 次	大剂量可引起烦躁、抽搐、恶心、呕吐、血压升高、心悸、出汗等。抽搐、惊厥患者禁用。临床常与洛贝林交替使用
洛贝林	皮下或静脉注射:3~10mg/次。静脉滴注:30~40mg/d,加入 500ml 葡萄糖液中	有恶心、呕吐、呛咳、头痛、心悸等反应。剂量过大引起心动过速、传导阻滞、呼吸抑制
多沙普仑	静脉注射:一次 0.5~1.0mg/kg,不超过 1.5mg/kg,如需重复给药,至少间隔 5min,用量不宜超过 300mg/h。静脉滴注:一次 0.5~1.0mg/kg,临用前加葡萄糖氯化钠注射液稀释,静脉滴注直至获得疗效,一日总量不超过 3g	有胸闷、胸痛、呼吸及心率快或不规则头痛及胃肠道反应。过量可致惊厥。有惊厥史、高血压、甲亢等患者禁用。孕妇,哺乳期妇女及 12 岁以下儿童慎用
氢氯噻嗪	利尿。口服:50~100mg/次,每日 1 次。需要时可加至 100~200mg/d,分 2~3 次服	可出现胃肠道反应、乏力、眩晕、血压降低等症状,可致低钾血症,常与保钾利尿药氨苯蝶啶或安体舒通合用。重症肝硬化患者禁用。低血钾、糖尿病、肾功能减退者慎用。孕妇及哺乳期妇女不应使用
氨苯蝶啶	利尿。口服:50~100mg/次,每日 2 次,饭后服。最大剂量每日不超过 300mg	不良反应主要有高血钾。高血钾、严重肝肾功能障碍者禁用,孕妇及哺乳期妇女慎用。应于进食时或餐后服用,以减少胃肠道反应,提高生物利用度

药品名称	适应证与用法用量	注意事项
螺内酯	利尿。口服:20～40mg/次,每日2～3次,至少连服 5 日,以后酌情调整剂量	常见高钾血症和胃肠道反应。高钾血症患者禁用;孕妇、无尿、肝肾功能不全、低钠血症、酸中毒、乳房增大或月经失调者慎用。常与氢氯噻嗪合用
米力农	用于充血性心力衰竭。50μg/kg,用 5%葡萄糖液稀释至 100ml,缓慢静脉注射,持续 10min,然后以 0.5μg/(kg·min)静脉滴注,持续4h,每日 1 次,疗程 7～10 天。每日最大剂量不超过 1.13mg/kg	少数患者有头痛、肌无力、失眠等。用药期间监测心率、血压,必要时调整剂量,若血压过度下降,应减慢注射或停止用药。对本品和亚硫酸氢盐过敏者及有严重主动脉或肺动脉瓣膜疾病的患者禁用,孕妇、哺乳期妇女、小儿、肝肾功能损害者慎用
酚妥拉明	血管扩张药。静脉滴注:20mg/次,加入 5%葡萄糖液 250ml 中缓慢滴注,每日 1～2 次,持续 7～10 天。滴速宜慢,开始时 0.1mg/min,最大滴速为 2mg/min	可见体位性低血压。心肌梗死、低血压、冠心病、肾功能减退者禁用。用于抗休克前必须补充血容量,用药过程中随时注意血压变化,与强心苷合用毒性增强,避免与铁剂配伍
硝酸甘油	扩张冠状动脉和肺动脉。静脉滴注:5～10mg/d,加入 5%葡萄糖液 250～500ml 中缓慢滴注,持续 7～10 天	可有头痛、眩晕、胃肠道等不良反应。心肌梗死早期、青光眼、颅内压增高、严重贫血患者禁用
硝普钠	静脉滴注:50mg 溶于 5%葡萄糖液 250～500ml 中,开始 0.5μg/(kg·min),根据治疗反应以 0.5μg/(kg·min)递增,逐渐调整剂量,常用剂量为 3μg/(kg·min),极量为 10μg/(kg·min),总量为 3.5mg/kg	最常见不良反应为低血压。停药时应逐渐减量,以免出现反跳。用药不宜超过 72h,根据血压变化调整滴药速度。避光滴注
硝酸异山梨酯	扩张血管。含服:10mg/次,每日4～6 次	服后头痛者可减量服用
维拉帕米	抗房性心律失常。静脉滴注:5～10mg/h,加入氯化钠注射液或 5%葡萄糖注射液中,一日总量不超过 50～100mg。口服:40～80mg/次,每日3 次	可有眩晕、恶心、呕吐、便秘、心悸等不良反应。禁与β-受体阻滞剂合用。严重低血压、心源性休克、严重充血性心力衰竭等患者禁用。用药期间定期检查肝功能

药品名称	适应证与用法用量	注意事项
普罗帕酮	抗室性心律失常。口服：100～150mg/次，每日 3 次。静脉注射：70mg，用葡萄糖液稀释后缓慢静脉注射	可见口干、舌唇麻木、头晕、视力障碍等不良反应。心衰、心源性休克、严重心动过缓者禁用。肝肾功能损害、孕妇等慎用
利多卡因	抗室性心律失常。静脉注射：1～2mg/kg，继以 0.1％溶液静脉滴注，不超过 100mg/h	静脉注射时有麻醉样感觉、头晕、视物模糊、感觉异常、肌肉抽搐。Ⅱ、Ⅲ度房室传导阻滞、中枢神经系统功能障碍者禁用。肝、肾功能不全者应减量

肺栓塞（Pulmonary embolism，PE）

肺动脉栓塞简称为肺栓塞，是由于内源性或外源性栓子堵塞肺动脉，引起肺循环功能障碍的临床和病理生理综合征。肺栓塞包括肺血栓栓塞症、脂肪栓塞综合征、空气栓塞等。而由血栓引起的肺栓塞即肺血栓栓塞症（PTE）为肺栓塞的最常见类型，占肺栓塞的绝大多数。当栓塞后产生严重供血障碍时，肺组织可发生坏死，即肺梗死。

【诊断要点】

（1）临床常见症状：呼吸困难，为肺栓塞最常见症状；胸痛，类似心绞痛样胸痛，较小栓子可表现为胸膜性疼痛；咯血，一般有小量的鲜红色血；咳嗽，多为干咳或伴少量黏痰；晕厥，系由大块肺栓塞引起的脑供血不足，多伴有心衰、低血压、低氧血症，小的栓塞可引起阵发性头晕、烦躁、恶心、呕吐、出冷汗。

（2）临床体征：低热，一般不超过 38.5℃；肺大块梗死区域叩诊浊音，呼吸音减弱或有湿啰音。呼吸急促，呼吸频率＞20 次/min 是最常见的体征，部分患者可有胸腔积液症。循环系统可见急慢性肺动脉高压和右心功能不全。

（3）实验室检查：白细胞增多，血沉增快，血清胆红素可增高，血清乳酸脱氢酶、肌酸、磷酸、肌酶可增高。动脉血气，约85％患者 $PaO_2 < 80mmHg$（10.7kPa），PaO_2 降低或低限 $< 35mmHg$（4.7kPa）。

（4）检测 D-D 二聚体水平，用免疫比浊法测定，正常上限为 0.5mg/L。

（5）心电图：常见表现为动态出现 $S_I Q_{III} T_{III}$ 征（即肢体导联 I 导出现 S 波，III 导出现 Q 波和 T 波倒置）及 V_1、$V_2 T$ 波倒置、肺性 P 波及完全或不完全性右束支传导阻滞。

（6）胸部 X 线检查，常见征象为栓塞区域肺纹理减少及局限性透过度增加，肺野局部浸润性阴影。

（7）胸部 CT、强化螺旋 CT 检查。

（8）肺动脉造影：尤其是栓塞发生后 72h 内，对诊断有极高的准确性、敏感性和特异性。本法为有创性检查，应视患者情况是否允许而定。

【治疗原则】

（1）一般处理：严密监护，监测生命体征、心电图及血气的变化。绝对卧床休息，保持大便通畅。适当使用镇静剂。发热、咳嗽者对症处理。

（2）溶栓治疗：对新鲜血栓或 5 天以内的血栓效果最好。可选用链激酶、尿激酶、阿替普酶。

（3）抗凝治疗：可有效防止血栓形成，降低复发性血栓而致死亡的危险性。可选用肝素钠、低分子肝素和华法林。

（4）外科手术治疗：肺动脉血栓摘除术，导管介入治疗。

【可选药物】

药品名称	适应证与用法用量	注意事项
链激酶	溶栓。负荷量 25 万 U,溶于 100ml 生理盐水或 5％葡萄糖液中静脉滴注半小时,继以每小时 10 万 U 持续滴注 24h	使用本品时避免应用其他抗凝血药或血小板聚集抑制药。本品有抗原性,用药前 30min 可给予地塞米松 5mg 或异丙嗪 25mg 预防变态反应（出血倾向、感冒样寒战、发热等）

药品名称	适应证与用法用量	注意事项
尿激酶	溶栓。负荷量 4400U/kg,加入生理盐水或 5%葡萄糖液 50～100ml 中,半小时左右静脉滴注完毕。继以 2 万 U/kg 持续静脉滴注 2h,或以每小时 2200U/kg 持续静脉滴注 12h	不可肌内注射。禁用酸性溶液稀释,溶液宜现配随用,不准保存备用。近期有活动性出血、做过手术、活体组织检查、心肺复苏以及外伤史者、严重高血压、出血性疾病及有出血倾向、妊娠、糖尿病、严重肝肾功能障碍等患者禁用
阿替普酶	溶栓。50～100mg 加入生理盐水 500ml 中持续静脉滴注 2h。不宜用葡萄糖液或注射用水稀释。用氯化钠注射液稀释至 0.2mg/ml 的最小浓度	禁用于 70 岁以上患者,有出血因素者、口服抗凝药的患者、外伤或最近 2 周动过手术者、细菌性心内膜炎及妊娠期和产后 14 日内的患者。有脑卒中史患者禁用。患有严重肝功能障碍者慎用。不能与其他药物配伍静脉滴注。用药期间监测心电图
肝素钠	抗凝。静脉滴注:2000～3000IU/次;80IU/kg 静脉注射,继之以每小时 18IU/kg 持续静脉滴注;间隙静脉注射,5000IU 每 4h 给药 1 次或 7500IU 每 6h 给药 1 次,每日总量 3 万 IU。间隙皮下注射:5000IU 每 4h 给药 1 次,或 1 万 IU 每 8h 给药 1 次,或 2 万 IU 每 12h 给药 1 次	切勿注入肌内,以免发生血肿。疗程一般 7～10 天,症状改善后改口服抗凝剂。过量可自发性出血,偶见变态反应。用药期间应定时测定凝血时间,一旦发生出血立即中止治疗,并用鱼精蛋白静脉滴注对抗
低分子肝素	抗凝。皮下注射:200IU/kg,每日 1 次,每日总量不应超过 18000IU。或 100IU/kg,每日 2 次,适用于出血危险较高的患者	主要不良反应有微出血倾向如鼻出血、吐血、消化道出血等,偶见一过性皮肤过敏。不需监测 APTT 和调整剂量,一般按体重给药。不同生产厂家制剂规格不同,应参照其说明书使用
华法林	抗凝。在肝素和低分子肝素应用后的第 1～3 天加用口服华法林,初始剂量为 3～5mg/d。由于本品需要数天才能全部发挥抗凝作用,因此与肝素/低分子肝素至少重叠 4～5 天。连续 2 天 INR 达到 2.5 时或 P-T 间期延长至正常值 1.5～2.5 倍时,即可停用肝素/低分子肝素	主要并发症是出血,可以用维生素 K 拮抗。老年体弱及糖尿病患者剂量减半。有出血倾向者如血友病、血小板减少性紫癜者禁用;重度肝肾疾患、活动性消化性溃疡及中枢神经系统疾患及眼科手术者、妊娠妇女禁用。用药期间应检查凝血酶原时间、大便隐血和尿隐血。应根据 INR 或 PT 调整剂量,疗程一般为 3～6 个月

气胸 （Pneumothorax）

胸腔内存在空气称气胸，可由创伤或非创伤原因引起。气胸按有无原发疾病，分为特发性及继发性两类；特发性气胸指经常规胸部 X 线检查未发现病变者发生的气胸；继发性气胸指有明显肺部疾病患者发生的气胸。除特发性气胸外，临床上多为继发性气胸，既往病史包括慢性支气管炎、阻塞性肺气肿、肺结核、化脓性肺炎、弥漫性肺间质纤维化、胸膜恶性肿瘤直接侵及脏层胸膜、正压机械通气、其他脑部疾病如 Marfan 综合征、二尖瓣脱垂、膈下脓肿、百日咳、肺梗死、支气管囊肿、食管穿孔等。发生于月经期前或月经期的气胸，称为月经期气胸。自发性气胸指在无外伤和人为因素的情况下，由于肺脏表面及脏层胸膜破裂，空气进入胸膜腔所致。

【诊断要点】

（1）临床典型症状：突然发生剧烈的患侧胸痛，可为刀割样或针刺样；胸闷和呼吸困难、呼吸急促、不能平卧；刺激性干咳及哮喘样发作。

（2）临床特征：小量（100～200ml）积气仅患侧呼吸音减弱；大量积气时则胸廓膨隆、肋间隙增宽、运动减弱、气管及心脏向健侧移位，叩诊呈浊音、语颤及呼吸音减弱或消失。患侧叩诊鼓音，右侧气胸时肝浊音界下降，左侧气胸时心界叩诊不清，呼吸音减弱或消失。

（3）胸部 X 线检查：气胸部位透亮度增加、肺纹理消失、肺被压缩向肺门区，可见到被压缩的肺边缘（称气胸带）。

【治疗原则】

（1）一般疗法：卧床休息，吸氧。给予镇静、止痛、镇咳药物。

（2）排气治疗：包括紧急简易排气，即用 50～100ml 注射器在患侧锁骨中线第二肋间或腋前线第 4～5 肋间穿刺排气，或采用闭式引流排气。

（3）气胸合并感染时应适当应用抗生素（青霉素或红霉素），

如有血气胸可用止血药（氨基己酸）。

（4）手术治疗：适用于反复发作的气胸伴有多发性肺大泡者、经引流排气无效的张力性气胸、经引流排气肺脏不能复张者。

【可选药物】

药品名称	适应证与用法用量	注意事项
青霉素	抗感染。静脉滴注。400 万 U/次，加入生理盐水 100ml 中，每日 2 次	青霉素钾盐不宜静脉注射。用前做皮试。溶液应现配现用
红霉素	抗感染。静脉滴注：0.9～1.2g/d，加入 5％葡萄糖液 500～1000ml 中	静脉滴注速度宜缓慢。可有胃肠道反应及静脉刺激痛。孕妇及哺乳期妇女禁用
氨基己酸	止血。静脉滴注：6～12g/d，加入生理盐水或葡萄糖液中，于 30min 左右滴完	可有胃肠道反应，静脉给药速度过快时可有低血压、心动过缓等反应。切不可静脉推注。心、肝、肾功能损害者应减量慎用

肺性脑病（Pulmonary encephalopathy）

肺性脑病是由慢性肺胸疾患、呼吸衰竭导致的缺氧和二氧化碳潴留引起的神经、精神障碍综合征。临床上除呼吸衰竭的征象外，突出表现为脑功能不全的神经、精神症状，是慢性肺心病晚期最严重的并发症之一。

【诊断要点】

（1）临床症状：原肺胸基础疾病所致肺心功能不全的表现，如咳嗽、咳痰、胸痛、呼吸困难、发绀、头痛、多汗、失眠等；肺性脑病的神经、精神症状，如神志恍惚、表情淡漠、"昼睡夜醒"，随病情进展可出现幻觉、谵妄、定向障碍和昏迷。

（2）体检：有肌张力下降、反射减弱，球结膜充血、水肿、瞳孔缩小、反应迟钝或消失，如双侧瞳孔不对称，表示有严重的脑水肿且已形成脑疝。

（3）血气分析：可有 $PaCO_2$ 升高和 PaO_2 降低，并有 pH 值和 HCO_3^- 的改变。

（4）血液检查：可有低钾、低镁、低钠等改变。

【治疗原则】

（1）机械通气。

（2）保持气道通畅、祛痰及扩张气管：可选用祛痰药溴己新、异丙托溴胺、沙丁胺醇、噻托溴铵，支气管扩张药氨茶碱，呼吸兴奋药尼可刹米、纳洛酮。

（3）控制支气管、肺部感染：头孢哌酮、头孢哌酮/舒巴坦、头孢他啶、阿米卡星、万古霉素、磷霉素及抗真菌药物氟康唑。

（4）纠正缺氧和二氧化碳潴留。

（5）纠正酸碱平衡和水、电解质紊乱。

【可选药物】

药品名称	适应证与用法用量	注意事项
溴己新	祛痰。口服：8～16mg/次，每日 3 次。儿童 4～8mg/次，每日 3 次	偶有胃肠道反应，减量或停药后可恢复。胃溃疡患者慎用
异丙托溴胺＋沙丁胺醇	雾化吸入治疗：异丙溴托胺 40～80μg/次，沙丁胺醇 100～200mg/次，每日吸入 4～6 次	对阿托品类过敏者禁用。闭角型青光眼及前列腺肥大者慎用
噻托溴铵	舒张支气管。口腔吸入：每日 1 次，18μg/次。本品使用不得超过一天 1 次	对本品过敏者禁用。孕妇避免使用。不用于急性哮喘发作。常见有口干、便秘等副作用
氨茶碱	扩张支气管。先给予 5～6mg/kg 稀释后缓慢静脉注射作为负荷量，随后以每小时 0.6～0.8mg/kg 加于液体内维持静点	副作用有胃肠道反应、激动不安、失眠等。急性心梗、低血压、休克患者忌用。孕妇、哺乳期妇女、老人、高血压、肝肾功能不全者慎用
尼可刹米	兴奋呼吸。静脉注射：0.25～0.5g/次，极量：1.25g/次	剂量偏大时常引起皮质兴奋、肌肉震颤、心律失常等副作用
纳洛酮	兴奋呼吸。静脉滴注：0.8～1.2mg 加入 250ml 液体中，必要时静脉注射，0.4mg/次	偶见恶心、呕吐，有些不良反应与类阿片戒断有关，很少发生癫痫
头孢哌酮	抗感染。静脉滴注：2～3g/次，每 8h 或 12h 给药 1 次	可有皮疹、药物热等反应，长期或大剂量用药可致出血，可加用维生素 K 预防。用药期间禁止饮酒
头孢哌酮/舒巴坦	抗感染。静脉滴注：2～4g/d，严重或难治性感染可增至 8～12g/d，每 12h 给药 1 次	可有皮疹、药物热等反应。尚有头痛、发热、寒战、静脉炎。长期应用可致出血，可加用维生素 K 预防。用药期间禁止饮酒

药品名称	适应证与用法用量	注意事项
头孢他啶	抗感染。静脉滴注：1.5～6.0g/d，分 2 次给予	可致二重感染、菌群失调。不可与碳酸氢钠配伍
阿米卡星	抗感染。肌内注射或静脉滴注：每次 7.5mg/kg，每日 2 次。每日总量不可超过 1.5g。常与上述抗生素联用	有听神经损害，可有头痛、麻木、针刺感、震颤、抽搐等不良反应。肾功能不全、小儿及老年人慎用。切勿静脉推注
磷霉素	抗感染。静脉滴注：4～12g/d，重症感染可用至 16g/d，分 2 次给予	常与β-内酰胺类抗生素联合用药，并先 1h 用药。可致皮疹及肝酶升高。静脉给药过快可致血栓性静脉炎、心悸等。心肾功能不全、高血压、孕妇慎用
万古霉素	抗感染。静脉滴注：2g/d，每 12h 给药 1 次，每剂量给药时间至少 60min 以上	有胃肠道反应，偶有伪膜性肠炎、变态反应。肾功能不全及老年人禁用
去甲万古霉素	抗感染。静脉滴注：0.8～1.6g/d，每 12h 给药 1 次。每剂量给药时间至少 60min 以上	少数可出现皮疹、恶心、静脉炎等。也可引致耳鸣、听力减退、肾功能损害。个别尚可发生一过性白细胞降低、血清氨基转移酶升高等
氟康唑	抗真菌。口服或静脉滴注：200～400mg/次，每日 1 次。滴注速度约为 200mg/h	有胃肠道反应、皮疹、头痛等。也有肝毒性，如用药过程中，有肝功能变化要及时停药或处理。孕妇及哺乳期妇女慎用

肺脓肿（Pulmonary abscess）

肺脓肿是由多种病原菌引起的肺部化脓性感染，早期为肺组织的感染性炎症，继而坏死、液化、外周有肉芽组织包围形成脓肿。本病多发于青壮年，且男性多于女性。其最常见的原因是吸入性感染。致病菌包括需氧和厌氧细菌。较重要的厌氧菌有陈链球菌、核粒梭形杆菌、产黑色素杆菌、口腔炎杆菌和韦荣球菌等；常见的需氧菌为肺炎球菌、金黄色葡萄球菌、溶血性链球菌、克雷伯杆菌、大肠杆菌、铜绿假单胞菌、变形杆菌等。

【诊断要点】

(1) 急性起病，且多数有齿、口咽部的感染灶或手术、劳累、受凉等病史。

(2) 患者畏寒、高热，体温达 $39\sim40℃$，伴有咳嗽、咳黏液痰或黏液脓性痰。炎症累及胸膜可引起胸痛、气急，还有精神不振、全身乏力、食欲减退等全身毒性症状。如感染不能及时控制，于发病的 $10\sim14$ 天，突然咳出大量脓臭痰及坏死组织，约有 1/3 患者有不同程度的咯血，偶有中、大量咯血而突然窒息致死。

(3) 血象检查：急性期白细胞计数 $（20\sim30）\times10^9/L$，中性粒细胞明显增高。

(4) 病变范围较小，且部位较深者，可无异常体征。病变范围较大，伴有大量炎症时，叩诊呈浊音或实音。听诊可闻及呼吸音减低，或有湿性啰音。

(5) X 线检查：早期呈大片状密度增高的阴影。成脓期，可见圆形单个空洞，内有液平面。溃脓期，空洞壁变厚。恢复期可见纵隔向患侧移位，胸膜增厚。

(6) 痰涂片、痰培养检查，有助于确定病原菌及选择药物。

(7) CT 检查可清楚显示脓腔的大小、部位以及与支气管的关系。

(8) 纤支镜检查：有助于发现病因和及时治疗。

【治疗原则】

(1) 抗菌药物的治疗：待 X 线检查肺部病变完全消失后，方可停用抗生素。疗程宜长，直至症状消失，脓腔和炎症完全吸收：首选青霉素及甲硝唑，也可选用克林霉素、苯唑西林、氨苄西林、头孢唑林、头孢西丁、环丙沙星、莫西沙星、替硝唑。严重感染可选用三代头孢，头孢他啶、头孢噻肟，也可用头孢哌酮/舒巴坦、亚胺培南/西司他丁钠，必要时联用氨基糖苷类。

(2) 补充体液。

(3) 对症治疗：高热者予以退热药物（赖氨匹林等），并根据情况应用祛痰药（氨溴索等）、支气管扩张药，采用雾化吸入有利于痰液咳出。

（4）营养支持疗法：小量间断输血或输白蛋白，以增强体力。

（5）有手术指征者可行手术治疗。

【可选药物】

药品名称	适应证与用法用量	注意事项
青霉素	抗感染。静脉滴注：每日 800 万 U，每日 2 次，连续 5～7 天	有变态反应；用药前作皮试
甲硝唑	抗厌氧菌感染。静脉滴注：0.5g/次，每 6～8h 给药 1 次，连续 5～7 天	有胃肠道反应，用药期间禁酒，以免出现急性乙醛中毒，妊娠早期禁用
克林霉素	抗感染。静脉滴注：0.6～1.8g/d，分 2～4 次用。儿童 1 月龄以上，一日 15～25mg/kg，分 3～4 次用	可引起胃肠道反应：恶心、呕吐、食欲缺乏、腹胀、腹泻、皮疹、白细胞减少、转氨酶升高，可引起二重感染、伪膜性肠炎，也可有呼吸困难、流泪和变态反应
苯唑西林	抗耐青霉素的金葡菌。静脉滴注：4.0g/次，每日 2 次	偶可出现药热、恶心、呕吐和血清转氨酶升高。皮试后用药。孕妇慎用，哺乳期妇女应停止哺乳
氨苄西林	抗 G+ 球菌和 G- 大肠杆菌。静脉滴注：2g/次，每日 2 次	皮疹发生率高，用生理盐水稀释，忌用葡萄糖溶液。皮试阴性后用药。青霉素过敏者禁用
头孢唑林	抗耐青霉素的金葡菌。静脉滴注：1g/次，每日 3 次。严重感染可增至 6g/d，分 2～4 次	注意肾毒性，肾功能不全者慎用。可发生皮疹及嗜酸粒细胞增高。青霉素过敏者慎用
头孢西丁	抗大肠杆菌感染。静脉滴注：2.0g/次，每日 3 次	可能引起变态反应：皮疹、药热、面部潮红或苍白、气喘、心悸、胸闷、腹痛、过敏性休克，有注射区局部反应如局部疼痛和血栓性静脉炎等。用前应皮试
环丙沙星	抗耐青霉素的金葡菌。静脉滴注：0.2g/次，每日 2 次。滴注时间不少于 30min	常与 β-内酰胺类抗生素联合用药。胃肠道反应较为常见。孕妇禁用。哺乳期妇女用药期间停止哺乳
莫西沙星	抗感染。口服或静脉滴注：400mg/次，每日一次。一般 5～7 日为一疗程。静脉滴注时间为 90min	有胃肠道反应。可致低血钾患者 Q-T 间期延长以及光敏感性皮炎。儿童、孕妇禁用
替硝唑	抗厌氧菌。静脉滴注：400～800mg/次，每日 2 次。每次滴注 40min	12 岁以下、妊娠头 3 个月内禁用。老年人慎用。肝肾功能不良者慎用。大剂量可引起中枢神经系统障碍

药品名称	适应证与用法用量	注意事项
头孢他啶	抗感染。静脉滴注:1~2g/次,每8h或12h给药1次	可有胃肠道反应,静脉炎多见。对青霉素过敏者禁用。老年人及重度肾功能受损害须减量慎用。妊娠前3个月慎用
头孢噻肟	抗感染。静脉滴注:1~2g/次,每12h给药1次。严重感染每6~8h给予2~3g。每日最高剂量12g	有胃肠道反应、皮疹、药物热等。青霉素过敏者慎用。肾功能不全者慎用
头孢哌酮/舒巴坦	抗感染。静脉滴注:2~4g/d,严重或难治性感染可增至8~12g/d,每12h给药1次	可有皮疹、药物热等反应。尚有头痛、发热、寒战、静脉炎。长期应用可致出血,可加用维生素K预防。用药期间禁止饮酒
亚胺培南/西司他丁	静脉滴注:1g/次,每12h给药1次;或0.5g/次,每8h给药1次。严重感染1g/次,每8h给药1次。每日用量不超过4g。每次滴注2h	有惊厥史或癫痫发作史患者忌用。不可与碱性溶液配伍
赖氨匹林	解热镇痛。肌内注射:0.9~1.8g/次,每日2次	对阿司匹林过敏和消化道溃疡者禁用
氨溴索	口服:饭后服用,成人30~60mg/次,一日3次。静脉滴注:15mg/次,每日2~3次。严重病例可增至30mg/次。30min内缓慢滴注	少数患者有轻微的胃肠不适及过敏反应。妊娠早期慎用。避免与中枢性镇咳药(如右美沙芬等)同时使用

第四章
消化系统急诊

上消化道出血（Upper gastrointestinal hemorrhage）

上消化道通常是指屈氏（Treitz）韧带以上部位的消化道，包括食管、胃、十二指肠、胆道及胰腺，胃肠吻合术后的空肠上段亦属上消化道。上消化道出血是临床常见的急症，大量出血可发生出血性休克而危及生命，呕血是上消化道出血的典型症状，其次有黑便、血便等。

【诊断要点】

（1）询问病史

① 慢性、周期性、节律性上腹痛，用碱性药物可缓解，尤其是伴有出血前疼痛加剧，出血后疼痛减轻或缓解，消化性溃疡出血的可能性大。

② 有无肝炎、消化性溃疡、慢性胃炎、血液病史。

③ 服用非甾体抗炎药、糖皮质激素等药物可引起胃、十二指肠黏膜糜烂、溃疡而导致上消化道出血。

④ 器械检查或异物引起的损伤、放射性损伤、酸碱导致的化学性损伤。

⑤ 酗酒史。

（2）临床症状：呕血前有无恶心，呕吐的次数，呕血量，有无食物。是否排血便及其数量、颜色。有否腹痛、腹胀、反酸、烧心及吞咽困难。一般慢性出血临床可能仅见到黑便、贫血或疲乏无力，急性大出血时患者会出现呕血和便鲜血，往往伴有血容量不足，出现休克。

（3）辅助检查：出血12～18h做急诊胃镜检查，经胃管抽出的内容物可了解到出血的情况，出血稳定后也可采用钡剂造影进一步作病因检查。急性出血患者血红蛋白可在短期内迅速下降，大便潜血阳性。

【治疗原则】

（1）一般处理：平卧休息，头部放低，禁食，保温，记录血压、心率、呼吸，检查血常规，验血型及配血。

（2）补充血容量，立即输液（羟乙基淀粉血浆、林格液、葡萄糖注射液；碳酸氢钠纠正酸中毒），如出现低血容量性休克最好输全血。

（3）维持循环系统功能，纠正酸中毒。

（4）止血措施

① 局部止血：去甲肾上腺素加入冰水中洗胃，口服止血药凝血酶。

② 全身药物止血：H_2 受体阻滞剂西咪替丁、雷尼替丁、法莫替丁，质子泵抑制剂奥美拉唑、泮托拉唑、兰索拉唑、雷贝拉唑、艾司奥美拉唑等。

③ 其他止血药物：血凝酶、生长抑素、奥曲肽。

【可选药物】

药品名称	适应证与用法用量	注意事项
去甲肾上腺素	局部止血。冰盐水（4～6℃）100ml加去甲肾上腺素8mg反复洗胃，每次250ml	注意监测血压，一旦血压升高应减量或停药。不宜与碱性药物配伍应用
凝血酶	止血。口服：500～1000U/次，每日2次。用生理盐水溶解成10～100U/ml的溶液	不得与酸碱及重金属等药物配伍。临用前新鲜配制。冷藏
西咪替丁	抑制胃酸分泌。静脉滴注：400mg/次，稀释于500ml液体内，每4～6h给药1次，一日不超过2g	有消化系统反应，转氨酶轻度升高。少数患者可有神经系统不良反应如头晕、头痛、不安等。孕妇及哺乳期妇女禁用

药品名称	适应证与用法用量	注意事项
雷尼替丁	抑制胃酸分泌。肌内注射：50mg/次。静脉滴注：滴速 50mg/h，每日 2 次	常见有恶心、皮疹、便秘、乏力、头痛、头晕等。孕妇及婴儿慎用，8 岁以下儿童禁用
法莫替丁	保护胃黏膜防止损伤。静脉滴注：20mg 加入 5% 葡萄糖液 100ml 中缓慢滴注，每日 2 次	常见头痛、头晕、便秘和腹泻，偶见皮疹、白细胞减少。孕妇、哺乳期妇女、小儿慎用
奥美拉唑	抑制胃酸分泌。静脉入壶：40mg/次，每日 1 次。口服：20mg/次，每日 2 次	常见有口干、腹胀、恶心、头晕、头痛、皮疹、便秘。个案报道出现溶血性贫血。婴幼儿禁用，严重肝功能不全者慎用
泮托拉唑	抑制胃酸分泌。静脉滴注：40mg/次，每日 1～2 次，加入 100ml 生理盐水中，15～30min 滴完	偶见头晕、失眠、嗜睡、恶心、腹泻、皮疹等。孕妇及哺乳期妇女禁用
兰索拉唑	抑制胃酸。口服：30mg/次，每日 1 次，早餐前服用	偶有皮疹、瘙痒、贫血、白细胞减少、嗜酸粒细胞增多、便秘、腹泻、口渴、腹胀、头痛、嗜睡等症状。孕妇及哺乳期妇女慎用。小儿不宜使用
雷贝拉唑	抑制胃酸。口服：10mg/次，每日 1 次，特殊情况下可增至 20mg/次，疗程 6～8 周	常见头痛、腹泻和恶心。其他有鼻炎、腹痛、乏力、胃胀、咽炎、呕吐、非特定疼痛/背痛、头晕、似流感综合征、咳嗽、便秘和失眠。有药物过敏史者、肝功能障碍患者、高龄患者慎用。孕妇不推荐使用。哺乳期妇女忌用
艾司奥美拉唑	抑制胃酸。口服：20mg/次，每日 1 次，餐前 1h 服用	本品肠溶片对酸不稳定，需整片吞服。常见头痛、腹痛、腹泻、腹胀、恶心、呕吐、便秘；少见皮炎、瘙痒、荨麻疹、头昏、口干。哺乳期妇女不宜服用，孕妇、肝肾功能损害者慎用。儿童不宜使用
血凝酶	止血。静脉注射或肌内注射：成人 1.0～2.0IU，儿童 1/3～1/2IU，24h 内可重复肌内注射 1 次，如未完全止血，次日再肌内注射 1IU	偶见变态反应。妊娠 3 个月内禁用。有血栓或栓塞病史者禁用。用药期间应观察患者出、凝血时间

药品名称	适应证与用法用量	注意事项
生长抑素	治疗重症胰腺炎。静脉滴注：以0.25mg/h的速度连续滴注给药，连续3～7天	少数病例用药后出现恶心、眩晕、面部潮红、恶心、呕吐现象。少数病例有胃肠道反应。用药期间可能会导致血糖水平短暂下降。孕妇及哺乳期妇女禁用
奥曲肽	止血。静脉滴注：用100μg静脉滴注（不少于5min），随后25～50μg/h，连续滴注48～72h，有效后减为半量，1～2日后停药	注射部位针刺或有烧灼感，胃肠道反应。个别患者长期用药可引起持续高血糖、血胆红素升高及转氨酶轻度升高。糖尿病患者、孕妇及哺乳期妇女禁用

下消化道出血 （Hemorrhage of lower digestive tract）

下消化道出血是指屈氏（Treitz）韧带以下的消化道出血。下消化道出血可来自小肠、大肠和直肠，一般不包括痔和肛裂出血。与上消化道出血相比，下消化道出血的发病平均年龄偏大。

【诊断要点】

（1）询问病史，患者主诉以便血为主，根据便血性质大概判断出血部位、出血量等。

（2）胃管抽吸或胃镜检查以除外上消化道出血。

（3）粪便镜检可见红细胞或便血试验阳性。

（4）钡餐检查：在出血间隙期或早期能帮助判断明显的病变，如溃疡、肿瘤等，气钡双重造影可提高阳性率。

（5）结肠镜检查对来源于大肠出血的诊断率达50%～70%。

【治疗原则】

（1）尽快明确病因和出血部位，进行有针对性的治疗，控制出血，去除原发病变，防止病情反复。

（2）积极保守治疗，包括禁食、补充血容量、纠正休克和应用止血剂（垂体后叶素、凝血酶、生长抑素）等。

（3）如内科保守治疗效果不佳时或合并有外科疾病时，待患者用止血剂后逐步停止出血，明确诊断后手术治疗。

【可选药物】

药品名称	适应证与用法用量	注意事项
垂体后叶素	用于食管和胃底静脉曲张破裂出血。缓慢静脉滴注:5~20U(加生理盐水或5%葡萄糖液500ml稀释),滴速0.1~0.4U/min	其副作用是皮肤苍白、腹痛。高血压、冠心病、心衰、妊娠等患者禁用
凝血酶	局部止血。用灭菌生理盐水溶解成100~1000IU/ml的溶液,喷雾于局部。或用2000~5000IU加入生理盐水200~500ml保留灌肠	严禁做血管内、肌内或皮下注射。出现过敏症状立即停药。应临用时新鲜配制
生长抑素	治疗出血。静脉滴注:以0.25mg/h的速度连续滴注给药,连续3~7天	少数病例用药后出现恶心、眩晕、面部潮红、恶心、呕吐现象。少数病例有胃肠道反应。用药期间可能会导致血糖水平短暂下降。孕妇及哺乳期妇女禁用

急性胃扩张（Acute dilatation of stomach）

急性胃扩张是指某种原因（多因手术后或暴饮暴食）引起的胃（甚至包括部分十二指肠）极度膨胀，胃腔内潴留大量液体和气体，并引起水、电解质丢失而致的全身紊乱。儿童及成年人均可发病，男性多见，发病年龄大多在 21～40 岁。

【诊断要点】

① 有手术、外伤史及中毒性疾病、暴饮暴食等致病原因。

② 有典型反复呕吐和胃扩张体征。

③ 上腹饱胀、上腹或脐部疼痛，一般为持续性胀痛，可有阵发性加重。

④ 胃肠减压后，腹胀明显减轻。

⑤ X 线或 B 超检查提示有胃扩张。

⑥ 后期有低氯低钾性碱中毒，如胃壁穿孔则出现剧烈腹痛。

⑦ 实验室检查：白细胞总数不高，胃穿孔后白细胞可明显增多并有核左移。

【治疗原则】

① 禁食、禁水,采用胃肠减压术。

② 纠正水、电解质及酸碱平衡。

③ 预防应用抗生素防止继发感染。

④ 如伴有休克,在补充血容量后再给予抗休克药多巴胺、多巴酚丁胺。

⑤ 手术治疗。

【可选药物】

药品名称	适应证与用法用量	注意事项
多巴胺	用于各种类型休克。静脉滴注:40~60mg/次加入液体中,以 20~30 滴/min 缓慢滴注	可有胃肠道反应及精神症状。不能与碱性药物配伍
多巴酚丁胺	抗休克,用于伴有心功能不全者。静脉滴注:10mg 加入 5%葡萄糖液或生理盐水 100ml 中,滴速为 2.5~10μg/(kg·min)	最为严重的是诱发心律失常,其次为增加心率和升高血压,还有胃肠道反应、头痛等

急性胃炎 (Acute gastritis)

急性胃炎是指由各种病因导致的胃黏膜急性炎症,病变可在胃内的任何部位,炎症大多局限于黏膜层。急性胃炎的病因大致有如下几种:药物性急性胃炎、应激性急性胃炎、化脓性急性胃炎、酒精性急性胃炎、感染性急性胃炎、腐蚀性急性胃炎、食物中毒性急性胃炎等。这些损害因素破坏了胃黏膜的防御屏障,使黏膜层发生炎症性改变。本病多数患者经积极治疗可在短期内恢复,病变一般呈可逆性过程。

【诊断要点】

(1) 急性胃炎的主要临床表现是上腹痛、恶心、呕吐和食欲减退。应激和药物因素引起的胃炎常发生上消化道出血,表现为呕血或黑便,出血量较大时可发生失血性休克。食物中毒引起的急性胃炎,常合并有急性肠炎的表现,如腹泻、腹痛甚至脱水、酸中毒。

（2）查体可发现急性胃炎患者大多数有上腹或脐周压痛、肠鸣音亢进，以出血为主要表现者，呕吐物和大便潜血试验阳性。

（3）胃镜检查（有明确原因的腐蚀性胃炎急性期，禁忌做胃镜检查），镜下可见胃黏膜充血、水肿、糜烂、有新鲜出血或黑色血痂。

【治疗原则】

总的治疗原则是去除病因、增强胃黏膜的防御机制、加强胃黏膜的修复、解除患者痛苦及调整饮食。由于引起急性胃炎的原因不同，所以在治疗上也有区别。

（1）药物性急性胃炎：对有腹痛而无胃出血的患者可选用一种黏膜保护剂（如谷氨酰胺呱仑酸钠、硫糖铝、氢氧化铝凝胶）加用一种攻击因子抑制药物。对急性药物性胃炎胃出血的患者要给予止血治疗：凝血酶、云南白药。

（2）腐蚀性急性胃炎：尽快予以温水洗胃，吞服强酸的患者，可口服弱碱性溶液。服用强碱者用弱酸溶液。有剧烈疼痛者给予镇痛药（曲马多、哌替啶）。有喉头水肿、呼吸困难者应作气管切开和氧气吸入。吞服硝酸者易发生肺水肿，应积极预防和处理。常规肌内注射青霉素等抗菌药物防止继发感染。来苏尔的最好解毒剂是橄榄油。

（3）应激性急性胃炎：预防其发生的方法主要是控制胃酸的分泌，如 H_2 受体拮抗剂（西咪替丁、雷尼替丁、法莫替丁）；质子泵抑制剂（奥美拉唑、兰索拉唑、泮托拉唑、雷贝拉唑、艾司奥美拉唑等）。用胃黏膜防御因子增强的药物米索前列醇。

（4）急性化脓性胃炎：临床上十分罕见，给予适量的抗生素控制感染（早期宜选用广谱抗生素），抗休克和纠正水与电解质紊乱。

【可选药物】

药品名称	适应证与用法用量	注意事项
谷氨酰胺呱仑酸钠	用于胃炎。口服：0.67g/次，每日3次，饭后服用	偶见恶心、呕吐、便秘、腹泻及饱胀感，有时会出现面部潮红。妊娠妇女慎用

药品名称	适应证与用法用量	注意事项
硫糖铝	用于胃炎。口服：1g/次，每日 3～4 次，饭前 1h 及睡前服用。用于应激性急性胃炎时，在用抑制胃酸药物同时，也可同时经胃管注入硫糖铝（1g，每日 4 次）	偶见便秘，个别患者有口干、恶心、胃痛等。孕妇及哺乳期妇女不宜服用。连续应用不宜超过 8 周。不宜与多酶片合用
氢氧化铝凝胶	胃黏膜保护作用。口服：10～15ml/次，每日 3～4 次，饭前 1h 和睡前服	长期便秘者、肾功能不全者慎用。本品能妨碍磷的吸收，故不宜长期大剂量使用。阑尾炎或急腹症应禁用
西咪替丁	治疗上消化道出血。静脉滴注：400mg/次，每 8h 给药 1 次，用 5% 葡萄糖液或葡萄糖氯化钠稀释后缓慢滴注	常见有腹泻、头晕、乏力、头痛和皮疹等不良反应。孕妇和哺乳期妇女禁用
雷尼替丁	用于应激状态时急性胃黏膜损害。静脉滴注：150mg 加入 5% 葡萄糖液 100ml 中，30min 内滴注完，每 12h 给药 1 次	有胃肠道反应和皮疹、头痛、头晕等。老年患者、孕妇及哺乳期妇女慎用。8 岁以下儿童禁用
法莫替丁	保护胃黏膜防止损伤。静脉滴注：20mg/次，加入 5% 葡萄糖液 100ml 中缓慢静脉滴注，每日 2 次	有胃肠道反应。连续使用不超过 7 天。严重肾功能不全者、孕妇及哺乳期妇女慎用
奥美拉唑	抑酸治疗。口服：20mg/次，一日 1～2 次。晨起吞服或早晚各 1 次	可见恶心、腹胀、腹泻、便秘等。婴幼儿禁用，严重肝功能不全者慎用
兰索拉唑	抑制胃酸。口服：30mg/次，每日 1 次，早餐前服用	偶有皮疹、瘙痒、贫血、白细胞减少、嗜酸粒细胞增多、便秘、腹泻、口渴、腹胀、头痛、嗜睡等症状。孕妇及哺乳期妇女慎用
泮托拉唑	抑制胃酸。口服：40mg/次，每日 1 次，必要时增至 80mg/次，疗程 2～8 周。静脉滴注：40mg/次，每日 1～2 次	偶见头晕、失眠、嗜睡、恶心、腹泻、便秘、皮疹和肌肉疼痛等症状。大剂量使用时可出现心律失常、氨基转移酶升高、肾功能改变、粒细胞降低等。对本品过敏者禁用；妊娠期与哺乳期妇女禁用
雷贝拉唑	抑制胃酸。口服：10mg/次，每日 1 次，特殊情况下可增至 20mg/次，疗程 6～8 周	常见头痛、腹泻和恶心。其他有鼻炎、腹痛、乏力、胃胀、咽炎、呕吐、非特定疼痛/背痛、头晕、似流感综合征、感染、咳嗽、便秘和失眠。有药物过敏史者、肝功能障碍患者、高龄患者慎用。孕妇不推荐使用。哺乳期妇女忌用

药品名称	适应证与用法用量	注意事项
艾司奥美拉唑	抑制胃酸。口服：20mg/次，每日 1 次，餐前 1h 服用	本品肠溶片对酸不稳定，需整片吞服。常见头痛、腹痛、腹泻、腹胀、恶心、呕吐、便秘；少见皮炎、瘙痒、荨麻疹、头昏、口干。哺乳期妇女不宜服用，孕妇、肝肾功能损害者慎用
凝血酶	止血。口服：500～1000U/次，每日 2 次	不得与酸碱及重金属等药物配伍。临用前新鲜配制。冷藏
云南白药	止血。口服：0.5g/次，每日 3 次	孕妇及过敏体质者忌服。服药后 1 日内忌吃蚕豆、鱼类及酸冷食物。孕妇忌服
曲马多	镇痛。口服：一般单剂量为 50～100mg。肌内注射：50～100mg/次，必要时可重复。日剂量不超过 400mg。静脉滴注：100～200mg/d，用 5%～10%葡萄糖液稀释	不良反应主要表现为出汗、头晕、恶心、呕吐、口干、疲劳、精神迟钝等。静脉注射太快，往往会出现面红、发热、出汗和短暂的心搏加速
哌替啶	用于剧烈疼痛者。肌内注射：25～50mg/次。两次用药间隔不少于 4h	副作用有头昏、头痛、口干、恶心、呕吐等。慎用于孕妇、哺乳期妇女和儿童
米索前列醇	保护胃黏膜。口服：800µg/d，分 2 次或 4 次饭后服用	常见稀便、腹泻或轻微的头痛、眩晕。孕妇或准备怀孕的妇女及对前列腺素过敏者不宜使用

急性胰腺炎（Acute pancreatitis，AP）

急性胰腺炎系指各种刺激因素所致胰腺分泌多种消化酶，并作用于胰腺本身组织所引起的自身消化性疾病。简言之，即胰酶对胰腺自身消化、水肿、出血甚至坏死的炎症反应。以上腹剧痛、恶心、呕吐、发热和血胰酶增高为特点。病变程度轻重不等，轻者以胰腺水肿为主，临床多见，病情常呈自限性，预后良好，称为轻症急性胰腺炎。少数重者胰腺出血坏死，常继发感染、腹膜炎和休克等多种并发症，病死率高，称为重症急性胰腺炎。

【诊断要点】

① 急性腹痛和典型胃肠道症状。

② 白细胞升高，病情较重时可达 $16 \times 10^9/L$，分类中性粒细胞增多，血细胞比容下降，血沉持续加快。

③ 血清淀粉酶（碘比色法）正常值为 $40 \sim 180U/L$，大于 $500U/L$ 有诊断意义。

④ 血清脂肪酶正常值为 $0.2 \sim 1.5U/ml$，大于 $1.5 \sim 1.7U/ml$，有诊断意义。

⑤ 血钙降低，可出现一过性低钙血症，血钙低于 $2mmol/L$ 提示为出血性坏死性胰腺炎，如低于 $1.75mmol/L$ 为预后不良之兆。

⑥ X 线腹、胸片检查。

【治疗原则】

① 解痉止痛：用哌替啶、阿托品。

② 抗休克，维持水、电解质平衡。

③ 减少胰液分泌：H_2 受体拮抗剂如雷尼替丁、法莫替丁，质子泵抑制剂如奥美拉唑，生长抑素。抑制胰酶消化作用：用加贝酯、乌司他丁。

④ 应用抗菌药物：头孢哌酮、左氧氟沙星、甲硝唑或替硝唑，可联合用药。

⑤ 糖皮质激素治疗：氢化可的松或地塞米松。用药指征：中毒症状特别明显；有严重呼吸困难或已发生 ARDS 者；有休克加重表现者；有肾上腺皮质功能减退者。

【可选药物】

药品名称	适应证与用法用量	注意事项
哌替啶	镇痛。肌内注射：$25 \sim 50mg/$次，必要时 $3 \sim 4h$ 给药 1 次	有眩晕、出汗、口干、恶心、呕吐、心动过速及直立性低血压等。常与阿托品合用
阿托品	解痉。肌内注射：$0.5mg/$次，一般每 $4h$ 给药 1 次，必要时可重复	老年人可发生排尿困难。常有口干等副作用。青光眼及前列腺肥大患者禁用
雷尼替丁	抑制胃酸分泌。静脉滴注：$400mg/$次，加入 $250ml$ 盐水中滴注，每日 $1 \sim 2$ 次	部分患者出现面热感、头晕、恶心、出汗及胃刺激。孕妇、哺乳期妇女及 8 岁以下儿童禁用，肝肾功能不全者慎用

药品名称	适应证与用法用量	注意事项
法莫替丁	抑制胃酸分泌。静脉滴注:20mg 静脉入壶,缓慢滴入,每日 2 次	少数患者可有口干、头晕、失眠、便秘、腹泻、皮疹、面部潮红、白细胞减少。偶有轻度一过性转氨酶增高等。孕妇、哺乳期妇女禁用。婴幼儿慎用
奥美拉唑	酸泵抑制剂,间或抑制胰酶的分泌。静脉滴注:40mg/次,每日 1 次	常见胃肠道反应,另有头晕、头痛、皮疹、便秘。婴幼儿禁用,严重肝功能不全者慎用
生长抑素	治疗重症胰腺炎。静脉滴注:以 0.25mg/h 的速度连续滴注给药,连续 3~7 天	少数病例用药后出现眩晕、面部潮红、恶心、呕吐现象。少数病例有胃肠道反应。用药期间可能会导致血糖水平短暂下降。孕妇及哺乳期妇女禁用
加贝酯	用于急性轻型(水肿型)胰腺炎的治疗,也可用于急性出血坏死型胰腺炎的辅助治疗。静脉滴注:100mg/次,治疗开始 3 天用量为 300mg/d,症状减轻后改为 100mg/d,疗程 6~10 天	滴速不宜过快,应控制在 1mg/(kg·h) 以内,不宜超过 2.5mg/(kg·h)。少数病例出现注射血管局部疼痛、皮肤发红等刺激症状及轻度浅表静脉炎。对本品有过敏史者禁用;妊娠妇女及儿童禁用
乌司他丁	用于急性胰腺炎。静脉滴注:初期 10 万 U/次溶于 5% 葡萄糖注射液或 0.9% 生理盐水注射液 500ml 中,每次静脉滴注 1~2h,每日 1~3 次,以后随症状消退而减量	偶见白细胞减少或嗜酸粒细胞增多、恶心、呕吐、腹泻、过敏,注射部位偶见血管痛、发红、瘙痒感、皮疹等。对本品过敏者禁用。孕妇、哺乳期妇女慎用。溶液现用现配
头孢哌酮	重症菌痢的抗菌治疗。静脉滴注:2~3g/次,每 8~12h 给药 1 次	禁止饮酒。胆道完全阻塞者禁用,凝血机制障碍者慎用
左氧氟沙星	抗感染。静脉滴注:0.2~0.3g/次,每日 2 次	有胃肠道反应和神经系统症状。用药期间避免日光及紫外光源
甲硝唑	抗厌氧菌。静脉滴注:0.5g/次,每日 2 次	消化道反应最为常见,有肝功能损害者慎用或不用。孕妇慎用,哺乳期妇女忌用。服药期间禁止饮酒
替硝唑	抗厌氧菌。静脉滴注:0.8g/次,每日 1 次。每次应滴注 40min。一般用药 5~6 天后可改口服	有胃肠道反应,注射局部偶见静脉炎。偶有变态反应、皮疹、瘙痒。孕妇、哺乳期妇女、有血液病病史及器质性神经疾患者禁用。服药期间禁止饮酒

药品名称	适应证与用法用量	注意事项
氢化可 的松	抗炎,用于坏死性胰腺炎。静脉滴 注:800～1000mg/次,每日 1 次	有 DIC 表现者、疑有应激性溃疡 或已出现消化道出血者、有严重真菌 感染者和败血症不易控制者慎用或 禁用
地塞米松	抗炎,用于坏死性胰腺炎。静脉滴 注:30～40mg/次,每日 1 次	

伪膜性肠炎 (Pseudomembranous colitis)

本病是主要发生于结肠的急性纤维素性坏死性炎症,其特点是结肠黏膜上覆有伪膜。常为广谱抗生素应用后的医源性并发症。现已证实本病是由难辨梭状芽孢杆菌及其毒素引起。

【诊断要点】

① 有使用广谱抗生素史,多发生在抗生素治疗 5～10 天或在停药后 3～4 周。

② 老年人、危重患者、腹部手术后患者突然出现无红细胞的黏液腹泻。

③ 起病急骤,症状主要为腹泻,可伴有腹痛。

④ 外周血象升高,白细胞一般在 $(10～20) \times 10^9 /L$,也有高达 $40 \times 10^9 /L$,以中性粒细胞增多为主。

⑤ 腹部平片可显示肠麻痹或轻、中度肠扩张。

【治疗原则】

① 停用所用抗生素,针对难辨梭状芽孢杆菌用抗厌氧菌药:甲硝唑、万古霉素。

② 服用微生态制剂恢复肠道正常菌群:乳酶生、地衣芽孢杆菌制剂、双歧三联活菌制剂。

③ 支持疗法及抗休克。

④ 对症治疗:补充血容量,适当补充血浆或白蛋白,纠正失水及酸中毒。

⑤ 减少毒素吸收制剂:考来烯胺。

【可选药物】

药品名称	适应证与用法用量	注意事项
甲硝唑	抗菌。口服：250～500mg/次，每日3～4次。疗程1周左右	有消化道反应、头痛、头晕等，停药后消失。服药期间禁止饮酒。孕妇慎用
万古霉素	抗菌。口服：400mg/次，每日4次，疗程5～10天，每天不超过4g	二线药物，用于不能耐受甲硝唑或复发的患者
乳酶生	抑制腐败菌生长繁殖。口服：0.3～1g/次，每日3次，饭前服	
地衣芽孢杆菌制剂	调节肠道菌群。口服：0.5g/次，每日3次。儿童剂量减半	不宜与抗菌药物同时服用
双歧三联活菌制剂	调节肠道菌群。口服：2～4粒/次，每日2～3次，饭后服。儿童酌减。可用40℃温开水或牛奶送服	
考来烯胺	改善腹泻症状。口服：2～4g/次，每日3～4次，7～10天一个疗程。宜饭前服用	主要有胃肠道反应，治疗2周后自行消退。忌与万古霉素同时服用

急性出血性坏死性肠炎
（Acute hemorrhagic necrotizing enteritis）

急性出血性坏死性肠炎是与产气夹膜芽孢杆菌（即产生 B 毒素的 welchii 杆菌）感染有联系的一种急性肠炎，病变部位主要在小肠，病理改变以肠壁出血坏死为特征。儿童和青少年发病率高，男性多于女性，农村高于城市，可于春夏或秋季骤发。

【诊断要点】

① 起病急骤：发病前有不洁饮食、暴食或饮食习惯改变病史。

② 突发腹痛（多在脐周）、腹泻、恶心、呕吐（常伴上述两症状同时发生）、便血、发热。

③ 周围血白细胞增多，常在（10～20）×10^9/L，以中性粒细胞增多为主。

④ 腹部平片示肠管扩张、液平面等改变。

⑤ 粪便和（或）污染的食物培养出产气荚膜杆菌。

【治疗原则】

① 急性期应卧床休息和禁食，腹胀和呕吐频繁者行胃肠减压。

② 补液、补充维生素、电解质及碱性液，纠正水、电解质及酸碱平衡。

③ 腹痛明显者可给解痉药物（山莨菪碱），严重者可给镇痛药（曲马多、哌替啶）。

④ 针对产气荚膜芽孢杆菌抗感染治疗：青霉素类、头孢菌素类、氨基糖苷类。

⑤ 糖皮质激素抗炎治疗：地塞米松。

⑥ 必要时给予手术治疗。

【可选药物】

药品名称	适应证与用法用量	注意事项
山莨菪碱	解痉。肌内注射：5～10mg/次，或加入液体中静脉滴注，每日1～2次	青光眼患者、前列腺肥大及急性脑出血者禁用。老年人可有排尿困难
曲马多	镇痛。口服：单剂量50～100mg。肌内注射：50～100mg/次，必要时可重复。日剂量不超过400mg	不良反应主要表现为出汗、头晕、恶心、呕吐、口干、疲劳、精神迟钝等。静脉注射太快，往往会出现面红、发热、出汗和短暂的心搏加速
哌替啶	镇痛。肌内注射：25～30mg/次。必要时每3～4h给药1次	两次用药间隔不少于4h；婴幼儿慎用；颅脑损伤、颅内占位性病变、慢性阻塞性疾患、支气管哮喘、严重肺功能不全者不宜用
氢化可的松	抗炎。静脉滴注：800～1000mg/次，每日1次	有DIC表现者，疑有应激性溃疡或已出现消化道出血，有严重真菌感染者和败血症不易控制者慎用或禁用
地塞米松	抗炎。静脉滴注：30～40mg/次，每日1次	

缺血性肠病（Ischemic bowel disease，IBD）

缺血性肠病是指肠道的急性或慢性血流灌注不良所引起的功能性或器质性肠道损伤。本病多见于老年人，常在心脑血管基础疾病上发生。凡全身循环动力异常和肠系膜血管病变引起的肠壁缺血时，均可引起本病的发生。临床上大致分为三型：急性肠系膜缺血、慢性肠系膜缺血和结肠缺血。因后两种均属少见病，故本节只介绍急性肠系膜缺血（acute mesenteric ischemia，AMI）。

【诊断要点】

① 既往有心脑血管疾病、糖尿病、肝硬化、腹部手术、外伤、腹腔内炎症、结缔组织病、血液病及高凝状态等病史。

② 临床症状以严重的腹痛、便血、血便为主，腹部体征不显著。

③ 实验室检查可示白细胞升高，血、尿淀粉酶升高。

④ 肠系膜血管造影可显示病变区域血管狭窄、中断、充盈缺损及不显影等相应的影像改变。

⑤ CT 可显示肠系膜静脉血栓形成。

⑥ 腹部 X 线平片多提示肠梗阻的存在。

【治疗原则】

① 静脉补液，维持水和电解质平衡，补充全血、血浆和血蛋白。

② 控制饮食，降低肠道氧耗。

③ 积极治疗原发病，去除易感因素。

④ 抗感染：头孢噻肟、头孢曲松、甲硝唑、替硝唑。

⑤ 扩血管治疗：罂粟碱。

⑥ 抗凝治疗：肝素、华法林。

【可选药物】

药品名称	适应证与用法用量	注意事项
头孢噻肟	抗 G⁻菌感染。静脉滴注：2g/次，每12h给药 1 次	青霉素过敏者慎用。有胃肠道反应，可有皮疹、药物热、静脉炎等反应
头孢曲松	抗 G⁻菌感染。静脉滴注：1～2g/次，每日 1 次	有胃肠道反应，可有皮疹、药物热、静脉炎等反应。不得使用含钙溶液
甲硝唑	抗厌氧菌。静脉滴注：每次 7.5～15mg/kg，每日 2 次。每次滴注 1h，一般疗程 7～10 日	可致周围神经炎、惊厥或其他中枢症状，应停药。孕妇慎用。服药期间禁止饮酒
替硝唑	抗厌氧菌。静脉滴注：400～800mg/次，每日 2 次。每次应滴注 40min。一般用药 5～6 天后可改口服	可有胃肠道反应。12 岁以下、妊娠头 3 个月患者禁用。老年人、肝肾功能不良者慎用。服药期间禁止饮酒

药品名称	适应证与用法用量	注意事项
罂粟碱	扩血管。静脉给药:30～60mg 加入 5％葡萄糖注射液 20～40ml,缓慢注射或加入 5％葡萄糖注射液 500ml 中静脉滴注,每日 1 次。极量:300mg/d	可有头晕、头痛等不良反应。也可有胃肠道反应。心肌梗死及脑梗死急性期和青光眼、肝功能不全患者应慎用或不用
肝素	体内、体外抗凝血药。深部皮下注射:首次 5000～10000U,以后每 8h 8000～10000U 或每 12h 15000～20000U。静脉给药:首次 5000～10000U 静脉注射,之后每日 20000～40000U,加至氯化钠注射液 1000ml 中持续滴注	偶见变态反应。过量可致自发性出血、血小板减少。有自发性出血倾向者,血液凝固迟缓者(如血友病、紫癜、血小板减少)、产后出血及严重肝肾功能不全者禁用。抗凝治疗期间要定期监测凝血酶原时间。过量可致自发性出血,可用硫酸鱼精蛋白对抗
华法林	抗凝剂。口服:开始 10～15mg/d,3 天后根据凝血酶原时间确定维持量,一般 2～10mg/d,治疗 3～6 个月	过量可致自发性出血、血小板减少。有自发性出血倾向者,血液凝固迟缓者(如血友病、紫癜、血小板减少)、产后出血及严重肝肾功能不全者及孕妇禁用。抗凝治疗期间要定期监测凝血酶原时间

急性腹泻 (Acute diarrhea)

腹泻系指原来排便习惯的改变,排便次数增多,粪便稀薄或含有脓血黏液。腹泻是肠道内保持的水分过多或肠内容物通过肠道过快,其水分来不及吸收的结果。腹泻的发生机制是很复杂的,它与肠内水分吸收过少和(或)分泌过多、黏膜的功能障碍、有效吸收面积缩小、黏膜和血管的通透性改变、肠内容物及分解产物使渗透压增高、消化不完全,以及蠕动过快等因素密切相关。

急性腹泻分感染性腹泻和非感染性腹泻两大类:感染性腹泻包括病毒感染、细菌感染、真菌感染、寄生虫感染。非感染性腹泻包括化学品和药物所致的腹泻、食物中毒、肠道变应性病、全身性疾病、功能性腹泻。

【诊断要点】

(1) 在急性腹泻中最常见的是痢疾,痢疾样腹泻的特点是黏膜有破坏，频频排出脓血样大便，常有腹痛和里急后重感。

（2）急性菌痢伴发热、腹痛、里急后重、脓血便或黏液便，左下腹有压痛；粪便镜检白细胞（脓细胞）每高倍（400倍）视野15个以上，伴有少量红细胞；粪便细菌培养志贺菌属阳性。

（3）急性中毒性菌痢，发病急，高热，呈全身中毒为主的症状；有中枢神经系统症状或有周围循环衰竭症状如面色苍白、四肢厥冷、脉细速、血压下降或有呼吸衰竭；用灌肠或肛门拭子采便检查可发现白细胞（脓细胞）；粪便细菌培养志贺菌属阳性。

【治疗原则】

（1）治疗原则是既针对病因，同时又要缓解临床症状。紧急处理的手段包括大量补液、补充电解质（口服补液盐），给予足量的抗生素如磺胺类（复方磺胺甲噁唑、联磺甲氧苄啶）、硝基呋喃类（呋喃唑酮）、小檗碱、大蒜素等。对于急性菌痢来说，及时选用有效的抗菌药物仍是整个综合治疗中的一个重要环节。

（2）非感染性腹泻，为了缓解临床症状可用止泻药（鞣酸蛋白、碱式碳酸铋）和微生态制剂（双歧杆菌活菌、地衣芽孢杆菌制剂、复合乳酸杆菌、双歧四联活菌、嗜酸乳酸杆菌制剂）等。

【可选药物】

药品名称	适应证与用法用量	注意事项
复方磺胺甲噁唑	抗菌药。口服：2片/次，每日2次，首次剂量加倍。一般5～10日为1个疗程。儿童每次25mg/kg，每日2次	变态反应较常见，一般在用药后7～10天出现，表现为药疹等。应用本品应多饮水。孕妇、哺乳期妇女、小于2个月的婴儿禁服。肝肾功能损害者禁用
联磺甲氧苄啶	抗菌药。口服：2片/次，每日2次，首次剂量加倍。一般5～10日为1个疗程	
呋喃唑酮	抗菌药。口服：0.1g/次，每日3～4次。症状消失后再服用2天。每日量不超过0.4g	可致周围多发性神经炎。可有变态反应，表现为皮疹、药物热。治疗期间避免饮酒
小檗碱	抗菌药。口服：0.3～0.4g/次，每日3～4次	偶有恶心、呕吐、皮疹和药物热，停药后消失。溶血性贫血者禁用。妊娠头3个月慎用

药品名称	适应证与用法用量	注意事项
大蒜素	抗菌药。静脉滴注：60～120mg/次，每日 1 次。稀释在 5%～10% 葡萄糖液 500～1000ml 中缓慢滴注，4～5h 滴完	不宜作皮下或肌内注射。个别患者有静脉滴注部位刺痛感。如出现全身灼热感、出汗等现象可减慢滴注速度
鞣酸蛋白	起收敛、止泻作用。口服：0.9～1.8g/次，每日 3 次	治疗菌痢时，应先控制感染，不宜与各种消化酶同时服用
碱式碳酸铋	止泻。口服：0.3～0.9g/次，每日 3 次，饭前服	服药一般不超过 2 天。3 岁以下儿童、伴有发热症状的患者禁用
口服补液盐	腹泻引起的轻、中度脱水。口服：轻度脱水患者 4～6 包，中度脱水 8～10 包，6h 内饮完。1 包溶于 500ml 温开水中冲服	脱水得到纠正，腹泻停止即停服，避免高钠血症。少尿、无尿、严重缺水、休克、心、肾功能不全者禁用。重度腹泻应以静脉补液为主
双歧杆菌活菌	调整肠道菌群。口服：1～2 粒/次，早晚餐后服用(每粒 0.35g)。儿童 0.5～1 粒/次，早、晚餐各一次	对本品过敏者禁用。与抗生素合用，宜间隔 2h。不宜与铋剂、鞣酸、活性炭、酊剂等合用
地衣芽孢杆菌制剂	调整肠道菌群。口服：每粒 0.25g，2 粒/次，每日 3 次。儿童 0.125～0.25g/次，每日 1～3 次	服用本品应停用其他抗菌药物
复合乳酸杆菌	调整肠道菌群。口服：每粒胶囊 0.33g。1～2 粒/次，每日 3 次口服	避免与抗生素配伍。偶见皮疹、头晕、口干、恶心、呕吐和便秘等
双歧四联活菌	调整菌群平衡，增强机体免疫力。口服：3 片/次，每日 3 次。重症可加倍服用。可用低于 40℃温开水或牛奶冲服	避免与抗生素同服，至少应间隔 2h 用。开袋后应尽快服用。冷藏保存
嗜酸乳酸杆菌制剂	用于急慢性细菌性腹泻。口服：首次 2 袋，以后 1 袋/次，每日 2 次。饭前服	与抗生素合用不影响疗效。服药期间多饮水

急性细菌性痢疾（Acute bacteria dysentery）

细菌性痢疾简称菌痢，是由志贺菌属感染引起的常见急性肠道传染病，其主要病理改变是结肠黏膜化脓性溃疡性炎症。中毒型痢疾是细菌性痢疾的危重临床类型。此病以夏秋季多见，儿童常见。

【诊断要点】

（1）发病前一周内有不洁饮食史，结合当地流行情况判断。

（2）临床表现：潜伏期为数小时至 7 天，多数为 1～2 天。起病初常有恶心、呕吐、腹痛、发热，继而出现腹泻、里急后重，大便每天 10～20 次，脓血便，量少，左下腹压痛伴肠鸣音亢进。中毒型细菌性痢疾症状有高热（常达 40℃）或体温不升，伴全身严重毒血症状，反复出现惊厥、神智障碍、呼吸衰竭和休克。

（3）实验室检查：血象有末梢血白细胞计数和中性粒细胞增加。大便检查可见粪质少，可见大量脓细胞、红细胞和巨噬细胞。大便培养可以检出痢疾杆菌。

（4）血清学方法：免疫荧光抗体法检测出痢疾杆菌抗原；单克隆抗体检测福氏痢疾杆菌的特异性抗原等。

（5）乙状结肠镜或结肠镜等内镜检查：在肠镜指示下取溃疡部位渗出物作细菌培养，阳性率高于粪便培养。

【治疗原则】

（1）一般治疗：卧床休息，饮食以流质和半流质为主，忌食多渣多油或刺激性食物。

（2）对症治疗：脱水者可口服补液，严重或频繁呕吐者输液，纠正酸中毒；痉挛性腹痛者给解痉药（阿托品、山莨菪碱）；高热可用退热药（阿司匹林）或物理降温；菌血症严重者在应用有效抗菌药物基础上，可酌情加用小剂量糖皮质激素；中毒性菌痢应防止脑水肿和呼吸衰竭。

（3）病原治疗：抗菌药物（喹诺酮类、小檗碱、磺胺类、氨基糖苷类和三代头孢等）。

（4）糖皮质激素治疗：氢化可的松。

（5）冬眠疗法：氯丙嗪＋异丙嗪。

（6）脱水疗法：甘露醇、呋塞米。

【可选药物】

药品名称	适应证与用法用量	注意事项
阿托品	解痉。皮下或肌内注射:0.5~1mg/次,必要时可重复,一般每4h给药1次	常有口干副作用,老年人可出现排尿困难。青光眼、前列腺肥大者禁用
山莨菪碱	解痉止痛。肌内注射、静脉注射或静脉滴注:成人每次5~10mg,小儿0.1~0.2mg/kg,每日1~2次	老年人可有排尿困难。青光眼及急性脑出血者忌用
阿司匹林	解热镇痛。口服:0.3~0.5g/次,一日3次,必要时每4h给药1次	年老体弱及体温在40℃以上者宜用小剂量,多喝水
氯丙嗪+异丙嗪	降温镇静。肌内注射或静脉滴注:各1~2mg/kg,每2~4h给药1次,一般3或4次	冬眠时间不超过12~24h
诺氟沙星	抗菌。口服:0.3~0.4g/次,每日2次。5日为1个疗程	可有胃肠道反应及头痛、头晕等。儿童一般忌用,仅用于多重耐药痢疾杆菌引起的儿童菌痢
环丙沙星	抗菌。口服:0.25~0.5g/次,每日2次。静脉滴注:0.2g/次,每日2次,滴注30min	胃肠道反应多见。儿童一般忌用,仅用于多重耐药痢疾杆菌引起的儿童菌痢,孕妇禁用
左氧氟沙星	抗感染。口服:0.2~0.3g/d,分2~3次服。静脉滴注:0.2~0.3g/次,每日2次	有胃肠道反应和神经系统症状。用药期间避免日光及紫外光源
小檗碱	抗菌。口服:0.3~0.4g/次,每日3次	偶有恶心、呕吐、皮疹和药热,停药后消失。小儿宜用其鞣酸盐,以防苦味。溶血性贫血者禁用。妊娠头三个月慎用
庆大霉素	抗菌。口服:8万U/次,每日3次。肌内注射:8万U/次,每日2次	有抑制呼吸作用,不可静脉注射。注意耳、肾毒性,老年人及儿童忌用。孕妇禁用
头孢哌酮	重症菌痢的抗菌治疗。静脉注射:1~2g/次,每12h给药1次。重症:6~8g/d,6~8h给药1次。最大量为2g/次	禁止饮酒。胆道完全阻塞者禁用,凝血机制障碍者慎用
头孢他啶	抗菌。静脉注射:1~2g/次,每8~12h给药1次,重症感染,每8h给予2g	可有消化道反应,静脉炎较多见,应注意更换注射部位
头孢曲松	抗菌。静脉注射或深部肌内注射:一般剂量为1~2g/次,每日1次。每日总量不超过4g	对青霉素有过敏者慎用。局部反应有静脉炎、皮疹、支气管痉挛等变态反应。不得使用含钙溶液

药品名称	适应证与用法用量	注意事项
氢化可的松	抗炎。静脉滴注：5～10mg/(kg·d)，一般用药 3～5 日	较大剂量引起糖尿病、消化道溃疡和库欣综合征，对下丘脑-垂体-肾上腺轴有抑制作用，并发感染为主要不良反应
甘露醇	防止脑水肿引起呼衰。静脉滴注：125ml/次，加呋塞米、地塞米松，根据病情每 4～8h 重复一次	急性肾小管坏死的无尿患者、严重失水者、颅内活动性出血者、急性肺水肿或严重肺淤血者禁用。注射过快时有一过性头痛、视物模糊、眩晕、畏寒等，甚至出现神志不清、抽搐
呋塞米	防止脑水肿引起呼衰。静脉滴注：20mg/次，可与甘露醇、地塞米松合用。可根据病情每 4～8h 重复一次	低钾血症者禁用。少见间质性肾炎、心脏骤停、胰腺炎、粒细胞减少、血小板减少性紫癜、再生障碍性贫血、肝功能损害。大剂量静脉快速注射时多见耳鸣、听力障碍。不推荐肌内注射

急性胆囊炎（Acute cholecystitis）

急性胆囊炎主要是急性化脓性细菌感染所致的外科急腹症，发病率仅次于急性阑尾炎，多发生于 35 岁患者，以 40～60 岁多见。女性发病率较高，男女之比为 1：4。急性胆囊炎多发生于有结石的胆囊，也可继发于胆管结石和胆道蛔虫等疾病，多由化学性刺激和细菌感染等因素引发此病。急性胆囊炎可分为单纯性胆囊炎、急性化脓性胆囊炎、坏疽性胆囊炎及胆囊穿孔四种类型。

【诊断要点】

（1）右上腹疼痛、恶心、呕吐、体温升高（一般在 38～39℃）为三大主症，约有 1/4 的患者可出现黄疸。当炎症波及胆囊周围时，腹痛加重，右上腹部不能触碰，稍加用力按压更感疼痛难忍。1/3～1/2 的患者可在右上腹摸到肿大的胆囊，触压时疼痛加重。少部分患者尤其有动脉硬化的老年患者，可发生胆囊坏疽和穿孔，患者腹痛剧烈，出现脱水、休克及腹膜炎等症状。

（2）白细胞计数升高，坏死型或有并发症者可高达 15×10^9/L。

（3）血清胆红素、ALP 浓度升高。

（4）腹部平片约 20% 胆囊结石可显影或可见肿大胆囊的阴影。

（5）B 超检查对结石型者有确诊意义。

（6）胆道核素扫描能准确地判定梗阻部位。

【治疗原则】

（1）解痉止痛用阿托品或山莨菪碱，疼痛剧烈时可加用哌替啶。

（2）静脉输液，纠正脱水、电解质紊乱、酸中毒。

（3）有黄疸时凝血机制障碍，注射维生素 K_1。

（4）应用抗菌药物：头孢唑林、头孢噻肟、头孢曲松、甲硝唑。

（5）手术治疗。

【可选药物】

药品名称	适应证与用法用量	注意事项
阿托品	解痉。肌内注射：0.5mg/次，必要时可重复，一般每 4h 给药 1 次	老年人可发生排尿困难。常有口干副作用。青光眼及前列腺肥大患者禁用
山莨菪碱	解痉止痛。肌内注射、静脉注射、静脉滴注：5～10mg/次，每日 1～2 次	老年人可有排尿困难，青光眼及急性脑出血者忌用
哌替啶	镇痛。肌内注射：25～50mg/次，必要时 3～4h 给药 1 次	眩晕、出汗、口干、恶心、呕吐、心动过速及直立性低血压等，与吗啡类似。常与阿托品合用
维生素 K_1	用于凝血机制障碍者。肌内注射：10mg/次，每日 1～2 次。重症患者可静脉滴注，给药速度不应超过 1mg/min	可引起局部红肿和疼痛。静脉注射过快可致面部潮红、出汗、支气管痉挛、心动过速、低血压等
头孢唑林	抗感染。静脉滴注：6～8g/d，分 3～4 次	肾功能减退者、青霉素过敏者慎用。不与碱性液体配伍
头孢噻肟	抗感染。静脉滴注：1～2g/次，每 12h 给药 1 次；严重感染每 6～8h 给药 2～3g。每日最高剂量 12g	有胃肠道反应、皮疹、药物热等。青霉素过敏者慎用。肾功能减退者须减量使用
头孢曲松	抗感染。静脉滴注：1～2g/d，每日 1 次。每日总量不可超过 4g	局部反应有静脉炎、皮疹、支气管痉挛等。青霉素过敏者慎用。不得使用含钙溶液
甲硝唑	抗菌。静脉滴注：每次 15mg/kg，滴注 1h，每 6h 给药 1 次。一般疗程 7～10 日	有消化道反应、头痛、头晕等，停药后可消失。服药期间禁止饮酒。孕妇慎用

急性化脓性胆管炎（Acute suppurating cholangitis）

急性化脓性胆管炎又称急性梗阻性化脓性胆管炎（AOSC 或 ACST），或简称急性重症胆管炎，是一种特殊类型的急性胆管炎，是由胆管梗阻、管内高压和急性化脓性感染所致，胆管梗阻和细菌感染是本病最基本的发病因素。该病病理损害严重，休克发生率高，常伴发其他系统和器官功能损害，甚至导致多脏器功能衰竭。20～40 岁青壮年多发。

【诊断要点】

① 有多次急性发作的胆绞痛病史。

② 体温升至 39℃以上，常呈弛张热型；脉率快速，可达每分钟 120 次以上；出现感染性休克，动脉收缩压<70mmHg；血培养阳性；胆管内压明显升高，胆汁呈脓性。

③ 白细胞升高伴有核左移，计数>20×10^9/L，胞浆内可出现中毒性颗粒。尿胆红素阳性，转氨酶、ALP 显著升高。

④ B 超和 CT 检查可显示胆囊肿大、肝内胆管及胆总管扩张，胆管内结石。

【治疗原则】

① 解痉、止痛（阿托品、山莨菪碱），补充维生素及高热量。

② 控制感染，宜用广谱抗生素及抗厌氧菌药：哌拉西林、头孢哌酮、头孢他啶、头孢曲松、甲硝唑等。

③ 补充血容量，纠正水、电解质和酸碱平衡。

④ 血压下降可用血管活性物质：多巴胺、多巴酚丁胺。

⑤ 中毒症状明显时可用糖皮质激素地塞米松抗炎治疗。

【可选药物】

药品名称	适应证与用法用量	注意事项
阿托品	解痉。皮下或肌内注射：0.5～1mg/次。必要时可重复，一般每 4h 给药 1 次	常有口干副作用，老年人排尿困难。青光眼患者、前列腺肥大者禁用
山莨菪碱	解痉。肌内注射：5～10mg/次，每日 1～2 次。静脉滴注：5～10mg/次，每日 1～2 次	青光眼患者、前列腺肥大者及急性脑出血者禁用

药品名称	适应证与用法用量	注意事项
哌拉西林	抗菌。静脉滴注:3~4g/次,每日2~3次,加入100ml液体中滴注30min	注射局部可引起静脉炎或局部红肿,可有胃肠道反应。用前需做皮试。孕妇慎用
头孢哌酮	抗菌。静脉滴注:2~3g/次,每8h给药1次	禁止饮酒。胆道完全阻塞者禁用,凝血机制障碍者慎用
头孢他啶	抗菌。静脉滴注:1g/次,每8~12h给药1次	可有消化道反应,静脉炎较多见。应注意更换注射部位。老年人及重度肾功能减退者减量使用。妊娠前3个月慎用
头孢曲松	抗菌。静脉滴注:1~2g/d,1次应用	局部有疼痛或静脉炎。对青霉素过敏者慎用。不得使用含钙溶液
甲硝唑	抗厌氧菌。静脉滴注:0.5g/次,每日2次。每次滴注1h	可致周围神经炎、惊厥或其他中枢神经症状。消化道反应最为常见,有肝功能损害者慎用或不用。孕妇慎用,哺乳期妇女忌用。服药期间禁止饮酒
多巴胺	抗休克。静脉滴注:40~60mg加入液体中,滴速20~30滴/min	减少钠盐摄入,防止钠潴留。可有胃肠道反应及精神症状。不能与碱性药物配伍
多巴酚丁胺	抗休克,用于伴有心功能不全者。静脉滴注:10mg加入5%葡萄糖液或生理盐水100ml中,滴速为2.5~10μg/(kg·min)	最为严重的是诱发心律失常,其次为增加心率和升高血压,还有胃肠道反应、头痛等
地塞米松	抗炎。静脉滴注:20~40mg/次,每隔6h重复1次。疗程一般不超过3天	对本品及肾上腺皮质激素类药物有过敏史患者禁用。高血压、血栓症、胃与十二指肠溃疡、精神病、电解质代谢异常、心肌梗死、内脏手术、青光眼等患者一般不宜使用

胆石症 (Cholelithiasis)

胆石症是指由于胆石在胆囊内移动或嵌顿在胆管、胆总管或肝管内时,刺激胆囊壁或胆管壁而引起剧烈绞痛等症状的胆道疾病。胆石分为胆固醇结石与胆色素结石,胆石的形成与胆道系统环境、代谢因素、饮食结构及卫生条件等有着密切关系。多发于50岁左右肥胖妇女及经产妇。

【诊断要点】

① 反复发作性右上腹剧烈绞痛且向右肩及后背部反射。

② 胆道严重阻塞时可有黄疸。

③ 可伴有呕吐和出汗、发热等症状。

④ 血白细胞增多，ALP 和 GGT 明显增高。

⑤ 仅用普通平片摄影即可显出阳性结石，如平片检查无阳性发现，可采用胆囊造影术有助于阴性结石的检出。

⑥ 超声检查胆石显示较亮的光团或光点，在光团下方拖有宽窄不等的带状暗区，称为声影，如声宽度在 0.5cm 以下，有助于确诊。

【治疗原则】

① 饮食控制，少食为宜。

② 溶石治疗：熊去氧胆酸。

③ 碎石疗法。

④ 利胆排石：硫酸镁、羟甲香豆素。

⑤ 对症治疗，解痉镇痛：阿托品、哌替啶。

⑥ 手术治疗。

【可选药物】

药品名称	适应证与用法用量	注意事项
熊去氧胆酸	溶石。口服：0.5～0.75g/d,分早晚两次服。或 0.6g/d,分三餐后及睡前共 4 次服用。12～24 个月为 1 个疗程	可有轻度腹泻。其他罕见不良反应有便秘、变态反应、瘙痒、头痛、头晕、胃痛、心动过缓等。孕妇忌服
去氢胆酸	利胆。口服：0.25～0.5g/次。每日 3 次,饭后服,15～20 天为 1 个疗程。静脉注射：0.5g/d,根据病情可增至每日 2g	12 岁以下儿童不宜使用。少数患者可有口苦、皮肤瘙痒等。对胆道完全阻塞及严重肝肾功能减退者禁用。静脉注射宜缓慢
羟甲香豆素	利胆。饭前口服：0.4g/次,每日 3 次	个别患者有头晕、腹胀、胸闷、皮疹等。停药后恢复
硫酸镁	利胆。餐前口服：33％硫酸镁溶液 10～15ml,每日 3 次	急腹症、胃肠出血、孕妇禁用

药品名称	适应证与用法用量	注意事项
阿托品	解痉。肌内注射：0.5mg，必要时可重复，一般每4h给药1次	老年人可发生排尿困难。青光眼、前列腺肥大者禁用
哌替啶	镇痛。肌内注射：25～30mg/次，必要时3～4h给药1次	常与阿托品合用。副作用有头昏、头痛、口干、恶心、呕吐等。慎用于孕妇、哺乳期妇女和儿童

胆道蛔虫症（Biliary ascariasis）

蛔虫有钻孔的癖好，胆道蛔虫症就是由寄生于小肠内的蛔虫成虫逆行进入胆道后引起的一系列并发症状。过去因生活水平、卫生条件和医疗条件等因素致使该病在农村多见，为常见急腹症之一，近年来发病率有所下降。

【诊断要点】

① 结合生活环境、卫生条件等考虑有蛔虫病史。

② 可伴恶心、呕吐、发病时吐过蛔虫。

③ 开始即在剑突下突然发生剧烈的"钻顶"样疼痛，呈阵发性。

④ 白细胞轻度升高。

⑤ B超检查有蛔虫症平行双边影。诊断准确率达95％。

【治疗原则】

① 解痉止痛：阿托品、哌替啶。

② 利胆、驱蛔：胆酸钠、阿苯达唑、哌嗪。

③ 防治感染。

④ 手术治疗，内镜下取虫。

【可选药物】

药品名称	适应证与用法用量	注意事项
阿托品	解痉。口服：0.3mg/次，每日3次，或0.5mg即刻肌内注射。儿童每次0.006～0.01mg/kg，最大剂量0.3mg/次	有口干副作用，老年人可有排尿困难。青光眼及前列腺肥大患者禁用

续表

药品名称	适应证与用法用量	注意事项
哌替啶	镇痛。肌内注射:50～80mg/次,必要时6～8h再重复。儿童每次0.5～1mg/kg	有胃肠道反应,常与阿托品合用。婴幼儿慎用
胆酸钠	利胆。口服:0.2～0.4g/次,每日3次	胆总管阻塞时禁用,以防增加胆道压力
阿苯达唑	驱虫。0.4g顿服。12岁以下儿童剂量减半	孕妇及2岁以下幼儿禁用。可有头痛、头昏、皮疹及胃肠道反应
哌嗪	驱虫。口服:枸橼酸盐3～3.5g,儿童0.03g/kg;磷酸盐2.5～3g,儿童0.025g/kg。一次顿服,连服2日	可致头晕,头痛及胃肠道反应。严重急性肝、肾及心脏疾病患者禁用

肝脓肿 (Liver abscess)

肝脓肿一般分为细菌性肝脓肿和阿米巴性肝脓肿,由于后者主要发生在热带和亚热带地区,所以临床最常见的是细菌性肝脓肿。细菌性肝脓肿是由于化脓性细菌(如金黄色葡萄球菌、大肠杆菌、厌氧链球菌、类杆菌属等)侵入而引起的肝脏脓肿,男女比例为1:2.5,多见于糖尿病及有胆管基础疾患的老年患者。儿童患者中金黄色葡萄球菌是该病常见致病菌。本病常由憩室炎或胆道感染扩散所致,如胆道蛔虫症(尤其儿童)、胆管结石等并发化脓性胆管炎时,细菌沿着胆管上行,是引起细菌性肝脓肿的主要原因。另外,体内任何部位的化脓性病变,如骨髓炎、中耳炎、痈等,特别是在发生脓毒血症时,细菌也可经肝动脉进入肝脏。

【诊断要点】

(1) 有腹腔内感染史,发病急,呈弛张型高热,伴寒战、多汗、右上腹持续性疼痛。亦有临床表现隐匿者仅表现为低热和右上腹钝痛。

(2) 查体示肝肿大且有触痛,肝区有叩击痛。

(3) 外周血白细胞增多,以中性粒细胞为主,有明显核左移。血沉加快,可出现贫血。

(4) X线检查,右叶肝脓肿可使右膈肌升高,运动受限,肝脏

第四章 消化系统急诊 165

阴影增大或有局限性隆起；左叶肝脓肿，钡餐检查可见胃小弯受压、推移现象。

（5）B超、CT检查可明确脓肿的部位及大小。

（6）半数患者血培养可发现致病菌生长，大多数肝脓液培养可分离出病原菌，多为混合感染，以大肠杆菌和克雷伯杆菌最为常见。

【治疗原则】

（1）一般治疗：卧床休息，给予高热量、高蛋白和多种维生素饮食。补液，维持水电解质、酸碱平衡。必要时多次小量输血和血浆等增强机体抵抗力。

（2）抗生素治疗：大剂量应用有效抗菌药物，并根据脓液培养和药敏试验结果调整抗菌药物。

① 青霉素类抗生素：青霉素、头孢他啶、头孢哌酮、头孢曲松、阿米卡星。

② 氟喹诺酮类抗菌药：左氧氟沙星、加替沙星。

③ 抗厌氧菌药：甲硝唑、替硝唑。

④ 磺胺类药：复方磺胺甲𫫇唑、联磺甲氧苄啶。

（3）超声或CT引导下的脓液穿刺及引流。

（4）对于单个较大脓肿可行手术治疗。

【可选药物】

药品名称	适应证与用法用量	注意事项
青霉素	抗感染。静脉滴注：400万 U/次，每日3～4次。需用7～10天以上	用药前详细询问药物过敏史，并做皮试，阳性反应者禁用
头孢他啶	抗感染。静脉滴注：1～2g/次，每8h或12h给药1次	可有消化道反应，静脉炎多见。对青霉素过敏者禁用，老年人及重度肾功能受损者须减量慎用。妊娠前3个月慎用
头孢哌酮	抗感染。静脉滴注：2～3g/次，每12h给药1次	皮疹较为多见，用药期间禁止饮酒
头孢曲松	抗感染。静脉滴注：1～2g/次，每日1次，最大量每天4g，分2次滴注	局部反应有静脉炎、皮疹等。有胃肠道疾病史者慎用。青霉素过敏者慎用。不得使用含钙溶液

药品名称	适应证与用法用量	注意事项
阿米卡星	抗感染。静脉滴注：0.2g/次，每日2次	有耳、肾毒性。老年人及肾功能受损者慎用
左氧氟沙星	抗感染。静脉滴注：0.2～0.3g/次，每日2次	有胃肠道反应和神经系统症状。用药期间避免日光及紫外光源
加替沙星	抗感染。静脉滴注：0.4g/d，分1～2次缓慢滴注约1h	不可与延长Q-T间期药物合用。Q-T间期延长患者、孕妇禁用，中枢神经系统疾病及糖尿病患者慎用
甲硝唑	抗厌氧菌。静脉滴注：0.5g/次，每日2次	消化道反应最为常见，有肝功能损害者慎用或不用。孕妇慎用，哺乳期妇女忌用。服药期间禁止饮酒
替硝唑	抗厌氧菌。静脉滴注：0.8g/次，每日1次。每次应滴注40min。一般用药5～6天后可改口服	有胃肠道反应，注射局部偶见静脉炎。偶有变态反应、皮疹、瘙痒。孕妇、哺乳期妇女、有血液病史及器质性神经疾患者禁用。服药期间禁止饮酒
复方磺胺甲噁唑	抗感染。口服：2片/次，可加碳酸氢钠1.0g，每日2次，首剂加倍	偶见恶心、呕吐、皮疹等，大剂量长期应用出现粒细胞减少、巨幼细胞贫血
联磺甲氧苄啶	抗感染。口服：2片/次，每日2次，首剂加倍	变态反应较为常见，表现为药疹、渗出性多形红斑、剥脱性皮炎和大疱表皮松解萎缩性皮炎等；也有表现为光敏反应、药物热、关节及肌肉疼痛、发热等血清病样反应。有中性粒细胞减少或缺乏症、血小板减少症

肝性脑病 （Hepatic encephalopathy，HE）

肝性脑病过去称肝昏迷，是由于严重肝病引起的、以代谢紊乱为基础、中枢神经系统功能失调的综合征，其主要临床表现是意识障碍、行为异常和昏迷。大部分肝性脑病是由各种肝硬化引起，病毒性肝炎肝硬化最多见。

【诊断要点】

① 有肝病病史，或曾服用或食入含有对肝脏产生严重损害的药物或食物。

② 有诱发因素，特别是原已有肝硬化者。

③ 临床症状如腹水、黄疸、蜘蛛痣等，特别是有黄疸。

④ 有肝臭，这是由于血中硫醇含量增加随呼吸排出所致。

⑤ 有神经症状和精神症状，即意识障碍、智能障碍、性格改变、行为及神经异常等。

⑥ 脑电图异常。

⑦ 血氨升高及其他肝功能化验异常。

⑧ 影像学检查：头部 CT 或 MRI 可发现脑水肿。

【治疗原则】

① 调整饮食结构，限制蛋白质摄入并保证能量供给。

② 慎用镇静药：巴比妥类、苯二氮䓬类镇静药可诱发或加重肝性脑病，应禁用，可试用异丙嗪、氯苯那敏等抗组胺药。

③ 去除诱因如消化道出血、严重感染，纠正水、电解质及酸碱平衡紊乱等。

④ 抑制肠道产尿素酶的细菌，减少氨的生成：甲硝唑、利福昔明。

⑤ 促进体内氨的代谢：谷氨酸盐、精氨酸盐。

⑥ 减少肠内毒物的生成和吸收：乳果糖。

⑦ 并发症的预防与治疗：保护呼吸道通畅，防止脑水肿：静脉滴注高渗葡萄糖、甘露醇等脱水药。

⑧ 维护肝功能及其他脏器功能，促进肝细胞再生：促肝细胞生长素。

【可选药物】

药品名称	适应证与用法用量	注意事项
乳果糖	降血氨。口服：10～30g/次，每日 3 次。调整至患者每天排出 2～3 次软便	不良反应有腹胀、腹痛、恶心、呕吐等。糖尿病患者慎用，对半乳糖不能耐受者不宜服用。阑尾炎、肠梗阻、不明原因的腹痛者均禁用。与新霉素合用可提高疗效
谷氨酸钠	降血氨。静脉滴注：11.5g/次，一日不超过 23g，用 5% 葡萄糖注射液稀释后缓慢滴注	明显腹水和水肿的患者慎用钠剂。少尿、尿闭者禁用

药品名称	适应证与用法用量	注意事项
谷氨酸钾	降血氨。静脉滴注:80ml 加入5%～10%葡萄糖液中,每日 1 次	若血钾不低,不宜多用此药,尿少时少用钾剂
精氨酸	降血氨。静脉滴注:15～20g 加入5%～10%葡萄糖液 500ml 中,缓慢滴入(每次 4h 以上),每日 1 次	肾功能不良者忌用,因可致高氯性酸中毒。滴注太快可引起流涎、潮红、呕吐等
甲硝唑	抑制肠道厌氧菌生长。口服:0.6～1.2g/d,分 3 次口服	有胃肠道反应、头痛、头晕等,停药即可恢复。孕妇禁用。用药期间戒酒
利福昔明	抑制肠道细菌生长。口服:400mg/次,每日 3 次。连续使用5～7 天	有胃肠道反应,轻微头痛。肠梗阻患者、严重的肠道溃疡性病变者禁用
促肝细胞生长素	促进肝细胞再生,有利于肝脏病变细胞的恢复。静脉滴注:80～120mg,加入 5%～10%葡萄糖液 250～500ml中,每日 1 次。疗程视病情而定,一般为 1 个月	可出现低热。可能会出现变态反应。对病情严重者疗效不明显。置 4℃冰箱保存

第五章
血液系统急诊

严重型再生障碍性贫血（Severe aplastic anemia，SAA）

再生障碍性贫血（简称再障），系主要由 T 细胞免疫功能异常引起的骨髓造血功能衰竭，表现为以骨髓增生减低，外周血全血细胞减少为特征的疾病。根据起病缓急、病情轻重、骨髓损伤程度和转归等，国内将本病分为急性（又称为重型再障Ⅰ型）和慢性（后期发生恶化者称为重型再障Ⅱ型）两型。国外按严重度不同分为严重型、极严重型（VSAA）和非严重型。

【诊断要点】

（1）发病原因不明确，可能为化学因素、物理因素、病毒感染或其他因素所致。

（2）临床表现：SAA 起病急，进展迅速，常以体表及内脏出血、感染、发热为首起及主要表现。病初贫血可不明显，但血红蛋白下降较快。几乎均有出血倾向及发热。

（3）实验室检查

① 血常规检查显示有血红蛋白、红细胞、血小板及白细胞减少，SAA 时血象具备下述三项中两项：网织红细胞绝对值$<15\times10^9/L$；中性粒细胞$<0.5\times10^9/L$；血小板$<20\times10^9/L$。

② 骨髓检查显示有核细胞显著减少，巨核细胞减少或缺如，淋巴细胞、浆细胞、组织嗜碱细胞等非造血细胞比例相对增高，骨

髓活检造血组织均匀减少。

【治疗原则】

（1）去除诱因：防止滥用对造血系统有损害的药物，特别是氯霉素、保泰松等一类药物，必须使用时，加强观察血象，及时采取适当措施。

（2）支持治疗：①保持环境清洁，预防感染，SAA 需要保护性隔离。②避免出血，防止外伤及剧烈活动。③纠正贫血：输浓缩红细胞以改善贫血症状。④控制出血：可用止血药物及输浓缩血小板。⑤控制感染：及时采用经验性广谱抗生素治疗，同时做细菌培养及药敏试验。真菌感染可用抗真菌药物。

（3）骨髓移植：对 SAA 患者最好采用 HLA 配型相合的有亲缘关系的造血干细胞移植，可使 50%～80% 的病例长期存活。

（4）药物治疗

① 免疫抑制剂：抗胸腺细胞球蛋白（ATG）、抗淋巴细胞球蛋白（ALG）、环孢素、甲泼尼龙等。

② 造血生长因子：重组人红细胞生成素（EPO）、重组人粒细胞集落刺激因子（G-CSF）。

【可选药物】

药品名称	适应证与用法用量	注意事项
抗淋巴细胞球蛋白	用于免疫抑制。静脉滴注：马 ALG 一日 10～15mg/kg，稀释于 0.9% 化钠注射液中，一日剂量应维持滴注12～16h，连用 5 日	先作皮内试验，证明阴性后再用药。可引起变态反应和血清病，急性感染者慎用
抗胸腺细胞球蛋白	用于免疫抑制。静脉滴注：兔 ATG 一日 3～5mg/kg，稀释于 0.9% 氯化钠注射液中，一日剂量应维持滴注 12～16h，连用 5 日	
环孢素 A	具有免疫抑制作用。口服：开始 3～6mg/(kg·d)，疗程至少 1 年，根据血药浓度调整剂量，长期适当维持量可以提高疗效	主要不良反应为肝肾损伤，胃肠道功能紊乱、白细胞减少及牙龈增生等

药品名称	适应证与用法用量	注意事项
甲泼尼龙	具有免疫抑制作用。口服:开始16～24mg/d,分2次,维持量4～8mg/d。肌内注射:10～40mg/次。可用大剂量静脉冲击治疗	掌握适应证,避免滥用产生不良反应
重组人红细胞生成素	治疗贫血。可静脉注射或皮下注射:剂量应个体化,一般开始剂量为50～100U/(kg·d),每周3次	可使血压升高,偶可诱发脑血管意外、癫痫发作。铅中毒患者及孕妇禁用
重组人粒细胞集落刺激因子	静脉注射或皮下注射:每次5μg/kg,每日1次	主要有发热、背部痛、头痛、骨痛、幼稚细胞增加、发疹、肝功能异常、血小板减少、倦怠感、胸痛等不良反应。对本品有变态反应的患者、对骨髓中幼稚细胞没有充分减少的髓性白血病患者及在外周血中确认到有幼稚细胞的髓性白血病患者及严重肝、肾、心、肺功能障碍者禁用

免疫性血小板减少症 (Immune thrombocytopenia,ITP)

免疫性血小板减少症,是一组免疫介导的血小板过度破坏所致的出血性疾病。以广泛皮肤黏膜及内脏出血、血小板减少、骨髓巨核细胞发育成熟障碍、血小板生存时间缩短及血小板膜糖蛋白特异性自身抗体出现等为特征,临床可分为急性型和慢性型,前者好发于儿童。

【诊断要点】

(1) 急性ITP患者,在发病前1～2周多有上呼吸道等感染史,特别是病毒感染史。起病急,部分患者可有畏寒、寒战、发热。

(2) 广泛出血累及皮肤、黏膜及内脏:全身皮肤瘀点、瘀斑,严重者可有血泡及血肿形成。鼻、牙龈、口腔黏膜及舌出血常见;当血小板低于 20×10^9/L 时,可出现内脏出血,如呕血、黑便、咯血、尿血、阴道出血等,颅内出血可致剧烈头痛、意识障碍、瘫痪及抽搐。

(3) 脾不大或轻度肿大。

（4）骨髓巨核细胞数量增加或正常，有成熟障碍。

（5）80％以上的患者血小板相关抗体（PAIg）及 PAC_3 阳性，主要抗体成分为 IgG；90％以上的患者血小板生存时间明显缩短。

【治疗原则】

（1）一般治疗：血小板低于 $20 \times 10^9/L$ 者应严格卧床，避免外伤。可应用止血药及局部止血。首选糖皮质激素治疗，可短期大剂量地塞米松静脉滴注或短期大剂量甲泼尼龙静脉滴注后逐渐减量，并以小剂量泼尼松维持。对糖皮质激素疗效不佳或复发的病例可采用重组人血小板生成素、抗 CD_{20} 单克隆抗体、脾切除或免疫抑制剂（长春新碱、环磷酰胺、硫唑嘌呤等）治疗。

（2）血小板输注：成人按每次 10～20U 给予，根据病情可重复使用。

（3）大剂量人免疫球蛋白静脉滴注，可暂时封闭单核巨噬细胞的 Fc 受体，抑制自身抗体的产生，能使血小板迅速上升。

（4）脾切除：可减少血小板抗体的产生，消除血小板破坏的主要场所。其适应证：①糖皮质激素及重组人血小板生成素等治疗 6 个月无效；②糖皮质激素治疗虽有效，但对激素产生依赖性，即在停药或减量后复发或需较大剂量（10mg/d 以上）维持者；③应用糖皮质激素有禁忌证者等。

（5）达那唑：使血小板抗体产生减少，提高血小板数量。

（6）血浆置换：可清除抗体和免疫复合物，对新发作的急性型患者有效。

【可选药物】

药品名称	适应证与用法用量	注意事项
人免疫球蛋白	增强机体抵抗力。静脉滴注：0.4g/（kg·d），连用 5 日。一个月后可重复	注意个别患者有变态反应。肌内注射用产品不得供静脉用
甲泼尼龙	免疫抑制作用。静脉滴注：1g/d，3～5 日为 1 个疗程。好转后改口服	本品较大剂量易引起糖尿病、消化道溃疡和库欣综合征，对下丘脑-垂体-肾上腺轴有抑制作用，并发感染为主要不良反应
泼尼松	免疫抑制作用。口服：0.5～1mg/（kg·d），分次或顿服。血小板恢复或接近正常，需逐渐减量，并以小剂量（5～10mg/d）维持治疗 3～6 个月	

药品名称	适应证与用法用量	注意事项
长春新碱	免疫抑制作用。静脉滴注:1～2mg/次,溶于 0.9%氯化钠注射液 500～1000ml 中,避光缓慢静脉滴注 6～8h,一周 1 次,4～6 周为 1 个疗程	对其他长春花生物碱过敏者禁用。不良反应主要为神经毒性(表现为四肢麻木、腱反射迟钝或消失、麻痹性肠梗阻、脑神经麻痹);偶见腹痛、便秘、恶心、脱发、血压改变。本品禁用于鞘内注射,静脉给药如药液外漏会对周围组织产生严重刺激
环磷酰胺	免疫抑制作用。口服:50～100mg/d,3～6 周为 1 个疗程。静脉滴注:400～600mg/d,每 3～4 周一次	不良反应常见骨髓抑制(白细胞减少、血小板减少);大剂量环磷酰胺静脉滴注,可致出血性膀胱炎,表现为膀胱刺激症状、少尿、血尿及蛋白尿;其他不良反应有脱发、口腔炎、中毒性肝炎、皮肤色素沉着、肺纤维化
硫唑嘌呤	免疫抑制作用。口服:100～200mg/d,分 3 次服用,3～6 周为 1 个疗程,随后以 25～50mg/d 维持 8～12 周	可有骨髓抑制,可导致粒细胞减少,甚至再生障碍性贫血。肝功能损伤者禁用,可致癌、致畸
达那唑	免疫调节作用。口服:0.2g/次,一日 3 次,疗程 2 个月	应定期检查肝功能。严重心、肝、肾功能不全,癫痫患者、孕妇及哺乳期妇女禁用
重组人血小板生成素	适用于实体瘤化疗后所致的血小板减少症($<50×10^9/L$)、原发免疫性血小板减少症($<20×10^9/L$)。300U/kg,一日 1 次,连续使用 14 日	对本品过敏者、严重心脑血管疾病者、血液高凝状态者、近期发生血栓病者禁用;合并严重感染者,控制感染后使用;定期检查血常规,隔日一次
大剂量地塞米松	静脉滴注:以 5%葡萄糖注射液稀释,2～20mg/次,2～6h 重复给药至病情稳定,但大剂量连续给药一般不超过 72h	对本品及肾上腺皮质激素类药物有过敏史患者禁用;高血压、血栓症、胃与十二指肠溃疡、心肌梗死、内脏手术、青光眼等患者一般不宜使用;长期大量使用或长期用药后停药 6 个月以内,不宜接种减毒活疫苗;长期服药后,停药前应逐渐减量

血栓性血小板减少性紫癜
(Thrombotic thrombocytopenic purpura，TTP)

血栓性血小板减少性紫癜是一种较少见的弥散性微血管血栓-出血综合征。临床以血小板减少性紫癜、微血管病性溶血、神经精神症状、肾损害和发热典型五联征表现为特征。以 15～50 岁女性多见，起病急骤，进展迅速。

【诊断要点】

（1）特征性五联征表现作为诊断依据，若患者具备三联征（①～③）临床即可诊断为 TTP。主要表现有：①血小板消耗性减少引起皮肤、黏膜和内脏广泛出血，严重者有颅内出血；②红细胞受机械性损伤而破碎引起的微血管病性溶血，出现不同程度的贫血、黄疸或伴脾大；③精神神经症状的特点为变化不定，初期多为一过性，但可反复发作。表现为意识障碍、头痛、惊厥、嗜睡甚至昏迷，部分可出现神经麻痹或偏瘫，但常于数小时内恢复；④肾血管广泛受累导致肾损害，表现为蛋白尿、血尿和管型尿；重者可出现氮质血症和急性肾衰竭；⑤发热可见于不同病期。

（2）实验室检查：血小板明显减少，中至重度贫血，网织红细胞升高，血涂片中可见破碎红细胞及有核红细胞，血浆血管性假性血友病因子裂解酶（vWF-CP）活性＜5％。

【治疗原则】

（1）血浆置换为首选治疗，置换液应选用新鲜血浆或冷冻血浆。在开始治疗的前 2 天，每天置换 1.5 个血浆容量（约 60ml/kg），以后每天置换 1 个血浆容量（约 40ml/kg），直至血小板计数正常和溶血消失。

（2）辅助治疗：在血浆置换治疗的同时应用糖皮质激素直至病情缓解，推荐甲泼尼龙或泼尼松。

（3）大剂量人免疫球蛋白等可能对获得性 TTP 有效。

【可选药物】

药品名称	适应证与用法用量	注意事项
人免疫球蛋白	增强机体抵抗力。静脉滴注：0.4g/（kg·d），连用5日。一个月后可重复	注意个别患者有变态反应。肌内注射用产品不得供静脉用
甲泼尼龙	免疫抑制作用。静脉滴注：一次0.75mg/kg，12h给药一次	本品较大剂量易引起糖尿病、消化道溃疡和库欣综合征，对下丘脑-垂体-肾上腺轴有抑制作用，并发感染为主要不良反应
泼尼松	免疫抑制作用。口服：一次1mg/kg，12h给药一次	

弥散性血管内凝血
（Disseminated intravascular coagulation，DIC）

弥散性血管内凝血是一种发生在许多疾病基础上，由致病因素激活凝血及纤溶系统，导致全身微血栓形成，凝血因子大量消耗并继发纤溶亢进，引起全身出血及微循环衰竭的临床综合征。本病也被称为去纤维蛋白综合征、消耗性凝血病及血管内凝血-去纤维蛋白溶解综合征等不同的名称。

【诊断要点】

（1）存在易引起DIC的基础疾病：感染性疾病、妊娠并发症、创伤及外科手术、肿瘤与血液病、心肺肾肝等内科疾病。

（2）有下列两项以上临床表现

① 严重或多发性出血倾向；

② 不易用原发病解释的微循环衰竭或休克；

③ 广泛性皮肤、黏膜栓塞，灶性缺血性坏死、脱落及溃疡形成，或不明原因的肺、肾、脑等脏器功能衰竭；

④ 抗凝治疗有效。

（3）实验室检查指标

① 同时有下列三项以上异常：血小板计数$<100\times10^9$/L或呈进行性下降（如为肝病、白血病患者则血小板$<50\times10^9$/L）；血浆纤维蛋白原含量<1.5g/L或呈进行性下降，或>4g/L（白

血病及其他恶性肿瘤则<1.8g/L，肝病则<1.0g/L）；3P试验阳性或血浆纤维蛋白降解产物（FDP）>20mg/L（肝病时FDP>60mg/L），或血浆D-二聚体水平增高（阳性）；PT缩短或延长3s以上（肝病患者延长5s以上），或APTT缩短或延长10s以上。

②疑难或特殊病例有下列一项以上异常：纤溶酶原含量及活性降低；AT含量、活性及vWF水平降低（不适用于肝病）；血浆因子Ⅷ：C活性<50%（与严重肝病所致的出血鉴别时有价值）；血浆凝血酶-抗凝血酶复合物（TAT）或凝血酶原碎片1+2（F$_{1+2}$）水平升高；血浆纤溶酶-纤溶酶抑制物复合物（PIC）浓度升高；血（尿）纤维蛋白肽A（FPA）水平增高。

【治疗原则】

（1）积极处理或去除引起DIC的原发病：如控制感染，清除子宫内容物如死胎、胎盘，抗肿瘤治疗等。

（2）支持疗法：与DIC同时存在的缺氧，血容量不足、低血压、休克等可影响治疗的结果，应当尽力加以纠正，提高疗效。可输血、血浆、纤维蛋白原制剂、血小板悬液等。

（3）抗凝治疗：肝素治疗、其他抗凝剂及抗血小板药物。

（4）补充血小板和凝血因子：必须在"肝素化"的基础上应用。可输血、血浆、纤维蛋白原制剂、血小板悬液等。

（5）抗纤溶药物：氨基己酸、氨甲苯酸、氨甲环酸。用于DIC的继发性纤溶期，必须在使用肝素治疗的基础上应用，好转后减量。

（6）溶栓疗法：主要用于DIC后期、脏器功能衰竭明显及经上述治疗无效者，可试用尿激酶或阿替普酶。

（7）其他治疗：糖皮质激素不作常规应用，但下列情况可考虑：基础疾病需糖皮质激素治疗者；感染中毒性休克并DIC已经抗感染治疗有效者；并发肾上腺皮质功能不全者。可选用氢化可的松或地塞米松静脉滴注。

【可选药物】

药品名称	适应证与用法用量	注意事项
肝素	抗凝。静脉滴注:急性 DIC 15000U/d,每 6h 用量不超过 5000U,根据病情可连续使用 3~5 日	过量可致自发性出血,可静脉输入硫酸鱼精蛋白中和,1mg 硫酸鱼精蛋白可中和 100U 肝素。偶有变态反应
低分子肝素	抗凝。皮下注射:常用剂量 75~150IU/(kg·d),一次或分两次皮下注射,连用 3~5 日	本品宜皮下注射,过量时可用鱼精蛋白拮抗。严重出凝血疾患、细菌性心内膜炎、急性消化道和脑出血患者禁用
双嘧达莫	抗血栓。口服:25~100mg/次,每日 3 次。静脉滴注:500mg 置于 200ml 葡萄糖注射液中,每日 1 次,连用 3~5 日	可有头痛、眩晕、腹泻等。长期大量应用时可致出血倾向。心肌梗死、低血压患者慎用
低分子右旋糖酐	改善微循环。静脉滴注:500ml/次,每日 1~2 次,连续使用 3~5 天	用量过大可致贫血,凝血时间延长等。血小板减少症、出血性疾病患者禁用,心功能不全患者慎用
氨基己酸	止血。静脉滴注:4~10g/d,输注速度 0.5~1.0g/h,最大剂量 20g/d,可连用 3~4 日	不可静脉推注给药。泌尿道手术后血尿的患者慎用
氨甲苯酸	止血。静脉滴注:0.1~0.3g/次,一日最大用量 0.6g	用量过大可促进血栓形成
氨甲环酸	止血。静脉滴注:0.25~0.5g/次,0.75~2g/d,以 5%~10% 葡萄糖注射液稀释	可有头痛、头晕、呕吐、胸闷等反应
尿激酶	溶栓药。静脉推注或静脉滴注:4 万~6 万 U/d,溶于 0.9% 氯化钠注射液 20~40ml,1 次或分 2~3 次推注;或溶于 0.9% 氯化钠注射液 250ml 中滴注。一般 7~10 日为 1 个疗程	本品溶解后应立即使用,不宜存放。可能出现消化道出血或皮下出血现象,可采用氨甲苯酸等抗纤溶药物止血
阿替普酶	溶栓。50~100mg 加入生理盐水 500ml 中持续静脉滴注 2h。不宜葡萄糖液或注射用水稀释。用氯化钠注射液稀释至 0.2mg/ml 的最小浓度	禁用于 70 岁以上患者,有出血因素者、口服抗凝药的患者、外伤或最近 2 周动过手术者、细菌性心内膜炎及妊娠期和产后 14 日内的患者。有脑卒中史患者禁用。患有严重肝功能障碍者慎用。不能与其他药物配伍静脉滴注。用药期间监测心电图

药品名称	适应证与用法用量	注意事项
氢化可的松	抗炎。静脉滴注：100～200mg/次，加入 0.9%氯化钠注射液或 5%葡萄糖注射液 500ml 中	本品较大剂量易引起糖尿病、消化道溃疡和库欣综合征，对下丘脑-垂体-肾上腺轴有抑制作用，并发感染为主要不良反应
地塞米松	抗炎。静脉滴注：10～20mg/d，分 1～2 次	

溶血危象（Hemolytic crisis）

溶血危象是指在慢性溶血过程中，或具有潜在溶血因素的患者在某些诱因作用下，发生急性溶血，是一组严重威胁患者生命的综合征。其诱因主要以感染为主，劳累、受冷等因素也易诱发，大多存在着溶血的原发疾病，病种复杂，其中以红细胞结构异常所致者易于发生，如蚕豆病、地中海贫血、阵发性睡眠性血红蛋白尿（PNH）、自身免疫性溶血性贫血（AIHA）等，其症状会突然加重，死亡率极高。

【诊断要点】

（1）病因：在感染、劳累等诱因下，慢性溶血性贫血患者出现溶血危象；也可以出现在伴有溶血性贫血的其他疾病；无慢性溶血性贫血而发生急性溶血的因素包括：①G-6-PD 缺乏症；②感染因素，甲型肝炎、传染性单核细胞增多症、流行性腮腺炎、HIV 感染、DTP 接种后、乙脑疫苗接种后；③药物因素，如青霉素、氯霉素、诺氟沙星、呋喃唑酮、复方新诺明、利福平、安乃近、苯妥英钠、蝮蛇抗栓酶、西沙必利；④毒物因素，如有机磷农药、硫酸铜、苯、苯胺、铝、砷等；⑤物理因素，如高温烧伤后；⑥心血管损伤后溶血，如心脏、大血管异常、巨大血管瘤、心内膜修补术后、人工瓣膜替换术后等；⑦血型不合的输血等。

（2）临床表现：因溶血发生的场所不同，临床表现不同。除贫血、黄疸、肝脾肿大等典型表现外，还可出现腰背痛、高热、头晕、苍白、心悸、呕吐、血红蛋白尿，甚至可出现血压降低、意识模糊、惊厥，也可以出现少尿、无尿等急性肾功能衰竭的表现。

（3）实验室检查

① 血常规：红细胞数、血红蛋白急剧降低，白细胞、血小板增多，网织红细胞显著增高，可达50%～70%。

② 骨髓象：有核细胞增生旺盛，粒/红比例倒置，红系增生活跃，并以中、晚幼红细胞增生为主。

③ 血清胆红素明显增高，间接胆红素迅速升高，尿胆红素阴性。

④ 血清结合珠蛋白含量减少甚至消失。

⑤ 血浆游离血红蛋白增加。

【治疗原则】

（1）去除引起溶血的原因：控制感染，去除引起溶血的因素如过敏原、药物等。

（2）应用糖皮质激素：泼尼松、甲泼尼龙、氢化可的松。

（3）防治肾衰：20%甘露醇快速静脉滴注，应注意碱化尿液及水化疗法。

（4）输血、纠正贫血：输血是治疗溶血危象的重要抢救手段，输血指征：急性贫血，特别是严重进行性贫血；因贫血出现威胁生命的表现，如心脏代偿失调、昏睡、神智错乱、感觉迟钝等神经症状时，必须立即输血。可输注浓缩红细胞、少白或去白红细胞，红细胞悬液和洗涤红细胞（AIHA患者发生溶血危象时，应输入洗涤红细胞）。

（5）大剂量静脉滴注人免疫球蛋白对控制AIHA有效。

【可选药物】

药品名称	适应证与用法用量	注意事项
甘露醇	用于预防肾功能衰竭。静脉滴注：20%甘露醇250ml，于15～30min快速静脉滴注，使尿量维持在100ml/h以上	急性肾小管坏死的无尿患者、严重失水者、颅内活动性出血者、急性肺水肿或严重肺淤血者禁用。注射过快时有一过性头痛、视物模糊、眩晕、畏寒等，甚至出现神志不清、抽搐

药品名称	适应证与用法用量	注意事项
泼尼松	抗免疫。口服:1～1.5mg/(kg·d),分次口服。一个月后缓慢减量,5～10mg/d持续至少6个月	本品较大剂量易引起糖尿病、消化道溃疡和库欣综合征,对下丘脑-垂体-肾上腺轴有抑制作用,并发感染为主要不良反应
甲泼尼龙	抗免疫。静脉滴注:一次 0.75mg/kg,12h 给药一次	
氢化可的松	抗免疫。静脉滴注:300～1200mg/d	静脉迅速给予大剂量可能发生全身性的变态反应,包括面部、鼻黏膜、眼睑肿胀,荨麻疹,气短,胸闷,喘鸣
人免疫球蛋白	增强机体抵抗力。静脉滴注:0.4～0.6g/(kg·d),连用 5 天。维持量每次 0.4g/kg,一般每周 1 次	注意个别患者有变态反应。肌内注射用产品不得供静脉用

出血危象（Hemorrhage crisis）

出血危象是指由于血管因素、血小板量或质的异常、血液凝固障碍等引起的、来势迅猛的大出血或出血不止，发生休克、昏迷而危及生命的现象。包括血管缺陷所致、凝血功能障碍所致、血小板异常所致的出血危象。

【诊断要点】

（1）血管缺陷所致的出血危象：家族史、过敏史；皮肤黏膜出血；血小板计数、凝血象检查及骨髓检查等基本正常。

（2）凝血功能障碍所致的出血危象：家族史或者有原发疾病；皮肤黏膜、肌肉、关节、脏器出血；凝血时间、凝血酶原时间、凝血酶时间异常。

（3）血小板异常所致的出血危象：危象发生前可有过敏、药物、感染、外伤、手术、理化损伤等诱因；患者急骤起病，有自发、广泛的皮肤、黏膜、内脏等出血不止的倾向；实验室检查示血小板数量异常或者形态、功能障碍，凝血象检查正常。

【治疗原则】

(1) 血管缺陷所致的出血危象

① 去除病因是治疗的关键。

② 大量出血应卧床休息，必要时输血治疗。

③ 使用抗组胺药物：阿司咪唑、氯苯那敏、异丙嗪、葡萄糖酸钙。

④ 使用止血药：酚磺乙胺。

⑤ 封闭疗法可调节神经系统功能，抑制变态反应：0.5%普鲁卡因。

⑥ 使用糖皮质激素，具有抗过敏和改善血管通透性的作用：泼尼松，重症者用氢化可的松或地塞米松静脉滴注。

⑦ 使用免疫抑制剂：硫唑嘌呤、环磷酰胺。

(2) 凝血功能障碍所致的出血危象

① 局部止血治疗：用明胶海绵、凝血酶、肾上腺素等。

② 用新鲜血、新鲜冰冻血浆、血小板悬液、凝血因子制剂作替代疗法。

③ 可用按摩、热敷或穿刺引流的方法处理关节积血（在充分补充凝血因子的基础上）。

④ 其他治疗：使用药物如去氨加压素、达那唑、糖皮质激素（泼尼松、氢化可的松、地塞米松等）、抗纤溶药物（氨甲环酸、氨基己酸、氨甲苯酸）等。

(3) 血小板异常所致的出血危象

① 治疗原发病是预防危象发生的根本措施。

② 血小板的输注。

③ 药物治疗

a. 止血药物：氨甲环酸、氨基己酸、氨甲苯酸、巴曲酶。

b. 糖皮质激素：泼尼松或氢化可的松。

c. 大剂量静脉滴注人免疫球蛋白。

d. 免疫抑制剂：环磷酰胺、硫唑嘌呤、环孢素 A。

④ 脾切除是本病有效的治疗方法之一。

【可选药物】

药品名称	适应证与用法用量	注意事项
阿司咪唑	抗过敏。口服:10mg/次,每日1次;6岁以下小儿0.2mg/kg;6～12岁5mg/d;12岁以上剂量同成人	空腹服用吸收率最佳,剂量过大时可有心律失常,荨麻疹
氯苯那敏	抗变态反应。口服:4mg/次,一日3次	主要不良反应为嗜睡、口渴、多尿、咽喉痛、困倦、虚弱感、心悸、皮肤瘀斑、出血倾向。服药期间不得驾驶机、车、船、从事高空作业、机械作业及操作精密仪器。新生儿、早产儿不宜使用。孕妇及哺乳期妇女慎用
异丙嗪	抗过敏。肌内注射:25mg/次,必要时2h后重复;严重过敏25～50mg,最大量不得超过100mg。口服:12.5mg/次,每日4次,饭后及睡前服用	较常见的有嗜睡;较少见的有视物模糊或色盲,头晕目眩、口鼻喉干燥、耳鸣、皮疹、胃痛或胃部不适感,反应迟钝、晕倒感、恶心或呕吐甚至出现黄疸
葡萄糖酸钙	抗过敏。静脉注射:10%葡萄糖酸钙10ml加入等量5%葡萄糖注射液静脉缓慢注入,不超过2ml/min	注入过快可有全身发热、心率增快、心律失常、甚至心搏骤停。应用强心苷期间或停药7日内忌用本品
酚磺乙胺	止血。肌内注射:0.25～0.5g/次,每日2～3次;静脉滴注:1～2g加入葡萄糖注射液中	有血栓形成史者慎用。用药后可有恶心、头痛、皮疹、暂时性低血压等,偶有静脉注射后发生过敏性休克的报道
普鲁卡因	封闭疗法。静脉滴注:100～200mg加入5%葡萄糖注射液中配成0.5%溶液,每日1次,连用7～10天	浓溶液快速注入血管内,可能引起恶心、出汗、心率加快、呼吸困难、颜面潮红、兴奋、抽搐
泼尼松	抗炎抗免疫。口服:10mg/次,每日3次,血小板恢复或接近正常,需逐渐减量,并以小剂量(5～10mg/d)维持治疗3～6个月	本品较大剂量易引起糖尿病、消化道溃疡和库欣综合征,对下丘脑-垂体-肾上腺轴有抑制作用,并发感染为主要不良反应
氢化可的松	抗炎抗免疫。静脉滴注:100～200mg/次,加入0.9%氯化钠注射液或5%葡萄糖注射液500ml中	
硫唑嘌呤	免疫抑制。口服:1～3mg/(kg·d),分3次服用,疗程4～6周	有骨髓抑制作用,可导致粒细胞减少,甚至再生障碍性贫血。肝功能损伤者禁用,可致癌、致畸

药品名称	适应证与用法用量	注意事项
环磷酰胺	免疫抑制。口服：2～3mg/(kg·d)，顿服，维持量减半。静脉注射：100～200mg/次，每日或隔日1次，连用4～6周	最常见骨髓抑制、白细胞减少、血小板减少；常见的不良反应还有恶心、呕吐；大量补充液体可避免出血性膀胱炎
明胶海绵	用于创伤止血，将渗血拭净，立即用干燥本品贴敷创面，再用干纱布加以压迫	密封保存，防止污染
凝血酶	局部止血：以干燥粉末或溶液（50～250U/ml）喷洒或喷雾于创面。消化道出血：用0.9%氯化钠注射液溶解本品（10～100U/ml），口服或局部灌注，用量为500～20000U/次，每1～6h用1次	严禁注射，否则可导致血栓、局部坏死而危及生命。必须直接与创面接触，才能起止血作用。如果出现变态反应时，应立即停药。本品遇酸、碱、重金属发生反应而降效。配制时溶剂温度不宜高于37℃
去氨加压素	止血。静脉滴注：0.3μg/kg，用0.9%氯化钠注射液稀释至50～100ml，在15～30min静脉滴注完。必要时可间隔6～12h重复1～2次	可有头痛、恶心、胃痛、鼻出血等。婴儿及老年患者，有水电解质平衡紊乱及颅内压增高者慎用
达那唑	使血小板抗体产生减少，提高血小板数量。口服：600mg/d，连用14天	应定期检查肝功能。严重心、肝、肾功能不全，癫痫患者、孕妇及哺乳期妇女禁用
氨甲环酸	止血。静脉滴注：0.25～0.5g/次，一日0.75～2g，以5%～10%葡萄糖注射液稀释	可有头痛、头晕、呕吐、胸闷等反应
氨甲苯酸	止血。静脉滴注：400mg/次，12h给药1次，维持2～3周逐渐减量停药	剂量过大可致血栓形成，偶有头昏、头痛、腹部不适。有血栓形成倾向或有血栓栓塞病史者禁用或慎用
氨基己酸	止血。静脉滴注：首剂5g，以后1～1.5g/h，24～36g/d。连续7～10天后减量，共用15天左右	泌尿道手术后、血尿、有栓塞性血管病史者慎用。个别病例腹泻、腹或胃部不适、恶心、眩晕、鼻塞、皮疹、低血压、多尿、结膜充血，有血栓形成倾向，可引起急性横纹肌溶解
血凝酶	止血。静脉注射、肌内注射：成人每次1.0～2.0kU，紧急情况下，立即静脉注射1.0kU，同时肌内注射1.0kU	血中缺乏血小板或某些凝血因子（如凝血酶原）时，本品没有代偿作用，宜在补充血小板或缺乏的凝血因子或输注新鲜血液的基础上应用本品

药品名称	适应证与用法用量	注意事项
环孢素 A	抗免疫。口服:3~5mg/(kg·d),分 2 次服	常见厌食、恶心、呕吐、牙龈增生伴出血、疼痛等不良反应。用药剂量过大、时间过长有可逆性肝、肾损伤。1 岁以下婴儿及过敏者、病毒感染者禁用
人免疫球蛋白	调节免疫。静脉滴注:400mg/(kg·d),连用 5 天	一般无不良反应,个别患者出现一过性头痛、心慌、恶心等不良反应,一般无需特殊处理即可自行恢复

输血反应 (Transfusion reaction)

输血反应是指在输血过程中或之后,受血者发生了与输血相关的新的异常表现或疾病,包括溶血性和非溶血性两大类。

【诊断要点】

1. 溶血性不良反应

(1) 在输血中或输血后数分钟至数小时内发生的溶血称为急性输血相关性溶血,常出现高热、寒战、心悸、气短、腰背痛、血红蛋白尿甚至尿闭、急性肾衰竭和 DIC 表现等。实验室检查提示血管内溶血。

(2) 输血数日后出现黄疸、网织红细胞升高等又称迟发性输血相关性溶血。

2. 非溶血性不良反应

(1) 发热反应发生率可达 40%以上,其主要表现是输血过程中发热、寒战。

(2) 变态反应是在输血过程中或之后,受血者出现荨麻疹、血管神经性水肿,重者为全身皮疹、喉头水肿、支气管痉挛、血压下降等。

(3) 经输血传播的感染性疾病主要有各型病毒性肝炎、获得性免疫缺陷综合征 (AIDS)、巨细胞病毒感染、梅毒感染、疟原虫感染,及污染血导致的各种可能的病原微生物感染。

(4) 一次过量输血可引起急性心功能不全、左心衰、肺淤血等。多次输血或红细胞，可致受血者铁负荷过量。反复异体输血，可使受血者产生同种血细胞（如血小板、白细胞等）抗体，继之发生无效输注、发热、过敏甚至溶血反应。异体输新鲜全血（富含白细胞），可发生输血相关性移植物抗宿主病。大量输入枸橼酸钠抗凝血或血浆，会整合受血者的血浆游离钙，若不及时补钙，则可加重出血。

【治疗原则】

1. 溶血性不良反应

处理急性输血相关性溶血应及时、周全，如：立即终止输血，应用大剂量糖皮质激素，静推地塞米松；静脉注射 20% 甘露醇以利尿；静脉滴注 5% 碳酸氢钠以碱化尿液；保证血容量，输入右旋糖酐及血浆和纠正水电解质平衡，纠正低血压，防治肾衰竭；静脉滴注双嘧达莫预防 DIC 发生，必要时行透析、血浆置换或换血疗法等。

2. 非溶血性不良反应

(1) 出现发热应暂时终止输血，用解热镇痛药或糖皮质激素处理。预防该不良反应的常用方法是：输血前过滤去除血液中所含致热原、白细胞及其碎片。

(2) 发生变态反应时，一要减慢甚至停止输血，二要抗过敏治疗，可用抗组胺药物；有时尚需解痉（发生支气管痉挛时）、抗休克处理。

(3) 发生细菌污染性输血反应时应用足量、高效、广谱抗生素；发生枸橼酸盐中毒可静脉注射 10% 葡萄糖酸钙。

(4) 控制献血员资质及血液采集、储存、运送、质检、输注等环节的无菌化，可预防输血传播疾病。

【可选药物】

药品名称	适应证与用法用量	注意事项
右旋糖酐	用于低血容量性休克。静脉滴注：500ml/次，速度 20～40ml/min。每日最大量不超过 1000～1500ml	少数患者用药后出现皮肤变态反应，极少数人出现过敏性休克。故首次用药应严密观察 5～10min，发现症状，立即停药。用量过大可出现凝血障碍。禁用于血小板减少症及出血性疾病。心功能不全患者慎用

药品名称	适应证与用法用量	注意事项
地塞米松	用于变态反应性疾病与炎症性疾病。静脉滴注：10～20mg/d，分1～2次给药	溃疡病、血栓性静脉炎、活动性肺结核、肠吻合手术后患者禁用
甘露醇	预防肾功能衰竭。静脉滴注：20%甘露醇250ml于15～30min滴注	急性肾小管坏死的无尿患者、严重失水者、颅内活动性出血者、急性肺水肿或严重肺淤血者禁用。注射过快时有一过性头痛、视物模糊、眩晕、畏寒等，甚至出现神志不清、抽搐
碳酸氢钠	碱化尿液。口服：0.5～2g/次，一日3次，饭前服用。静脉滴注：成人5%碳酸氢钠100～200ml/次，小儿5ml/kg	大量静脉注射时可出现心律失常、肌肉痉挛、疼痛、异常疲倦虚弱等
阿司匹林	解热、镇痛。口服：0.3～0.6g/次，一日3次，必要时每4h给药1次	有恶心、呕吐、上腹部不适或疼痛等胃肠道反应，少见胃肠道出血或溃疡
对乙酰氨基酚	解热。口服：0.3～0.6g/次，每4h给药1次，或每日4次；一日量不宜超过2g，退热疗程一般不超过3天，镇痛不宜超过10天。12岁以下儿童每日1.5g/m²，分次服，疗程不超过5天	一般剂量较少引起不良反应。大或长期服用可引起造血系统及肝肾损害
葡萄糖酸钙	抗过敏。静脉注射：10%葡萄糖酸钙10ml加入等量5%葡萄糖注射液静脉缓慢注入（不超过2ml/min）	注入过快可有全身发热、心率增快、心律失常、甚至心搏骤停。应用强心苷期间或停药7日内忌用本品
头孢曲松	抗感染。静脉给药：1～2g/次，每日一次给药。最高剂量4g/d，疗程7～14日；小儿20～80mg/（kg·d）。12岁以上小儿用成人剂量	对青霉素过敏或过敏体质者慎用，对头孢菌素类过敏者禁用。孕妇慎用。主要有静脉炎、皮疹、发热、支气管痉挛和血清病、头痛、腹泻、结肠炎、黄疸、胀气、味觉障碍和消化不良等。长期应用可引起二重感染

急性早幼粒细胞白血病分化综合征

(Acute promyelocytic leukemia differentiation syndrome，APLDS)

急性早幼粒细胞白血病（APL）分化综合征指用全反式维甲酸或三氧化二砷（亚砷酸）治疗 APL 过程中发生的毛细血管渗漏

综合征，用全反式维甲酸者称为维 A 酸综合征，用二氧化二砷者称维 A 酸样综合征，可统称为 APL 分化综合征。

【诊断要点】

一般于用药 2 周内发生。有所谓确诊五联征：发热、气短、胸腔/心包积液、肺浸润、体重增加，具备两项及以上即有可能。

【治疗原则】

① 停用全反式维甲酸或三氧化二砷。

② 应用糖皮质激素地塞米松。

【可选药物】

药品名称	适应证与用法用量	注意事项
地塞米松	用于变态反应性疾病与炎症性疾病。静脉滴注：20mg/d，分 2 次给药，疗程 3～5 天	本品较大剂量易引起糖尿病、消化道溃疡和库欣综合征，对下丘脑-垂体-肾上腺轴有抑制作用，并发感染为主要不良反应

急性肿瘤溶解综合征
（Acute tumor lysis syndrome，ATLS）

急性肿瘤溶解综合征（ATLS）可发生于任何肿瘤细胞增殖速度快及治疗后肿瘤细胞大量崩解的患者，一般常见于急性白血病、高度恶性淋巴瘤，较少见于实体瘤患者，如小细胞肺癌、生殖细胞恶性肿瘤等。

【诊断要点】

急性肿瘤溶解综合征具有以下特征：高尿酸血症、高钾血症、高磷血症而导致的低钙血症等代谢异常。少数严重者还可发生急性肾功能衰竭、严重的心律失常如室速和室颤。部分患者出现 DIC。

【治疗原则】

1. 预防

白血病、淋巴瘤等患者化疗前 24h 开始给予别嘌醇。口服，一日 0.6g，持续用药 1～2 天。此后一日 0.3g。对于需要立即抢救的患者，给予相同剂量的别嘌醇，并静脉输注含碳酸氢钠的溶液和利尿剂。如果未达到理想尿量，可静脉给予呋塞米20mg。若尿 pH 值＜7.0，增加碳酸氢钠用量或每日四次口服乙酰唑胺 250mg。

2. 监测

对有发病危险者，在进行化疗前及化疗期间应至少每日一次测血清电解质、磷、钙、尿酸、肌酐水平。对于高风险患者（肿瘤体积大的高度恶性淋巴瘤）在治疗开始后 24～48h，每 6h 检测上述实验指标。检测过程中，一旦血清值发生异常，即应给予适当的治疗，并且每 6～12h 重复检测异常的值，直至化疗完成或达正常实验室值。

3. 治疗

确诊后，必须给予足够的生理盐水水化治疗，口服氢氧化铝可用于治疗高磷血症。可用多种方法治疗高钾血症，但从机制上可分为两种：一是促进钾离子向细胞内转移（葡萄糖、胰岛素或碳酸氢钠）；另一是使钾快速排出体外（呋塞米促其通过尿液排出体外，聚苯乙烯磺酸钠树脂促其通过肠排出）。出现高钾血症或低钙血症者，应做心电图检查，并长期监测心律，直至高钾血症纠正。对继发于高钾血症和低钙血症的潜在性心律失常，可以通过静脉给予钙剂保护心肌。推荐的治疗方法如下。

（1）血清钾＜5.5mmol/L，增加静脉输液量，0.9％氯化钠注射液和静脉给予呋塞米 20mg/次。也可用碳酸氢钠 20ml（89mmol/L）替代 0.9％氯化钠注射液加入 5％葡萄糖注射液 1000ml 中给予。

（2）血清钾水平在 5.5～6.0mmol/L，增加静脉输液量和呋塞米的用量，并口服聚苯乙烯磺酸钠树脂 30g 和山梨醇。

（3）血清钾水平高于 6.0mmol/L 或有明显心律失常者，应采用多种方法联合治疗。首先静脉给予 10％的葡萄糖酸钙溶液 10ml，然后增加静脉液体输入量及呋塞米剂量，加 50％葡萄糖注射液 20ml 和普通胰岛素 10U。亦可口服聚苯乙烯磺酸钠树脂和山梨醇，有充血性心力衰竭病史的患者或左心室功能减退的患者禁用。透析可用于顽固性高钾血症。

【可选药物】

药品名称	适应证与用法用量	注意事项
别嘌醇	控制高尿酸血症。口服：0.3～0.6g/d,分2～3次服用	对本品过敏、严重肝肾功能不全和明显血细胞低下者,孕妇禁用。肝功能损害者及老年人慎用。服药期应多饮水,并使尿呈中性或碱性以利于尿酸排出
碳酸氢钠	控制高尿酸血症。5%碳酸氢钠100～200ml分1～2次静脉滴注,使尿pH值维持在7.0	限制钠摄入的患者禁用。大剂量静脉注射时可出现心律失常、肌肉痉挛性疼痛、低钾血症(异常疲倦虚弱)
呋塞米	利尿剂。静脉注射：20～80mg,使每日尿量不少于3000ml	低钾血症者禁用。少见间质性肾炎、心脏骤停、胰腺炎、粒细胞减少、血小板减少性紫癜、再生障碍性贫血、肝功能损害。大剂量静脉快速注射时多见耳鸣、听力障碍
葡萄糖酸钙	控制高尿酸血症。静脉注射：10%葡萄糖酸钙10ml加入等量5%葡萄糖注射液静脉缓慢注入(不超过2ml/min)	注入过快可有全身发热、心率增快、心律失常、甚至心搏骤停。应用强心苷期间或停药7日内忌用本品
10%葡萄糖胰岛素液	控制高尿酸血症。10%葡萄糖胰岛素液(4g葡萄糖:1U胰岛素)500ml,1h滴完	静脉注射高渗葡萄糖注射液时应注意药液有无漏出血管外,以免引起静脉炎。不宜做皮下注射,以免引起皮下组织坏死

第六章
内分泌系统急诊

低血糖症（Hypoglycemia）

低血糖是指血糖浓度低于 2.8mmol/L（50mg/dl），对于糖尿病患者，只要血糖≤3.9mmol/L（70mg/dl），就应按低血糖处理。血糖浓度低于上述标准，同时出现相应的临床症状者即为低血糖症。低血糖是否出现临床症状以及临床症状的轻重与基础血糖水平、血糖下降的速度、机体对低血糖的反应、年龄、反复发生低血糖史等有关。

【诊断要点】

1. 轻度低血糖症

（1）饥饿感、乏力、心慌、出汗、面色苍白、颤抖、皮肤湿冷。

（2）颜面、手感觉异常。

（3）血糖测定：2.2～2.7mmol/L。

（4）进食或静脉滴注葡萄糖后症状和体征消失。

2. 中、重度低血糖症

主要为中枢神经系统功能紊乱的临床表现。

（1）大汗、瞳孔散大、神志障碍和奇特行为。

（2）癫痫发作、意识障碍、嗜睡或昏迷。

（3）低体温（32.2～35℃）具有一定诊断价值。

（4）血糖测定：中度低血糖，1.1~2.2mmol/L；重度低血糖，<1.1mmol/L。

【治疗原则】

（1）轻度低血糖症立即口服糖类食物或饮料。

（2）不能口服或症状严重者，立即注射50%葡萄糖溶液，多能迅速逆转低血糖昏迷，恢复神志。口服降糖药过量引起的低血糖昏迷，为防止再次发生低血糖，静脉维持输注10%葡萄糖溶液，注意观察神志变化。

（3）紧急复苏措施：严重低血糖昏迷、心率减慢、呼吸衰竭或体温降低者，应立即采取相应复苏措施，如保持呼吸道通畅、吸氧、心肺复苏、心电监护和保温措施等。迅速建立静脉通路，立即抽取血液标本进行相关检查。

（4）药物治疗：不能或不适合手术治疗者，选用抑制胰岛素分泌的药物治疗。胰高血糖素用于治疗Ⅰ型糖尿病低血糖昏迷患者；生长抑素类似物奥曲肽用于辅助治疗磺脲类降糖药或胰岛细胞瘤引起的低血糖昏迷患者。

（5）血糖浓度恢复正常且维持30min以上神志仍未清醒者，称为低血糖后昏迷，患者存在脑水肿，故在维持血浆葡萄糖正常浓度外应进行脱水治疗，静脉注射甘露醇，改善低血糖昏迷后脑水肿状态。

（6）低血糖的病因治疗：患者恢复后应尽快查明低血糖的病因和诱因，治疗原发病和消除诱因。

【可选药物】

药品名称	适应证与用法用量	注意事项
葡萄糖注射液	静脉注射/滴注：对低血糖意识障碍者，首先静脉推注50%葡萄糖20ml；15min复测仍≤3.0mmol/L，继续静脉给予50%葡萄糖60ml；对血糖仍未恢复者，静脉滴注5%~10%的葡萄糖维持液路，直至患者意识清楚，血糖平稳，能够进食	高渗葡萄糖注射液滴注时可发生静脉炎，外渗可致局部肿痛。用药期间密切观察患者神志情况，严密监测血糖，以尽快纠正低血糖，同时也要避免高血糖或低血糖的反复

药品名称	适应证与用法用量	注意事项
胰高血糖素	皮下/肌内/静脉注射：葡萄糖注射液治疗后血糖恢复不理想者给予，成人 0.5～1mg/次，儿童一次 15μg/kg。可使血糖在 20min 内升高，并维持 1～2h	可见恶心、呕吐、头昏、头痛，可能引起低血钾。不宜用于肝源性低血糖和酒精性低血糖，因为胰高血糖素的升血糖作用依赖肝糖原的储备
奥曲肽	辅助治疗磺脲类降糖药或胰岛细胞瘤引起的低血糖昏迷患者。皮下注射：75μg	由于奥曲肽可抑制生长激素、胰高血糖素和胰岛素分泌，故本品可能引起血糖调节紊乱。由于可降低患者餐后糖耐量，某些长期给药者可引致持续的高血糖症
甘露醇	降低颅压，治疗脑水肿。静脉滴注：200ml 于 20min 内注射完毕	可引起皮肤过敏和全身性荨麻疹，可能出现电解质紊乱和急性肾功能衰竭。颅内活动性出血者禁用
地塞米松	可防治脑水肿的发生、发展。静脉滴注：4mg/次，每 4h 给药 1 次	有助于减少低血糖昏迷时脑功能的损害。糖尿病、骨质疏松症、肝硬化、肾功能不良、甲状腺功能低下患者慎用
促皮质激素	升高血糖。静脉滴注：25～50U 溶于 5%～10%葡萄糖液 500ml 中，于 6～8h 滴完，每日 1 次	不宜与中性、偏碱性药物如氯化钠、谷氨酸钠、氨茶碱等配伍，以免产生混浊。结核病、高血压、糖尿病、血管硬化症、胃溃疡等患者及孕妇一般不宜应用

糖尿病酮症酸中毒（Diabetic ketoacidosis，DKA）

糖尿病酮症酸中毒是糖尿病患者最常见的急性并发症，也是内分泌急症中最常见的一种。DKA 是指糖尿病患者在各种诱发因素作用下，体内胰岛素极度缺乏以及拮抗激素升高，组织不能有效利用葡萄糖导致血糖显著升高。此时脂肪分解产生高酮血症和酮尿症伴代谢性酸中毒及明显的水电解质失衡，导致以高血糖、高血酮、酮尿、脱水、电解质紊乱和代谢性酸中毒为主要特点的临床综合征。DKA 主要发生在Ⅰ型糖尿病患者，在感染等应激情况下Ⅱ型糖尿病患者也可发生。

【诊断要点】

1. 临床表现

（1）糖尿病症状加重：烦渴、尿量增多、疲倦乏力等。

（2）消化系统症状：食欲缺乏、恶心、呕吐，饮水后也可出现呕吐；少数患者出现腹痛，类似急腹症，但腹部查体常无阳性发现。

（3）呼吸系统症状：呼吸深而快，呈 Kussmaul 呼吸。呼出气体中可能有丙酮味（烂苹果味）。

（4）脱水和休克：脱水量超过体重5％时，尿量减少，皮肤黏膜干燥，眼窝下陷。脱水量超过体重15％时，由于血容量减少出现循环衰竭征象，如心率加快、血压下降、四肢厥冷。

（5）神志障碍：有明显个体差异，早期感头晕、头痛、精神萎靡，渐出现嗜睡、烦躁、迟钝、腱反射消失、甚至昏迷，经常出现病理反射。

2. 实验室检查

（1）血糖：明显升高，多在16.7mmol/L（300mg/dl）以上。

（2）尿糖：通常为（＋＋）～（＋＋＋＋）；当肾功能受损，肾糖阈明显升高时，也可呈阴性。通常尿常规可出现蛋白和管型。

（3）尿酮/血酮：尿酮通常强阳性，血酮定性强阳性。正常情况下血酮体低于0.6mmol/L，如果超过1.0mmol/L为血酮体升高，超过3.0 mmol/L提示代谢性酸中毒。

（4）血常规：可见白细胞和中性粒细胞增高，可能提示脱水、应激或感染；血细胞比容可升高，提示脱水。

（5）肾功能：BUN轻中度升高，血肌酐也可轻度升高。

（6）电解质：钾、钠、氯化物测定可有改变（血钠、氯降低、正常或升高，血钾常常在治疗后降低）。

（7）淀粉酶、谷草转氨酶和谷丙转氨酶可以升高。

【治疗原则】

（1）静脉补液：纠正低血容量是治疗DKA的关键，必须快速补充足量液体，恢复血管内外的血容量、恢复肾脏的血流灌注。可使用氯化钠注射液、葡萄糖注射液或葡萄糖氯化钠注射液。

（2）胰岛素治疗：补充胰岛素是治疗DKA的关键，原则是应用小剂量速效胰岛素持续静脉滴注，并监测血糖。

（3）积极补钾：DKA患者通常存在严重失钾，并在使用胰岛素和纠正酸中毒的过程中，血钾会进一步降低。因此，通常除非患者肾功能不全、无尿或高血钾等情况，应在开始输液、有尿后即开始静脉补钾。

（4）纠正酸中毒：通常胰岛素治疗后即可控制酮体的产生，纠正酸中毒。仅在严重酸中毒即 pH 值＜7.0、HCO_3^-＜10mmol/L 或 CO_2CP＜10mmol/L 时，才补充少量碱性药物。

（5）去除诱因：如有感染的患者，应选择广谱、肾毒性小的抗生素控制感染；不能进食的患者，可以通过液体补充能量或者下鼻饲。

（6）处理并发症：及时治疗休克、心律失常、心力衰竭、肺水肿、脑水肿、急性肾功能不全、深部血栓形成等并发症，昏迷者应按昏迷重症护理。

【可选药物】

药品名称	适应证与用法用量	注意事项
普通胰岛素/短效胰岛素/速效胰岛素类似物	①首次静脉负荷剂量 10U（也可不用负荷剂量），持续静脉滴注，开始每小时 0.1U/kg（成人 5～7U/h）；如 1h 后血糖下降未达 3.9～6.1mmol/L，则剂量加倍；但血糖下降至 13.9mmol/L（250mg/dl）时，改用 5% 的葡萄糖注射液或葡萄糖氯化钠注射液，按 2～4g 葡萄糖：1U 胰岛素比例加入胰岛素；出现低血糖反应时，减慢滴注速度或调整葡萄糖和胰岛素的比例。②重度病例或血糖过高（＞600mg/dl）或血压偏低者，可加用首剂冲击剂量 20U 静脉注射。③尿酮转阴后给予多次皮下注射	只有在有效组织灌注改善后，胰岛素的生物效应才能充分发挥。应各自建立一条静脉通路，以便正确控制胰岛素剂量，同时加快补液量。用药期间应严密监测血糖及血钾变化，及时调整胰岛素用量。如患者存在严重低血钾，需在血钾恢复到 2.5～3.3mmol/L 以上后给予胰岛素，以防止呼吸骤停和心律失常；血糖下降过快可能导致脑水肿，应注意避免

药品名称	适应证与用法用量	注意事项
0.9%氯化钠注射液	补液,迅速恢复有效血容量,适用于血糖≥13.9mmol/L(250mg/dl)者。静脉滴注:一般按患者体重的10%估算,先快后慢,最初4h持续1000ml/h,后250～500ml/h持续2～4h,后100～250ml/h。补液一般要持续36～48h	对合并心脏病者适当减少补液量和速度;补液后应保持尿量在>2ml/min;治疗过程中必须严防血糖下降太快、太低,以免发生脑水肿;低血压者应同时抗休克治疗;若血 Na^+>150mmol/L 则用0.45%NaCl
5%葡萄糖注射液	补液,迅速恢复有效血容量,适用于血糖<13.9mmol/L(250mg/dl)者。静脉滴注:一般按患者体重的10%估算,先快后慢,最初4h持续1000ml/h,后250～500ml/h持续2～4h,后100～250ml/h。补液一般要持续36～48h	对合并心脏病者适当减少补液量和速度;补液后应保持尿量在>2ml/min;治疗过程中必须严防血糖下降太快、太低,以免发生脑水肿;低血压者应同时抗休克治疗
葡萄糖氯化钠注射液	静脉滴注:一般按患者体重的10%估算,先快后慢,最初4h平均1500ml,前12h平均2800ml,24h平均3500～6000ml	
氯化钾	静脉滴注/口服:补钾量可参考治疗前血钾水平,血钾为<3.0mmol/L、<4.0mmol/L 和<5.0mmol/L 时,补充量分别为每小时氯化钾3g、2g和1g。24h补氯化钾总量为6～10g	治疗前有明确低血钾且每小时尿量≥40ml者,在胰岛素治疗及补液治疗的同时给予补钾。通常病情缓解后,还需口服补钾3～4日。静脉补钾过程中应监测血钾、尿量和心电图,以调整剂量。补钾过程中遵循补钾原则,即尿少不补钾,补钾不过量,速度不过快;禁止静脉注射10%氯化钾
碳酸氢钠	静脉滴注:通常首次给予5%碳酸氢钠100～200ml,用注射用水稀释成等渗(1.25%),以后根据血 pH 值和 HCO_3^- 决定用量。①血 pH 值>7.0时,一般不需补碱,通常随代谢紊乱纠正而恢复。②血 pH值 6.9～7.0时,适度补碱,可给予 50mmol碳酸氢钠(5%碳酸氢钠84ml)稀释于注射用水 200ml 中静脉滴注。③血 pH 值<6.9时,给予 100mmol 碳酸氢钠稀释于400ml注射用水中,以200ml/h速度静脉滴注,同时每2h监测静脉血 pH 值,直到 pH 值升至 7.1时停止补碱	补碱后应监测动脉血气。若为 DKA 恢复期的非阴离子间隙性酸中毒则不需补碱

药品名称	适应证与用法用量	注意事项
生长抑素	适用于对一般治疗后无效者。静脉滴注：100～500μg/h，同时配合胰岛素治疗	可能引起恶心、呕吐、眩晕、面部潮红
磷酸钾	静脉滴注：血磷＜1.0mmol/L时，输液中加入20～30mmol/L磷酸钾	用于伴心功能不全、贫血或呼吸抑制者，因低磷血症可能引起心肌或骨骼肌无力和呼吸抑制

高渗性高血糖非酮症昏迷综合征
（Hyperglycemic hyperosmolar nonketotic syndrome，HHNKS）

高渗性高血糖非酮症昏迷综合征旧称高渗性非酮症糖尿病昏迷，是糖尿病的一种严重急性并发症，常见于中老年糖尿病患者，2/3患者无糖尿病病史。主要是因为在体内胰岛素相对不足的情况下，出现了引起血糖急剧升高的因素，同时伴有严重脱水，导致血糖显著升高，临床特征为高血糖、脱水、血浆渗透压升高而无明显的酮症酸中毒，常伴有神经系统功能损害症状，严重者昏迷，死亡率高。

【诊断要点】

1. 临床表现

缺乏特异性，主要表现为严重脱水、进行性意识障碍等神经精神症状。

（1）原有糖尿病症状的加重：早期出现，表现为烦渴、多尿、乏力、头昏、食欲缺乏、恶心、呕吐等。

（2）脱水和周围循环衰竭表现：逐渐出现，表现为皮肤干燥、弹性降低、口干、眼窝凹陷、血压下降，甚至休克。

（3）神经系统症状和体征：因血浆渗透压升高的程度和速度不同表现各异。可以出现各种程度的意识障碍，如淡漠、嗜睡等。约半数患者会出现意识模糊，1/3患者发生昏迷。体征多种多样，除昏迷外可以出现癫痫样大发作、轻偏瘫、失语、自发性肌肉收缩、偏盲、眼球震颤、视觉障碍、病理反射阳性、中枢性体温升高等。

2. 实验室检查

严重高血糖、血浆有效渗透压升高、尿糖强阳性而无明显酮症是实验室检查的特征表现。

（1）血糖和尿糖：血糖显著升高≥33.3mmol/L（600mg/dl），尿糖强阳性。

（2）血渗透压：血浆渗透压≥350mmol/L，有效血浆渗透压≥320mmol/L，可直接测定或通过公式计算。

（3）血、尿酮体：正常或仅轻度升高。

（4）血酸碱度：约半数患者存在轻度代谢性酸中毒，但是通常动脉血 pH 值≥7.3、HCO_3^-≥15mmol/L。

（5）血电解质：可正常、降低或升高。通常患者存在钠、钾的丢失，但是血钠、血钾水平除了取决于电解质丢失的情况，还取决于在细胞内外的分布状况和失水程度。病情重的老年患者常常存在高钠血症。

（6）尿素氮和肌酐：常显著升高，其升高程度反映严重脱水和肾功能不全。尿素氮可达 21～36mmol/L，血肌酐可达 123～660μmol/L。若 BUN 和肌酐进行性升高提示预后不良。

（7）血常规：白细胞计数、血细胞比容常显著升高，提示脱水和血液浓缩。

（8）尿常规：尿比重升高提示脱水，尿蛋白和管型提示肾功能损害。

【治疗原则】

（1）补液：迅速纠正低血容量、高渗脱水状态，是抢救成功的关键措施。高渗性非酮症糖尿病昏迷患者的脱水程度通常比糖尿病酮症酸中毒严重。可用氯化钠注射液、葡萄糖注射液等，血压低时使用全血、血浆或右旋糖酐注射液。

（2）使用胰岛素：本病治疗过程中，应采用静脉滴注小剂量胰岛素。

（3）纠正电解质紊乱：氯化钾、硫酸镁、葡萄糖酸钙。高渗状态时患者出现血钾正常的假象，如果在就诊时无高血钾，而且患者有尿，从开始治疗时即应补钾。在积极补液和使用胰岛素后，更应该注意钾的补充。

（4）纠正酸中毒：使用1.25%碳酸氢钠溶液。如果酸中毒不重，随着补液和胰岛素的应用可以纠正，无需应用碱性药物；若有明显的代谢性酸中毒时可以应用碱性药物。

（5）积极去除和治疗诱发因素：如应用抗生素控制感染，根据感染类型可选用有效抗生素如青霉素、头孢呋辛等，严重感染可选用第三代头孢菌素治疗；有心肌梗死或急性脑血管病者积极治疗原发病；手术的患者术前准备要充分；停用引起高渗状态的药物等。

（6）防治并发症：如血栓形成、脑水肿等。有血栓栓塞性并发症的可能性者，每8h可皮下注射肝素5000U。

【可选药物】

药品名称	适应证与用法用量	注意事项
0.9%氯化钠注射液	静脉滴注：一般按患者体重的10%估算，先快后慢，最初1～2h输注1～2L，最初12h内平均输注液体6～8L	对合并心脏病者适当减少补液量和速度；补液后应保持尿量在＞2ml/min；治疗过程中必须严防血糖下降太快、太低，以免发生脑水肿；低血压者应同时抗休克治疗；如血压正常，血钠大于155mmol/L，可先用0.45%低渗盐水，但不宜太多，先输1000ml后视血钠含量酌情决定，血浆渗透压＜320mmol/L时改为等渗溶液
5%葡萄糖注射液	静脉滴注：一般按患者体重的10%估算，先快后慢，最初1～2h输注1～2L，最初12h内平均输注液体6～8L	对合并心脏病者适当减少补液量和速度；补液后应保持尿量＞2ml/min；治疗过程中必须严防血糖下降太快、太低，以免发生脑水肿；低血压者应同时抗休克治疗
葡萄糖氯化钠注射液	静脉滴注：一般按患者体重的10%估算，先快后慢，最初1～2h输注1～2L，最初12h内平均输注液体6～8L	

药品名称	适应证与用法用量	注意事项
普通胰岛素/门冬胰岛素	①主张以小剂量持续静脉滴注:初始用量为 1~5U/h,一般无需负荷量;血糖下降至 13.89~16.67mmol/L 时,改用 5% 的葡萄糖注射液或葡萄糖氯化钠注射液,按 2~4g 葡萄糖:1U 胰岛素比例加入胰岛素。②重度病例或血糖过高(>600mg/dl)、或血压偏低者,可加用首剂冲击剂量 20U 静脉注射	不宜使血糖降得太快。患者恢复进食后,宜停止静脉注射胰岛素,改为多次皮下注射。最初 24h 胰岛素治疗维持血糖在 13.89~16.67mmol/L,而不是使血糖至正常,血糖下降过快可能导致脑水肿,应注意避免。停止静脉注射前 1h,应皮下注射 8U 胰岛素,以防止血糖反跳。如患者存在严重低血钾,需在血钾恢复到 2.5~3.3mmol/L 以上后给予胰岛素,以防止呼吸骤停和心律失常
氯化钾	静脉滴注/口服:补钾量可参考治疗前血钾水平,血钾为<3.0mmol/L、<4.0mmol/L 和 <5.0mmol/L 时,补充量分别为每小时氯化钾 3g,2g 和 1g。24h 补氯化钾总量为 6~10g	治疗前有明确低血钾且每小时尿量≥40ml 时,在胰岛素治疗及补液治疗的同时给予补钾。如患者有肾功能不全、血钾过高(≥6.0mmol/L)或无尿时则暂缓补钾。静脉补钾过程中应监测血钾、尿量和心电图,以调整剂量。补钾过程中遵循补钾原则,即尿少不补钾,补钾不过量,速度不过快,禁止静脉注射 10% 氯化钾
碳酸氢钠	静脉滴注:通常首次给予 5% 碳酸氢钠 100~200ml,用注射用水稀释成等渗(1.25%),以后根据血 pH 值及 HCO_3^- 决定用量	适应证:血 pH 值<7.0 或 HCO_3^- <5.3mmol/L;血 K^+ >6.5mmol/L 的严重高钾血症;对输液无反应的低血压;治疗过程中出现严重高氯性酸中毒。禁用乳酸钠补碱,补碱后应监测动脉血气
生长抑素	静脉滴注:以 100~500μg/h 的速度静脉滴注,同时配合胰岛素治疗	适用于对一般治疗后无效者。可能引起恶心、呕吐、眩晕、面部潮红
磷酸钾	静脉滴注:血磷<1.0mmol/L 时,输液中加入 20~30mmol/L 磷酸钾	禁用于伴心功能不全、贫血或呼吸抑制者,因低磷血症可能引起心肌或骨骼肌无力和呼吸抑制
葡萄糖酸钙	血钙低或抽搐时,10% 葡萄糖酸钙 10ml 缓慢静脉注射	可有全身发热,静脉注射过快可产生心律失常甚至心跳停止、呕吐、恶心。可致高钙血症。静脉注射时如漏出血管外,可致注射部位皮肤发红、皮疹和疼痛,并可随后出现脱皮和组织坏死

糖尿病乳酸性酸中毒（Diabetic lactic acidosis，DLA）

由于各种原因引起体内无氧酵解的糖代谢产物乳酸大量堆积，导致高乳酸血症（$\geqslant 5.0$mmol/L），进一步出现血 pH 值下降，产生代谢性酸中毒即为乳酸性酸中毒。在糖尿病基础上发生的乳酸性酸中毒即为糖尿病乳酸性酸中毒。糖尿病合并乳酸性酸中毒的发生率较低，但死亡率很高。大多发生在伴有肝、肾功能不全，慢性心肺功能不全等缺氧性疾病患者，尤其见于服用苯乙双胍者。

【诊断要点】

1. 临床表现

缺乏特异性，常被原发或诱发疾病的症状所掩盖。

（1）病史：大多有服用双胍类药物史。

（2）症状：轻症患者症状可不明显，中至重症患者初期表现为恶心、厌食或呕吐、腹痛、腹泻，随病情进展出现神经系统症状，如困倦、嗜睡、意识模糊甚至昏迷。

（3）体征：酸中毒特征性皮肤潮红、呼吸深大，血压下降或休克，意识障碍如烦躁、谵妄、昏迷。

2. 实验室检查

明显酸中毒，但血、尿酮体不高，血乳酸水平升高为实验室检查的特征。

（1）血乳酸：显著增高，>5mmol/L 为确诊的标准。2mmol/L<血乳酸<5mmol/L 为高乳酸血症。

（2）血酸碱度：显著的代谢性酸中毒。

（3）动脉血 pH 值显著降低（pH 值<7.35），阴离子间隙>18mmol/L，HCO_3^-<20mmol/L。

（4）血糖和尿糖：无明显升高。

（5）血酮体和尿酮：无明显升高。

【治疗原则】

（1）去除诱因，治疗原发病和并发症。

（2）补液：氯化钠注射液、葡萄糖注射液或葡萄糖氯化钠注射液。充足的心排血量和微循环灌注是治疗各种原因的乳酸性酸中毒的基础，故首先要补液，扩充血容量，改善组织缺氧，维持心排血量，纠正酸中毒和休克。

（3）纠正酸中毒：对动脉血 pH 值＜7.0 的患者需酌情补充碱性液体，可静脉滴注碳酸氢钠。

（4）小剂量胰岛素静脉滴注，减少糖类的无氧酵解，有利于消除乳酸性酸中毒。

（5）补钾：为避免补碱和应用胰岛素而导致的血钾下降，应酌情补钾，静脉滴注/口服氯化钾。

（6）透析疗法：疗效不明显者可进行腹膜透析，以有效清除血乳酸和苯乙双胍，对危重患者可进行血液透析或血浆置换。

【可选药物】

药品名称	适应证与用法用量	注意事项
普通胰岛素/门冬胰岛素	①持续静脉滴注:若没有合并 DKA 或高渗性非酮症糖尿病昏迷（HNDC），给予 5% 葡萄糖注射液或葡萄糖氯化钠注射液，按 2～4g 葡萄糖：1U 胰岛素比例加入胰岛素。②若合并 DKA 或 HNDC，血糖＞13.9mmol/L，0.9% 盐水加用胰岛素持续静脉滴注，开始每小时 0.1U/kg；血糖下降至 13.9mmol/L（250mg/dl）时，改用 5% 的葡萄糖注射液或葡萄糖氯化钠注射液，按 2～4g 葡萄糖：1U 胰岛素比例加入胰岛素	不宜使血糖降得太快。患者恢复进食后，宜停止静脉注射胰岛素，改为多次皮下注射。血糖下降过快可能导致脑水肿，应注意避免。停止静脉注射前 1h，应皮下注射 8U 胰岛素，以防止血糖反跳。如患者存在严重低血糖，需在血钾恢复到 2.5～3.3mmol/L 以上后给予胰岛素，以防止呼吸骤停和心律失常
0.9% 氯化钠注射液	静脉滴注:一般按患者体重的 10% 估算，先快后慢，最初 4h 平均 1500ml，前 12h 平均 2800ml,24h 平均 3500～6000ml	对合并心脏病者适当减少补液量和速度。补液后应保持尿量＞2ml/min。治疗过程中必须严防血糖下降太快、太低，以免发生脑水肿。低血压者应同时抗休克治疗
5% 葡萄糖注射液	静脉滴注:一般按患者体重的 10% 估算，先快后慢，最初 4h 平均 1500ml，前 12h 平均 2800ml,24h 平均 3500～6000ml	
葡萄糖氯化钠注射液	静脉滴注:一般按患者体重的 10% 估算，先快后慢，最初 4h 平均 1500ml，前 12h 平均 2800ml,24h 平均 3500～6000ml	

药品名称	适应证与用法用量	注意事项
氯化钾	静脉滴注/口服：补钾量可参考治疗前血钾水平，血钾为<3.0mmol/L、<4.0mmol/L 和<5.0mmol/L 时，补充量分别为每小时氯化钾 3g、2g 和 1g。24h 补氯化钾总量为 6~10g	治疗前有明确低血钾且每小时尿量≥40ml 者，在胰岛素治疗及补液治疗的同时给予补钾。如患者有肾功能不全、血钾过高(≥6.0mmol/L)或无尿时则暂缓补钾。静脉补钾过程中应监测血钾、尿量和心电图，以调整剂量。补钾过程中遵循补钾原则，即尿少不补钾，补钾不过量，速度不过快，禁止静脉注射 10%氯化钾
碳酸氢钠	静脉滴注/口服：pH 值<7.0 时，补充 5%碳酸氢钠 100~200ml(5.0~10g)，用注射用水稀释成等渗(1.25%)，直至 pH 值>7.0；7.0<pH 值<7.35 时，口服碳酸氢钠 0.5~1.0g，一日 3 次	补碱不宜过快过多，应小剂量补充，以免大量补碱使扩容过度，加重缺氧。每 2h 监测动脉血 pH 值，pH 值上升至 7.2 时暂停补碱，观察病情变化，以免出现反跳性代谢性碱中毒

垂体卒中（Pituitary apoplexy）

　　垂体卒中又称垂体血管意外，指垂体肿瘤在生长过程中发生缺血、坏死或发生自身性出血，使瘤体突然增大，出现鞍内和鞍旁神经、血管组织压迫刺激的综合征，多急性起病，故有"卒中"之称。主要是由于腺瘤生长速度超过血液供应能力，引起瘤组织内缺血坏死。可发生于任何类型的垂体肿瘤，主要是前叶腺瘤，如嫌色细胞瘤、嗜酸粒细胞瘤、嗜碱粒细胞瘤及混合瘤。本病大多数为自动发生，少部分可因垂体放射治疗、抗凝治疗、颅内压增高、糖尿病酮症酸中毒以及人工呼吸等诱发，重者可迅速出现严重的神经系统症状，昏迷、甚至死亡。

【诊断要点】

　　(1) 临床症状：垂体卒中的临床表现，取决于垂体或垂体瘤坏死及出血的程度和范围。由于出血量的不同，临床表现亦不同。

① 突然头痛并伴有呕吐和脑膜刺激征。

② 有鞍内肿瘤证据，伴有或不伴有鞍上侵犯。

③ 突然视力视野障碍。

④ 眼肌麻痹。

如果只有前两条出现，同时出血来源不太明确时，应行血管造影排除颅内动脉瘤。

（2）实验室检查：血 ACTH 浓度降低，皮质醇可下降或正常。血中靶腺激素减低。腰穿脑脊液可为血性。

（3）X 线检查：X 线平片可发现蝶鞍扩大，前床突然消失，鞍底变薄或破坏。

（4）鞍区 CT 扫描：CT 平扫时，肿瘤可呈现为低密度（水肿或坏死），也可出现高密度区（出血），注射造影剂后肿瘤可呈现周边性强化。

（5）磁共振检查、脑血管造影、气脑造影等可显示肿瘤扩展情况。

【治疗原则】

（1）激素替代治疗：补充靶腺激素，改善垂体前叶功能减退的症状。伴有垂体前叶功能减退者，尤其是伴发热者，应首先补充糖皮质激素，以补充肿瘤出血压迫所致 ACTH 不足，提高机体应激能力，防止肾上腺皮质功能衰竭。对垂体性甲减患者补充甲状腺激素。应用多巴胺受体激动剂，抑制泌乳。应用生长抑素或生长抑素类似物，抑制生长激素分泌。

（2）补液、纠正血容量的不足。

（3）维持水电解质平衡。

（4）降低颅内压：若有脑水肿颅内压增高，剧烈头痛可静脉注射或快速静脉滴注甘露醇，以降低颅内压力，减轻脑水肿。

（5）尽早手术治疗：手术可以清除出血及坏死组织，减轻对下丘脑及视神经、视交叉的压迫。

【可选药物】

药品名称	适应证与用法用量	注意事项
氢化可的松	静脉滴注：100～200mg/d。口服：患者病情稳定后，40～80mg/d，根据激素水平调整用量	严重的精神病和癫痫、活动性消化性溃疡病、新近胃肠吻合手术、骨折、创伤修复期、角膜溃疡、肾上腺皮质功能亢进症、高血压、糖尿病、孕妇、抗菌药物不能控制的感染如水痘、麻疹、真菌感染、较重的骨质疏松者禁用
泼尼松	口服：用于患者病情稳定后，20～30mg/d，根据激素水平调整用量	长程用药可引起医源性库欣综合征。禁忌证同氢化可的松
甘露醇	静脉注射或快速静脉滴注：20%甘露醇250～500ml/次，每日2～4次	可以引起皮肤过敏和全身性荨麻疹，主要不良反应是造成电解质紊乱和急性肾功能衰竭。颅内活动性出血者禁用
甲状腺素	用于垂体性甲减患者，补充甲状腺激素不足。口服：每日甲状腺片40～80mg或左旋甲状腺素50～100μg	定期复查甲状腺功能，调整甲状腺素用量。冠心病、心悸患者适当减少用量
溴隐停	口服：开始7.5mg/d，可用至15～30mg以上	可出现恶心、眩晕、疲乏、呕吐或腹泻。高血压、冠心病患者禁用。服药期间注意监测肝功能、血象
奥曲肽	抑制生长激素分泌。皮下注射：0.1mg/次，每8h给药1次	偶见胃肠不适、恶心、厌食、腹胀、脂肪痢等，长期应用可能引起高血糖

甲状腺功能减退危象（Hypothyroid crisis）

甲状腺功能减退危象又称黏液性水肿昏迷，是严重甲状腺功能低下的一种罕见并发症，多见于老年长期未获治疗者，大多在冬季寒冷时发病，寒冷及感染是最常见的诱因，药物、麻醉或刺激亦可促发。临床特点为昏迷、低温、气体交换障碍及严重代谢紊乱等。昏迷一旦发生，死亡率很高，及时诊治甲状腺功能低下可防止昏迷发生。

【诊断要点】

（1）早期症状及体征：不耐寒、皮肤干燥、便秘、虚弱、嗜睡、精神抑郁、言语缓慢、体重增加、月经不规律。肌肉痉挛、感觉异常、心绞痛或癫痫发作。感情淡漠、共济失调或精神障碍。

（2）晚期症状和体征：昏睡、定向力障碍；对刺激无反应，发展至昏迷。可有癫痫大发作。低体温（可在 33℃ 以下）、肺换气不足、低血压。查体可见严重甲减的体征，如心动过缓、颜面水肿；皮肤黏膜干燥、面色苍白、脱发、眉毛稀疏、舌大、膝腱反射减弱。其他体征可见心脏扩大、心音遥远、肠梗阻、尿潴留等。

（3）实验室检查

① 甲状腺功能测定：游离 T_4 及总 T_4、T_3 降低。原发性甲状腺功能减退，血 TSH 升高，继发性甲状腺功能减退 TSH 降低或测不到。

② 血气分析可见低氧血症、高碳酸血症、呼吸性或混合性酸中毒。

③ 常见稀释性低钠血症和低血糖。

④ 其他异常包括高胆固醇血症，磷酸肌酸激酶升高、脑脊液蛋白含量增高。

（4）辅助检查

① 胸部 X 线：因心包积液可致心影扩大。

② 心电图：心动过缓、各导联 QRS 波群低电压、T 波低平或倒置、传导阻滞等。

【治疗原则】

（1）迅速提高血循环中甲状腺激素的含量：应用左旋甲状腺素补充机体不足。

（2）应用糖皮质激素（氢化可的松）：无论原发性或继发性甲状腺功能减退症所引起的黏液性水肿昏迷患者用甲状腺素抢救时，机体对糖皮质激素的需求量均增加，而肾上腺皮质的反应较差，故同时应用皮质激素是必要的。

（3）给氧：保持呼吸道通畅，必要时气管插管或切开。

（4）保温：体温过低，要注意保温，冬季应当提高室温及添加被褥保暖，但体温不宜升高过快，以每小时提高 0.5℃ 为宜。

（5）纠正水与电解质紊乱。

（6）对症治疗：注意纠正低血糖、低血压及休克、心力衰竭及心律失常。

① 纠正低血糖症：开始先用 50％葡萄糖液静脉注射，然后应用 5％葡萄糖液静脉滴注。

② 严重低血钠时可酌情使用 2.5％～3％高渗盐水。

③ 酌情使用改善脑细胞代谢药物（如细胞色素 C、辅酶 A 等）及各种维生素。

④ 怀疑感染时根据经验应用抗生素，然后根据培养结果和药敏试验选用敏感的抗生素。

【可选药物】

药品名称	适应证与用法用量	注意事项
氢化可的松	静脉滴注：最初 24h 内总量可达 200～300mg,严重者尚可加量,清醒后病情稳定,可渐递减至停用,垂体性甲状腺功能减退症者改为维持量口服	停药时应逐渐减量,不宜骤停,以免出现肾上腺皮质功能不足症状。全身或局部细菌、真菌或病毒感染者需同时给予适当的抗微生物药物
碘塞罗宁钠	静脉注射：首剂 40～120μg,以后每 6h 给予 5～15μg,直至患者清醒改为口服。片剂研细加水鼻饲,20～40μg/次,每 4～6h 给药 1 次	作用迅速,适于急救,用量过大易致心律失常,但作用短暂,便于调整剂量。心血管疾病、老年患者慎用
左旋甲状腺素	静脉注射/鼻饲：首剂 300～500μg 补充机体不足,随后静脉滴注 50～100μg/d,直到患者能口服用药	可导致心律失常、心绞痛及心肌梗死。有心血管疾病,特别是心绞痛患者慎用。注意监测老年患者的心电图
甲状腺素	鼻饲：将甲状腺片剂 30～60mg 研末,每 6h 给药 1 次,病情好转后调整剂量	作用缓慢,有心脏病病史者,用甲状腺制剂时应谨慎。应从小剂量开始,为一般用量的 1/4～1/2,以免发生心肌缺氧、缺血,甚至引起心力衰竭、心肌梗死等
高渗葡萄糖	50％葡萄糖 40～60ml 迅速静脉推注,然后给予 50％葡萄糖 40ml,加入 5％葡萄糖氯化钠中静脉滴注,也可用 10％葡萄糖液 500～1000ml 静脉滴注	应根据血糖和电解质情况调整液体用量

甲状腺功能亢进危象（Hyperthyroid crisis）

甲状腺功能亢进危象是一种内科急症，是指甲亢一系列临床表现致命性地急剧暴发，简称甲亢危象。表现为所有甲亢症状的急骤加重和恶化，多发生于较重甲亢未予治疗或治疗不充分的患者。常见诱因有感染、手术、创伤、精神刺激等。临床表现为高热或过高热，大汗，心动过速（140 次/min 以上），烦躁，焦虑不安，谵妄，恶心，呕吐，腹泻，严重患者可有心力衰竭，休克及昏迷。及时诊断和治疗甲状腺毒症，积极治疗甲亢所伴发的全身性疾病，可以防止出现甲亢危象。甲亢危象是甲亢病情的严重发展，如不及时抢救可导致死亡。

【诊断要点】

1. 临床症状

（1）早期可见发热、焦虑、房颤、心动过速、体虚无力；淡漠型甲亢可发生在老年患者，其甲亢症状可能不明显。

（2）晚期表现：体温可超过 40℃，多为甲状腺毒症或继发感染。甲状腺毒症表现加重，出现焦虑、精神紧张、多汗、皮肤温暖及心动过速较前加重；躯体近端肌无力，易激动、谵妄，可发生精神改变。脉压增大，心前区搏动明显，可有房颤、充血性心衰。胃肠道症状有恶心、呕吐、腹痛、腹泻，肝脏肿大，有触痛，可发生黄疸。部分患者因高热、呕吐及腹泻而发生脱水。死亡多继发于低血容量性休克、昏迷、充血性心衰或快速心律失常。

2. 实验室及辅助检查

（1）甲状腺功能：T_3、T_4明显升高，但不能鉴别重度甲亢和甲亢危象。

（2）血生化：半数患者血钠中度降低，血钾可降低或升高，血镁、血磷可降低；肝功能示转氨酶、γ-谷氨酰转肽酶、乳酸脱氢酶升高，有黄疸时血清胆红素升高。

（3）血常规：白细胞明显升高。

（4）心电图：检查出现窦速、QRS 波群及 P 波电压增高、非特异性 ST-T 段改变、房颤或房扑、Ⅰ度房室传导阻滞或室内阻滞等改变。

【治疗原则】

(1) 去除诱因、控制感染。甲亢危象的诱因包括应激（如感染、创伤、大手术、脑卒中、过度劳累、精神刺激等）和重度甲亢未予治疗或治疗不充分。

(2) 营养支持：甲亢危象时分解代谢异常亢进，应保证足够的热量供给，如能量合剂、多种氨基酸注射液均可酌情使用。维生素 B 应予大量补充。每日进液量不少于 1500～3000ml，及时补充和纠正水电解质紊乱。

(3) 降温：物理降温，如冰袋、冰水或乙醇擦浴等；冰生理盐水灌肠；肾上腺皮质激素有非特异性抗毒、退热、抗休克等作用，而且也能纠正肾上腺皮质功能不全，此外激素尚能抑制周围组织对甲状腺激素的反应。

(4) 抑制甲状腺激素的分泌与合成：可给予硫脲类药物阻止甲状腺素合成；应用大剂量的碘化物抑制甲状腺素的释放，并能迅速降低血中甲状腺素的水平。优先使用丙硫氧嘧啶，使用抗甲状腺药物 1h 后使用碘剂。急性发作时服用复方碘溶液或静脉滴注碘化钠，可迅速降低和清除血循环中甲状腺素。

(5) 迅速转移血液循环中甲状腺素：可选用腹膜透析、血液透析或血浆置换等措施迅速降低血浆甲状腺激素浓度，缓解症状。

(6) 阻断甲状腺激素对周围组织的作用，降低肾上腺素能活性：常用药物有 β-受体拮抗剂。无心力衰竭者或者心脏泵衰竭被控制后可使用普萘洛尔。

(7) 积极防治并发症，包括心力衰竭、呼吸衰竭、休克、肝肾功能不全等。

(8) 尽早使用糖皮质激素，改善机体反应性，提高应激能力。

【可选药物】

药品名称	适应证与用法用量	注意事项
丙硫氧嘧啶	口服或鼻饲:初始剂量 600mg,随后每 6h 应用 300mg,直至急性发作得到控制,然后减量,维持剂量为 200mg,每 8h 给药 1 次	可能出现变态反应、白细胞/粒细胞减少症、肝功能损害、血管炎。用药期间定期监测甲状腺素水平、血常规、肝功能和尿常规
甲巯咪唑	口服:首剂 60mg,以后改为 20mg,每日 3 次至症状缓解,改一般剂量维持使用	
碘化钠	静脉滴注:急性发作期给丙硫氧嘧啶 2～4h 后应用碘化钠,0.5～1g 溶于 5% 葡萄糖液 500ml 中,每 8h 给药 1 次,症状缓解即可停药,一般用药2～5天。口服:碘化钠饱和溶液每 8h 给予 5～10 滴口服或经鼻胃管注入	碘过敏者禁用。症状缓解后逐渐减量至停用,不可长期服用
复方碘溶液	口服:急性发作期给丙硫氧嘧啶2～4h 后应用,每 8h 给予 10 滴(8mg 碘/滴)。急性发作控制以后,口服碘剂 2 周	碘过敏者禁用。为避免胃部刺激症状,服用时可先用牛奶、水或果汁稀释
普萘洛尔	静脉注射:严重病例每 3～6h 给予 1～10mg,速度为 1mg/min。心率在 100 次/min 以内时改为口服。病情轻的患者可口服	可能出现心血管副作用、支气管痉挛、胃肠道症状。本品不宜骤停,对于哮喘、心衰及Ⅱ度以上房室传导阻滞者不宜使用
美托洛尔	口服:12.5～25mg/次,每日 2～3 次	病窦综合征、严重心力衰竭者慎用
地塞米松	静脉滴注:20～30mg,加入 5% 葡萄糖盐水 1000ml 中,24h 内可重复使用	病情好转后逐渐减量至停药
氢化可的松	静脉滴注:200～300mg,加入 5% 葡萄糖盐水 1000ml 中,24h 内可重复使用	
维生素 B_1	口服:50～100mg/d	在碱性溶液中易分解
维生素 B_2	口服:40～50mg/d	饭后口服吸收较完全。不宜与甲氧氯普胺合服

肾上腺危象（Adrenal crisis）

肾上腺危象亦称急性肾上腺皮质功能减退，是由于各种原因引起的肾上腺皮质突然分泌不足或缺乏所表现的综合征，是内科急症之一，病情凶险。常发生于原发或继发的慢性肾上腺皮质功能减退患者遇应激时，如感染、出血、外伤或糖皮质激素治疗突然中断。主要是肾上腺皮质功能急性衰竭、皮质醇和醛固酮绝对或相对缺乏所致的疾病。临床表现为高热、胃肠功能紊乱、循环衰竭、神志冷漠或躁动不安、谵妄甚至出现昏迷。

【诊断要点】

1. 本病需与中暑和感染性休克进行鉴别。

（1）早期表现　①原发性肾上腺皮质功能不全在早期出现皮肤皱褶、伸肌表面瘢疤及颊黏膜色素沉积增多；身体虚弱，易疲劳；厌食、恶心、呕吐及腹泻、体重减轻。嗜食盐类，可有体位性低血压。②急性双侧肾上腺出血所致的肾上腺皮质功能不全不伴有上述慢性表现，可表现为：患者患脓毒症（如脑膜炎球菌菌血症），病情迅速恶化且无法解释；患有内科疾病的成年患者出现腹痛、肋痛、胸痛、脱水、低血压、休克或发热。③继发性肾上腺皮质功能不全，急性发作时常有下列特点：有长期应用糖皮质激素的病史或体征；下丘脑或垂体功能紊乱的患者，出现垂体功能低下的症状及下丘脑或垂体肿瘤的表现。

（2）急性肾上腺危象的症状和体征：早期症状迅速恶化，身体极度虚弱，并出现发热、恶心、呕吐加重伴非特异性腹痛。迅速出现脱水和低血容量，低血压或休克。意识状态由嗜睡转入昏迷。

2. 实验室及辅助检查

（1）常规及生化检查：原发性肾上腺皮质功能不全的典型特征包括低血钠、高血钾、氮质血症；可出现贫血，嗜酸粒细胞增多，白细胞计数增多；部分病例可出现低血糖或高钙血症。

（2）继发性肾上腺皮质功能不全时，血钾、尿素氯、肌酐常无改变，可出现低血钠、贫血、嗜酸粒细胞增多、白细胞增多和低血糖。

3. 影像学

（1）胸部 X 线：示肾上腺钙化（多见于结核病、组织胞浆菌病）。

（2）腹部 CT 或 MRI：肾上腺增大或出现团块状影，见于肾上腺出血、感染、侵袭性疾病或转移瘤。有自身免疫性疾病的患者肾上腺可萎缩或缺如。

（3）心电图：各导联低电压，继发于电解质紊乱的表现。

【治疗原则】

（1）迅速补充足量的皮质激素如氢化可的松或氢化可的松琥珀酸钠，使血皮质醇浓度达到正常人发生严重应激时的水平。

（2）纠正脱水和电解质紊乱：可给予 5% 葡萄糖氯化钠或生理盐水。补液量应根据失水程度、患者年龄和心功能情况而定。

（3）积极控制感染，应用抗生素，去除诱因，同时给予全身性的支持疗法。

（4）抗休克治疗：血压偏低伴休克症状者经补液及激素治疗仍不能纠正循环衰竭，故尽早使用血管活性药物。若补充血容量后收缩压仍低于 9.3kPa（70mmHg），可使用间羟胺或去甲肾上腺素、去氧肾上腺素等血管活性药。

（5）预防 DIC：注意监测 DIC 指标，如合并 DIC，诊断明确，尽早采用肝素治疗。

【可选药物】

药品名称	适应证与用法用量	注意事项
氢化可的松	静脉注射/静脉滴注/口服:初始剂量为静脉注射 100～200mg,之后每 6～8h 静脉滴注 50～100mg,用到 24h,第 2 天剂量减至 50mg。第 4～5 天改为口服,剂量 20～30mg/d,分 2 次口服,早上 2/3、晚上 1/3	严重的精神病和癫痫,活动性消化性溃疡病,新近胃肠吻合手术,骨折,创伤修复期,角膜溃疡,肾上腺皮质功能亢进症,高血压,糖尿病,孕妇,抗菌药物不能控制的感染如水痘、麻疹、真菌感染、较重的骨质疏松者禁用
甲泼尼龙	静脉滴注:轻度应激时 5mg;中度应激时 10～15mg,重度应激时 20～30mg。应激过后逐渐减量至替代剂量	

药品名称	适应证与用法用量	注意事项
泼尼松	口服:25～50mg/次,每 6h 服用 1 次,并逐渐减至维持量。此疗程一般需要 1 周左右	不良反应与疗程、剂量、用药种类、用法及给药途径等有密切关系。长程用药可引起医源性库欣综合征
葡萄糖注射液	静脉滴注:5% 葡萄糖注射液,开始第 1h 可给予 1000ml,第 2～4h 再给予 1000ml,以后可根据尿量、血细胞比容、血电解质情况适当调整滴注速度	水肿及严重心、肾功能不全、肝硬化腹水者,易致水潴留,应控制输液量;心功能不全者尤应控制滴速
氯化钠注射液	静脉滴注:一般第 1 天需输入液体 3000～5000ml,第 2 天的补液量为 2000～3000ml	输注过多,过快可致水钠潴留,引起水肿、血压升高、心率加快、胸闷、呼吸困难,甚至急性左心衰竭
间羟胺	静脉滴注:20～80mg/次	可发生心律失常、急性肺水肿、心跳停顿;过量表现为抽搐、严重高血压、严重心律失常,药液外溢可引起局部血管严重收缩,导致组织坏死糜烂或红肿硬结形成脓肿
去甲肾上腺素	升高血压。静脉滴注:开始 8～12μg/min,维持量 2～4μg/min	药液外漏可引起局部组织坏死,强烈的血管收缩使肾血流锐减后尿量减少,组织血供不足导致缺氧和酸中毒
去氧肾上腺素	肌内注射:2～5mg,再次给药间隔不应短于 10～15min。静脉注射:0.2mg/次,每隔 10～15min 可给药 1 次	本品不能替代血容量补充,治疗休克或低血压时须及早补充血容量

高血钙危象 (Hypercalcimia crisis)

高血钙危象是由各种原因引起的血钙明显升高而导致一系列临床表现的综合征。血钙浓度高于或等于 2.75mmol/L (11.0mg/dl, 5.5mEq/L) 为高钙血症。当血钙高于或等于 3.75mmol/L (15.0mg/dl, 7.5mEq/L) 时称为高血钙危象,一般由恶性肿瘤和甲状旁腺功能亢进症所引起,也见于多发性内分泌腺瘤的患者。多数患者病情迅速恶化,十分凶险,如不及时抢救,常死于肾功能衰竭或循环衰竭。

【诊断要点】

(1) 临床表现：临床症状与血钙增高的速度和程度有关。一般血钙在 2.9～3.0mmol/L 浓度水平以上才有症状。

① 长期慢性高钙血症，如胃纳不佳、烦渴多饮、腹胀、恶心呕吐、顽固性便秘、多发性消化性溃疡并出血、肌张力低下、极度软弱无力、记忆力减退、情绪不稳、性格改变。

② 骨髓系统症状：腰背筋部及四肢关节持续性疼痛。走路困难，由于骨质疏松，常发生多发性反复性骨折。

③ 肾脏病变：原发性甲旁亢者 2/3 发生肾脏病变，表现多饮、多尿、尿比重低下。多发性及反复性尿路结石可达 1/3 之多。

④ 血钙浓度超过 3.75mmol/L 时，患者出现失水、尿闭、氮质血症、精神失常、昏迷、抽搐等高钙血症危象，且危象发作多见于女性。

(2) 实验室检查：血钙增高在 2.75mmol/L 以上，危象发作时可＞3.75mmol/L，血磷降低，＜0.97mmol/L，尿钙排出增多，＞7.5mmol/L，可有 ALP 增高，血清 PTH 升高。

(3) X 线骨照片显示骨质疏松，骨皮质吸收、脱钙、软骨钙化、钙化性关节炎、囊性样变等，并可见尿路多发性结石。

(4) 心电图：心电图示 Q-T 间期缩短，T 波增宽。

【治疗原则】

(1) 一般治疗为限制钙的摄入，补充足量水分，静脉滴注生理盐水，纠正电解质与酸碱平衡失调，治疗肾功能衰竭等。

(2) 降低血钙：预防钙的吸收，减少饮食中钙和维生素 D 的摄入，停用维生素 D 和钙剂；增加尿钙的排出；减少骨吸收和增加骨形成。

① 利尿：应用高效利尿剂呋塞米，不宜用噻嗪类利尿剂。

② 双膦酸盐类：为骨代谢调节剂，能抑制破骨细胞活性，抑制骨重吸收以降低血钙，为紧急处理高钙血症的有效药物，尤其适用于恶性肿瘤并发的高钙血症。

③ 糖皮质激素：适用结节病、维生素 D 中毒、多发性骨髓瘤、

白血病、淋巴瘤和一些乳癌所致的高钙血症。

④ 降钙素：用于甲旁亢引起的高血钙。

⑤ 采用依地酸二钠（EDTA-Na$_2$），与钙结合成可溶性络合物而降低血钙浓度。

⑥ 危急状态下，也可作腹膜透析、血液透析等，应用无钙透析液以降低血钙水平。

（3）治疗原发病。

【可选药物】

药品名称	适应证与用法用量	注意事项
氯化钠注射液	静脉滴注：每 3～4h 1000ml，在 24h 内可补充 3000～5000ml	注意监测心功能，防止发生心功能不全
呋塞米	静脉注射：开始剂量 20～40mg，每 1～2h 给药 1 次，用量视每小时能否使尿量保持在 200～300ml 进行调整	常见水、电解质紊乱，尤其是大剂量或长期应用时，用药期间应监测血钾和血镁，注意低血钾和低血镁的发生，必要时补充钾和镁
鲑降钙素	静脉滴注：用于高钙血症危象的紧急处理，每日 5～10IU/kg 溶于 500ml 生理盐水中，静脉滴注至少 6h；或每日剂量分 2～4 次缓慢静脉注射。在紧急处理后，对原发的疾病应进行特殊的治疗	少数患者有恶心、脸部潮红等反应。用药前应作过敏试验。治疗期间，必须保持足量的液体摄入
氯屈膦酸二钠	用于恶性肿瘤并发的高钙血症。口服：2.4g/d，分 2～3 次服用，可增至 3.2g/d。对血清钙水平正常者，可减为 1.6g/d。必须空腹服用，最好在进餐前 1h 服用。治疗期间，必须保持足量的液体摄入	可出现腹痛、腹胀和腹泻，少数情况下也会出现眩晕和疲劳，但往往随着治疗的继续而消失。严重肾损害者、骨软化症患者禁用。用药期间应监测血细胞数、肝肾功能
帕米膦酸二钠	用于恶性肿瘤并发的高钙血症。静脉滴注：血钙 < 3.0mmol/L，15～30mg；血钙 3.0～3.5mmol/L，30～60mg；血钙 3.5～4.0mmol/L，60～90mg；血钙 > 4.0mmol/L，90mg。应静脉缓慢滴注，浓度不得超过 15mg/125ml，滴速不得大于 15～30mg/h	可出现轻度恶心、胸痛、胸闷、头晕乏力及轻微肝肾功能改变等；用药期间应监测血细胞数、肝肾功能。用药期间应注意监测血清钙、磷等电解质水平

药品名称	适应证与用法用量	注意事项
伊班膦酸钠	用于恶性肿瘤并发的高钙血症。静脉滴注:通常重度高血钙者(经白蛋白纠正后血钙≥3mmol/L或12mg/dl),可单剂量给予4mg;中度高血钙者(经白蛋白纠正后血钙<3mmol/L或<12mg/dl),2mg即为有效剂量。将本品稀释于0.9%氯化钠注射液或5%葡萄糖注射液500~750ml中,静脉缓慢滴注,滴注时间不少于2h	偶见体温升高,有时也会出现类似流感的症状,如发热、寒战、骨骼/肌肉疼痛。严重肾功能不全者(血清肌酐>5mg/dl)禁用。用药期间应注意监测血清钙、磷、镁等电解质水平及肝、肾功能
唑来膦酸	用于恶性肿瘤并发的高钙血症。静脉滴注:对于HCM患者(白蛋白修正的血清钙≥3.0mmol/L或12mg/dl),推荐剂量为4mg,用0.9%氯化钠或5%葡萄糖溶液100ml稀释,进行不少于15min静脉输注。使用前必须有足够的补液量	常见流感样症状,如骨痛、发热、疲乏、寒战以及关节痛和肌痛。严重肾功能不全者禁用。用药期间应注意监测血清钙、磷、镁等电解质水平及肝、肾功能
依地酸二钠	静脉滴注:1~3g/d,加入5%葡萄糖液中	不良反应有头昏、前额痛、食欲缺乏、恶心、畏寒、发热,组胺样反应有鼻黏膜充血、喷嚏、流涕和流泪。少尿、无尿和肾功能不全的患者禁用
泼尼松	口服:40~60mg/d,一般于用药7天后可见血钙降低	严重的精神病和癫痫,活动性消化性溃疡病,新近胃肠吻合手术,骨折,创伤修复期,角膜溃疡,肾上腺皮质功能亢进者,高血压,糖尿病,孕妇,抗菌药物不能控制的感染如水痘、麻疹、真菌感染、较重的骨质疏松者禁用
氢化可的松	静脉滴注:200~300mg	

急性低钙血症（Acute hypocalcemia）

急性低钙血症是指由于各种原因引起的血钙降低，当血清蛋白浓度正常时，血钙低于2.0mmol/L，或血清Ca^{2+}低于1mmol/L，称为低钙血症。低钙血症是由于甲状旁腺功能不全，维持正常血钙的作用减弱或丧失而发病的。多见于甲状旁腺损伤或特发性萎缩的患者，也有因甲状腺手术后引起甲状旁腺功能减退者，约占 2%。甲状旁腺功能减退时临床表现常不明显，仅在甲状旁腺功能需要增加（如妊娠、哺乳）时，才出现临床症状。当血钙低于 1.75mmol/L 时常引起发作性手足搐搦、肌肉强直、癫痫样发作，严重者可出现呼吸困难、喉头痉挛、心律失常，甚至窒息、惊厥、昏迷与猝死。

【诊断要点】

1. 临床表现

（1）有急性胰腺炎、甲状旁腺受损害、长期肠瘘、胆瘘等病史。

（2）早期表现为容易激动，口周和指尖麻或针刺感，手足抽搐，肌肉痉挛或腹绞痛。

（3）皮肤干燥、粗糙、脱屑，常呈广泛的干皮病，可有少量斑疹。患者头发稀疏，眉毛、睫毛也很稀少，偶见头发全部脱落，阴毛、腋毛也有脱落。

（4）系统表现有癫痫、感觉异常、肌肉痉挛、雷诺症和四肢抽搐。在慢性病患者中，可有精神症状，如焦虑、激动、抑郁、忧愁、恐惧等。

2. 辅助检查

（1）血钙浓度降低<1.75mmol/L，血磷增高，尿钙及尿磷降低。

（2）根据病情可测定甲状旁腺素及行 X 线检查。

（3）心电图示 S-T 段改变及 Q-T 间期延长。

（4）脑电图可出现阵发慢波、棘波，随血钙正常而恢复。

（5）腱反射亢进，耳前叩击试验（Chvostek 征）和束臂试验（Trousseau 征）阳性。

【治疗原则】

① 治疗目标为纠正低血钙/高血磷，缓解症状。

② 补钙：药物的选择取决于低钙血症的严重程度。病情紧急者需立即静脉给予钙剂，如葡萄糖酸钙以缓解低血钙症状。

③ 纠正低血镁，纠正低血镁后可使低血钙更快纠正。

④ 根据临床表现对症处理，如使用苯巴比妥、地西泮等，迅速中止抽搐和痉挛。

⑤ 纠正合并存在的其他电解质和酸碱平衡紊乱。

⑥ 间歇期治疗：进高钙低磷饮食，补充钙剂可口服葡萄糖酸钙、乳酸钙或氯化钙，口服或肌内注射维生素 D_2 或维生素 D_3。

【可选药物】

药品名称	适应证与用法用量	注意事项
10%葡萄糖酸钙注射液	静脉滴注:急性低钙血症时立即给予 10%葡萄糖酸钙 10～20ml,然后将本品 60～70ml 加入葡萄糖注射液 500～1000ml 中 6h 内滴完。以后根据血钙水平和临床症状酌情确定剂量。间歇期补钙,每日口服葡萄糖酸钙 6～12g	静脉注射时可有全身发热感,注射时宜缓慢(每分钟不超过 5ml),注射过快可引起心律失常,甚至心跳骤停。使用强心苷者禁用。肾功能不全者慎用
10%氯化钙注射液	静脉注射:0.5～1g(136～273mg 元素钙)/次,稀释后缓慢静脉注射(不超过 0.5ml/min,即 13.6mg 钙),根据患者情况、血钙浓度,1～3 天重复给药	静脉注射可有全身发热,静脉注射过快可产生恶心、呕吐、心律失常甚至心跳停止。使用强心苷者禁用。肾功能不全低钙患者及呼吸性酸中毒患者不宜使用。本药有强烈的刺激性,不宜皮下或肌内注射。静脉注射时如漏出血管外,可引起组织坏死
戊酮酸钙	静脉注射:1g/次,加等量的葡萄糖注射液稀释后,缓慢静脉注射(不超过 12mg 钙/min)	皮下注射或肌内注射有局部刺激;静脉注射可有全身发热感;注射速度过快可出现心律失常、恶心、呕吐等;药液外溢可引起静脉炎。使用强心苷者禁用,肾功能不全者慎用
硫酸镁	静脉滴注:25%硫酸镁 10ml	常引起潮红、出汗、口干等症状,快速静脉注射时可引起恶心、呕吐、心慌、头晕,个别出现眼球震颤。有心肌损害、心脏传导阻滞、肾功能不全者慎用
乳酸钙	口服:6～8g/d,分 2～3 次服用	注意监测血钙
氯化钙	口服:4～6g/d,分 2～3 次服用	注意监测血钙

药品名称	适应证与用法用量	注意事项
骨化三醇	静脉注射：初始剂量为一次 0.01μg/kg 或 0.5μg，每周 3 次，必要时每 2～4 周增加 0.25～0.5μg。维持量为一次 0.01～0.05μg/kg 或 0.5～3.0μg，每周 3 次	可能出现高血钙综合征和钙中毒，偶见食欲减退、头痛、呕吐和便秘。高钙血症者、有维生素 D 中毒迹象者禁用。根据病情需要严密监测血钙和血磷
阿法骨化醇	口服：1～4μg/d	可能出现肝肾功能异常，胃肠道反应。高钙血症者、有维生素 D 中毒迹象者禁用。根据病情需要严密监测血钙和血磷

嗜铬细胞瘤危象（Pheochromocytoma crisis）

嗜铬细胞瘤是发生在肾上腺髓质、交感神经节和体内其他部位的嗜铬组织肿瘤。由于肿瘤细胞可间歇或持续分泌过量的儿茶酚胺，患者可出现阵发性高血压或持续性高血压，阵发性加剧。嗜铬细胞瘤危象亦称儿茶酚胺危象，是指体内嗜铬细胞肿瘤突然释放大量儿茶酚胺入血，造成高儿茶酚胺血症，或突然儿茶酚胺分泌减少、停止，患者血压急剧升高时，如不及时处理，常可由此而导致脑出血、肺水肿、心律失常、心肌梗死而死亡。此症发病急，病情凶险，如未得到及早处理，常可引起严重心脑肾病变，但若及时诊治，则可治愈。

【诊断要点】

本病需与高血压病、甲状腺功能亢进症、原发性醛固酮增多症、肾性高血压、糖尿病等进行鉴别。

1. 临床表现

（1）高血压危象：短时间内突然大量儿茶酚胺进入血中，引起血管收缩，心输出量增加，使血压急剧升高，并伴有器官损害的相应表现。①突然剧烈头痛，大汗淋漓，心悸焦虑，恶心呕吐。②血压急剧升高达 33.3～40.0kPa/24.0～28.0kPa（250～300mmHg/180～210mmHg），其高血压危象发作可在持续性高血压基础上发生，亦可为平时血压不高而骤然剧升，发作持续时间约10min，发作频率不定，可有诱因，亦可自行发作。③心律失常，心率加快，甚至心力衰竭。

（2）高血压与低血压交替发作：血压在短时间内大幅度频繁波动，并伴有心脏损害症状与体征。

（3）发作性低血压及直立性低血压：可在持续性高血压的基础上突然发生低血压甚至休克，或在高血压危象发作后表现持续性低血压，还可见手术中取出肿瘤后，可伴腹痛、心前区疼痛及高热，易被误诊为急腹症。

（4）儿茶酚胺心脏急症：可出现心律失常（室性心动过速、心室扑动等）及心绞痛、心肌梗死、肺水肿等。

（5）糖尿病酮症及酮症酸中毒。

2. 实验室检查

（1）血及尿游离儿茶酚胺水平升高，尿儿茶酚胺代谢产物水平升高，血清嗜铬粒蛋白 A 测定明显增高。

（2）CT 诊断对肾上腺上的嗜铬细胞瘤有很高的敏感性，90%以上的肿瘤可准确定位，故目前常用。但此方法受辐射剂量制约，特异性较低，且如未事先用 α 受体阻断药控制高血压，静脉造影剂有可能引起高血压发作。

（3）MRI 对于肾上腺外嗜铬细胞瘤的检测有一定优势，对肾上腺嗜铬细胞瘤检出敏感性略低于或等于 CT。

（4）间碘苄胍扫描弥补了 CT、MRI 的缺点，其特异性很高，可同时对嗜铬细胞瘤进行形态和功能的定位，尤其是对于肾上腺外的肿瘤。

【治疗原则】

（1）控制高血压和改善心功能。高血压发作时立即静脉注射酚妥拉明、酚苄明，高血压危象发作时可予硝普钠。

（2）及时补充血容量：可输血浆、全血或白蛋白等。

（3）诊断明确后应尽早手术切除肿瘤，近年来腹腔镜下肾上腺切除术得到了广泛应用。

① 术前准备：酚苄明降血压。

② 如术中高血压发作，可静脉滴注酚妥拉明。

③ 如术中出现心动过速和心律失常，可给予利多卡因。

【可选药物】

药品名称	适应证与用法用量	注意事项
酚妥拉明	降压，对嗜铬细胞瘤引起的高血压危象有特效。高血压发作时，立即静脉注射 1mg，如血压下降不明显可增加至 5mg。血压下降达到或接近正常时，继续用 5～10mg 加入到 5% 葡萄糖液 500ml 中静脉滴注，使血压维持在正常水平。如术中出现血压急剧升高，可用 10mg 静脉滴注。开始宜用小剂量，若无反应再用较大剂量	常见直立性低血压、心动过速或心律失常、鼻塞、恶心、呕吐等。严重动脉硬化及肾功能不全者、低血压、冠心病、心肌梗死、胃炎或胃溃疡者禁用。用药期间需密切观察血压变化
酚苄明	术前降压。开始剂量 10mg，每 12h 给药 1 次，以后根据血压下降和高血压发作控制情况，每 4 天调整 1 次剂量，直到取得满意效果为止。一般每日用量 60mg 以下，1～2 周后即可按受手术治疗	常见体位性低血压、鼻塞、口干、瞳孔缩小、反射性心跳加快和胃肠刺激。低血压、心绞痛、心肌梗死者禁用
硝普钠	用于高血压危象和控制手术时血压的急剧升高。静脉滴注：起始剂量为 0.25～0.3μg，每隔数分钟逐渐调整剂量，直至血压控制。常用剂量为 0.25～1μg/(kg·min)，最大剂量 10μg/(kg·min)	可能出现恶心、呕吐、腹痛、焦虑、头痛、头晕、心悸、胸骨后不适、出汗、肌肉痉挛，通常减慢滴速后可缓解。代偿性高血压如动静脉分流或主动脉缩窄时禁用。只可静脉慢速滴注，切不可直接推注
普萘洛尔	口服：10mg，每日 3 次，并根据心率情况调整剂量	可使嗜铬细胞瘤患者的血管强烈收缩而致血压升高，故不能单独或在 α-受体阻滞剂治疗之前使用。心力衰竭、传导阻滞者慎用

尿崩症（Diabetes insipidus）

尿崩症是指血管加压素（又称抗利尿激素）分泌不足（又称中

枢性或垂体性尿崩症），或肾脏对血管加压素反应缺陷（又称肾性尿崩症）而引起的综合征，临床以烦渴、多尿、多饮、低比重尿为主要表现。脱水是尿崩症的常见急症表现，严重者可出现虚脱和死亡。

【诊断要点】

1. 临床表现

（1）大多起病缓慢，多有多尿、多饮。夜尿显著，尿量多在 4～10L。有的患者由于频繁排尿、饮水，严重干扰了日常生活，常感到疲乏、烦躁、嗜睡、头昏、食欲减退、体重下降及工作学习效率降低。

（2）中枢性尿崩症如发生于儿童期或青春期前，可出现生长发育障碍，或生长激素缺乏性侏儒症，或表现腺垂体功能减退，青春期时将不出现第二性征发育。

（3）完全性尿崩症禁水后尿渗透压不超过血浆渗透压；部分性尿崩症尚有一定量的 AVP 分泌，禁水后尿渗透压可超过血浆渗透压。

2. 急症表现

因垂体、下丘脑区肿瘤或浸润性病变而发生尿崩症的患者，病变可能同时引起口渴中枢的损害，导致渴感缺乏，使患者不能充分饮水或被强制性限水，尤其是不能主动饮水的儿童，随时都可能发生脱水并造成严重后果，患者表现软弱无力、消瘦、嗜睡、烦躁、发热、病情进展较快，后期有明显精神异常、代谢紊乱、血压下降、虚脱和死亡。大多伴有腺垂体功能减退，任何时候检查都有血渗透压高、血钠水平增高，严重者血钠可达 176mmol/L。

3. 实验室检查

（1）24h 尿量可多达 5000～10000ml，但最多不超过 18000ml。

（2）尿比重常在 1.005 以下，尿渗透压常为 50～200mmol/L，尿色淡如水。部分尿崩症患者尿比重可超过 1.010，尿渗透压可超过血浆渗透压，可达 290～600mmol/L，称为部分性尿崩症。

（3）尿渗透压明显降低，血浆渗透压＞310mmol/L，血钠浓度增高，常大于 155mmol/L。禁水 8～12h 尿量仍多，尿渗透压一般不超过血浆渗透压。注射加压素后尿渗透压可进一步升高。

4. 影像学检查

MRI 和 CT 可观察垂体、下丘脑区域小至 3～4mm 占位性病变，也可看到垂体柄增粗、曲折、中断或节段状改变。

【治疗原则】

① 积极纠正脱水，补充血容量，纠正低血压状态。高渗脱水时宜适量补充低渗溶液，同时给予抗利尿激素替代治疗。

② 激素替代治疗：肌内注射油剂长效血管加压素；口服醋酸去氨加压素。抗利尿激素是治疗完全性中枢性尿崩症的一线药物，也可用于部分肾性尿崩症。

③ 非激素类抗利尿药物治疗：氢氯噻嗪、氯磺丙脲、氯贝丁酯、卡马西平。噻嗪类利尿剂可用于治疗部分性中枢性尿崩症或肾性尿崩症，保钾利尿剂可用于治疗肾性尿崩症。

④ 病因治疗：习惯性多饮经逐步主动限水，1～4 个月可恢复；精神病患者或口渴感异常的患者应同时抗精神病治疗；中枢性尿崩症患者应寻找肿瘤、感染等病灶，给予相应治疗。

【可选药物】

药品名称	适应证与用法用量	注意事项
鞣酸加压素	深部肌内注射：从 0.1ml 开始，根据每日尿量逐步增加到 0.5～0.7ml/次，注射一次可维持 3～10 天	注射前充分混匀，切勿过量引起水中毒。高血压、冠状动脉疾病、动脉硬化、心力衰竭患者禁用
去氨加压素	①口服：初始适宜剂量为 0.1mg/次，每日 3 次。再根据患者的疗效调整剂量。通常每日总量为 0.2～1.2mg。②皮下注射：1～4μg 皮下注射，大多数患者具有 12～24h 的抗利尿作用。③经鼻给药：开始时 10μg，睡前喷鼻，以后根据尿量每晚递增 2.5μg，直至获得良好睡眠。若全天尿量仍较大，可于早晨再加 10μg 喷鼻，并根据尿量调整用量，直至获得满意疗效。维持用药，10～40μg/d，1 次或分 2～3 次喷鼻	常见头痛、恶心、胃痛。还可见鼻充血、鼻出血、鼻炎、子宫绞痛、低血钾、变态反应。禁忌：习惯性或精神性烦渴症患者、心功能不全或其他疾患需服用利尿剂的患者、中重度肾功能不全患者、抗利尿激素分泌异常综合征（SIADH）患者、2B 型血管性血友病患者、低钠血症患者

药品名称	适应证与用法用量	注意事项
氢氯噻嗪	口服:25～50mg/次,每日3次,见效后减到维持量,12.5～25mg/d	可出现胃肠道反应,长期使用可能导致低钾血症、高尿酸血症和糖耐量减退。高钾血症、严重肾功能减退患者禁用
阿米洛利	常与螺内酯或非甾体抗炎药联合应用于肾性尿崩症。口服:0.1～0.2mg/(kg·d)	可能出现胃肠道反应,长期使用可能导致低钾血症、高尿酸血症和糖耐量减退。高钾血症、严重肾功能减退患者禁用
螺内酯	用于肾性尿崩症,对锂盐诱导的肾性尿崩症特别有效。口服:20～30mg/次,每日2～4次	常见高钾血症和胃肠道反应如恶心、呕吐、胃痉挛和腹泻。高钾血症者禁用。用药期间密切监测血钾和心电图
氯磺丙脲	口服:250mg/次,每日2～3次,维持量为125～250mg/d	可有腹泻、恶心、呕吐、头痛、胃痛或不适。肝、肾功能不全和心衰患者,对磺胺类药过敏者及白细胞减少者禁用。体质虚弱、高热、恶心和呕吐、甲状腺功能亢进、老年人慎用
卡马西平	治疗部分性中枢性尿崩症。口服:成人0.1～0.2g/次,每日3次,儿童10～20mg/(kg·d),分次服用。连续使用时间不宜太长	可出现视物模糊、头晕、嗜睡、乏力、共济失调、恶心、呕吐、白细胞及血小板减少、再生障碍性贫血等。有房室传导阻滞、血清铁严重异常、骨髓抑制、严重肝功能不全等病史者禁用
阿司匹林	治疗肾性尿崩症。口服:10～30mg/(kg·d),分次服用。常与噻嗪类利尿剂或去氨加压素联合应用。宜于饭后服用,或与食物/抑酸药同服	可能出现胃肠道反应;神经、精神不良反应;肾功能损害;造血系统异常。活动性溃疡、溃疡性结肠炎及其他上消化道疾病及病史者禁用
吲哚美辛	治疗肾性尿崩症。口服:25mg/次,每日2～3次。常与噻嗪类利尿剂或去氨加压素联合应用。宜于饭后服用,或与食物/抑酸药同服	

第七章
泌尿系统急诊

急性肾衰竭（Acute renal failure）

急性肾衰竭（ARF）是指数小时至数日内发生的肾脏功能异常，包括血、尿、组织学检查或影像学检查的异常，持续时间不超过3个月。ARF病因多样，可概括为肾前性、肾性和肾后性三大类。肾前性因素主要是由于各种原因的液体丢失和出血，使有效循环血容量减少，引起肾灌注减少和肾内血流动力学改变；肾性因素是由于肾缺血、肾毒性原因导致的急性肾小管坏死、急进性肾小球肾炎、急性间质性肾炎、肾血管性疾病；肾后性由泌尿系统梗阻性疾病引起。

【诊断要点】

1. 临床表现

（1）少尿期：大多数在先驱症状12～24h后开始出现少尿（每日尿量50～400ml）或无尿，一般持续2～4周；可有厌食、恶心、呕吐、腹泻、呃逆、头昏、头痛、烦躁不安、贫血、出血倾向、呼吸深而快，甚至昏迷、抽搐；BUN、肌酐等升高，出现代谢性酸中毒；可有高血钾、低血钠、高血镁、高血磷、低血钙等电解质紊乱，尤其是高钾血症，严重者可导致心跳骤停；水平衡失调，易产生水潴留；严重者导致心力衰竭，肺水肿或脑水肿；易继发呼吸系统及尿路感染。

（2）多尿期：少尿期后尿量逐渐增加，当每日尿量超过500ml时，即进入多尿期。此后，尿量逐日成倍增加，最高尿量每日3000～6000ml，甚至可达到10000ml以上。在多尿期初始，尿量虽增多，但肾脏清除率仍低，体内代谢产物的蓄积仍存在。4～5天后，BUN、肌酐等随尿量增多而逐渐下降，尿毒症症状也随之好转。钾、钠、氯等电解质从尿中大量排出可导致电解质紊乱或脱水，应注意少尿期的高峰阶段可能转变为低钾血症。此期持续1～3周。

（3）恢复期：尿量逐渐恢复正常，3～12个月肾功能逐渐复原，大部分患者肾功能可恢复到正常水平，只有少数患者转为慢性肾功能衰竭。

2. 实验室检查

尿比重低，尿中可有尿蛋白、红细胞、白细胞及各种管型，少尿期血肌酐、尿素氮、血钾升高，二氧化碳结合力及血 pH 值降低。多尿期可发生低血钾、低血钠。尿沉渣检查可见肾小管上皮细胞、上皮细胞管型和颗粒管型及少许红、白细胞等。

【治疗原则】

（1）积极治疗原发病、去除病因。

（2）药物治疗

① 少尿期的治疗：早期可试用血管扩张药物；保持液体平衡，一般采用"量出为入"的原则，每日进水量为一天液体总排出量加500ml；注意饮食与营养、钾平衡，纠正酸中毒；积极控制感染；血液净化疗法。

② 多尿期的治疗：头1～2天仍按少尿期的治疗原则处理。尿量明显增多后要特别注意水及电解质的监测，尤其是钾的平衡。尿量过多可适当补给葡萄糖、林格液，用量为尿量的1/3～2/3，并给予足够的热量及维生素，适当增加蛋白质，以促进康复。

a. 应用利尿剂：呋塞米、布美他尼。

b. 纠正酸中毒：碳酸氢钠。

c. 扩张肾动脉：多巴胺。

d. 血容量扩充剂：右旋糖酐 20 葡萄糖注射液。

（3）恢复期的治疗：除继续病因治疗外，一般无需特殊治疗，注意营养，避免使用损害肾脏的药物。

【可选药物】

药品名称	适应证与用法用量	注意事项
呋塞米	利尿。口服：20mg/次，每日 2～3 次。静脉注射：开始 20～40mg，必要时每 2h 追加剂量，直至出现满意疗效	常见水、电解质紊乱，尤其是大剂量或长期应用时。少尿或无尿患者应用最大剂量后 24h 仍无效时应停药
布美他尼	利尿。静脉或肌内注射：起始 0.5～1mg，必要时每隔 2～3h 重复，最大剂量 10mg/d	常见水、电解质紊乱，尤其是大剂量或长期应用时；少见变态反应；对糖代谢的影响可能小于呋塞米
碳酸氢钠	纠正酸中毒。静脉滴注：5％碳酸氢钠 100～200ml，根据病情每日应用 1～2 次	剂量偏大或存在肾功能不全时，可出现水肿、精神症状、肌肉疼痛或抽搐、呼吸减慢、口内异味、异常疲倦、虚弱等
多巴胺	扩张肾血管。静脉滴注：20mg 加入 5％葡萄糖溶液 200～300ml 中缓慢静脉滴注	注意观察血压、心率、尿量和一般情况
右旋糖酐 20 葡萄糖注射液	扩充血容量。静脉滴注：250～500ml/次	每日用量不宜超过 1500ml

急性肾小球肾炎 （Acute glomerulonephritis）

急性肾小球肾炎常简称急性肾炎，是以急性肾炎综合征为主要临床表现的一组疾病。临床上表现为急性起病，以血尿、蛋白尿、水肿、高血压和肾小球滤过率下降为特点，并可伴有一过性氮质血症。多见于链球菌感染后，而其他细菌、病毒及寄生虫感染也可引起。

【诊断要点】

（1）发病前 1～3 周多有溶血性链球菌感染史，如急性咽峡炎、扁桃体炎、猩红热、脓皮病等。少数有病毒感染史。

（2）起病较急，主要临床表现为水肿、少尿、血尿和高血压。也可伴有发热、恶心、呕吐、头痛、疲乏、鼻衄、腰酸、腰痛等。

(3) 可伴有轻、中度蛋白尿,少数患者可呈肾病综合征范围的大量蛋白尿。尿沉渣除红细胞外,早期尚可见白细胞和上皮细胞稍增多,并可有颗粒管型和红细胞管型。

(4) 链球菌感染后肾炎,血清抗链球菌溶血素"O"滴度升高,起病初期血清 C_3 及总补体下降。

(5) B超等影像学检查显示双肾增大。

(6) 病理光镜下见肾小球内皮细胞增生、肿胀。

【治疗原则】

(1) 急性期应卧床休息,通常需 2～3 周,待肉眼血尿消失、血压恢复、水肿减退即可逐步增加活动量。

(2) 对有水肿、血压高者用低盐饮食。肾功能正常者不需限制蛋白质入量,但氮质血症时应限制蛋白质摄入,并以优质动物蛋白为主。明显少尿者应限制液体入量。

(3) 控制感染:对仍有咽部、皮肤感染灶者应给予青霉素或其他敏感药物治疗 10～14 天。对青霉素过敏者可选用林可霉素或红霉素。

(4) 对症处理:利尿、降压、抗心力衰竭等。

① 利尿:一般首选噻嗪类利尿剂如氢氯噻嗪,无效时用袢利尿剂如呋塞米。

② 降低血压:可选用血管紧张素转化酶抑制剂、AngⅡ受体阻滞剂、钙通道阻滞剂等。

③ 抗心力衰竭:酚妥拉明。

(5) 透析治疗。

【可选药物】

药品名称	适应证与用法用量	注意事项
青霉素	用于敏感菌所致的感染。400 万 U 加入 200ml 生理盐水中静脉滴注,每日 2 次	用前皮试,对青霉素过敏者禁用

药品名称	适应证与用法用量	注意事项
林可霉素	用于敏感菌所致的感染。静脉滴注:0.6g/次,每8h或12h给药1次,每0.6g溶于100～200ml输液中,滴注1～2h	对林可霉素和克林霉素有过敏史的患者禁用。可见胃肠道反应和变态反应
呋塞米	利尿。口服:20mg/次,每日2～3次。静脉注射:开始20～40mg,必要时每2h追加剂量,直至出现满意疗效	常见水、电解质紊乱,尤其是大剂量或长期应用时。少尿或无尿患者应用最大剂量后24h仍无效时应停药
氢氯噻嗪	利尿。口服:开始25～100mg/d,分2次服用,与其他利尿药合用时,剂量可减少。维持阶段可改为隔日疗法。最大剂量不超过300mg/d	长期用药主要有电解质紊乱,如低血钾、低血镁;潴留现象,如高尿酸血症、高钙血症
贝那普利	降压。口服:起始剂量5～10mg/次,一日1次,控制24h血压不佳者可改用一日2次	主要不良反应为头痛、头晕、乏力、咳嗽、恶心、失眠、体位性低血压、面部及唇部肿胀、肌痛、鼻炎、咽炎、呼吸道阻塞和背痛等
氯沙坦	降压。口服:每天1次50mg	本品耐受性良好;不良反应轻微,主要包括变态反应、胃肠道反应、偏头痛等
替米沙坦	降压。口服:每天1次40mg	可能出现头晕、头痛、背痛、恶心、食欲缺乏、腹泻、上呼吸道感染等
缬沙坦	降压。口服:每天1次80mg	偶见轻度头痛、头晕、疲乏、腹痛、干咳、血钾增高、中性粒细胞减少、血红蛋白和血细胞比容降低、血肌酐和转氨酶增高等
厄贝沙坦	降压。口服:推荐起始剂量为0.15g,每日1次。根据病情可增至0.3g,每日1次	常见不良反应为:头痛、眩晕、心悸等,偶有咳嗽,一般程度都是轻微的,呈一过性,多数患者继续服药都能耐受。罕有荨麻疹及血管神经性水肿发生
氨氯地平	降压。口服:初始剂量为2.5mg,一日1次。根据患者的临床反应,可将剂量增加,最大可增至5mg,一日1次	不良反应轻微,主要包括头痛、水肿、疲劳、失眠、恶心、腹痛、面红、心悸和头晕
酚妥拉明	心力衰竭时减轻心脏负荷。静脉滴注:0.17～0.4mg/min	较常见的有直立性低血压、心动过速或心律失常、鼻塞、恶心、呕吐等;晕厥和乏力较少见,突然胸痛(心肌梗死)、神志模糊、头痛、共济失调、言语含糊等极少见

急进性肾小球肾炎

（Rapidly progressive glomerulonephritis，RPGN）

急进性肾小球肾炎是以急性肾炎综合征、肾功能急剧恶化、多在早期出现少尿性急性肾衰竭为临床特征，病理类型为新月体性肾小球肾炎的一组疾病。

【诊断要点】

（1）起病急骤，病情发展迅速，表现少尿甚至无尿、血尿、大量蛋白尿、红细胞管型伴或不伴水肿和高血压。

（2）多数患者发病前可有上感或流感样症状。

（3）该病诊断须依靠肾活检，最主要的病理诊断是大量新月体充塞于肾小囊，受累肾小球占50％以上，伴有肾小球毛细血管区域性纤维样坏死、缺血及血栓形成、系膜基质增生、肾小管坏死、肾间质纤维化、炎细胞浸润等改变。免疫荧光检查将本病分为三种类型：①Ⅰ型为抗肾小球基底膜抗体型肾炎，表现为IgG和补体C_3沿肾小球毛细血管壁呈线条样沉积；②Ⅱ型为免疫复合物型肾炎，表现为IgG和C_3沿系膜及毛细血管壁呈颗粒样沉积；③Ⅲ型为肾小球无IgG沉积，或沉积在肾小球的IgG是一不规则稀疏的局灶性沉积，与前两者不同。

（4）实验室检查：贫血多为小细胞低色素性缺铁性贫血，少数为微血管病性溶血性贫血。外周血白细胞可轻度增高。血尿，尿沉渣镜检常见白细胞尿、管型尿和蛋白尿。血清肌酐及尿素氮逐周增高，内生肌酐清除率下降。

（5）B型超声等影像学检查常显示双肾增大。

【治疗原则】

① 卧床休息，低盐、优质低蛋白饮食。

② 控制感染和纠正水、电解质平衡。

③ 免疫抑制治疗：吗替麦考酚酯。

④ 强化血浆置换疗法。

【推荐处方】

① 糖皮质激素：强化血浆置换疗法配合糖皮质激素泼尼松及细胞毒药物环磷酰胺。

② 甲泼尼龙冲击联合环磷酰胺治疗。

【可选药物】

药品名称	适应证与用法用量	注意事项
甲泼尼龙	治疗自身免疫性疾病。静脉滴注：0.5～1g 溶于 5% 葡萄糖液 250ml 中，每日或隔日 1 次，连续 3 次为 1 个疗程。必要时间隔 3～5 天可进行下一个疗程，一般不超过 3 个疗程	长期大量应用引起类肾上腺皮质功能亢进症、诱发或加重感染、诱发或加重溃疡；引起骨质疏松、高血压等；注意逐渐减量，以免发生"反跳现象"
泼尼松	治疗自身免疫性疾病。口服：用于甲泼尼龙冲击治疗或强化血浆置换疗法。每天 1mg/kg，2～3 个月后渐减	
环磷酰胺	抗免疫。用于甲泼尼龙冲击治疗或强化血浆置换疗法。口服：每天 2～3mg/kg，累积量一般不超过 8g；静脉滴注，0.8～1g 溶于 5% 葡萄糖注射液中，每月 1 次冲击疗法	注意监测血白细胞计数。该药具有骨髓抑制及胃肠道反应，还有中毒性肝炎、性腺抑制（主要为男性）、脱发及出血性膀胱炎等不良反应
吗替麦考酚酯	抗免疫。口服：常与糖皮质激素合用，每日 1～2g，分 2 次空腹口服，疗程 3～6 个月	有胃肠道不适（包括腹泻、恶心等）；对本品过敏者禁用；妊娠期妇女及肝肾功能不全者慎用；哺乳期妇女不宜服用；避免同时联合使用硫唑嘌呤

急性间质性肾炎（Acute interstitial nephritis）

急性间质性肾炎是由多种病因引起、急骤起病、以肾间质水肿和炎症细胞浸润为主要病理改变，以肾小管功能障碍和伴滤过功能下降为主要临床特点的一组临床病理综合征。

【诊断要点】

(1) 病因：药物是最主要的病因，其次是感染（尤其是儿童），再次是自身免疫性特发性损害。药物主要包括部分抗生素、磺胺类抗菌药、非甾体类抗炎药、利尿剂等。

（2）临床表现：临床表现轻重不　。潜伏期 2～44 天，平均
15 天。常有发热、皮疹、关节酸痛和腰背痛。80％患者有外周血
嗜酸粒细胞增高，但历时短暂。95％患者有血尿，其中约 1/3 为肉
眼血尿；部分患者可有无菌性脓尿，少数患者可见嗜酸粒细胞尿。
蛋白尿量常为轻至中等量。20％～50％患者可出现少尿或无尿，可
伴程度不等的氮质潴留，约 1/3 患者出现严重尿毒症症状。

（3）本病的病理改变极具诊断意义。在形态学上可分为急性、
慢性和肉芽肿形成三种类型。

【治疗原则】

（1）去除病因或针对病因治疗：停用致敏药物，去除过敏原
后，多数轻症急性间质性肾炎即可逐渐自行缓解。对伴有感染者，
积极抗感染治疗。

（2）免疫抑制治疗：对应用泼尼松治疗 2 周无效者可加用环磷
酰胺。对不伴有感染的急性间质性肾炎，一般认为皮质激素治疗有
一定价值。激素（泼尼松）的使用指征为：停用药物后肾功能恢复
延迟；肾间质弥漫细胞浸润或肉芽肿形成；肾功能急剧恶化；严重
肾衰透析治疗。

（3）血液净化的应用：少尿型合并严重内环境紊乱的患者，应
尽早开始透析。

【可选药物】

药品名称	适应证与用法用量	注意事项
泼尼松	抗炎抗免疫。口服：每天 1mg/kg，疗程 4～6 周。治疗 2 周无效时可加用环磷酰胺	长期大量应用引起类肾上腺皮质功能亢进症、诱发或加重感染、诱发或加重溃疡；引起骨质疏松、高血压等；注意逐渐减量，以免发生"反跳现象"
环磷酰胺	抗免疫。口服：每日 1mg/kg，疗程通常不超过 2～4 个月，个别可达 1 年，6 周无效则应停药	注意监测血白细胞计数。该药具有骨髓抑制及胃肠道反应，还有中毒性肝炎、性腺抑制（主要为男性）、脱发及出血性膀胱炎等不良反应

肾静脉血栓形成（Renal vein thrombosis，RVT）

肾静脉血栓常在下列情况发生：①血液高凝状态（如肾病综合征）；②肾静脉受压，血流淤滞（如肿瘤、血肿压迫）；③肾静脉血管壁受损（如肿瘤侵犯）。临床上以肾病综合征并发深静脉血栓最常见。

【诊断要点】

（1）临床表现：腰肋痛或腹痛，可伴恶心、呕吐等；尿异常，镜下血尿或肉眼血尿，可出现蛋白尿或使原有蛋白尿加重；肾小球功能异常，双侧肾静脉主干大血栓可致急性肾衰竭。影像学检查患侧肾增大；其他如发热、血白细胞增高、肾小管功能异常等。

（2）肾静脉造影发现静脉腔内充盈缺损或静脉分支不显影即可确诊。

【治疗原则】

（1）积极治疗原发病，去除病因，如防治失水、血液浓缩、高凝状态等。

（2）药物治疗：早期应用抗凝和溶栓药物。应用低分子肝素、阿司匹林、利伐沙班、前列地尔等，急性者可给纤溶酶原激活剂尿激酶或链激酶治疗。可于起病后 3 日内静点或经肾血管插管直接给药，可溶血栓，改善肾功能，增加尿量。

（3）手术摘除血栓：手术摘除效果不肯定。急性肾静脉大血栓保守治疗无效且反复导致肺栓塞者，可考虑手术治疗。

【可选药物】

药品名称	适应证与用法用量	注意事项
低分子肝素	抗凝。皮下注射，0.4～0.6ml/次，一日 2 次	严禁肌内注射，以免发生血肿。疗程一般 10 天。过量可致自发性出血，偶见变态反应
前列地尔	抗凝。一日 1 次，5～10μl/次加 10ml 生理盐水或 5% 的葡萄糖缓慢静脉注射，或直接入小壶缓慢静脉滴注	与输液混合后在 2h 内使用，残液不能再使用

药品名称	适应证与用法用量	注意事项
阿司匹林	抗凝。口服：75～100mg/d，晚间一次服用	常见的不良反应为胃肠道反应，如腹痛和胃肠道轻微出血，偶尔出现恶心、呕吐和腹泻。胃十二指肠溃疡、有出血倾向者禁用
利伐沙班	抗凝。口服：10mg/d	肌酐清除率<15ml/min 的患者不建议使用
尿激酶	溶栓。静脉滴注：20万～40万 U 加入 5%葡萄糖液 100ml 中，半小时内滴完，每小时 10 万 U 维持静脉滴注 24～72h，后改用肝素静脉滴注	主要不良反应为出血，使用中应注意监测凝血情况；其他有头痛、恶心、呕吐、食欲缺乏、变态反应等，偶见过敏性休克；溶解后立即应用
链激酶	抗血栓：静脉滴注：初次 50 万～100 万 U 加入 5%葡萄糖液或生理盐水 100ml 内，0.5h 滴完，维持量为 60 万 U 溶于葡萄糖液 250～500ml，6h 滴完，每日 4 次。一般不超过 7 天	可引起出血，个别病例有药物热、寒战或发冷、头痛，注入过快可能引起变态反应，可出现溶血性贫血、皮肤坏死、局部组织损伤、支气管收缩等。应用时应作皮肤过敏试验

肾动脉栓塞和血栓形成
（Renal artery embolism and thrombosis）

　　肾动脉栓塞和血栓形成是指肾动脉主干或其分支的栓塞或血栓形成，导致肾动脉管腔狭窄或闭塞，肾功能恶化。常可致整个肾脏和部分肾皮质的缺血和坏死，称为肾梗死。肾动脉栓塞的栓子主要来源于心脏（如心房颤动、二尖瓣狭窄、附壁血栓、心房黏液瘤、感染性心内膜炎、瓣膜修复术后等），也可来源于其他栓子（如肿瘤栓子、脂肪栓子等）。肾动脉栓塞和肾动脉血栓形成的病因不同，其临床表现和预后各异。

　　【诊断要点】

　　（1）临床上是否出现症状及症状轻重，主要取决于肾动脉阻塞程度，肾动脉小分支阻塞可无症状，而主干或大分支阻塞却常诱发肾梗死，引起患侧剧烈腰痛、脊肋角叩痛、蛋白尿及血尿。约 60%患者可因肾缺血、肾素释放出现高血压。而双侧肾动脉广泛阻塞时，常致无尿及急性肾衰竭。

（2）肾动脉造影是最直接可靠的诊断手段。

（3）B超检查：如为单侧肾动脉阻塞，病变侧肾体积缩小，若双侧均有病变，则双肾均缩小。

【治疗原则】

（1）手术：可行外科手术取栓或血管再造术。适用于年轻患者的单侧肾动脉主干创伤后所致的闭塞，以及任何年龄，任何原因引起的急性双侧肾动脉栓塞。手术治疗越早越好。

（2）溶栓治疗：溶栓剂仅能溶解新鲜血栓，一般对发病3天以内的血栓效果最好，7天以上的效果较差。动脉溶栓，通过介入方法将导管插入肾动脉的栓塞部位，局部注入尿激酶或链激酶；静脉溶栓即通过静脉注入。

（3）抗凝：肝素和香豆素类衍化物等抗凝剂，在急性期应用全身肝素化3～5天，随后改用香豆素类衍生物维持3～6个月。可选用低分子肝素、华法林、阿司匹林、利伐沙班、前列地尔等。

（4）对症治疗：对于出现高血压或急性肾衰竭的患者应积极对症治疗。

（5）透析：若出现肾功能衰竭则应考虑透析治疗。

【可选药物】

药品名称	适应证与用法用量	注意事项
低分子肝素	抗凝。皮下注射：0.4～0.6ml/次，一日2次	严禁肌内注射，以免发生肿胀。疗程一般10天。过量可致自发性出血，偶见变态反应
华法林	抗凝。口服：用药剂量须个体化，从2～15mg不等，用药过程须监测凝血酶原时间	过量易致各种出血。早期表现有瘀斑、紫癜、牙龈出血、鼻衄、伤口出血经久不愈、月经量过多等
阿司匹林	抗凝。口服：75～100mg/d，晚间一次服用	胃十二指肠溃疡、有出血倾向者禁用；常见的不良反应为胃肠道反应，如腹痛和胃肠道轻微出血，偶尔出现恶心、呕吐和腹泻
利伐沙班	抗凝。口服：10mg/d	肌酐清除率<15ml/min的患者不建议使用

药品名称	适应证与用法用量	注意事项
前列地尔	抗凝。一日 1 次,5～10μl/次加 10ml 生理盐水或 5%的葡萄糖缓慢静脉注射,或直接入小壶缓慢静脉滴注	与输液混合后在 2h 内使用,残液不能再使用
尿激酶	溶栓。静脉滴注:20 万～40 万 U 加入 5%葡萄糖液 100ml 中,半小时内滴完,每小时 10 万 U 维持静脉滴注 24～72h,后改用肝素静脉滴注	主要不良反应为出血,使用中应注意监测凝血情况;其他有头痛、恶心、呕吐、食欲缺乏、变态反应等,偶见过敏性休克;溶解后立即应用
链激酶	抗血栓:静脉滴注,初次 50 万～100 万 U 加入 5%葡萄糖液或生理盐水 100ml 内,半小时滴完,维持量为 60 万 U 溶于葡萄糖液 250～500ml 内,6h 滴完,每日 4 次。一般不超过 7 天	可引起出血,个别病例有药热、寒战或发冷、头痛,注入过快可能引起变态反应,可出现溶血性贫血、皮肤坏死、局部组织损伤、支气管收缩等。应用时应作皮肤过敏试验

尿路感染 (Urinary tract infection)

尿路感染简称尿感,是指各种病原微生物在尿路中生长、繁殖而引起的尿路感染性疾病。根据感染发生部位分为上尿路感染(主要是肾盂肾炎)和下尿路感染(主要是膀胱炎)。

【诊断要点】

(1) 急性肾盂肾炎:①多发生在育龄妇女,发病可与劳累、受寒、上呼吸道感染、妊娠、分娩等因素有关;②起病急,常有畏寒、寒战、发热,并伴有周身不适、乏力、腰痛及尿急、尿痛等尿路刺激症状。查体可有上输尿管压痛点或腰肋点有压痛及肾区叩击痛。

(2) 急性膀胱炎:急性起病,有尿急、尿频及尿痛等尿路刺激征,可感觉有下腹部坠胀感,偶可出现血尿。查体可有膀胱区压痛。

(3) 实验室检查:①尿常规检查可见尿沉渣白细胞≥5 个/HP,红细胞数目多少不一,可见白细胞管型;②尿细菌学检查,尿含菌量$\geqslant 10^5/\mathrm{ml}$。

（4）定位诊断：符合下列指标之一者，提示上尿路感染。①明显的全身感染症状，如发热、寒战、肌肉酸痛和外周血白细胞显著升高等。②明显腰痛和腰肋角压痛、叩痛。③尿中发现白细胞管型。④出现肾小管功能损害，如夜尿增多、低渗尿、低比重尿及肾性糖尿。⑤出现急性肾衰、肾周围脓肿、肾乳头坏死等并发症。⑥B超出现肾脏病变表现。

【治疗原则】

① 一般治疗：多饮水，勤排尿。

② 解痉止痛：用阿托品。

③ 抗菌药物的应用：一般用药至患者退热72h后，可改用口服有效抗菌药物，完成2周疗程。选用致病菌敏感的抗生素。无病原学结果前，一般首选对革兰阴性杆菌有效的抗生素，尤其是首发尿感。

④ 治疗后追踪：在疗程结束时及停药后1～2个月随访尿检和病原菌检查2～3次。如追踪过程中发现尿路感染复发，应再行治疗。

【可选药物】

药品名称	适应证与用法用量	注意事项
阿托品	解痉。肌内注射：0.5mg,必要时可重复	不良反应有心率减慢、口干、少汗、瞳孔轻度扩大、视物模糊、语言不清、烦躁不安、皮肤干燥发热、小便困难、肠蠕动减少,大剂量出现中枢兴奋、呼吸加快等
甲氧苄啶	治疗单纯性膀胱炎。口服：一次顿服甲氧苄胺嘧啶0.4g和碳酸氢钠1.0g。停药7天后行尿培养,如仍有细菌生长,需继续抗生素治疗2周	偶见恶心、呕吐、皮疹等,大剂量长期应用出现粒细胞减少、巨幼细胞贫血
复方磺胺甲噁唑	抗感染。口服：2片,加碳酸氢钠1.0g,每日2次,连服3天	

药品名称	适应证与用法用量	注意事项
阿莫西林/克拉维酸钾	抗感染。口服:0.375g/次,一日2次。静脉滴注:1.2g/次,一日3~4次	对青霉素过敏者禁用,常见胃肠道反应如腹泻、恶心和呕吐等
哌拉西林/他唑巴坦	抗感染。静脉滴注:2~4g/d(以哌拉西林计),分2次给药。每天用药量不超过4g	对青霉素类和头孢菌素类与β-内酰胺酶抑制剂过敏的患者;常见不良反应有皮疹、瘙痒、腹泻、恶心、呕吐等
头孢呋辛	抗感染。肌内注射或静脉滴注:0.75~1.5g/次,一日3次;重症1.5g/次,一日4次。儿童60mg/(kg·d),重症100mg/kg,分3~4次给药	对青霉素过敏或过敏体质者慎用,对头孢菌素类过敏者禁用本品。新生儿和肾功能减退者应用本品时剂量酌减
头孢噻肟	抗感染。静脉滴注:2~6g/d,分2~3次;严重感染者,每6~8h给予2~3g,每天最高剂量为12g;治疗急性尿路感染,每12h给予1g。小儿50~100mg/(kg·d),必要时200mg/kg,分2~3次给药	
头孢哌酮	抗感染。静脉滴注:轻中度感染,1~2g/次,每12h给药1次;重度感染,2~3g/次,每8h给药1次。接受血液透析时,透析后应予一次剂量。成人每日剂量一般不超过9g,但在免疫缺陷患者有严重感染时,剂量可加至每日12g	有青霉素过敏史或过敏体质者慎用本品;对头孢菌素类过敏者禁用本品;头孢哌酮主要通过胆汁排泄。在肝病和(或)胆道梗阻患者,半衰期延长。用药期间应禁止饮酒
头孢哌酮/舒巴坦	抗感染。静脉滴注:1~2g/次,小儿40~80mg/(kg·d),每6~12h给药1次。最大剂量为160mg/(kg·d),每6~12h给药1次,舒巴坦的最大剂量不得超过80mg/(kg·d)	对本品任何成分过敏者禁用。用药期间禁酒及禁服含酒精药物。可出现皮肤过敏,腹泻,药物热。可逆性中性粒细胞减少,血红蛋白及血细胞比容降低,一过性嗜酸粒细胞增多,血小板减少和凝血酶原降低。谷草转氨酶、谷丙转氨酶、ALP及血胆红素一过性升高
亚胺培南/西司他丁	抗感染。静脉滴注:轻度感染250mg/次,每12h给药1次。中度感染:0.5~1.0g/次,每8~12h给药1次。严重感染:1.0g/次,每6~8h给药1次	可出现恶心、呕吐、伪膜性肠炎;皮肤变态反应,皮疹、瘙痒,嗜酸粒细胞升高;偶见白细胞减少,血小板减少或增多,肾及肝功能损害。对本品中的任何成分过敏者禁用;对β-内酰胺类抗生素过敏者慎用

药品名称	适应证与用法用量	注意事项
氨曲南	抗感染。静脉注射或滴注：1.0g/次，每8～12h给药1次。中、重度感染1.0～2.0g/次，每8～12h给药1次	常见的不良反应有胃肠道不适、皮疹、瘙痒、血清转氨酶升高等，大多轻微。本品无肝、肾毒性。本品与青霉素无交叉变态反应，但对青霉素过敏及过敏体质者，仍应慎用
环丙沙星	抗感染。口服：0.5～1g/d，分2次服，疗程7～14日；重症或复杂性病例疗程需适当延长。静脉滴注：用于严重病例，0.4～0.6g/d，分2次	对喹诺酮类过敏者、儿童、孕妇和哺乳期妇女禁用，肾功能减退时宜减量，肝功能减退者须权衡利弊。有癫痫或中枢神经系统疾病既往史者慎用
左氧氟沙星	抗感染。静脉滴注：0.4g/d，分2次。重度感染患者及病原菌对本品敏感性较差者，最大剂量可增至0.6g/d，分2次静脉滴注	可出现恶心、呕吐、腹部不适、腹泻、食欲缺乏、腹痛、腹胀等消化道症状；失眠、头晕、头痛等神经系统症状；皮疹、瘙痒、红斑及注射部位发红、发痒或静脉炎等症状。对喹诺酮类药物过敏者、妊娠及哺乳期妇女、18岁以下患者禁用

急性肾小管坏死（Acute tubular necrosis）

急性肾小管坏死是急性肾衰最常见的类型，是由于各种病因引起肾缺血及/或肾毒性损害导致肾功能急骤、进行性减退而出现的临床综合征。主要表现为肾小球滤过率明显降低所致的进行性氮质血症，以及肾小管重吸收和排泄功能低下所致的水、电解质和酸碱平衡失调。据尿量减少分为少尿（无尿）型和非少尿型两种类型。

【诊断要点】

（1）有引起急性肾衰的肾缺血和（或）肾中毒病史。

（2）急性肾小管坏死临床表现包括原发疾病、急性肾衰引起代谢紊乱和并发症三方面。病因不一，起始表现也不同，一般起病多较急骤，全身症状明显。根据临床表现和病程的共同规律，一般分为少尿期、多尿期和恢复期三个阶段。

（3）体内代谢产物在短期内急剧进行性积聚。

（4）水、电解质、酸碱平衡紊乱。

（5）实验室检查

① 血常规：血红蛋白大多在正常范围，部分患者可有程度不等的贫血，重者血红蛋白可到 50～60g/L。

② 尿常规：尿蛋白多为（＋）～（＋＋），有时达（＋＋＋）～（＋＋＋＋），可呈固定低比重尿（<1.016）；尿液可见肾小管上皮及红、白细胞。

③ 生化检查：每日血肌酐上升>44.2μmol/L（>0.5mg/dl），血尿酸偏高，血浆蛋白多正常。

④ 其他：血钾升高>5.5mmol/L，血二氧化碳结合力<20mmol/L；血沉一般均快。

（6）影像学检查：B超提示双肾体积正常或增大，肾实质增厚。

（7）肾活检可助诊断。

【治疗原则】

（1）消除病因，治疗原发病。

（2）针对发病机制的主要环节，及时纠正血容量，改善微循环；解除肾血管痉挛（多巴胺）；解除肾小管阻塞；伴有 DIC 者应用肝素抗凝；应用利尿剂呋塞米，布美他尼。

（3）少尿期治疗：①严格限制入液量；②在急性肾衰时注意饮食治疗，维持患者的营养，增强抵抗力，降低机体的分解代谢；③防治高钾血症，11.2%乳酸钠静脉注射，伴代谢性酸中毒者可给5%碳酸氢钠静脉滴注；10%葡萄糖酸钙静脉注射，以拮抗钾离子对心肌的毒性作用；25%葡萄糖液加胰岛素静脉滴注；④供给足够的热量，控制蛋白质摄入以减少分解代谢，预防感染可防止酸中毒的发生；⑤积极治疗感染，可根据细菌培养和药物敏感试验合理选用对肾脏无毒性作用的抗生素治疗；⑥早期透析治疗。

（4）多尿期治疗：①加强营养，给予高糖、高维生素、高热量饮食，并给予优质蛋白；②维持水及电解质平衡；③防治感染，尽量给予肾毒性低的抗生素。

（5）恢复期治疗：增强体质，加强营养，适当锻炼，以促进机体早日恢复，应尽量避免一切对肾脏有害的因素，如妊娠、手术、外伤及对肾脏有害的药物。定期查肾功能及尿常规，以观察肾脏恢复情况。

（6）感染为少尿期主要死亡原因。

【可选药物】

药品名称	适应证与用法用量	注意事项
多巴胺	扩张肾血管。静脉滴注：20mg加入5%葡萄糖溶液200～300ml中缓慢静脉滴注	注意观察血压、心率、尿量和一般情况
呋塞米	利尿。口服：20mg/次，每日2～3次。静脉注射：开始20～40mg，必要时每2h追加剂量，直至出现满意疗效	常见水、电解质紊乱，尤其是大剂量或长期应用时；少尿或无尿患者应用最大剂量后24h仍无效时应停药
布美他尼	利尿。静脉或肌内注射：起始0.5～1mg，必要时每隔2～3h重复，最大剂量为每日10mg	常见水、电解质紊乱，尤其是大剂量或长期应用时；少见变态反应；对糖代谢的影响可能小于呋塞米
葡萄糖酸钙	静脉滴注：10%葡萄糖酸钙10ml，疗效可维持4～6h，必要时可重复应用	注入过快可有全身发热，引起心率增快，心律失常，甚至心搏骤停
低分子肝素	抗凝。皮下注射：0.4～0.6ml/次，一日2次	严禁肌内注射，以免发生血肿。疗程一般10天。过量可致自发性出血，偶见变态反应
乳酸钠	纠正酸中毒，降低血钾。静脉滴注：急重症立即用11.2%乳酸钠60～100ml	剂量偏大或存在肾功能不全时，可出现水肿、精神症状、肌肉疼痛或抽搐、呼吸减慢、口内异味、异常疲倦、虚弱等
碳酸氢钠	防治高钾血症。静脉滴注：5%碳酸氢钠250ml，每日1～2次	
胰岛素	防治高钾血症。静脉滴注：25%葡萄糖液200ml加胰岛素16～20U	变态反应，注射部位红肿、瘙痒、荨麻疹、血管神经性水肿。低血糖反应，出汗、心悸、乏力，重者出现意识障碍、共济失调、心动过速甚至昏迷。注射部位脂肪萎缩或脂肪增生

尿石症（Urolithiasis）

尿石症又被称为尿路结石，是肾结石、输尿管结石、膀胱结石和尿道结石的总称。

【诊断要点】

（1）上尿路结石（主要指肾和输尿管结石），表现肾区叩击痛，患侧胀痛、钝痛或肾绞痛，常沿腹部放射至生殖区和大腿内侧；恶心、呕吐；膀胱刺激征。

（2）膀胱结石典型症状为排尿突然中断，疼痛放射至远端尿道及阴茎头部，伴排尿困难和膀胱刺激症状。

（3）尿道结石典型症状为排尿困难，点滴状排尿，伴尿痛，重者可发生急性尿潴留及会阴部剧痛。

（4）血尿多与疼痛同时发生，有尿闭，尿路感染症状。

（5）腹部 X 线检查、B 超可协助诊断。

【治疗原则】

（1）内科治疗：对于直径较小的光滑圆形结石，无尿路梗阻或感染，肾功能良好者，充分饮水，饮食调节。

（2）体外震波碎石术：适用于直径 1.5cm 左右的单个结石。

（3）手术取石：对不适于上述治疗者，采取手术取石方法。

（4）对症治疗：解痉止痛、止血、防止感染。

① 解痉止痛：山莨菪碱、间苯三酚、阿托品、哌替啶。

② α受体阻断剂：坦洛新。

③ 止血用酚磺乙胺。

④ 抗菌药物：头孢噻肟、头孢哌酮、氧氟沙星、左氧氟沙星、环丙沙星等。

【可选药物】

药品名称	适应证与用法用量	注意事项
阿托品	解痉。肌内注射：0.5mg/次，必要时可重复使用，一般每 4h 给药 1 次	不良反应有心率减慢、口干、少汗、瞳孔轻度扩大、视物模糊、语言不清、烦躁不安、皮肤干燥发热、小便困难、肠蠕动减少，大剂量出现中枢兴奋、呼吸加快等
山莨菪碱	解痉。肌内注射：5～10mg/次，每日 1～2 次	常见的有：口干、面红、视物模糊等。少见的有：心跳加快、排尿困难

続表

药品名称	适应证与用法用量	注意事项
间苯三酚	解痉。肌内注射或静脉注射：40～80mg/次，一日 40～120mg。静脉滴注：200mg/d，稀释于 5% 或 10% 葡萄糖注射液中	对本品过敏者禁用，妊娠及哺乳期妇女慎用
哌替啶	止痛。肌内注射：25～30mg/次，3～4h 给药 1 次	常与阿托品合用。不良反应常表现为眩晕、出汗、口干、恶心呕吐、心悸等
坦洛新	解痉。口服：0.2mg/次，一日 1 次	偶见头晕、蹒跚感、血压下降、心率加快、皮疹、恶心、呕吐、胃部不适、腹痛、食欲缺乏等
酚磺乙胺	止血。静脉滴注：0.25～0.75g/次，一日 2～3 次	可有恶心、头痛、皮疹、暂时性低血压等，偶有静脉注射后发生过敏性休克的报道。不可与氨基己酸注射液混合使用
头孢噻肟	成人剂量一般为 2～6g/d，分 2～3 次注射；严重感染者，每 6～8h 2～3g，每天最高剂量为 12g，治疗急性尿路感染，每 12h 给予 1g。小儿一般 50～100mg/(kg·d)，必要时按体重 200mg/kg，分 2～3 次给药	对青霉素过敏或过敏体质者慎用，对头孢菌素类过敏者禁用本品。新生儿和肾功能减退者应用本品时剂量酌减
头孢哌酮	成人常用量：轻中度感染，1～2g/次，每 12h 给药 1 次；重度感染，2～3g/次，每 8h 给药 1 次。接受血液透析时，透析后应予一次剂量。成人每日剂量一般不超过 9g，但在免疫缺陷患者有严重感染时，剂量可加至 12g/d	有青霉素过敏史或过敏体质者慎用本品；对头孢菌素类过敏者禁用本品；头孢哌酮主要通过胆汁排泄。在肝病和(或)胆道梗阻患者，半衰期延长。用药期间应禁止饮酒
环丙沙星	抗感染。口服：0.5～1g/d，分 2 次服，疗程 7～14 日；重症或复杂性病例疗程需适当延长。静脉滴注：用于严重病例，0.4～0.6g/d，分 2 次	本品不宜用于对喹诺酮类过敏者、儿童、孕妇和哺乳期妇女；肾功能减退时宜减量，肝功能减退者须权衡利弊。有癫痫或中枢神经系统疾病既往史者慎用
左氧氟沙星	抗感染。静脉滴注：0.4g/d，分 2 次。重度感染患者及病原菌对本品敏感性较差者，最大剂量可增至 0.6g/d，分 2 次静脉滴注	用药期间可能出现恶心、呕吐、腹泻、食欲缺乏、腹痛、腹胀等消化道症状；失眠、头晕、头痛等神经系统症状；皮疹、瘙痒、红斑及注射部位发红、发痒或静脉炎等症状。对喹诺酮类药物过敏者、妊娠及哺乳期妇女、18 岁以下患者禁用

肾病综合征（Nephrotic syndrome）

肾病综合征是肾小球疾病中最常见的一组临床综合征。肾病综合征传统上分为原发性和继发性两类。原发性是指原发于肾小球疾病并除外继发于全身性疾病引起的肾小球病变，继发性是指继发于全身性疾病如系统性红斑狼疮、糖尿病、多发性骨髓瘤、药物、毒物、过敏性紫癜、淀粉样变等。

【诊断要点】

（1）临床表现：水肿呈全身性、体位性和凹陷性。以面部、下肢和外生殖器最严重。常伴有胸水、腹水或心包积液，也可有纵隔水肿。常有尿量减少甚至尿闭。

（2）病理：原发性肾病综合征病理类型常见的为肾小球系膜增殖、膜性肾病、肾小球微小病变、局灶节段肾小球硬化和膜增殖。

（3）实验室检查：大量蛋白尿（$\geq$3.5g/d）；低蛋白血症（<30g/L）；高脂血症。

【治疗原则】

（1）一般治疗：卧床休息，限制食盐摄入量，每日在1g以下。除非有明显氮质血症存在，均应给予优质蛋白饮食。

（2）原发疾病治疗：应用糖皮质激素对微小病变性肾病的疗效最为肯定，对激素治疗无效，或激素依赖型或反复发作型，或因不能耐受激素副作用且全身情况尚可而无禁忌证的肾病综合征可以试用细胞毒药物（环磷酰胺等）治疗。由于此类药物多系非选择性杀伤各型细胞，可降低人体抵抗力，存在诱发肿瘤的危险，因此，仅作为二线治疗药物，可用泼尼松、泼尼松龙、甲泼尼龙。免疫抑制剂抑制T淋巴细胞和B淋巴细胞增殖，常用吗替麦考酚酯、他克莫司、环孢素A、来氟米特、雷公藤。

（3）对症治疗：针对水肿、高凝状态、高血压、高脂血症、急性肾损伤等进行治疗。

① 利尿剂：呋塞米、氢氯噻嗪、布美他尼、螺内酯、氨苯蝶啶。

② 提高血浆胶体渗透压，用羟乙基淀粉代血浆。

③ 控制血压、减少蛋白尿：选用 ACEI 类、血管紧张素 Ⅱ 受体拮抗剂类药物。

④ 降脂、抗凝：低分子肝素、阿司匹林、阿托伐他汀。

【可选药物】

药品名称	适应证与用法用量	注意事项
呋塞米	利尿。口服：20mg/次，每日2～3次。静脉注射，开始20～40mg，必要时每2h追加剂量，直至出现满意疗效	常见水、电解质紊乱，尤其是大剂量或长期应用时，少尿或无尿患者应用最大剂量后24h仍无效时应停药
氢氯噻嗪	利尿。口服：25～100mg/d，分2次服用，与其他利尿药合用时，剂量可减少	常见高钾血症，用药期间必须密切随访血钾和心电图；胃肠道反应，如恶心、呕吐、胃痉挛和腹泻
布美他尼	利尿。口服：1～3mg/d	可致水、电解质紊乱，出现体位性低血压、休克、低钾血症、低氯血症、低钠血症、低钙血症以及与此有关的口渴、乏力、肌肉酸痛、心律失常等
螺内酯	利尿。口服：20mg/次，一日3～4次	长期单独应用，可因钾的排出减少而引起高血钾症
氨苯蝶啶	利尿。口服：50～100mg/次，一日1～3次	偶有恶心、呕吐、腹泻、头痛、口干、嗜睡、皮疹等，注意监测血钾
羟乙基淀粉	扩充血容量。静脉滴注：500ml/次，8～10天为一疗程	有变态反应，可发生恶心、呕吐、轻度发热、腮腺肿大、头痛、皮疹、瘙痒，有时影响肝肾功能，可能干扰凝血机制，延长出血时间。剂量过大时干扰血小板功能，出现出血倾向
泼尼松	治疗自身免疫性疾病。口服：0.8mg/(kg·d)，6～8周后逐渐减量，维持量5～15mg/d	长期用药可引起库欣综合征、儿童生长受到抑制、青光眼、白内障、良性颅内压升高综合征、糖耐量减退和糖尿病加重，可出现精神症状，并发感染
泼尼松龙	抗炎及免疫抑制作用。口服：15～40mg/d，需要时可用到60mg，每日晨起一次顿服。病情稳定后逐渐减量，维持量5～10mg，视病情而定	长程使用可引起医源性库欣综合征面容和体态、糖皮质激素停药综合征、精神症状。并发感染为肾上腺皮质激素的主要不良反应。对本品及甾体激素类药物过敏者禁用，孕妇及哺乳期妇女尽可能避免使用

药品名称	适应证与用法用量	注意事项
甲泼尼龙	治疗自身免疫性疾病。静脉滴注：0.5～1g 溶于 5% 葡萄糖液 250ml 中，每日 1 次，连续 3 日为 1 个疗程，必要时可重复使用 1～2 个疗程；继之口服泼尼松维持治疗	长期大量应用引起类肾上腺皮质功能亢进症、诱发或加重感染、诱发或加重溃疡；引起骨质疏松、高血压等；注意逐渐减量，以免发生"反跳现象"
环磷酰胺	抗免疫。口服：2mg/(kg·d)，分 2 次服。静脉注射：每次 0.5～0.75g/m²，每月一次，起始宜从小剂量开始，累积量一般不超过 10～12g	注意监测血白细胞计数。该药具有骨髓抑制及胃肠道反应，还有中毒性肝炎、性腺抑制（主要为男性）、脱发及出血性膀胱炎等不良反应
吗替麦考酚酯	抗免疫。口服：常与糖皮质激素合用，1～2g/d，分 2 次空腹口服，疗程 3～6 个月	有胃肠道不适（包括腹泻、恶心等）；对本品过敏者禁用；妊娠期妇女及肝肾功能不全者慎用；哺乳期妇女不宜服用；避免同时联合使用硫唑嘌呤
他克莫司	抗免疫。口服：起始剂量 0.05～0.1mg/(kg·d)，12h 一次，治疗 3 个月后，如缓解则减量至 0.05～0.08mg/(kg·d)，3 个月后，维持 0.05mg/(kg·d)	孕妇及哺乳期妇女禁用；不良反应可见高血压、头痛、失眠、恶心等；用药期间监测血药浓度
环孢素 A	抗免疫。口服：常与糖皮质激素合用，起始剂量 5mg/kg，分 2 次口服，2～3 月后缓慢减量	服药期间应定期监测血药浓度，以保持其谷浓度在 100～200ng/ml。该药对某些难治性肾病综合征（系膜毛细血管性肾炎除外）病例，尤其呈激素依赖性者，有一定疗效
来氟米特	抗免疫。推荐剂量 20～40mg/次，一日 1 次，病情缓解后适当减量	主要有腹泻、瘙痒、可逆性 ALT 和 AST 升高、脱发、皮疹等
雷公藤多苷	抗免疫。口服：每次 0.3～0.5mg/kg，3 次/日，饭后服。病情控制后可减量或采取间歇疗法，1 个月为 1 个疗程	主要不良反应为心悸、胸闷、气短、心律失常，甚至出现心源性休克而危及生命；女性可出现月经周期紊乱，经期延长、闭经、不孕，男性表现为精子数量减少、活力下降，甚至无精子
贝那普利	降压。口服：起始剂量 5～10mg/次，一日 1 次，控制 24h 血压不佳者可改为一日 2 次	主要不良反应为头痛、头晕、乏力、咳嗽、恶心、失眠、体位性低血压、面部及唇部肿胀、肌痛、鼻炎、咽炎、呼吸道阻塞和背痛等

药品名称	适应证与用法用量	注意事项
厄贝沙坦	口服。推荐起始剂量为 0.15g，每日一次。根据病情可增至 0.3g，每日一次	常见不良反应为头痛、眩晕、心悸等，偶有咳嗽，一般程度都是轻微的，呈一过性，多数患者继续服药都能耐受。罕有荨麻疹及血管神经性水肿发生
低分子肝素	抗凝。皮下注射：0.4～0.6ml/次，一日 2 次	严禁肌内注射，以免发生血肿。疗程一般 10 天。过量可致自发性出血，偶见变态反应
阿司匹林	抗凝。口服：75～100mg/d，晚间一次服用	胃十二指肠溃疡、有出血倾向者禁用；常见的不良反应为胃肠道反应，如腹痛和胃肠道轻微出血，偶尔出现恶心、呕吐和腹泻
阿托伐他汀	降脂。口服：10mg/d	最常见的不良反应为便秘、胃肠胀气、消化不良和腹痛，通常在继续用药后缓解

血栓性微血管病（Thrombotic microangiopathy，TMA）

　　血栓性微血管病是一组微血管血栓阻塞性疾病，临床主要表现为溶血性贫血、血小板减少、急性肾衰竭"三联征"，以及发热、紫癜、中枢神经系统损害等症状，主要包括溶血性尿毒综合征和血栓性血小板减少性紫癜两种疾病。

【诊断要点】

1. 临床表现

（1）典型溶血性尿毒综合征临床表现为腹泻、呕吐和腹痛等，经过 1～5 天（或数周）前驱期进入急性期，多以腹泻、呕吐、乏力等起病，继之表现无力、面色苍白、皮下瘀血，以及急性肾衰竭。

（2）非典型溶血性尿毒综合征临床表现为无急性胃肠道前驱症状，一般起病较隐匿，急性肾衰竭多较重，部分患者可表现为肾病综合征和重度高血压。

（3）血栓性血小板减少性紫癜的临床表现为数日内出现贫血、黄疸、血小板减少、皮肤和黏膜出血，严重者可发生颅内出血。约

80％以上患者伴有神经系统症状，包括头痛、头晕、视力障碍、惊厥、失语等。约 60％以上患者可出现不同程度的发热。肾损害表现为血尿、蛋白尿以及少尿，多数患者伴有高血压。

2. 实验室检查

（1）贫血，血红蛋白下降至 $70\sim90g/L$，最严重者可低达 $30g/L$。末梢血网织红细胞增高可达 $6％\sim19％$，最高者可达 $80％$。

（2）血小板减少，可低至 $(10\sim20)\times10^9/L$。

（3）血白细胞升高，达 $(20\sim30)\times10^9/L$。

（4）肾脏损害：镜下血尿，BUN、血肌酐升高，蛋白尿多为 $1\sim2g/d$，镜下血尿。

3. 肾脏病理

主要表现为肾小球内皮细胞肿胀，系膜基质增宽，毛细血管腔内充满微血栓等。

【治疗原则】

① 去除病因，对症及支持治疗。

② 肾上腺皮质激素治疗。

③ 抗凝治疗：阿司匹林以及低分子肝素。

④ 血浆置换，以及输注新鲜全血、血浆、血小板；血液透析及腹膜透析等治疗。

⑤ 抑制免疫功能：应用泼尼松、甲泼尼龙、地塞米松。

⑥ 预防和治疗感染：应用抗菌药物。

【可选药物】

药品名称	适应证与用法用量	注意事项
阿司匹林	抑制血小板聚集。口服：75mg/次，每日 1 次，睡前服用	较常见的有恶心、呕吐、上腹部不适或疼痛等胃肠道反应，长期或大剂量服用可有胃肠道出血或溃疡。中枢神经可出现可逆性耳鸣、听力下降，少数患者有变态反应，表现为哮喘、荨麻疹、血管神经性水肿或休克
低分子肝素	抗凝。皮下注射：0.4～0.6ml/次，一日 2 次	严禁肌内注射，以免发生血肿。疗程一般 10 天。过量可致自发性出血，偶见变态反应

药品名称	适应证与用法用量	注意事项
泼尼松	免疫抑制作用,用于自身免疫性炎症性疾病。口服:0.5~1.0mg/(kg·d)	较大剂量易引起糖尿病、消化道溃疡和类库欣综合征症状,对下丘脑-垂体-肾上腺轴抑制作用较强。并发感染为主要的不良反应。长期服药后,停药时应逐渐减量。高血压、血栓症、胃与十二指肠溃疡、精神病、电解质代谢异常、心肌梗死、内脏手术、青光眼等患者不宜使用。对本品及肾上腺皮质激素类药物有过敏史患者禁用,真菌和病毒感染者禁用
地塞米松	免疫抑制作用,用于自身免疫性炎症性疾病。静脉滴注:10~20mg/d	
甲泼尼龙	治疗自身免疫性疾病。静脉滴注:0.5~1g溶于5%葡萄糖液250ml中,每日1次,连续3~5日为1个疗程,必要时可重复使用1~2个疗程	长期大量应用引起类肾上腺皮质功能亢进症、诱发或加重感染、诱发或加重溃疡;引起骨质疏松、高血压等;注意逐渐减量,以免发生"反跳现象"

血尿 (Hematuria)

血尿是指尿中红细胞排泄异常增多,超过了正常的界限,主要是由血液经过病损的肾小球、肾小管或尿路混入尿中形成的。成人新鲜尿液离心以后取沉渣镜检,每个高倍视野的红细胞不应该超过3个,如果超过3个或12h尿液沉渣红细胞数超过50万个,即可诊断为血尿。所以尿常规检查报告提示红细胞0~3个/HP(高倍视野)属正常范围。根据血尿的外观和颜色,血尿可以分为肉眼血尿和显微镜下血尿(简称镜下血尿)两类。

【诊断要点】

(1)根据病因:①泌尿系统疾病,如急性肾小球肾炎、IgA肾病、新月体性肾病、系统性红斑狼疮等;②急性阑尾炎、盆腔炎、输卵管炎或邻近器官肿瘤等刺激或侵犯到膀胱、输尿管时,可引起血尿;③全身疾病伴血尿,如血小板减少性紫癜、过敏性紫癜、血友病、流行性出血热等;④理化因素及药物,如放射性肾炎和膀胱炎、动植物毒素中毒、磺胺药和非甾体抗炎药等对肾脏的损害；⑤生理性血尿，见于剧烈运动、高热、重体力劳动及长久站立等。

（2）实验室检查：未经离心的尿液在显微镜下每个高倍视野可有红细胞 0～2 个，如果超过此数，即为血尿；尿沉渣红细胞计数 $>8\times10^6/L$。

（3）血尿定位诊断方法：尿三杯试验。①初血尿：血尿仅见于排尿的开始，病变多在尿道。②终末血尿：排尿行将结束时出现血尿，病变多在膀胱三角区、膀胱颈部或后尿道。③全程血尿：血尿出现在排尿的全过程，出血部位多在膀胱、输尿管或肾脏。

【治疗原则】

① 卧床休息，尽量减少剧烈活动。

② 大量饮水，减少尿中盐类结晶，加快药物和结石排泄。肾炎已发生水肿者，应少饮水。

③ 肾性血尿无需特殊处理，当感染灶控制后肉眼血尿可自行缓解，非肾性血尿需抗感染、止血、排石、手术或介入治疗。

④ 应用止血药物：酚磺乙胺、维生素 K，还可合用维生素 C。若有泌尿系结石而剧烈疼痛者，可用解痉止痛药：用山莨菪碱、阿托品。

⑤ 抗感染：左氧氟沙星、环丙沙星、呋喃妥因、头孢曲松等。

【可选药物】

药品名称	适应证与用法用量	注意事项
酚磺乙胺	止血。0.25～0.75g/次，一日 2～3 次，稀释后静脉滴注	可有恶心、头痛、皮疹、暂时性低血压等，偶有静脉注射后发生过敏性休克的报道。不可与氨基己酸注射液混合使用
维生素 K	止血。维生素 K_1 肌内注射：10mg/次，每日 1～2 次；静脉注射时要缓慢注射，不超过 5mg/min。维生素 K_3 肌内注射：4mg/次，每日 2～3 次。维生素 K_4 口服：4mg/次，每日 3 次	维生素 K_1 静脉注射过快可出现面部潮红、出汗、胸闷、血压下降，甚至虚脱。新生儿、早产儿大量应用维生素 K_3 和维生素 K_4 可诱发溶血性贫血、高胆红素血症及核黄疸。对红细胞中缺乏葡萄糖-6-磷酸脱氢酶的特异质患者，可引起溶血性贫血

药品名称	适应证与用法用量	注意事项
左氧氟沙星	抗感染。静脉滴注:0.4g/d,分2次滴注。重度感染患者或病原菌对本品敏感性较差者,每日剂量可增至0.6g,分2次静脉滴注	可致肾功能障碍、肝酶升高、血细胞减少、血小板减少、胃肠功能障碍、变态反应、中枢症状,光敏反应较少见
环丙沙星	防治尿路感染。口服:0.5~1g/d,分2次服。静脉滴注:0.4~0.6g/d,分2次静脉滴注	本品不宜用于对喹诺酮类过敏者、儿童、孕妇和哺乳期妇女;肾功能减退时宜减量,肝功能减退者须权衡利弊。有癫痫或中枢神经系统疾病既往史者慎用
头孢曲松	抗感染。静脉给药:1~2g/次,每日一次给药。最高剂量4g/d,疗程7~14日;小儿20~80mg/(kg·d)。12岁以上小儿用成人剂量	对青霉素过敏或过敏体质者慎用,对头孢菌素类过敏者禁用。孕妇慎用。主要有静脉炎、皮疹、发热、支气管痉挛和血清病、头痛、腹泻、结肠炎、黄疸、胀气、味觉障碍和消化不良等。长期应用可引起二重感染
呋喃妥因	抗菌。口服:0.1g/次,每日2~4次	主要有胃肠道不良反应,可出现恶心、呕吐、食欲缺乏,偶见过敏。用量过大或肾功能不良者,尚可引起肢体麻木、感觉异常等周围神经炎
阿托品	解痉。肌内注射:0.5mg/次,必要时可重复	不良反应有心率减慢、口干、少汗、瞳孔轻度扩大、视物模糊、语言不清、烦躁不安、皮肤干燥发热、小便困难、肠蠕动减少,大剂量出现中枢兴奋、呼吸加快等
山莨菪碱	解痉。肌内注射:10~20mg/次,6h给药1次。静脉滴注:20~50mg加于10%葡萄糖注射液500ml中	常见口干、面红、视近物模糊;少见心率加速、排尿困难;用量过大时可出现阿托品样中毒症状

低钾血症 (Hypokalemia)

当血清钾离子浓度低于 3.5mmol/L 时,即为低钾血症。主要原因为钾摄入量不足、胃肠液丢失、长期使用利尿剂、应用大量糖皮质激素及因碱中毒或注射大量葡萄糖、胰岛素后使细胞外钾转移至细胞内。

【诊断要点】

(1) 有发生低钾血症各种因素的病史，如呕吐、腹泻、出汗、胰瘘及胆瘘碱血症等。

(2) 临床表现

① 心脏症状：心肌张力减低、心脏扩大、心悸、心律失常，重者出现心室纤颤。

② 神经肌肉症状：骨骼肌、平滑肌无力，四肢活动无力或呈松弛性瘫痪，呼吸困难，肠麻痹。

③ 中枢神经系统症状：倦怠无力、烦躁不安、嗜睡、谵妄，甚至昏迷。

④ 肾脏损害：肾浓缩能力减弱，发生多尿。

⑤ 消化系统：食欲缺乏、恶心、呕吐、腹胀、便秘。

⑥ 对酸碱平衡的影响：细胞内酸中毒。

(3) 辅助检查：心电图检查示低 T 波、Q-T 间期延长和 U 波。

【治疗原则】

(1) 饮食上给予富含钾的食物。

(2) 去除病因，防止继续丢钾。

(3) 立即补钾，轻者鼓励进富含钾的食物，口服补钾以氯化钾为首选；为减少胃肠道反应，宜将 10% 氯化钾溶液稀释于果汁或牛奶中餐后服，或改用氯化钾控释片，或换用 10% 枸橼酸钾，或鼻饲补钾。重者需静脉滴注补钾，一般静脉补钾的速度以 20～40mmol/h 为宜，不能超过 50～60mmol/h。补钾时必须检查肾功能和尿量，监测血钾，避免严重高钾血症和/或心脏停搏。

【可选药物】

药品名称	适应证与用法用量	注意事项
氯化钾	补充钾盐。口服:1g/次，每日 3 次。血钾过低病情危急或吐泻严重口服不易吸收时，可用静脉滴注:每次用 10% 氯化钾 10ml，用 5%～10% 葡萄糖液 500ml 稀释或根据病情决定用量	口服对胃肠道有较强的刺激性，部分患者难以耐受。静脉滴注过量时可出现疲乏、肌张力减低、反射消失、周围循环衰竭、心率减慢，甚至心脏停搏等不良反应。肾功能严重减退而尿少时慎用，无尿或血钾过高时忌用

药品名称	适应证与用法用量	注意事项
枸橼酸钾	补充钾盐。口服：1～2g/次，每日3次	可有胃肠道刺激症状，如恶心、呕吐、咽部不适、胸痛、腹痛、腹泻，甚至消化性溃疡及出血。原有肾功能损害时应注意发生高钾血症。心力衰竭或严重心肌损害患者、消化性溃疡患者禁用

高钾血症（Hyperkalemia）

当血清钾离子浓度高于 5.5mmol/L 时，即为高钾血症。主要原因有：①短期内钾进入体内过多；②钾排出困难，如急性肾衰竭等；③细胞内钾释出，如严重挤压伤等。

【诊断要点】

① 有引起血钾增高的原因。

② 临床表现：皮肤苍白或者青紫、发冷、心率缓慢、心律失常、血压降低、软瘫等，严重者可出现心搏骤停，泌尿系统可出现少尿、无尿，消化系统可引起恶心、呕吐、腹痛。

③ 心电图检查：早期 T 波高尖，呈帐篷状，S-T 段升高，当血钾达 7～8mmol/L 时，QRS 波群增宽，P 波低平或消失。

④ 血清钾测定高于 5.5mmol/L。

【治疗原则】

（1）积极治疗原发病及并发症。

（2）立即停止给予含钾的药物。

（3）及时降低血清钾浓度，包括药物和透析等。

（4）使用钾拮抗药物。

① 钙剂：对抗钾离子的心肌毒性。

② 碱性溶液的应用：碳酸氢钠、乳酸钠既纠正酸中毒，又使钾转移至细胞内。

③ 葡萄糖加胰岛素：促使钾进入细胞内。

④ 排钾性利尿剂：呋塞米。

药品名称	适应证与用法用量	注意事项
葡萄糖酸钙	对抗钾的心肌毒性。静脉注射：10%葡萄糖酸钙10～20ml加等量25%葡萄糖溶液缓慢注射，宜在3～4min注射完	注入过快可有全身发热,引起心率增快、心律失常甚至心搏骤停
碳酸氢钠	纠正酸中毒，降低血钾。静脉滴注：急重症立即用5%碳酸氢钠100～200ml	剂量偏大或存在肾功能不全时,可出现水肿、精神症状、肌肉疼痛或抽搐、呼吸减慢、口内异味、异常疲倦、虚弱等
乳酸钠	纠正酸中毒，降低血钾。静脉滴注：急重症立即用11.2%乳酸钠60～100ml	
葡萄糖加胰岛素	降低血钾。静脉滴注：10%～15%葡萄糖溶液加胰岛素持续滴注，按每3～4g葡萄糖加1U胰岛素	注意监测血糖,防止发生低血糖
呋塞米	利尿。口服：20mg/次，每日2～3次。静脉注射，开始20～40mg，必要时每2h追加剂量，直至出现满意疗效	常见水、电解质紊乱。少见变态反应、头晕、头痛、纳差、恶心、呕吐、腹痛、腹泻等,耳鸣、听力障碍多见于大剂量静脉快速注射时

代谢性酸中毒（Metabolic acidosis）

代谢性酸中毒是指动脉血浆 H^+ 浓度增高（pH 值<7.35）和血浆 HCO_3^- 浓度降低（<22mmol/L），即为失代偿性代谢性酸中毒。如仅有动脉血浆 HCO_3^- 浓度轻度降低，而血浆 pH 值仍保持在正常范围（7.35～7.45），则称为"代偿性"代谢性酸中毒。

【诊断要点】

（1）病史：有失碱（肠液丢失）、产酸（发热、休克等）、存酸（肾功能衰竭时）和其他引起酸中毒的原发疾病史。

（2）临床表现：轻度代谢性酸中毒时，常被原发性疾病的表现所掩盖而无明显的症状，或有轻度乏力、头昏、头痛之感。当血二氧化碳结合力降至 13mmol/L（30%）以下时，表现为精神恍惚、神志模糊、知觉迟钝、烦躁、嗜睡、木僵甚至昏迷；皮肤黏膜干燥，糖尿病者两颊潮红，舌唇樱桃红色，尿毒症者脸色苍白而水肿，心率加快而微弱，血压下降，甚至休克。但是，最具有特异性的是深大而较快的呼吸，次数可达每分钟 50 次，严重时有嗜睡甚至昏迷。在酮症酸中毒时气息中带有酮味（烂苹果样气味），尿毒症酸中毒者可带有尿味。

（3）实验室检查：①CO_2CP < 22.4mmol/L（50％），但应排除呼吸性碱中毒。②血气分析：pH 值在正常范围内为代偿期，pH 值 < 7.35 为失代偿期；血浆标准碳酸氢盐和实际碳酸氢盐均减少。

【治疗原则】

（1）病因治疗：积极治疗原发病，纠正休克、抗感染等以治疗缺氧所致的代谢性酸中毒。

（2）补充碱性药物，难治性代谢性酸中毒可做血液透析。在补碱治疗过程中，应注意观察临床表现和复查血液生化，当症状改善，尿量足够，CO_2CP 18mmol/L 以上，可不必再用碱性药物。

① 碳酸氢钠：需补液量多者给 1.25％等渗溶液，需限制补液量者可给 4％或 5％高渗溶液。

② 乳酸钠：一般不作为一线用药，主要用于伴高钾血症、心脏骤停及药物性心律失常的酸中毒患者。

【可选药物】

药品名称	适应证与用法用量	注意事项
碳酸氢钠	治疗代谢性酸中毒。静脉滴注：所需补碱量（mmol）＝目标 CO_2CP － 实测 CO_2CP（mmol/L）× 0.5 体重（kg）或所需补碱量（mmol）＝碱丢失（mmol/L）× 0.5 体重（kg）	剂量偏大或存在肾功能不全时，可出现水肿、精神症状、肌肉疼痛或抽搐、呼吸减慢、口内异味、异常疲倦、虚弱等
乳酸钠	纠正酸中毒，降低血钾。静脉滴注：11.2％溶液 1ml 相当于补碱量 1mmol，按上述所需补碱量，即为所需的 11.2％乳酸钠毫升数。使用时可用 5％葡萄糖溶液或注射用水稀释成 1/6mmol/L 的等渗溶液静脉滴注	严重缺氧、肝肾功能不全及乳酸性酸中毒时不宜使用。不良反应参照碳酸氢钠

代谢性碱中毒 （Metabolic alkalosis）

任何原因导致体内酸丢失过多或碱性物质摄入过多，均可引起血浆碳酸根离子浓度增加，这种碳酸根离子的原发增加称为代谢性碱中毒。

【诊断要点】

（1）有失酸过多（如幽门梗阻或高位肠梗阻时的剧烈呕吐，直接丢失胃酸；醛固酮分泌增加引起肾脏排出 H^+ 过多等）、碱摄入过量或血清钾减少等疾病史或用药史。

（2）临床表现

① 常有躁动、精神神经兴奋性增高、谵妄、嗜睡、昏迷等。

② 呼吸变慢变浅，严重者呼吸暂停。

③ 口周及肢端麻木、手足抽搐甚至全身抽搐。伴低血钾时可有软瘫及腹胀。

（3）实验室检查

① $CO_2CP>29mmol/L$（65％）。

② 血气分析：代偿期 pH 值在正常范围，失代偿期 pH 值大于 7.45。

③ 尿液检查：缺钾所致者多呈酸性，尿氯常大于 10mmol/L，晚期小于 10mmol/L。呼吸性酸中毒代偿所致肾 HCO_3^- 重吸收增加及胃液丧失等所致者尿氯常小于 10mmol/L。

【治疗原则】

（1）病因治疗：大量呕吐、幽门梗阻有脱水者，须恢复血容量，改善肾功能，补给生理盐水。当有尿后，及时使用氯化钾，以纠正低血钾。对酸中毒及溃疡患者，避免使用过量碱性药物，以预防本症的发生。

（2）轻度碱中毒：伴血容量不足时用 5％葡萄糖氯化钠或适量生理盐水静脉输入即可纠正。当 CO_2CP 在 40mmol/L（90％）以下者，能口服的患者可口服氯化铵。

（3）重度碱中毒：当 CO_2CP 超过 40mmol/L（90％）者，除

静脉补充足够的生理盐水外，口服或静脉滴注氯化铵。

【可选药物】

药品名称	适应证与用法用量	注意事项
氯化钾	纠正轻、中度代谢性碱中毒。口服：1g/次，每日 3 次。静脉滴注：每次 10%氯化钾 10ml 用 5%～10% 葡萄糖注射液 500ml 稀释或根据病情酌定用量	口服对胃肠道有较强的刺激性，部分患者难以耐受。静脉滴注过量时可出现疲乏、肌张力减低、反射消失、周围循环衰竭、心率减慢，甚至心脏停搏等不良反应。肾功能严重减退者而尿少时慎用，无尿或血钾过高时忌用

脱水 （Dehydration）

脱水（失水）是指人体内水分的输出量大于进入量所引起的各种生理或病理状态。根据失水的严重程度，可分为轻度（失水量占体重的 2%～3%）、中度（失水量占体重的 3%～6%）及重度（失水量占体重的 6%以上）脱水三种。失水常和失钠同时存在，由于病因的不同，水、钠二者损失比例便有差异，又可将脱水分为 3 种类型：高渗性脱水、低渗性脱水和等渗性脱水。

【诊断要点】

（1）高渗性脱水：有明显的水摄入不足和水丢失过多病史；临床表现为口渴、疲乏、皮肤黏膜干燥、尿少、尿比重高，可能出现失水热，严重者可有躁狂、幻觉、谵妄、高热、昏迷、血压下降、甚至休克；实验室检查红细胞、血红蛋白、血细胞比容增高，血清钠在 150mmol/L。

（2）低渗性脱水：有胃肠道液体大量丢失和肾脏排出水和钠过多的病史；临床表现为无力、头晕、手足麻木、恶心、呕吐、血压下降、直立性晕倒、尿少，严重时出现神志不清、肌肉抽动、木僵、昏迷、休克；实验室检查尿 Na^+、Cl^- 减少，血清钠低于 135mmol/L。

（3）等渗性脱水：有大量丢失胃肠道液体及大面积渗液病史；临床表现为口渴、乏力、尿少、头晕或发热，血压下降，皮肤弹性差，重度失水时可出现神志障碍；实验室检查血清 Na^+ 和 Cl^- 一般无改变。

【治疗原则】

（1）积极消除病因。

（2）补充水及电解质

① 高渗性脱水：以补水为主，补钠为辅。经口、鼻饲者可直接补充水分，经静脉者可补5％葡萄糖氯化钠溶液或0.9％氯化钠溶液。适当补充钾或碱性溶液。

② 低渗性脱水：补高渗溶液为主，配方为0.9％氯化钠溶液1000ml＋10％葡萄糖溶液250ml＋5％碳酸氢钠溶液100ml。

③ 等渗性脱水应补平衡盐液或等渗盐水，以尽快补充血容量，配方为0.9％氯化钠溶液1000ml、5％葡萄糖溶液500ml、5％碳酸氢钠溶液100ml。

肾综合征出血热

（Hemorrhagic fever with renal syndrome，HFRS）

肾综合征出血热又称流行性出血热，是由汉坦病毒引起并以鼠类为主要传染源的自然疫源性疾病。1982年WHO定名为肾综合征出血热。本病的主要病理变化是全身小血管和毛细血管广泛性损害，临床上以发热、低血压、出血、肾脏损害等为特征。

【诊断要点】

（1）流行病学：包括流行地区、流行季节，与鼠类直接和间接接触史，进入疫区或两个月以内有疫区居住史。

（2）临床表现：起病急、发热、头痛、眼眶痛、腰痛、口渴、呕吐、酒醉貌、球结膜水肿、充血、出血，软腭、腋下有出血点，肋椎角有叩击痛。临床上可分为发热期、低血压期、少尿期、多尿期、恢复期五期，但也有交叉重叠。

（3）实验室检查

① 一般实验室检查：血象白细胞总数增高，分类中淋巴细胞增多，并有异常淋巴细胞，血小板数下降。尿检有蛋白、红细胞、白细胞、管型等。

② 特异性实验诊断：血清学方法检测，检测方法有间接免疫荧光试验、酶联免疫吸附试验、酶标 SPA 组化试验、血凝抑制试验、免疫黏附血凝试验、固相免疫吸附血细胞试验及固相放射免疫试验等。特异性 IgM 阳性或发病早期和恢复期两次血清特异性 IgG 抗体效价递增 4 倍以上，均有确诊价值。从患者血液或尿中分离到病毒或检出病毒抗原亦可确诊，近有采用 PCR 直接检测病毒抗原，有助于病原诊断。

【治疗原则】

目前尚无特效药物，以综合对症治疗为主。

(1) 发热期的治疗　①一般治疗：卧床休息，就地治疗。给高热量、高维生素半流质饮食。②补充足够液体。③糖皮质激素（氢化可的松、地塞米松）治疗。④应用免疫抑制剂。⑤应用抗病毒药物利巴韦林等。

(2) 低血压期的治疗　①抗休克、补充血容量（低分子右旋糖酐），调整血浆胶体渗透压，纠正酸中毒。②血管活性药物的应用（间羟胺、多巴胺）。

(3) 少尿期的治疗　患者出现少尿现象时，必须严格区别是肾前性亦或肾性少尿，确定肾性少尿后，可按急性肾功能衰竭处理。①通常给高热量、高维生素半流质饮食，限制入液量。②应用利尿剂（呋塞米）。③预防感染。

(4) 多尿期的治疗　多尿主要引起失水和电解质紊乱，如低钾血症等。应补充足量的液体和钾盐，以口服为主，静脉为辅，过多静脉补液易使多尿期延长。

(5) 透析治疗。

【可选药物】

药品名称	适应证与用法用量	注意事项
氢化可的松	改善中毒症状。静脉滴注：100～200mg/次，加入 5% 葡萄糖注射液 500ml 中，每日 1 次	不良反应有活动性消化性溃疡、严重高血压、精神病、糖尿病、骨质疏松、青光眼、库欣综合征、水痘、麻疹、真菌感染等。本品注射剂（醇型）中含有 50% 乙醇，必须充分稀释至 0.2mg/ml 后供静脉滴注用

药品名称	适应证与用法用量	注意事项
地塞米松	抗免疫。静脉滴注:10～20mg/次,每日1次	较大剂量易引起糖尿病、消化道溃疡和类库欣综合征症状,对下丘脑-垂体-肾上腺轴抑制作用较强。并发感染为主要的不良反应。高血压、血栓症、胃与十二指肠溃疡、精神病、电解质代谢异常、心肌梗死、内脏手术、青光眼等患者不宜使用,对本品及肾上腺皮质激素类药物有过敏史患者禁用,真菌和病毒感染者禁用
利巴韦林	抗病毒。静脉滴注:首剂2g,继以每8h给予0.5～1g,共10天	不良反应有贫血、乏力等,较少见的不良反应有疲倦、头痛、失眠以及食欲减退、恶心等。哺乳期妇女用药期间暂停哺乳
间羟胺	收缩血管,升高血压。静脉滴注:10mg置于100ml液体中	对甲状腺功能亢进症、高血压、充血性心力衰竭及糖尿病患者慎用;有蓄积作用,如用药后血压上升不明显,必须观察10min以上,连用可引起快速耐受性;不宜与碱性药物共同滴注
多巴胺	收缩血管,升高血压。静脉滴注:10～20mg置于100ml液体中,滴速2～5μg/(kg·min)	注意观察血压、心率、尿量和一般情况
呋塞米	利尿。口服:20mg/次,每日2～3次。静脉注射:开始20～40mg,必要时每2h追加剂量,直至出现满意疗效	常见水、电解质紊乱,尤其是大剂量或长期应用时,少尿或无尿患者应用最大剂量后24h仍无效时应停药
右旋糖酐20葡萄糖	静脉滴注:250～500ml/次	每日用量不宜超过1500ml

第八章
神经系统急诊

脑血栓形成（Cerebral thrombosis）

脑血栓形成是指在颅内外供应脑部的动脉血管壁发生病理性改变的基础上，在血流缓慢、血液成分改变或血黏度增加等情况下形成血栓，致使血管闭塞。最常见的病因为动脉粥样硬化。脑血栓形成的好发部位为颈总动脉、颈内动脉、基底动脉下段、椎动脉上段、椎-基底动脉交界处、大脑中动脉主干、大脑后动脉和大脑前动脉等。其他病因有非特异性动脉炎、钩端螺旋体病、动脉瘤、胶原性病、真性红细胞增多症和头颈部外伤等。

【诊断要点】

1. 临床症状

（1）一般症状：多见于 50～60 岁以上有动脉硬化的老年人，常于安静时或睡眠中发病，1～3 天症状逐渐达到高峰，意识多清楚，颅内压增高不明显。

（2）脑部局限性神经症状：偏瘫、偏身感觉障碍、偏盲、精神症状、失语、失用和失认、瘫痪、眩晕、眼球震颤、小脑性共济失调、高热、昏迷、针尖样瞳孔、四肢软瘫及延髓麻痹等。

2. 辅助检查

（1）头颅 CT 扫描：在 24～48h 等密度，其后病灶处可见到低密度区。

（2）MRI：可在早期发现梗死部位。

（3）PET：不仅能测定脑血流量，还能测定脑局部葡萄糖代谢及氧代谢，若减低或停止提示存在梗死。

（4）多普勒超声扫描：可发现颈动脉狭窄或闭塞，还可见到颞浅动脉血流呈逆向运动。

（5）脑血管造影：可发现血管狭窄或闭塞的部位和程度。

【治疗原则】

（1）超早期：力争在3～6h溶栓治疗，并降低脑代谢，抑制脑水肿，脑保护治疗。常用自由基清除剂、钙拮抗剂、胞磷胆碱等。

（2）急性期：以尽早改善脑缺血区的血液循环、促进神经功能恢复为原则。

① 抗凝治疗：以防止血栓扩延和新的血栓发生，可用低分子肝素、双香豆素、蛇毒制剂。

② 溶栓治疗：降低纤维蛋白原，可用链激酶、尿激酶、阿替普酶等，抗纤溶治疗药物巴曲酶（降纤酶）、蚓激酶等。

③ 抗血小板治疗：选用阿司匹林、氯吡格雷、普拉格雷、奥扎格雷等。

④ 扩容治疗：如低灌注应用扩容治疗，可用低分子右旋糖酐、羟乙基淀粉等。

⑤ 扩张脑血管：常用罂粟碱、环扁桃酯、己酮可可碱、倍他司汀等，也可使用钙拮抗剂防止继发性血管痉挛。

⑥ 缓解脑水肿：使用脱水剂或利尿剂，但量不宜过大，时间不宜过长，以防脱水过度导致血容量不足和电解质紊乱等。

⑦ 稀释血液：采用等容量血液稀释疗法和高容量血液稀释疗法。

⑧ 其他：针对病因的治疗，有明显动脉硬化易损斑块的应用降脂药：辛伐他汀、氟伐他汀、普伐他汀、阿托伐他汀、瑞舒伐他汀。高压氧疗法、体外反搏疗法和光量子血液疗法等。中药以补气、活血、通络为原则。手术治疗。

（3）恢复期：包括功能恢复及脑血管病的二级预防，继续加强瘫痪肢体功能锻炼和语言功能训练，除药物外，可配合使用理疗、体疗和针灸等，长期服用抗血小板聚集剂有助于预防复发。

【可选药物】

药品名称	适应证与用法用量	注意事项
链激酶	抗血栓：静脉滴注，初次 50 万～100 万 U，加入 5％葡萄糖液或生理盐水 100ml 内，半小时滴完，维持量为 60 万 U 溶于葡萄糖液 250～500ml 内，6h 滴完，每日 4 次。一般不超过 7 天	可引起出血，个别病例有药热、寒战或发冷、头痛，注入过快可能引起变态反应，可出现溶血性贫血、皮肤坏死、局部组织损伤、支气管收缩等。应用时应作皮肤过敏试验
尿激酶	抗血栓。静脉滴注：0.5 万～1.5 万 U/d，分 2～3 次静脉滴注，1～2 周 1 个疗程	最常见的不良反应是出血倾向，可致房性或室性心律失常，少数人引发支气管痉挛、皮疹和发热
阿替普酶	抗血栓。静脉注射：50mg/次，用灭菌注射用水溶解成浓度为 1mg/ml 的药液，静脉注射。静脉滴注：总量 0.9mg/kg，先注射其中的 10％，余下的在 60min 内滴完	最常见出血，包括胃肠道、泌尿生殖道、腹膜后或颅内出血，全身性纤维蛋白溶解比用链激酶时少见。其他不良反应为心律失常、血管再闭塞、膝部出血性滑膜囊炎、癫痫发作、变态反应
巴曲酶	抗纤溶。首次量为 10BU，以后的维持剂量可减为 5BU，隔日一次，药液使用前用 100ml 以上的生理盐水稀释，静脉滴注 1h 以上	不良反应主要为：注射部位出血、创面出血、头痛、头重感、头晕等中枢、周围神经症状
蚓激酶	用于缺血性脑血管病中纤维蛋白原增高及血小板凝集率增高的患者。口服：60 万 U/次，一日 3 次，饭前半小时服用。每 3～4 周为 1 个疗程，可连服 2～3 个疗程	极少数患者出现轻度头痛、头晕、便秘、恶心等，不需特殊处理
依达拉奉	用于改善急性脑梗死所致的神经症状、日常生活活动能力和功能障碍。静脉滴注：30mg/次，每日 2 次，30min 内滴完，一个疗程为 14 天以内。尽可能在发病后 24h 内开始给药	严重不良反应有急性肾功能衰竭、肝功能异常、黄疸、血小板减少、弥漫性血管内凝血；其他不良反应为变态反应、红细胞减少、白细胞增多或减少、血细胞比容减少、血红蛋白减少、血小板增多或减少、注射部位皮疹、红肿等
尼莫地平	扩张血管，防止继发性血管痉挛。口服：40mg/次，每日 3 次	不良反应有血压下降、肝功能损害、皮肤刺痛、胃肠道出血、血小板减少，偶见一过性头晕、头痛、面部潮红、呕吐、胃肠不适等。严重肝功能损害者禁用

药品名称	适应证与用法用量	注意事项
氟桂利嗪	扩张血管,防止继发性血管痉挛。口服:5～10mg/次,每晚1次	不良反应有嗜睡、疲惫感、椎体外系症状,少数患者可出现失眠、焦虑等症状。有抑郁症病史者禁用,急性脑出血性疾病忌用
胞磷胆碱	改善脑代谢。静脉滴注:0.25～0.5g/次,用5%或10%葡萄糖注射液稀释后缓缓滴注,5～10日为1个疗程	无明显的毒副作用,偶有一过性血压下降、失眠、兴奋、头痛、头晕、恶心、呕吐、厌食、面部潮红等
低分子肝素钠	用于防治血栓栓塞性疾病。皮下注射:4000IU(0.4ml),每日1次,最短为6天,最长为14天	用量过大可致自发性出血,表现为黏膜出血、关节积血和伤口出血。严重出血可静脉注射硫酸鱼精蛋白进行急救(1mg硫酸鱼精蛋白可中和100IU)
低分子肝素钙	防治脑血管血栓栓塞性疾病。皮下注射:6000～9000IU/次,每天2次	
双香豆素	抗凝。口服:首日200～300mg,维持量为50～100mg/d。与肝素联合应用:24～48h静脉注射肝素5000～10000U或在24h内静脉滴注肝素15000～20000U,同时口服双香豆素	过量易致出血,最常见的是无症状的血尿、瘀斑、鼻衄、齿龈出血和咯血。个别患者可出现头昏、恶心、腹泻、皮肤变态反应
蕲蛇酶	抗凝。静脉滴注:0.75U/次,溶于250ml或500ml生理盐水中,静脉滴注3h以上,每日1次,连用7～14天为1个疗程	常规治疗剂量下可致血小板聚集功能明显抑制,部分患者出现血小板计数减少,皮下及黏膜少量出血,还可引起变态反应
低分子右旋糖酐	降低血黏度,改善微循环。静脉滴注:500ml/次,8～10天为1个疗程	少数患者用药后出现皮肤变态反应,极少数人可出现过敏性休克,用量过大可出现凝血障碍。禁用于血小板减少症及出血性疾病。心功能不全患者慎用
羟乙基淀粉	降低血黏度,改善微循环。静脉滴注:500ml/次,8～10天为1个疗程	有变态反应,可发生恶心、呕吐、轻度发热、腮腺肿大、头痛、皮疹、瘙痒,有时影响肝肾功能,可能干扰凝血机制,延长出血时间。剂量过大时干扰血小板功能,出现出血倾向

药品名称	适应证与用法用量	注意事项
阿司匹林	抗血栓形成。口服:急性期 75～300mg/d,每日 1 次。预防用药,50～100mg/d,每日 1 次	有恶心、呕吐、上腹部不适或疼痛,长期或大剂量服用可有胃肠道出血或溃疡。可出现耳鸣、听力下降、变态反应、肝、肾功能损害,有引起肾乳头坏死的报道
氯吡格雷	抗血小板聚集,用于急性缺血性脑血管病。口服:50～75mg/d,每日 1 次。对于老年患者和肾病患者不需调整剂量	不良反应有出血、血小板减少症、粒细胞缺乏症、贫血、再生障碍性贫血或各类血细胞减少、头痛、眩晕、头昏和半身感觉异常。常见腹痛、消化不良、腹泻和恶心
普拉格雷	预防和治疗因血小板高聚集状态引起的脑循环障碍。口服:首剂60mg,以后 10mg;体重<60kg 者可 5mg/d。应同时服用阿司匹林	主要不良反应为出血、血小板减少性紫癜
奥扎格雷	用于治疗急性缺血性脑血管病中的脑血栓形成。静脉滴注:40～80mg/次,每日 1～2 次,1～2 周为 1 个疗程。可根据年龄、症状适当增减用量	不良反应有出血,偶有恶心、呕吐、腹泻、食欲缺乏、胀满感、荨麻疹、皮疹、室上性心律不齐、血压下降、头痛、发热、注射部位疼痛、休克及血小板减少等
罂粟碱	扩张血管。肌内注射:30mg/次,每日 90～120mg。静脉注射:30～120mg/次,每 3h 给药 1 次,缓慢注射	可出现肝功能受损、注射部位发红、肿胀或疼痛。完全性房室传导阻滞时禁用,出现肝功能不全时应立即停药
环扁桃酯	扩张血管。口服:600～900mg/d,分 3～4 次口服。维持剂量,300～400mg/d	可引起恶心、呕吐、食欲缺乏、上腹不适、颜面或皮肤潮红,头痛、头晕、皮疹、瘙痒、口干、心悸、心动过速,大剂量可引起低血压
己酮可可碱	扩张血管。口服:0.4g/次,每日 1～2 次,饭后服用	可有头痛、头晕、腹胀、腹泻、恶心、呕吐、过敏、震颤、失眠等现象。急性心肌梗死、严重冠状动脉硬化、脑出血和视网膜出血患者禁用
倍他司汀	扩张血管。口服:6～12mg/次,每日 2～4 次。肌内注射:2～4mg/次,每日 2 次	偶有食欲缺乏、恶心、呕吐、口干、头痛、心悸、皮肤瘙痒等。消化性溃疡、支气管哮喘、肾上腺髓质瘤患者慎用

药品名称	适应证与用法用量	注意事项
甘露醇	用于脑水肿,降低颅内压。静脉滴注:1.5～2g/kg,20～60min 静脉滴注完,每日 3 次。当患者衰弱时,剂量应减小至 0.5g/kg	可以引起皮肤过敏和全身性荨麻疹,主要不良反应是造成电解质紊乱和急性肾功能衰竭。颅内活动性出血者禁用
山梨醇	治疗脑水肿。静脉滴注:25％溶液 250～500ml/次,儿童每次 1～2g/kg,20～30min 内输完,可每隔 6～12h 重复注射 1 次	同甘露醇,但局部刺激作用比甘露醇大。可引起尿酸性酸中毒。不能耐受果糖的患者禁用
甘油氯化钠	治疗脑水肿。静脉滴注:500ml/次,每日 1～2 次,滴注速度应缓慢	可能出现血红蛋白尿或血尿,发生率与滴注速度过快有关,故应严格控制滴注速度。一旦发生血尿或血红蛋白尿,应及时停药
辛伐他汀	调血脂。口服:10～20mg/次,每日 1 次	副作用轻微、短暂,偶见头痛、胀气、便秘、恶心、腹泻、腹痛、肝功能损害。可引起肌痛、肌病和罕见的横纹肌溶解
氟伐他汀	调血脂。口服:10～20mg/次,每日 2 次	不良反应较少,偶见腹泻、腹胀、便秘、消化不良、恶心、呕吐、皮疹、血清转氨酶一过性升高。可引起肌痛、肌病和罕见的横纹肌溶解
普伐他汀	调血脂。口服:开始剂量为 10～20mg,一日 1 次,临睡前服用,日最高剂量 40mg	可见轻度转氨酶升高、皮疹、肌痛、头痛、胸痛、恶心、呕吐、腹泻、疲乏等
阿托伐他汀	调血脂。口服:10～20mg,每日 1 次,晚餐时服用。剂量可按需要调整,但最大剂量不超过每日 80mg	最常见的不良反应为胃肠道不适,其他还有头痛、皮疹、头晕、视物模糊和味觉障碍。偶可引起血氨基转移酶可逆性升高
瑞舒伐他汀	调血脂。口服:5mg/次,一日 1 次。每日最大剂量 20mg	常见头痛、头晕、便秘、恶心、腹痛、肌痛、无力,少见瘙痒、皮疹和荨麻疹,罕见肌病和横纹肌溶解
吡拉西坦	改善脑代谢。口服:0.8～1.6g/次,每日 3 次,4～8 周为 1 个疗程	有口干、纳差、呕吐、头晕、头痛和失眠等,偶见轻度肝功能损害

脑栓塞 (Cerebral embolism)

人体血液循环中随血液流动的某些异物如凝血块、动脉粥样硬化斑脱落的碎斑块、脂肪组织及气泡等称为栓子。当栓子堵塞脑部动脉血管造成血流中断，局部脑组织缺血、缺氧甚至软化、坏死，便出现与脑血栓相同的临床症状，称为脑栓塞。脑栓塞多发生于颈内动脉系统，椎-基底动脉系统比较少见。脑栓塞的栓子80％来源于心源性，故有风湿性心脏病、动脉硬化性心脏病或心肌梗死的临床表现。可发生于任何年龄，以青壮年多见。

【诊断要点】

（1）临床表现：症状多在数分钟或短时间内达到高峰，部分患者可有意识障碍，较大栓塞或多发性栓塞时患者可迅速进入昏迷和出现颅内压增高症状。局部神经缺失症状多为偏瘫或单瘫、偏身感觉缺失、偏盲及抽搐等。主侧半球病变时可出现失语、失用等。大多伴有风心病、冠心病、严重心律失常，或心脏手术、长骨骨折、血管内介入治疗等栓子来源，以及肺栓塞、肾栓塞、肠系膜栓塞等体征。

（2）辅助检查

① 脑脊液检查：压力增高；出血性梗死或细菌性栓子引起脑部感染时脑脊液可含红细胞或呈炎性改变，蛋白亦可增高。

② 脑血管造影：可明确栓塞部位。

③ CT检查：可明确诊断并发现脑水肿及有无脑室受压、移位及脑疝形成等。

④ MRI检查：尽早发现病变部位。

【治疗原则】

（1）一般治疗：同脑血栓形成，但输液速度放慢，防止心脏负荷过重诱发或加重心衰。

① 纠正心衰，改善心功能：可用氨力农、米力农、地高辛、去乙酰毛花苷。

② 脑水肿和继发脑疝：应积极脱水降颅压。脱水剂用量宜少，以利尿剂为主，如呋塞米、布美他尼等。

③ 心源性脑栓塞：可用血管扩张药罂粟碱、烟酸占替诺。

④ 脑保护治疗：常选择依达拉奉、尼莫地平、氟桂利嗪、胞磷胆碱。

⑤ 抗凝治疗：用低分子肝素、双香豆素、蛇毒制剂。

⑥ 抗血小板治疗：选用阿司匹林、氯吡格雷、普拉格雷、奥扎格雷等。

⑦ 脂肪栓塞：可用扩容剂（可用低分子右旋糖酐、羟乙基淀粉等）、血管扩张剂。

⑧ 细菌性栓塞：可选用抗生素治疗。

（2）治疗原发病，防止再发生栓塞。

【可选药物】

药品名称	适应证与用法用量	注意事项
氨力农	改善心功能。静脉给药：负荷量 0.5～1.0mg/kg，5～10min 缓慢静脉注射，继续以 5～10μg/（kg·min）静脉滴注，单次剂量不超过 2.5mg/kg，每日最大量＜10mg/kg，疗程不超过 2 周	可有胃肠道反应、血小板减少、室性心律失常、低血压及肝肾功能损害。偶可致变态反应、胸痛、呕血、肌痛及注射局部刺激
米力农	改善心功能。静脉注射：负荷量 25～75μg/kg，5～10min 缓慢静脉注射，以后 0.25～1.0μg/（kg·min）维持。每日最大剂量不超过 1.13mg/kg。口服：2.5～7.5mg/次，每日 4 次	不良反应较氨力农少见，少数有头痛、室性心律失常、无力、血小板计数减少等。过量时可有低血压、心动过速
地高辛	改善心功能。口服：快速洋地黄化，总量 0.75～1.25mg，每 6～8h 给 0.25mg；缓慢洋地黄化，0.125～0.5mg，每日 1 次，共 7 日；维持量 0.125～0.5mg	过量可有新的心律失常、食欲缺乏、恶心、呕吐、心动过缓等
去乙酰毛花苷	改善心功能。静脉注射：洋地黄化总量 1～1.6mg，首剂 0.4～0.6mg，以后每 2～4h 可再给 0.2～0.4mg	过量有恶心、食欲缺乏、头痛、心动过缓、黄视等
呋塞米	利尿脱水。静脉注射：开始 20～40mg，必要时每 2h 追加剂量，直至出现满意疗效	可致水、电解质紊乱，出现体位性低血压、休克、低钾血症、低氯血症、低钠血症、低钙血症以及与此有关的口渴、乏力、肌肉酸痛、心律失常等
布美他尼	利尿脱水。静脉或肌内注射：起始 0.5～1mg，必要时每隔 2～3h 重复，最大剂量为 10mg/d。静脉滴注：2～5mg 稀释后缓慢滴注	

药品名称	适应证与用法用量	注意事项
罂粟碱	扩张血管。肌内注射:30mg/次,每日 90～120mg。静脉注射:30～120mg/次,每 3h 给药 1 次,缓慢注射	可出现肝功能受损、注射部位发红、肿胀或疼痛。完全性房室传导阻滞时禁用,出现肝功能不全时应立即停药
倍他司汀	扩张血管。口服:6～12mg/次,每日 2～4 次。肌内注射:2～4mg/次,每日 2 次	偶有食欲缺乏、恶心、呕吐、口干、头痛、心悸、皮肤瘙痒等。消化性溃疡、支气管哮喘、肾上腺髓质瘤患者慎用
烟酸占替诺	扩张血管。口服:0.1～0.2g/次,每天 3 次,饭后服	少数人在服药后出现一些轻微反应,如面部潮红(主要是面部和身体上部)、轻度皮肤过敏、瘙痒等,一般能都自行消失,饭后服用可避免
依达拉奉	脑保护剂。静脉滴注:30mg/次,每日 2 次,30min 内滴完,一个疗程为 14 天以内。尽可能在发病后 24h 内开始给药	严重不良反应有急性肾功能衰竭、肝功能异常、黄疸、血小板减少、弥漫性血管内凝血;其他不良反应为变态反应、红细胞减少、白细胞增多或减少、血细胞比容减少、血红蛋白减少、血小板增多或减少、注射部位皮疹、红肿等
尼莫地平	扩张血管。口服:40mg/次,每日 3 次	不良反应有血压下降、肝功能损害、皮肤刺痒、胃肠道出血、血小板减少,偶见一过性头晕、头痛、面部潮红、呕吐、胃肠不适等。严重肝功能损害者禁用
氟桂利嗪	扩张血管。口服:5～10mg/次,每晚 1 次	不良反应有嗜睡、疲惫感、锥体外系症状,少数患者可出现失眠、焦虑等症状。有抑郁症病史者禁用;急性脑出血性疾病忌用
胞磷胆碱	改善脑代谢。静脉滴注:0.25～0.5g/次,用 5% 或 10% 葡萄糖注射液稀释后缓缓滴注,5～10 日为 1 个疗程	无明显的毒副作用,偶有一过性血压下降、失眠、兴奋、头痛、头晕、恶心、呕吐、厌食、面部潮红等
低分子肝素钠	用于防治血栓栓塞性疾病。皮下注射:4000IU(0.4ml),每日 1 次,最短为 6 天,最长 14 天	用药量过多可致自发性出血,表现为黏膜出血、关节积血和伤口出血。严重出血可静脉注射硫酸鱼精蛋白进行急救(1mg 硫酸鱼精蛋白可中和 100IU)
低分子肝素钙	防治脑血管血栓栓塞性疾病。皮下注射:6000～9000IU/次,每天 2 次	

药品名称	适应证与用法用量	注意事项
双香豆素	抗凝。口服：首日 200～300mg，维持量为 50～100mg/d。与肝素联合应用：24～48h 静脉注射肝素 5000～10000U 或在 24h 内静脉滴注肝素 15000～20000U，同时口服双香豆素	过量易导致出血，最常见的是无症状的血尿、瘀斑、鼻衄、齿龈出血和咯血。个别患者可出现头昏、恶心、腹泻、皮肤变态反应
蕲蛇酶	抗凝。静脉滴注：0.75U/次，溶于 250ml 或 500ml 生理盐水中静脉滴注 3h 以上，每日 1 次，连用 7～14 天为 1 个疗程	常规治疗剂量下可致血小板聚集功能明显抑制，部分患者出现血小板计数减少，皮下及黏膜少量出血，还可引起变态反应
低分子右旋糖酐	降低血黏度，改善微循环。静脉滴注：500ml/次，8～10 天为 1 个疗程	少数患者用药后出现皮肤变态反应，极少数人可出现过敏性休克，用量过大可出现凝血障碍。禁用于血小板减少症及出血性疾病。心功能不全患者慎用
羟乙基淀粉	降低血黏度，改善微循环。静脉滴注：500ml/次，8～10 天为 1 个疗程	有变态反应，可发生恶心、呕吐、轻度发热、腮腺肿大、头痛、皮疹、瘙痒，有时影响肝肾功能，可能干扰凝血机制，延长出血时间。剂量过大时干扰血小板功能，出现出血倾向
阿司匹林	抗血栓形成。口服：急性期 75～300mg/d，每日 1 次。预防用药，50～100mg/d，每日 1 次	有恶心、呕吐、上腹部不适或疼痛，长期或大剂量服用可有胃肠道出血或溃疡。可出现耳鸣、听力下降、变态反应、肝、肾功能损害，有引起肾乳头坏死的报道
氯吡格雷	抗血小板聚集，用于急性缺血性脑血管病。口服：50～75mg/d，一日 1 次	不良反应有出血、血小板减少症、粒细胞缺乏之症、贫血、再生障碍性贫血或各类血细胞减少、头痛、眩晕、头昏和半身感觉异常。常见腹痛、消化不良、腹泻和恶心
普拉格雷	预防和治疗因血小板高聚集状态引起的脑循环障碍。口服：首剂 60mg，以后每日 10mg；体重 <60kg 者可每日 5mg。应同时服用阿司匹林	主要不良反应为出血、血小板减少性紫癜

药品名称	适应证与用法用量	注意事项
奥扎格雷	用于治疗急性缺血性脑血管病中的脑血栓形成。静脉滴注：40～80mg/次，每日 1～2 次，1～2 周为 1 个疗程。可根据年龄、症状适当增减用量	不良反应有出血,偶有恶心、呕吐、腹泻、食欲缺乏、胀满感、荨麻疹、皮疹、室上性心律不齐、血压下降、头痛、发热、注射部位疼痛、休克及血小板减少等

短暂性脑缺血发作（Transient ischemic attack，TIA）

短暂性脑缺血发作是局灶性脑缺血导致突发短暂性、可逆性神经功能障碍，以反复发作的短暂性失语、瘫痪或感觉障碍为特点，症状和体征在 24h 内消失。本病多与高血压动脉硬化有关，其发病可能由多种因素引起，如微血栓、脑血液动力学改变、脑血管痉挛。本病常系脑血栓形成的警告信号，需要急症处理。

【诊断要点】

（1）临床表现：临床表现具有突发性、反复性、短暂性和刻板性等特点，60 岁以上老年人多见，男多于女。多在体位改变、活动过度、颈部突然转动或屈伸等情况下发病。

（2）颈动脉系统的 TIA 发作较少，但持续时间较久，且易引起完全性脑卒中。最常见的症状为单瘫、偏瘫、偏身感觉障碍、失语、单眼视力障碍等。亦可出现同向偏盲及昏厥等。

（3）椎-基底动脉系统 TIA 较颈动脉系统 TIA 多见，发作时间较短。主要表现为脑干、小脑、枕叶、颞叶及脊髓近端缺血。神经缺损症状为眩晕、站立或行走不稳、视物模糊或变形、视野缺损、复视、恶心或呕吐、听力下降、交叉性瘫痪、轻偏瘫和双侧轻度瘫痪等，少数可有意识障碍或猝倒发作。

【治疗原则】

（1）去除病因：调整血压，改善心功能，保持有效血液循环，纠正血流变异常，避免颈部过度屈伸活动。高纤维蛋白血症用降纤药巴曲酶、蚓激酶等。

① 动脉硬化、高脂血症：可使用调血脂药辛伐他汀、氟伐他汀、洛伐他汀、阿托伐他汀、瑞舒伐他汀、藻酸双酯钠等。

② 脑血管痉挛：使用扩血管药尼莫地平、氟桂利嗪、罂粟碱、己酮可可碱、倍他司汀、烟酸占替诺。

③ 改善脑代谢：可使用吡拉西坦、茴拉西坦、奥拉西坦、胞磷胆碱。

④ 抗凝药：低分子肝素、华法林等。

（2）颈椎病骨质增生压迫或刺激椎动脉时，可行颈椎融合术或骨刺切除术。

（3）对症治疗。

（4）本病可自行缓解，治疗着重于预防复发，可长期口服抑制血小板聚集剂阿司匹林、氯吡格雷、替卡格雷、普拉格雷、双嘧达莫等。

【可选药物】

药品名称	适应证与用法用量	注意事项
巴曲酶	抗纤溶。首次量为 10BU，以后的维持剂量可减为 5BU，隔日一次，药液使用前用 100ml 以上的生理盐水稀释，静脉点滴 1h 以上	不良反应主要为：注射部位出血、创面出血、头痛、头重感、头晕等中枢、周围神经症状
蚓激酶	用于缺血性脑血管病中纤维蛋白原增高及血小板凝集率增高的患者。口服：60 万 U/次，一日 3 次，饭前半小时服用。每 3～4 周为 1 个疗程，可连服 2～3 个疗程	极少数患者出现轻度头痛、头晕、便秘、恶心等不需特殊处理
辛伐他汀	调血脂。口服：10～20mg/次，每日 1 次	副作用轻微、短暂，偶见头痛、胀气、便秘、恶心、腹泻、腹痛、肝功能损害。可引起肌痛、肌病和罕见的横纹肌溶解
氟伐他汀	调血脂。口服：10～20mg/次，每日 2 次	不良反应较少，偶见腹泻、腹胀、便秘、消化不良、恶心、呕吐、皮疹、血清转氨酶一过性升高。可引起肌痛、肌病和罕见的横纹肌溶解

药品名称	适应证与用法用量	注意事项
洛伐他汀	调血脂。口服:10～20mg,每日一次,晚餐时服用。剂量可按需要调整,但最大剂量不超过每天80mg	最常见的不良反应为胃肠道不适、腹泻、肠气,还有头痛、皮疹、头晕、视觉模糊和味觉障碍。偶可引起血氨基转移酶可逆性升高,需监测肝功能
普伐他汀	调血脂。口服:开始剂量为10～20mg,一日1次,临睡前服用,日最高剂量40mg	可见轻度转氨酶升高,皮疹,肌痛,头痛,胸痛,恶心,呕吐,腹泻,疲乏等
阿托伐他汀	调血脂。口服:10～20mg,每日1次,晚餐时用。剂量可按需要调整,但最大剂量不超过每日80mg	最常见的不良反应为胃肠道不适,其他还有头痛、皮疹、头晕、视物模糊和味觉障碍。偶可引起血氨基转移酶可逆性升高
瑞舒伐他汀	调血脂。口服:5mg,一日1次。每日最大剂量20mg	常见头痛、头晕、便秘、恶心、腹痛、肌痛、无力,少见瘙痒、皮疹和荨麻疹,罕见肌病和横纹肌溶解
藻酸双酯钠	降血脂。口服:50～100mg/次,每日2～3次	可有发热、白细胞及血小板减少、血压降低、肝功能及心电图异常、子宫或眼结合膜下出血、变态反应、头痛、心悸、烦躁、乏力、嗜睡等。有出血病史、血友病、脑出血及严重肝、肾功能不全者禁用
尼莫地平	扩张血管,治疗脑血管痉挛。口服:40mg/次,每日3次	不良反应有血压下降、肝功能损害、皮肤刺痛、胃肠道出血、血小板减少,偶见一过性头晕、头痛、面潮红、呕吐、胃肠不适等。严重肝功能损害者禁用
氟桂利嗪	扩张血管,治疗脑血管痉挛。口服:5～10mg/次,每晚1次	有嗜睡、疲怠感、椎体外系症状,少数患者可出现失眠、焦虑等症状。有抑郁症病史者禁用,急性脑出血性疾病忌用
罂粟碱	扩张血管。肌内注射:30mg/次,每日90～120mg。静脉注射:30～120mg/次,每3h给药1次,缓慢注射	可出现肝功能受损、注射部位发红、肿胀或疼痛。完全性房室传导阻滞时禁用,出现肝功能不全时应立即停药
己酮可可碱	扩张血管。口服:0.4g/次,每日1～2次,饭后服用	可有头痛、头晕、腹胀、腹泻、恶心、呕吐、过敏、震颤、失眠等现象。急性心肌梗死、严重冠状动脉硬化、脑出血和视网膜出血患者禁用

續表

药品名称	适应证与用法用量	注意事项
倍他司汀	扩张血管。口服：4～8mg/次，每日2～4次。肌内注射：2～4mg/次，每日2次	偶有食欲缺乏、恶心、呕吐、口干、头痛、心悸、皮肤瘙痒等。消化性溃疡、支气管哮喘、肾上腺髓质瘤患者慎用
吡拉西坦	改善脑代谢。口服：0.8～1.6g/次，每日3次，4～8周为1个疗程	有口干、纳差、呕吐、头晕、头痛和失眠等，偶见轻度肝功能损害
茴拉西坦	改善脑代谢。口服：0.2g/次，每日3次，疗程1～2月	不良反应较少，偶见口干、食欲减退、便秘、头昏、嗜睡，停药后消失
奥拉西坦	改善脑代谢。口服：800mg/次，每日2～3次。静脉滴注：4.0g/次，每日一次，用前加入到5%葡萄糖注射液或0.9%氯化钠注射液100～250ml中	不良反应少见，偶见皮肤瘙痒、恶心、精神兴奋、头晕、头痛、睡眠紊乱，但症状较轻，停药后可自行恢复
胞磷胆碱	改善脑代谢。静脉滴注：0.25～0.5g，用5%或10%葡萄糖注射液稀释后缓缓滴注，5～10日为1个疗程	无明显的毒副作用，偶有一过性血压下降、失眠、兴奋、头痛、头晕、恶心、呕吐、厌食、面部潮红等
低分子肝素钠	用于防治血栓栓塞性疾病。皮下注射：4000IU(0.4ml)，每日2次，连用7～10天	用量过多可致自发性出血，表现为黏膜出血、关节积血和伤口出血。严重出血可静脉注射硫酸鱼精蛋白进行急救(1mg硫酸鱼精蛋白可中和100IU活性)
低分子肝素钙	防治脑血管血栓栓塞性疾病。皮下注射：6000～9000U/次，每天2次，连用7～10天	
华法林	抗凝。口服：开始6～12mg，一天1次，3～5天后改为2～6mg维持，4～6周后逐渐停药	主要不良反应是出血，最常见为鼻衄、牙龈出血、皮肤瘀斑、血尿、子宫出血、便血、伤口及溃疡处出血等。有出血倾向者禁用；重度肝肾疾病、活动性消化道溃疡者及中枢神经系统或眼科手术者禁用，妊娠期妇女禁用
阿司匹林	抗血小板聚集。口服：75～150mg/次，每日1次	有恶心、呕吐、上腹部不适或疼痛，长期或大剂量服用可有胃肠道出血或溃疡。可出现耳鸣、听力下降、变态反应、肝、肾功能损害，有引起肾乳头坏死的报道

药品名称	适应证与用法用量	注意事项
氯吡格雷	抗血小板聚集，用于急性缺血性脑血管病。口服：50～75mg/d，一日1次。与或不与食物同服。对于老年患者和肾病患者不需调整剂量	不良反应有出血、血小板减少症、粒细胞缺乏症、贫血、再生障碍性贫血或各类血细胞减少、头痛、眩晕、头昏和半身感觉异常。常见腹痛、消化不良、腹泻和恶心
普拉格雷	预防和治疗因血小板高聚集状态引起的脑循环障碍。口服：首剂60mg，以后10mg/d；体重＜60kg者可5mg/d。应同时服用阿司匹林	主要不良反应为出血、血小板减少性紫癜
替卡格雷	抗血小板聚集。口服：负荷量180mg，以后90mg/次，每天2次	主要不良反应为出血，其他不良反应包括呼吸困难、缓慢性心律失常等
双嘧达莫	抗血小板聚集。口服：25～50mg/次，每日3次，饭前服用	可有头痛、眩晕、恶心、呕吐、腹泻等。本品与抗凝剂、抗血小板聚集剂及溶栓剂合用时应注意有出血倾向

脑出血（Intracerebral hemorrhage，ICH）

脑出血又称脑溢血，是指脑实质内血管破裂引起的出血，多发生于基底节附近，其次是桥脑与小脑。自发性脑内出血多指脑内血管病变，以大脑深部小动脉出血最为多见，绝大多数是高血压伴发的脑小动脉病变，在血压突然升高时破裂所致，故也称高血压性脑出血，其他各种原因引起的脑出血为数很少。

【诊断要点】

（1）病史：多见50岁以上高血压、动脉硬化患者；常在白天因精神紧张、活动用力时突然发生；病程进展迅速，很快出现昏迷等意识障碍及偏瘫等完全性脑卒中表现。

（2）临床症状：临床表现主要取决于出血部位、出血量多少以及患者所处的状态。脑内出血直接进入脑实质，其症状一般突然发生。可先有剧烈头痛、恶心、呕吐，继而发生局灶性神经障碍体征如偏瘫、偏身感觉障碍及失语等。血量多，出血范围大或破入了脑室系统者在发病后几分钟内即有意识丧失，开始并无昏迷者约有半数，逐渐出现意识障碍，最后进入昏迷状态，脉搏缓而有力、面色潮红、大汗淋漓、大小便失禁、血压升高，偶见抽搐。如果开始无昏迷或意识障碍很轻，以后意识障碍逐渐加重，并出现某些有意义的神经障碍的体征如同侧瞳孔散大、对侧偏瘫，则表明脑水肿在加重，继而可能出现脑疝。出血破入蛛网膜下腔可表现出局灶性神经障碍体征及轻度脑膜刺激症状。头痛、呕吐、意识障碍与局灶部位出血量有关，偏瘫与部位有关，失语以基底节外侧较多。

（3）辅助检查

① CT 和 MRI 扫描可呈现脑出血特征。

② 脑脊液为均匀血性。

【治疗原则】

（1）一般处理：保持患者安静，减少搬动；保持呼吸道通畅，患者侧身仰卧，下颌略向前突，避免舌根阻塞呼吸道；如患者抽搐，可置平卧位，按压人中穴、吸氧；密切观察呼吸、脉搏、瞳孔等生命体征的变化；运送途中要减少颠簸，头部可置冰袋冷敷。

（2）急性期治疗

① 外科治疗：脑出血量在 30ml 以上或者有偏瘫、昏迷等情况时应行手术治疗，清除血肿，以抢救患者生命，减少并发症及后遗症的出现。

② 治疗脑水肿，降低颅内压：常用药物有甘露醇、山梨醇或甘油制剂、呋塞米；激素地塞米松；人血白蛋白。急性期主张静脉给药。

③ 高血压性脑出血早期（3h 内）可给予抗纤溶药物：常用氨基己酸、氨甲环酸、血凝酶等。

④ 保持营养和水、电解质平衡：对清醒且无呕吐者，可试进流食；意识不清者，3～5 日后病情较平稳可鼻饲；有呕吐的患者应禁食，经静脉补充营养及维持水、电解质平衡，以防止病情加剧。

⑤ 调整血压：血压一般保持在 150/90mmHg。

⑥ 防治并发症：重患者应早期给予抗生素以预防肺部感染，

可静脉补充营养，维持水、电解质平衡。如有感染发生，给予足量有效的抗生素治疗。

⑦ 癫痫发作可用抗癫痫药：地西泮、苯妥英钠。

⑧ 应激性溃疡：可用 H_2 受体阻滞剂西咪替丁、雷尼替丁，质子泵抑制剂奥美拉唑、泮托拉唑、兰索拉唑、艾司奥美拉唑等。

【可选药物】

药品名称	适应证与用法用量	注意事项
甘露醇	用于脑水肿、降低颅内压、防止脑疝。静脉滴注：1.5～2g/kg，20%浓度于 20～60min 静脉滴注。每日可给 3 次。当患者衰弱时，剂量应减小至 0.5g/kg	可以引起皮肤过敏和全身性荨麻疹，主要不良反应是造成电解质紊乱和急性肾功能衰竭。颅内活动性出血者禁用
山梨醇	治疗脑水肿。静脉滴注：25%山梨醇溶液 250～500ml/次，20～30min 输完，可每隔 6～12h 重复 1 次	同甘露醇，但局部刺激作用比甘露醇大。可引起尿酸性酸中毒。不能耐受果糖的患者禁用
甘油氯化钠	治疗脑水肿。静脉滴注：500ml/次，每日 1～2 次，滴注速度应缓慢	可能出现血红蛋白尿或血尿，发生率与滴注速度过快有关，故应严格控制滴注速度。一旦发生血尿或血红蛋白尿，应及时停药
呋塞米	利尿，减轻脑水肿。口服、肌内注射或静脉注射：20～40mg，每日 1 次，必要时 6～8h 后追加 20～40mg，直至出现满意利尿效果。最大剂量每日 600mg	可致水、电解质紊乱，出现体位性低血压、休克、低钾血症、低氯血症、低钠血症、低钙血症以及与此有关的口渴、乏力、肌肉酸痛、心律失常等
地塞米松	治疗脑水肿。重症静脉滴注：10～20mg/次，每天 1 次。轻症口服：4mg/次，每天 4 次	较大剂量易引起糖尿病、消化道溃疡和库欣综合征，对下丘脑-垂体-肾上腺轴抑制作用较强。并发感染为主要的不良反应
人血白蛋白	治疗脑水肿。静脉注射：根据患者情况，20%溶液，5g/次，每天 2 次	使用本品一般不会产生不良反应，偶可出现寒战、发热、颜面潮红、皮疹、恶心呕吐等症状，快速输注可引起血管超负荷导致肺水肿，偶有变态反应
氨基己酸	止血。静脉滴注：首剂 5g，以后每小时 1～1.5g，每天 24～36g。连续 7～10 天后减量，共用 15 天左右	泌尿道手术后、血尿、有栓塞性血管病史者慎用。个别病例腹泻、腹或胃部不适、恶心、眩晕、鼻塞、皮疹、低血压、多尿、结膜充血，有血栓形成倾向，可引起急性横纹肌溶解

药品名称	适应证与用法用量	注意事项
氨甲环酸	止血。静脉注射或滴注：0.25～0.5g/次，每日 0.75～2g	可有腹泻、恶心及呕吐。本品可进入脑脊液，注射后可有视物模糊、头痛、头晕、疲乏等中枢神经系统症状。偶有药物过量所致颅内血栓形成和出血
血凝酶	止血药。静脉注射、肌内注射或皮下注射：一般出血 1～2kU	不良反应发生率较低，偶见变态反应、荨麻疹、焦虑、发汗、低血压及心率减慢等
地西泮	用于癫痫持续状态和严重频发性癫痫。静脉注射：开始 10mg，每隔 10～15min 可按需增加甚至达最大限用量	常见的不良反应为嗜睡、头昏、乏力等；大剂量可有共济失调、震颤；皮疹、白细胞减少属罕见；个别患者发生兴奋、多语、睡眠障碍甚至幻觉
苯妥英钠	抗癫痫。口服：开始 100mg/次，每日 2 次，1～3 周增加至 250～300mg，分 3 次口服；极量 300mg/次，每日 500mg	不良反应有齿龈增生、共济失调、眼球震颤、复视、多毛。心律失常、呼吸功能障碍及低血压者慎用
西咪替丁	抑酸药。静脉滴注：50～100mg/次，稀释后缓慢静脉滴注 1～2h，每日 2 次或每 6～8h 给药 1 次	最常见发生不良反应是腹泻、乏力、皮疹等，偶见严重皮疹和可逆的脱发，血清转氨酶和血浆肌酐升高
雷尼替丁	抑酸药。口服：150mg/次，一日 1～2 次	常见的有恶心、皮疹、便秘、乏力、头痛、头晕等。与西咪替丁相比，损伤肾功能、性腺功能和中枢神经的不良作用较轻。少数患者服药后引起轻度肝功能损伤
奥美拉唑	抗溃疡药。静脉注射：40mg/次，每日 1～2 次。临用前将 10ml 专用溶剂注入冻干粉小瓶内，2h 内使用。口服：20mg/次，一日 1～2 次	常见不良反应是腹泻、头痛、恶心、腹痛、胃肠胀气及便秘，偶见血清氨基转移酶（ALT、AST）增高、皮疹、眩晕、嗜睡、失眠等，可自动消失。长期治疗可发生胃黏膜细胞增生和萎缩性胃炎
泮托拉唑	抗溃疡药。静脉滴注：40mg/次，每日 1～2 次，临用前将 10ml 专用溶剂注入冻干粉小瓶内，将上述溶解后的药液加入 0.9%氯化钠注射液 100ml 中稀释后 15～30min 滴完	偶见头晕、失眠、嗜睡、恶心、腹泻、便秘、皮疹和肌肉疼痛等症状。大剂量使用时可出现心律不齐、转氨酶升高、肾功能改变、粒细胞降低等

药品名称	适应证与用法用量	注意事项
兰索拉唑	抗溃疡药。静脉滴注:30mg/次,用 0.9% 氯化钠注射液100ml溶解后,一日2次,静滴时间30min,疗程不超过7天	主要不良反应是白细胞减少、转氨酶轻度升高、皮疹、恶心、头痛、头晕、感觉异常、味觉异常、注射部位痛感、腹痛、腹泻、消化不良、呕吐、血管扩张等
艾司奥美拉唑	抗溃疡药。静脉注射:40mg/次,每日1~2次。临用前将10ml专用溶剂注入冻干粉小瓶内,2h内使用。口服:20mg/次,一日1~2次	常见反应包括头痛、腹痛、腹泻、腹胀、恶心、呕吐、便秘。少见反应如皮炎、瘙痒、荨麻疹、头昏、口干。罕见反应包括变态反应,肝转氨酶升高

蛛网膜下腔出血 (Subarachnoid hemorrhage,SAH)

蛛网膜下腔出血即脑表面血管破裂,血液进入蛛网膜下腔,又称为原发性蛛网膜下腔出血;而脑实质出血直接破入或经脑室进入蛛网膜下腔是继发性蛛网膜下腔出血。在青壮年的病因以先天性脑动脉瘤或脑血管畸形破裂最多见;老年人常见于高血压动脉硬化。少见病因有颅内肿瘤、脑动脉炎、脑膜炎、血液病等。

【诊断要点】

(1)临床症状

① 发病急骤,常有激动、用力或排便等诱因,出血常引起血压急骤上升,最初两周脑膜刺激可引起体温升高达 39℃,常有剧烈头痛,呕吐,严重者突然昏迷并短时间死亡。

② 一般意识清楚或有意识障碍,可伴有精神症状。

③ 多有脑膜刺激征,少数可伴有颅神经损害及轻偏瘫等局灶体征。

④ 60岁以上老年患者临床症状常不典型。

(2)辅助检查

① 腰穿:脑脊液检查呈血性。

② 脑血管造影。

③ CT 或 MRI 检查:可确定出血部位及出血量。

【治疗原则】

（1）治疗脑水肿，降低颅内压：常用药物有甘露醇、山梨醇或甘油制剂、人血白蛋白。

（2）防治再出血，早期手术处理破裂的动脉瘤。

① 卧床休息：绝对卧床4～6周，避免搬动和过早离床。

② 镇静：防止情绪激动，头痛、烦躁、兴奋时及时给予镇静止痛剂。

③ 避免用力：咳嗽要用镇咳药；软化大便，防治便秘。

④ 维持血压稳定：血压过高，要适当降压，保持血压在160/100 mmHg，避免血压过低。

⑤ 预防再出血：抗纤溶药物（氨基己酸、氨甲苯酸、血凝酶）可抑制纤溶酶，防止再出血。

⑥ 降颅压。

（3）防治脑血管痉挛：尼莫地平、低分子右旋糖酐、血浆、全血或白蛋白、多巴胺、法舒地尔、桂哌齐特。

① 预防：早期手术，清除血块及处理动脉瘤是最有效的预防措施；适当降颅压，避免过度脱水，导致低血容量；药物预防术后血管痉挛。

② 治疗：发现脑血管痉挛、脑缺血应迅速处理，采用高容血液稀释疗法、升压疗法及钙拮抗剂。

（4）对症治疗：头痛、癫痫发作等。

① 头痛、烦躁、兴奋时给予镇静止痛剂，可给予苯二氮䓬类药物，剧烈头痛可能需要注射麻醉性镇痛剂吗啡、曲马多缓解。

② 预防癫痫用苯妥英钠。

【可选药物】

药品名称	适应证与用法用量	注意事项
甘露醇	用于脑水肿，降低颅内压。静脉滴注：每次1.5～2g/kg，20～60min滴完。每日可给3次。当患者衰弱时，剂量应减小至0.5g/kg	颅内活动性出血者禁用，因扩容可加重出血，但颅内手术时除外

药品名称	适应证与用法用量	注意事项
山梨醇	治疗脑水肿。静脉滴注：25%溶液250～500ml/次，20～30min输完，可每隔6～12h重复注射1次	同甘露醇，但局部刺激作用比甘露醇大。可引起尿酸性酸中毒。不能耐受果糖的患者禁用
甘油氯化钠	治疗脑水肿。静脉滴注：500ml/次，每日1～2次，滴注速度应缓慢	可能出现血红蛋白尿或血尿，发生率与滴注速度过快有关，故应严格控制滴注速度。一旦发生血尿或血红蛋白尿，应及时停药
人血白蛋白	治疗脑水肿。静脉注射：20%溶液，5～10g/次，每天1次	使用本品一般不会产生不良反应，偶可出现寒战、发热、颜面潮红、皮疹、恶心呕吐等症状，快速输注可引起血管超负荷导致肺水肿，偶有变态反应
氨基己酸	止血。静脉滴注：首剂4～6g，以后1g/h，12～24h后，每天24～36g，连续7天后减量，共用15天左右	泌尿道手术后、血尿，有栓塞性血管病史者慎用。个别病例腹泻、腹或胃部不适、恶心、眩晕、鼻塞、皮疹、低血压、多尿、结膜充血，有血栓形成倾向，可引起急性横纹肌溶解
氨甲苯酸	止血。静脉滴注：400mg/次，12h给药1次，维持2～3周逐渐减量停药	剂量过大可致血栓形成，偶有头昏、头痛、腹部不适。有血栓形成倾向或有血栓栓塞病史者禁用或慎用
血凝酶	止血药。静脉注射、肌内注射或皮下注射：一般出血1～2kU	不良反应发生率较低，偶见过敏样反应、荨麻疹、焦虑、发汗、低血压及心率减慢等
尼莫地平	治疗脑血管痉挛。静脉滴注：10mg/d，14天为1个疗程。口服：40mg/次，每6h给药1次，3～4周为1个疗程	不良反应有血压下降、肝炎、皮肤刺痛、胃肠道出血、血小板减少，偶见一过性头晕、头痛、面潮红、呕吐、胃肠不适等。严重肝功能损害者禁用
低分子右旋糖酐	降低血黏度，改善微循环。静脉滴注：500ml/次，8～10天为1个疗程	少数患者用药后出现皮肤变态反应，极少数人可出现过敏性休克，用量过大可出现凝血障碍。禁用于血小板减少症及出血性疾病。心功能不全患者慎用
多巴胺	升高血压。静脉滴注：20mg加入5%葡萄糖液200～300ml中，以75～100μg/min静脉滴入，根据血压情况可增加速度或浓度，最大剂量500μg/min	常见的有胸痛、呼吸困难、心律失常、心搏快而有力、全身软弱无力感。过量致严重高血压，此时应停药，必要时给α-受体阻滞药

药品名称	适应证与用法用量	注意事项
法舒地尔	改善和预防蛛网膜下腔出血术后的脑血管痉挛及引起的脑缺血症状。静脉滴注：30mg/次，一日2～3次，每次滴注30min。应在蛛网膜下腔出血术后早期开始给药，连用2周	有时会出现颅内出血、消化道出血、肺出血、鼻出血、皮下出血等，注意观察，若出现异常，应停药并予以适当处置
桂哌齐特	用于脑血管疾病。静脉滴注：320mg/次，溶于10%葡萄糖注射液或0.9%氯化钠注射液500ml中，速度为100ml/h，一日1次	偶见粒细胞减少、白细胞减少、血小板减少，有时有腹泻、腹痛、便秘、胃痛、胃胀、头痛、头晕、失眠、神经衰弱、皮疹、发痒、发疹等
地西泮	镇静。口服：5mg/次，每日3～4次	常见的不良反应为嗜睡、头昏、乏力等；大剂量可有共济失调、震颤；皮疹、白细胞减少较罕见；个别患者发生兴奋、多语、睡眠障碍甚至幻觉
吗啡	镇痛。口服或皮下注射：5～10mg/次，每日1～3次。剂量可根据病情进行调整	连用3～5天即产生耐受性，一周以上可成瘾，停用后会出现戒断综合征。主要不良反应涉及中枢神经系统（抑制呼吸、抑制咳嗽、引起恶心及呕吐）和胃肠系统（便秘和括约肌紧张），可出现体位性低血压，膀胱括约肌痉挛导致尿潴留
曲马多	镇痛。口服：一般单次剂量为50～100mg。肌内注射：50～100mg/次，必要时可重复。日剂量不超过400mg	不良反应主要表现为出汗、头晕、恶心、呕吐、口干、疲劳、精神迟钝等。静脉注射太快，往往会出现面红、发热、出汗和短暂的心搏加速
苯妥英钠	抗癫痫。口服：100mg/次，每日2～3次	不良反应有齿龈增生、共济失调、眼球震颤、复视、多毛。心律失常、呼吸功能障碍及低血压者慎用

昏厥

也称晕厥（Syncope），患者因一时性、广泛性脑缺血、缺氧引起突发性、短暂性、一过性的意识丧失而昏倒，并在短时间内自然恢复，称为昏厥。昏厥的产生可由于心输出量的明显减少、心脏瞬时停搏、循环中周围血管阻力下降、局部脑供血不足所致。昏厥可分为心源性昏厥、反射性昏厥、脑源性昏厥、其他昏厥等。

【诊断要点】

（1）临床症状：突然意识丧失、摔倒、面色苍白、四肢发凉，无抽搐，无外伤及舌咬伤和尿失禁。

（2）辅助检查

① 心电图、心脏B超：适用于各型心源性昏厥、反射性昏厥。

② 脑电图：适用于脑源性昏厥、心源性昏厥和反射性昏厥。

③ 颈动脉和椎动脉多普勒超声检查、脑血管造影、头颅CT及脑脊液检查等：适用于脑源性昏厥。

【治疗原则】

（1）发作时的处理：患者立即取低头平卧位，解开衣领和裤带，片刻后患者常可自行清醒。如意识恢复较慢、血压过低、心动过缓者可试行针刺人中穴，中枢兴奋药和抗休克药肌内注射，必要时吸氧等。如仍属无效时，应注意排除其他各类严重器质性昏厥的可能性。意识不清、血压过低、心动过缓者可一次肌内注射苯甲酸钠咖啡因或阿托品。

（2）病因治疗：如病因已查明，应尽早进行病因治疗。

【可选药物】

药品名称	适应证与用法用量	注意事项
苯甲酸钠咖啡因	中枢兴奋作用。肌内注射：0.25～0.5g，一次使用	可引起恶心、头痛或失眠
阿托品	改善微循环、抗休克作用。肌内注射：0.5mg，一次使用。极量2mg	不良反应有心率加快、口干、少汗、瞳孔轻度扩大、视物模糊、语言不清、烦躁不安、皮肤干燥发热、小便困难、肠蠕动减少，大剂量出现中枢亢奋、呼吸加快加深、谵妄、幻觉、惊厥等；严重中毒时可由中枢兴奋转入抑制，产生昏迷和呼吸麻痹等

急性细菌性脑膜炎（Acute bacterial meningitis）

急性细菌性脑膜炎又称化脓性脑膜炎，系细菌侵犯神经系统而引起的中枢神经系统感染性疾病。小儿尤其是婴幼儿常见，是小儿严重感染性病病之一。许多细菌都能引起脑膜炎，最常见的是脑膜炎球菌和肺炎球菌。G⁻菌、葡萄球菌、利斯特菌属、大肠杆菌或乙型链球菌均可引起脑膜炎。其中脑膜炎球菌引起者最多见，可以发生爆发流行，多发生在冬春季节，临床表现有其特殊性，称流行性脑脊髓膜炎。

【诊断要点】

（1）临床症状

① 病儿有呼吸道或其他感染如上感、肺炎、中耳炎、乳突炎、骨髓炎、蜂窝织炎或败血症，同时伴有神经系统症状。

② 有头皮、脊背中线的孔窦畸形，同时伴有神经系统症状。

③ 婴儿不明原因的持续发热，经一般治疗无效。

④ 乳幼儿高热伴惊厥且不能用一般高热惊厥解释。

⑤ 细菌性脑膜炎特征：急性发病，高热，头痛，严重者可有昏迷、抽搐，颈项僵直，流脑患者可见皮下瘀斑。

（2）辅助检查

① 脑脊液检查是脑膜炎的主要检查方法，表现为脑脊液压力增加，细胞数增加，尤其是中性粒细胞增加，脑脊液蛋白增加，糖降低；脑脊液涂片可以发现脑膜炎球菌，脑脊液细菌培养对诊断、治疗有重要的意义。

② 外周血白细胞增加。

③ 脑电图检查可见异常。

④ CT 或 MRI 检查：CT 扫描可能正常或显示脑室缩小、脑沟影消失以及大脑半球凸面有造影剂增强现象，应用增强的 MRI 能更好地显示蛛网膜下腔内的炎症。

【治疗原则】

（1）立即应用抗生素治疗，并根据脑脊液的药敏试验结果调整抗生素，如青霉素、氨苄西林、磺胺类抗菌药物、三代头孢菌素（如头孢曲松、头孢噻肟、头孢他啶）、二代头孢菌素（如头孢呋辛），或加用万古霉素或去甲万古霉素。

（2）应用糖皮质激素作为辅助治疗。

（3）支持及对症治疗

① 发热、脱水与电解质紊乱应及时纠正。调节水、电解质平衡可大量应用钠盐，增加钾和钙离子的补充。

② 出现脑水肿症状的病例应避免过度的水分摄入，使用甘露醇、山梨醇等减低颅内压。

③ 抽搐发作与癫痫持续状态需要对症治疗：地西泮、水合氯醛、苯巴比妥等。

④ 对严重到足以引起小脑幕切迹疝或枕骨大孔脑疝的脑水肿，可采用有控制的过度换气、甘露醇以及地塞米松。

⑤ 对患有硬脑膜下积液的婴儿，反复通过骨缝作硬膜下穿刺放液。

（4）所有疑诊为流行性脑脊髓膜炎的患者都应接受隔离。

【可选药物】

药品名称	适应证与用法用量	注意事项
青霉素 G	抗感染。静脉滴注：儿童 30 万 U/（kg·d），分 2～4 次给药；新生儿 10 万～15 万 U/（kg·d），分 2～3 次给药	变态反应较常见，偶见过敏性休克，使用前应作皮肤过敏试验。一旦发生过敏性休克必须就地抢救，予以保持气道畅通、吸氧及使用肾上腺素、糖皮质激素等治疗措施
氨苄西林	抗感染。静脉滴注：成人 12g，分 4～6 次给药；儿童 200～400mg/kg，分 4 次给药；新生儿 100～200mg/kg，分 2 次给药	有变态反应，可引起皮疹、药热、寒战、面部潮红或苍白、气喘、呼吸困难、心悸、胸闷、发绀、腹痛、过敏性休克等，少数患者可有白细胞减少。用前皮试，用生理盐水稀释
哌拉西林	抗感染。静脉滴注：儿童 200～300mg/（kg·d），分 4～6 次给药；新生儿 150～200mg/（kg·d），分 2～3 次给药	副作用少，可出现腹泻，偶有恶心、呕吐，大剂量应用可出现青霉素脑病，可引起变态反应及过敏性休克。用前皮试，青霉素过敏者禁用
磺胺嘧啶	用于敏感脑膜炎奈瑟菌所致的脑膜炎。静脉给药：儿童 100～150mg/（kg·d），分 3～4 次静脉滴注或缓慢静脉注射	变态反应较为常见，可出现中性粒细胞减少或缺乏症、血小板减少症及再生障碍性贫血、溶血性贫血及血红蛋白尿、高胆红素血症和新生儿核黄疸、肝脏损害、肾脏损害
头孢曲松	抗感染。静脉滴注：儿童 100mg/（kg·d），分 2 次给药；新生儿不推荐使用	主要有静脉炎、变态反应、药热、头晕、消化道反应，长期用药可致二重感染。青霉素过敏、严重肝肾功能不全者慎用

药品名称	适应证与用法用量	注意事项
头孢噻肟	抗感染。静脉滴注：儿童 200mg/（kg·d），分 4 次给药；新生儿 100mg/（kg·d），分 2 次给药	副作用发生率低，有皮疹和药物热、静脉炎、腹泻、恶心、呕吐、食欲缺乏等消化道反应。少见白细胞减少、嗜酸粒细胞增多或血小板减少。偶有头痛、麻木、呼吸困难和面部潮红者
头孢他啶	抗感染。静脉滴注：儿童 150mg/（kg·d），分 3 次给药；新生儿 100mg/（kg·d），分 2 次给药	有嗜酸粒细胞增多、皮疹、药物热、肝酶及肌酐尿素氮增多、血小板增多、粒细胞减少、腹泻。长期用可引起二重感染。对头孢菌素类过敏者禁用，对青霉素过敏或过敏体质者慎用
万古霉素	抗感染。静脉滴注：儿童 60mg/（kg·d），分 4 次给药；新生儿 20～30mg/kg，分 2～3 次给药。每次滴注 1h 以上	快速静脉滴注可能发生类变态反应，包括低血压、喘息、呼吸困难、荨麻疹或瘙痒，亦可能引起身体上部的潮红或疼痛及胸部和背部的肌肉抽搐
去甲万古霉素	抗感染。静脉缓慢滴注：小儿 16～24mg/（kg·d），分 2 次。每次滴注 1h 以上	少数患者可出现皮疹、恶心、静脉炎等。本品也可引致耳鸣、听力减退、肾功能损害。个别患者尚可发生一过性周围血象白细胞降低、血清氨基转移酶升高等
氯霉素	抗感染。静脉滴注：儿童 75～100mg/d，分 4 次给药	应用于新生儿易导致血药浓度过高而发生毒性反应（灰婴综合征）。对造血系统的毒性反应是氯霉素的最严重的不良反应，还有周围神经炎和视神经炎
地塞米松	抗炎，及早应用。静脉注射：每次 0.15mg/kg，每 6h 给药 1 次，连用 2 天。控制脑水肿：静脉滴注：4mg/次，每 4h 给药 1 次	本品较大剂量易引起糖尿病、消化道溃疡和类库欣综合征症状，对下丘脑-垂体-肾上腺轴抑制作用较强。并发感染为主要的不良反应
地西泮	抗惊厥。静脉注射：儿童 0.3mg/kg	常见的不良反应为嗜睡、头昏、乏力等；大剂量可有共济失调、震颤；皮疹、白细胞减少属罕见；个别患者发生兴奋、多语、睡眠障碍甚至幻觉
水合氯醛	抗惊厥。口服：小儿一次 8mg/kg 或 250mg/m²，最大限量为 500mg，每日 3 次，饭后服用。灌肠：小儿每次 25mg/kg。极量为 1g/次	对胃黏膜有刺激，易引起恶心、呕吐。大剂量能抑制心肌收缩力，缩短心肌不应期，并抑制延髓的呼吸及血管运动中枢。对肝、肾有损害作用。长期服用，可产生依赖性及耐受性

药品名称	适应证与用法用量	注意事项
苯巴比妥	抗惊厥，静脉注射：100～200mg/次，必要时重复，24h内总量可达400mg。治疗癫痫持续状态，静脉注射：200～300mg/次，必要时6h重复1次	可出现头晕、嗜睡，个别病例有皮疹、剥脱性皮炎、药热，大剂量使用时共济失调、眼球震颤、昏迷，长期使用突然停药可引起失眠、乏力、震颤、食欲缺乏、虚脱、谵妄或谵语
甘露醇	控制脑水肿。静脉滴注：0.25～0.5g/kg，20%浓度快速滴注，每天2次	可以引起皮肤过敏和全身性荨麻疹，主要不良反应是造成电解质紊乱和急性肾功能衰竭。颅内活动性出血者禁用
山梨醇	治疗脑水肿。静脉滴注：25%溶液250～500ml/次，儿童每次按1～2g/kg计，20～30min输完，可每隔6～12h重复注射1次	同甘露醇，但局部刺激作用比甘露醇大。可引起尿酸性酸中毒。不能耐受果糖的患者禁用

急性病毒性脑炎（Acute viralencephalitis）

急性病毒性脑炎是由病毒直接侵犯或由病毒及其他异种蛋白引发的超敏反应所致的大脑急性炎症性疾病。80%以上的病毒性脑炎是由肠道病毒引起，其次为虫媒病毒（如乙型脑炎病毒）、腮腺炎病毒和单纯疱疹病毒等。病毒自呼吸道、胃肠道或经昆虫叮咬侵入人体，在淋巴系统内繁殖后经血循环到达各脏器，中枢神经系统的病变可以是病毒直接损伤的结果，也可是感染后的脑炎改变，导致神经脱髓鞘病变、血管及血管周围的损伤。

【诊断要点】

（1）临床症状

① 病前1～3周多有上呼吸道及胃肠道感染史、接触动物或昆虫叮咬史。

② 患儿呈急性或亚急性起病，主要表现为脑实质损害及颅内高压。首发症状多有不同程度的发热、意识障碍，轻者出现表情淡漠、嗜睡，重者神志不清、谵妄、昏迷。较大儿童早期多出现精神

障碍。颅内高压表现为头痛、呕吐、局限性或全身性抽搐，严重者引起脑疝，甚至呼吸、循环衰竭死亡。由于中枢神经系统受损部位不同而出现不同的局限性神经系统体征，如单瘫、双侧瘫、偏瘫、截瘫、多发性神经根炎、颅神经受损、小脑共济失调、不自主动作等。

（2）辅助检查

① 脑电图检查：提示脑电图异常。

② 脑脊液检查：脑脊液压力增高，细胞数大多在（1～500）×10^6/L，早期以中性粒细胞为主，后期以淋巴细胞为主，蛋白质轻度增高。

③ CT 或 MRI。

【治疗原则】

（1）对症治疗：降温、镇惊、抗癫痫、降低颅内压、改善脑微循环、抢救呼吸循环衰竭，头痛严重者可用止痛剂，脱水与电解质紊乱应及时纠正。

① 头痛：使用止痛剂曲马多。

② 癫痫发作：首选卡马西平或苯妥英钠。

③ 脑水肿：使用甘露醇、山梨醇。

（2）抗病毒治疗：常选用利巴韦林，疟疾病毒性脑炎可选用阿糖腺苷、阿昔洛韦、更昔洛韦、利巴韦林等，如不能排除单纯疱疹病毒性脑炎，可用阿昔洛韦治疗。

（3）输注营养脑细胞药物三磷酸腺苷、胞磷胆碱等，促进脑功能恢复。

【可选药物】

药品名称	适应证与用法用量	注意事项
利巴韦林	抗病毒。口服：成人 400～1000mg/d,小儿 10mg/(kg·d),分 4 次口服。疗程 7～14 天。静脉滴注:成人 500～1000mg/d,小儿 10～15mg/(kg·d),分 2 次给药。疗程 3～7 天	少见的不良反应有结膜炎和低血压,长期大剂量应用可致可逆性贫血、白细胞下降,偶有胃肠道不适、肝功能异常、血清氨基转移酶升高。孕妇及肝功能不全者禁用,老年人不推荐应用

药品名称	适应证与用法用量	注意事项
阿糖腺苷	抗病毒,用于单纯疱疹型脑炎。静脉滴注:成人及儿童 15mg/(kg·d),疗程 10 天	可引起胃肠道反应、神经系统反应、白细胞减少、血细胞比容下降、血胆红素升高、血红蛋白减少、转氨酶升高;对神经肌肉有明显毒性作用,表现为肌肉疼痛,偶见共济失调、震颤等
阿昔洛韦	抗病毒,用于单纯疱疹型脑炎。静脉滴注:成人及儿童每次 10mg/kg,每 8h 给药 1 次,共 10 日	常见注射部位的炎症、静脉炎、皮肤瘙痒或荨麻疹
更昔洛韦	用于病毒性中枢神经系统感染。静脉滴注:诱导期,一次 5mg/kg,每 12h 给药 1 次,每次静脉滴注 1h 以上,疗程 14~21 日,维持期改为一日 1 次	常见不良反应为骨髓抑制,可有贫血、精神异常、紧张、震颤等,偶有昏迷、抽搐等
曲马多	镇痛。口服:不超过 100mg/次,每日不超过 400mg。肌内注射、皮下注射或静脉注射:50~100mg/次,一日不超过 400mg	不良反应主要表现为出汗、头晕、恶心、呕吐、口干、疲劳、精神迟钝等。静脉注射太快,往往会出现面红、发热、出汗和短暂的心搏加速
卡马西平	抗惊厥。口服:开始 0.1g,每日 2~3 次,第二日后每日增加 0.1g,直到出现疗效为止,最高日剂量 1.2g	不良反应有视物模糊、复视、变态反应、Stevens-Johnson 综合征、中毒性皮肤反应、抗利尿激素分泌过多综合征、系统性红斑狼疮样综合征等
苯妥英钠	抗惊厥。静脉注射:150~250mg/次,不超过 50mg/min,需要时 30min 后可再次静脉注射 100~150mg,每日总量不超过 500mg	较常见不良反应有行为改变、笨拙或步态不稳、思维混乱、持续性眼球震颤、发作次数增多、精神改变、肌力减弱、发音不清、手抖,较少见的有颈部或腋部淋巴结肿大、发热或皮疹
甘露醇	控制脑水肿。静脉滴注:每次 0.25~0.5g/kg,每天 2 次	可以引起皮肤过敏和全身性荨麻疹,主要不良反应是造成电解质紊乱和急性肾功能衰竭。颅内活动性出血者禁用
山梨醇	治疗脑水肿。静脉滴注:25% 溶液 250~500ml/次,儿童每次按 1~2g/kg 计,20~30min 内输完,可每隔 6~12h 重复注射 1 次	同甘露醇,但局部刺激作用比甘露醇大。可引起尿酸性酸中毒。不能耐受果糖的患者禁用

药品名称	适应证与用法用量	注意事项
三磷酸腺苷	营养神经。肌内注射或静脉注射:20mg/次,每日1～3次。也可用5%～10%葡萄糖液稀释后静脉滴注	注入过快可引起低血压、眩晕、胸闷、颅内压升高。病窦综合征、窦房结功能不全及老年人忌用
胞磷胆碱	营养神经。静脉滴注:200～300mg/d,5～10日为1个疗程	无明显的毒副作用,偶有一过性血压下降、失眠、兴奋、头痛、头晕、恶心、呕吐、厌食、面部潮红等。脑内出血急性期,不宜用大剂量

脑脓肿 (Brain abscess)

脑脓肿是指化脓性细菌感染引起的化脓性脑炎、慢性肉芽肿及脑脓肿包膜形成,少部分也可是真菌及原虫侵入脑组织而致脑脓肿。脑脓肿可起源于颅部感染的直接扩展或穿透性头部外伤或血循性感染播散。根据细菌来源可将脑脓肿分为五大类:耳源性、鼻源性、隐源性、损伤性、血源性。常见的化脓性细菌有葡萄球菌、链球菌、肺炎球菌、厌氧菌、变形杆菌、大肠杆菌等,真菌以隐球菌及放线菌较常见;原虫以溶组织阿米巴常见。炎症坏死并为胶质细胞与成纤维细胞所包裹,脓肿周围水肿引起颅内压增高,产生与脑肿瘤相似的临床症状和体征。

【诊断要点】

(1) 临床症状

① 急性感染症状。

② 颅内压增高症状:头痛伴有呕吐,可伴有不同程度的精神和意识障碍等。脉搏缓慢、血压升高、脉压增宽、呼吸变慢等,半数患者有视乳头水肿。

③ 脑局灶定位症状:脑脓肿位于半球者可有对侧中枢性面瘫、对侧同向偏盲、象限性偏盲、对侧肢体偏瘫或锥体束征阳性;位于优势半球者出现失语,也可有癫痫发作。脓肿位于小脑者出现强迫头位、眼球震颤、步态不稳、共济失调和同侧肢体肌张力减低。

④ 脑疝形成和脓肿破溃：可致昏迷、循环呼吸衰竭而死亡。

（2）辅助检查

① 脑脊液检查：一般蛋白含量增高，并有白细胞计数轻度增加，血沉加快。

② 脑血管造影、CT 扫描或 MRI 扫描：显示占位性病灶改变符合脓肿特征。

③ 探查性脑穿刺：发现脓肿。

④ 寻找感染源：耳鼻喉科检查以明确有否中耳炎、副鼻窦炎，疑为血行播散感染者应行血培养，心脏超声检查可明确有否细菌性心内膜炎。

⑤ 脓肿穿刺抽脓检查。

⑥ 脓液细菌培养加药物敏感试验。

【治疗原则】

（1）抗感染治疗：脑部感染初期，应用大剂量抗生素使感染局限，2～3 周脑脓肿形成后再行手术。依据细菌培养结果选择药物。如青霉素、万古霉素、去甲万古霉素、三代头孢菌素等，有厌氧菌感染者加用甲硝唑，严重感染者使用广谱抗生素或两种以上抗生素联合使用，脑膜炎重者考虑鞘内给药。

（2）对症治疗：降低颅压可用有控制的过度换气、使用脱水药及糖皮质激素：甘露醇脱水及糖皮质激素地塞米松、氢化可的松、甲泼尼龙。

（3）身体状况差或手术出血多者，使用人血白蛋白。

（4）手术治疗：穿刺抽脓，脓腔冲洗及注入抗生素；脓肿切除；脓肿引流。脓肿破入脑室时，手术切除脓肿，抗生素液体冲洗脑室并持续引流。

【可选药物】

药品名称	适应证与用法用量	注意事项
青霉素 G	抗阳性菌感染。静脉滴注：400 万 U，每 4h 给药 1 次，或 600 万 U，每 6h 给药 1 次	变态反应较常见，偶见过敏性休克，使用前应作皮肤过敏试验。一旦发生过敏性休克必须就地抢救，予以保持气道畅通、吸氧及使用肾上腺素、糖皮质激素等治疗措施

药品名称	适应证与用法用量	注意事项
万古霉素	抗阳性菌感染特别是金黄色葡萄球菌感染。静脉滴注:1g/次,每12h给药1次。每次滴注1h以上	快速静脉滴注可能发生类过敏性反应,包括低血压、喘息、呼吸困难、荨麻疹或瘙痒,亦可能引起身体上部的潮红或疼痛及胸部和背部的肌肉抽搐。肾毒性、耳毒性、影响造血机能、静脉炎很少发生
去甲万古霉素	抗感染。静脉缓慢滴注:成人0.8~1.6g/d,分2~3次。小儿16~24mg/(kg·d),分2次。每次滴注1h以上	少数患者可出现皮疹、恶心、静脉炎等。本品也可引致耳鸣、听力减退,肾功能损害。个别患者尚可发生一过性周围血象白细胞降低、血清氨基转移酶升高等
头孢曲松	抗感染。静脉滴注:1~2g/次,每日1次	主要有静脉炎、变态反应、药热、头痛、头晕、消化道反应,长期用药可致二重感染。青霉素过敏、严重肝肾功能不全者慎用
头孢唑肟	抗感染。静脉滴注:1.5g/次,每8~12h给药1次	毒性低,不良反应有皮疹、药物热、恶心、呕吐、食欲缺乏、腹泻,少数患者可见一过性的ALP和血清转氨酶升高及血小板增多,偶见暂时性BUN和肌酐增高
头孢他啶	抗感染。静脉滴注:儿童150mg/(kg·d),分3次给药;新生儿100mg/kg,分2次给药	有嗜酸粒细胞增多、皮疹、药物热、肝酶及肌酐、尿素氮增多、血小板增多、粒细胞减少、腹泻。长期用可引起二重感染。对头孢菌素类过敏者禁用,对青霉素过敏或过敏体质者慎用
甲硝唑	抗厌氧菌感染。静脉滴注:750mg/次,每6h给药1次	有消化道反应及神经系统症状,少数病例发生荨麻疹、潮红、瘙痒、膀胱炎、排尿困难、口中金属味及白细胞减少等
甘露醇	控制脑水肿。静脉滴注:每次0.25~0.5g/kg,每天2次	可以引起皮肤过敏和全身性荨麻疹,主要不良反应是造成电解质紊乱和急性肾功能衰竭。颅内活动性出血者禁用
地塞米松	控制脑水肿。静脉滴注:4mg/次,每4h给药1次	本品较大剂量易引起糖尿病、消化道溃疡和类库欣综合征症状,对下丘脑-垂体-肾上腺轴抑制作用较强。并发感染为主要的不良反应
氢化可的松	抗炎作用。重症,静脉滴注:200~300mg/次,每日1次	静脉迅速给予大剂量可发生全身性变态反应,长期用药可引起库欣综合征、儿童生长受到抑制、青光眼、白内障、良性颅内压升高综合征、糖耐量减退及糖尿病加重,可出现精神症状、并发感染

药品名称	适应证与用法用量	注意事项
甲泼尼龙	用于免疫介导的中枢神经系统脱髓鞘疾病。静脉滴注：500mg/次，连用 5～7 天	本品较大剂量易引起糖尿病、消化道溃疡和库欣综合征，对下丘脑-垂体-肾上腺轴有抑制作用，并发感染为主要不良反应
人血白蛋白	营养供给，改善一般状况。静脉注射：根据患者情况，5～10g/次，每天 1 次	使用本品一般不会产生不良反应，偶可出现寒战、发热、颜面潮红、皮疹、恶心呕吐等症状，快速输注可引起血管超负荷导致肺水肿，偶有变态反应

急性炎症性脱髓鞘性多发性神经病
（Acute inflammatory demyelinating polyradiculoneuritis，AIDP）

急性炎症性脱髓鞘性多发性神经病又称急性多发性神经根神经炎或急性感染性多发性神经炎，主要损害多数脊神经根和周围神经，也常累及颅神经，是多发性神经炎中一种特殊类型。病因未明，主要病理改变的部位在脊神经根、神经节和周围神经，偶可累及脊髓。病理变化为水肿、充血、局部血管周围淋巴细胞浸润、神经纤维出现节段性脱髓鞘和轴突变性。

【诊断要点】

（1）临床表现

① 急性或亚急性起病，病前常有上呼吸道或肠道感染史。

② 运动障碍：可出现肢体瘫痪、躯干肌瘫痪、部分患者有呼吸肌麻痹。

③ 感觉障碍：可为首发症状，多从四肢末端的麻木、针刺感开始，感觉缺失较少见，呈手套、袜子型分布，振动觉和关节运动觉不受累。

④ 自主神经功能障碍：初期或恢复期常有多汗、汗臭味较浓，少数患者初期可有短期尿潴留，大便秘结。部分患者可出现血压不稳、心动过速和心电图异常等心血管功能障碍。

（2）实验室检查

① 电生理检查（主要是肌电图）：其改变与病情严重程度及病

程有关，主要表现为神经传导速度减慢，运动或感觉诱发波幅减低，F 波消失。

② 脑脊液检查：脑脊液的蛋白-细胞分离为本病的典型症状之一，一般在发病后 2～3 周出现。

③ 血象及血沉：白细胞总数增多和血沉增快，多提示病情严重或有肺部并发症。

【治疗原则】

清除病因，防治并发症。

① 大剂量丙种球蛋白治疗。

② 激素治疗：轻症可口服泼尼松或地塞米松，重症以地塞米松、氢化可的松、甲泼尼龙静脉滴注。如免疫功能偏低者则不宜用激素，可用免疫增强剂。

③ 应用改善神经营养代谢药物：大剂量 B 族维生素、维生素 C、三磷酸腺苷、胞磷胆碱等。

④ 血浆置换：用自体血紫外线照射充氧回输疗法，可增强机体免疫功能，改善细胞缺氧状态，亦可用血浆替换疗法去除血浆中自身循环抗体和免疫复合物等有害物质。

⑤ 加强呼吸功能的维护和肺部并发症的防治：如患者已出现呼吸肌麻痹和排痰不畅，应早期行气管切开术，定期和充分吸痰。

⑥ 恢复期可继续服用 B 族维生素及促进神经传导功能恢复的药物，加强瘫痪肢体的功能锻炼，并配合理疗、体疗、针灸，以防止肢体的畸形和促进肢体的功能恢复。

【可选药物】

药品名称	适应证与用法用量	注意事项
人免疫球蛋白	调节免疫。静脉滴注：400mg/(kg·d)，连用 5 天	一般无不良反应，个别患者出现一过性头痛、心慌、恶心等不良反应，一般无需特殊处理即可自行恢复
泼尼松	抗炎。轻症，口服：30mg/次，每天 1 次	长期用药可引起库欣综合征、儿童生长受到抑制、青光眼、白内障、良性颅内压升高综合征、糖耐量减退和糖尿病加重，可出现精神症状，并发感染

药品名称	适应证与用法用量	注意事项
地塞米松	抗炎。轻症，口服：1.5mg/次，每天 1 次。重症，静脉滴注：10～15mg/次，每天 1 次	较大剂量易引起糖尿病、消化道溃疡和库欣综合征，对下丘脑-垂体-肾上腺轴抑制作用较强。并发感染为主要的不良反应
甲泼尼龙	用于免疫介导的中枢神经系统脱髓鞘疾病。静脉滴注：500mg/次，连用 5～7 天	
氢化可的松	抗炎作用。重症，静脉滴注：200～300mg/次，每日 1 次	静脉迅速给予大剂量可发生全身性变态反应，长期用药可引起库欣综合征、儿童生长受到抑制、青光眼、白内障、良性颅内压升高综合征、糖耐量减退和糖尿病加重，可出现精神症状，并发感染
维生素 B$_1$	营养神经。口服：10～50mg/d，分次服用	几乎无毒性，注射用药有时发生变态反应。禁止静脉注射给药
维生素 C	营养神经辅助治疗。口服：100～200mg/次，每日 1～3 次	长期大量应用偶可引起尿酸盐、半胱氨酸盐或草酸盐结石、腹泻、皮肤红而亮、头痛、尿频、恶心呕吐、胃痉挛
三磷酸腺苷	营养神经辅助治疗。肌内注射或静脉注射：20mg/次，每日 1～3 次。也可用 5%～10% 葡萄糖液稀释后静脉滴注	注入过快可引起低血压、眩晕、胸闷、颅内压升高。病窦综合征、窦房结功能不全及老年人忌用
胞磷胆碱	营养神经辅助治疗。静脉滴注：200～300mg/d，5～10 日为 1 个疗程	无明显的毒副作用，偶有一过性血压下降、失眠、兴奋、头痛、头晕、恶心、呕吐、厌食、面部潮红等。脑内出血急性期，不宜用大剂量

急性脊髓炎 （Acute myelitis）

急性脊髓炎也称急性横贯性脊髓炎，是非特异性炎症引起的脊髓白质脱髓鞘变形或坏死，导致急性横断性脊髓损伤，可波及胸段脊髓一个或多个邻近的节段。有些病例发生在非特异性病毒感染或免疫接种之后，另一些病例则与血管炎、静脉注射苯丙胺或海洛因、莱姆病、梅毒、结核、寄生虫或真菌感染有关。病变部位的脊髓肿胀、充血、变软，软脊膜充血、混浊，脊髓切面灰白质分界不清，可见点状出血。镜下见有软脊膜充血和炎性细胞浸润。严重者脊髓软化、坏死，后期可有脊髓萎缩和瘢痕形成。

【诊断要点】

（1）临床症状：病前数天或1～2周可有发热、全身不适或上呼吸道感染等病史。起病急，常先有背痛或胸腰部束带感，随后出现麻木、无力等症状，多于数小时至数天内症状发展至高峰，出现脊髓横贯性损害症状。

① 运动障碍：以胸髓受损害后引起的截瘫最常见，如颈髓受损则出现四肢瘫痪，并可伴有呼吸肌麻痹。

② 感觉障碍：损害平面以下肢体和躯干的各类感觉均有障碍，重者完全消失，系脊髓丘脑束和后索受损所致。

③ 自主神经障碍：脊髓休克期，出现尿潴留、尿失禁、大便秘结、损害平面以下躯体无汗或少汗、皮肤干燥、苍白、发凉、立毛肌不能收缩。

（2）辅助检查

① 急性期周围血白细胞总数可稍增高。

② 脑脊液细胞总数特别是淋巴细胞和蛋白含量可有不同程度的增高，但也可正常。

③ MRI可排除扩展性的髓外病变。MRI或脊腔造影术可能显示脊髓有肿胀，偶尔在病变水平引起蛛网膜下腔阻塞。

④ 结缔组织血管性疾病伴发的病例可有血清学异常。

【治疗原则】

① 抗炎：应用糖皮质激素。早期静脉滴注氢化可的松、甲泼尼龙或地塞米松，后改为口服泼尼松，病情缓解后逐渐减量。

② 免疫球蛋白治疗。

③ 抗菌药物预防泌尿道或呼吸道感染。

④ 改善神经营养代谢功能：应用神经营养药物，如B族维生素、维生素C、三磷酸腺苷、辅酶A、胞磷胆碱等。

⑤ 脱水：脊髓炎早期脊髓水肿，可适量应用脱水剂甘露醇等。

⑥ 防治并发症：维护呼吸功能，防治褥疮、尿潴留、泌尿道感染、便秘、肢体挛缩畸形（口服巴氯芬）等。

【可选药物】

药品名称	适应证与用法用量	注意事项
氢化可的松	抗炎作用。疾病早期,静脉滴注:200～300mg/次,每日 1 次,7～10 天为 1 个疗程	静脉迅速给予大剂量可发生全身性变态反应,长期用药可引起库欣综合征、儿童生长受到抑制、青光眼、白内障、良性颅内压升高综合征、糖耐量减退和糖尿病加重,可出现精神症状、并发感染
甲泼尼龙	用于免疫介导的中枢神经系统脱髓鞘疾病。静脉注射或静脉滴注:1.0g/次,一天 1 次,连用 3～5 天	本品较大剂量易引起糖尿病、消化道溃疡和库欣综合征,对下丘脑-垂体-肾上腺轴有抑制作用,并发感染为主要不良反应
地塞米松	抗炎。急性期,静脉滴注:10～20mg/次,每天 1 次,10～20 天为 1 个疗程。后改口服:40～60mg/d,连用 4～6 周	
泼尼松	抗炎。轻症口服:30mg,每天 1 次	长期用药可引起库欣综合征、儿童生长受到抑制、青光眼、白内障、良性颅内压升高综合征、糖耐量减退和糖尿病加重,可出现精神症状、并发感染
人免疫球蛋白	免疫调节。静脉滴注:每日400mg/(kg·d),连用 3～5 天为 1 个疗程	一般无不良反应,个别患者出现一过性头痛、心慌、恶心等不良反应,一般无需特殊处理即可自行恢复
维生素 B_1	营养神经。口服:10～50mg/d,分次服用	几乎无毒性,注射用药有时发生变态反应
维生素 C	营养神经辅助治疗。口服:100～200mg/次,每日 1～3 次	长期应用大量维生素 C 偶可引起尿酸盐、半胱氨酸盐或草酸盐结石。大量应用可引起腹泻、皮肤红而亮、头痛、尿频、恶心呕吐、胃痉挛
三磷酸腺苷	营养神经辅助治疗。肌内注射或静脉注射:20mg/次,每日 1～3 次。也可用 5%～10% 葡萄糖液稀释后静脉滴注	注入过快可引起低血压、眩晕、胸闷、颅内压升高。病窦综合征、窦房结功能不全及老年人忌用
辅酶 A	营养辅助治疗。静脉滴注:50～200U/次,每日 1～2 次,临用前用 5% 葡萄糖注射液 500ml 溶解后静脉滴注	急性心肌梗死患者禁用,对本品过敏者禁用

药品名称	适应证与用法用量	注意事项
胞磷胆碱	营养神经辅助治疗。静脉滴注：200～300mg/d,5～10 日为 1 个疗程	无明显的毒副作用,偶有一过性血压下降、失眠、兴奋、头痛、头晕、恶心、呕吐、厌食、面部潮红等。脑内出血急性期,不宜用大剂量
甘露醇	用于脑水肿、降低颅内压。静脉滴注：每次 1.5～2g/kg,于 20～60min 静脉滴注完。每日可给 3 次。当患者衰弱时,剂量应减小至 0.5g/kg	可以引起皮肤过敏和全身性荨麻疹,主要不良反应是造成电解质紊乱和急性肾功能衰竭。颅内活动性出血者禁用
巴氯芬	用于双下肢痉挛。口服：成人日剂量 30～75mg,分 3～5 次服用,个别病例的日剂量最高可达到 100mg;儿童的开始剂量一般为 0.3mg/(kg·d)	不良反应常见中枢抑制、呼吸抑制、头痛、嗜睡、恶心

重症肌无力（Myasthenia gravis，MG）

重症肌无力是一种神经-肌肉接头部位因乙酰胆碱受体减少而出现传递障碍的自身免疫性疾病。临床主要特征是局部或全身横纹肌于活动时易于疲劳无力,经休息或用抗胆碱酯酶药物后可以缓解。也可累及心肌与平滑肌,表现出相应的内脏症状。重症肌无力主要发生于女性,最常在 20～40 岁发病。新生儿重症肌无力是一种全身性肌肉无力的综合征,12％系重症肌无力母亲所分娩的新生儿,先天性重症肌无力是一种罕见的常染色体隐性遗传的神经肌肉传递疾病,发病于儿童期,常发生眼肌瘫痪。

【诊断要点】

（1）临床症状：最常见的症状是眼睑下垂、复视、活动后肌肉容易疲劳、纳差、吞咽困难与肢体近端无力常见。可发生四肢瘫痪,某些病例以延髓症状（如发音改变、吞咽困难、鼻腔反流、呛噎）为发病症状,约有 10％的病例发生危及生命的呼吸肌无力（肌无力危象）。眼肌型重症肌无力是这种全身性疾病的一种亚型,只累及外眼肌。

（2）辅助检查

① 新斯的明试验：以甲基硫酸新斯的明 0.5mg 肌内注射或皮下注射，如肌力在 0.5～1h 明显改善时可以确诊。如无反应，可次日用 1mg、1.5mg、2mg 再试，如 2mg 仍无反应，一般可排除本病。为防止新期的明的毒蕈碱样反应，需同时肌内注射阿托品 0.5～1.0mg。

② 腾喜龙试验：适用于病情危重、有球麻痹或肌无力危象者。取 10mg 溶于 10ml 生理盐水中缓慢静脉注射，至 2mg 稍停，如在 30s 内未见反应则将余下的 8mg 全部注入。肌力改善者可确诊。

（3）电生理试验与血清学检查：重复神经刺激可引起患者肌肉复合动作电位的幅度出现递减反应。患者血清中乙酰胆碱受体的抗体可呈阳性。

【治疗原则】

（1）抗胆碱酯酶药物与血浆交换疗法可减轻症状。口服溴吡斯的明、新斯的明，如必须进行注射治疗可用新斯的明。极化液加新斯的明、地塞米松，极化液可使终板功能和乙酰胆碱-胆碱酯酶系统的代谢功能恢复，也可同时口服或静脉注射钙剂。

（2）糖皮质激素、免疫抑制剂通过干预自体免疫的发病机制可能改变疾病的病程。

① 糖皮质激素：口服大剂量泼尼松、甲泼尼龙冲击治疗。

② 免疫抑制剂：根据免疫功能情况静脉滴注环磷酰胺与维生素 B_6，硫唑嘌呤口服，并可长期与泼尼松联合应用，也可用环孢素、吗替麦考酚酯治疗。

（3）大剂量免疫球蛋白适用于各种危象。

（4）对大多数全身性重症肌无力病例有适应证时进行胸腺切除手术。

（5）出现呼吸肌轻瘫且对药物不起效应者需要完全的辅助呼吸。

（6）胃肠道副作用可口服阿托品或普鲁本辛。

【可选药物】

药品名称	适应证与用法用量	注意事项
溴吡斯的明	拟胆碱作用。口服：60～120mg/次，3～4h 1 次。本品吸收、代谢、排泄存在明显的个体差异，其药量和用药时间应根据服药后效应而定	常见的有腹泻、恶心、呕吐、胃痉挛、汗及唾液增多等，较少见的有尿频、缩瞳等，大剂量可致精神异常。心绞痛、支气管哮喘、机械性肠梗阻及尿路梗死患者禁用
新斯的明	拟胆碱作用。口服：15mg/次，每日 3 次；极量 30mg/次，每日 100mg。皮下注射或肌内注射：0.25～1.0mg/次，每日 1～3 次；极量 1mg/次，每日 5mg。静脉滴注：极化液(10%葡萄糖 250～500ml 加 10%氯化钾 10～15ml，胰岛素 8～16U)加新斯的明 0.5～2.0mg，地塞米松 5～15mg，每日 1 次，10～12 次为 1 个疗程；间歇 5～7 天重复 1 个疗程	大剂量时可引起恶心、呕吐、腹泻、流泪、流涎等。癫痫、心绞痛、室性心动过速、机械性肠梗阻、尿路梗死及支气管哮喘患者禁用
氢化可的松	抗免疫作用。静脉滴注：100～200mg/次，每日 1 次	静脉迅速给予大剂量可发生全身性变态反应，长期用药可引起库欣综合征、儿童生长受到抑制、青光眼、白内障、良性颅内压升高综合征、糖耐量减退和糖尿病加重，可出现精神症状，并发感染
泼尼松	抗免疫作用。口服：45～80mg/次，每日 1 次，持续 3～5 个月。症状减轻后逐渐减量至维持量，隔日 5～15mg	长期用药可引起库欣综合征、儿童生长受到抑制、青光眼、白内障、良性颅内压升高综合征、糖耐量减退和糖尿病加重，可出现精神症状，并发感染
甲泼尼龙	用于免疫介导的中枢神经系统脱髓鞘疾病。口服：1.0g/d，连用 3～5 天，2 周后重复，共 2～3 个疗程	本品较大剂量易引起糖尿病、消化道溃疡和库欣综合征，对下丘脑-垂体-肾上腺轴有抑制作用，并发感染为主要不良反应
环磷酰胺	抗免疫。静脉滴注：200mg/次，与维生素 B_6 100～200mg 一起加入 10%葡萄糖 250ml 中，隔日 1 次，10 次为 1 个疗程。口服：50mg/次，每日 2～3 次	有骨髓抑制，白细胞减少最常见，对血小板影响较小。可影响肝功。胃肠道反应包括食欲减退、恶心及呕吐。泌尿道反应可致出血性膀胱炎，表现为膀胱刺激症状、少尿、血尿及蛋白尿

药品名称	适应证与用法用量	注意事项
硫唑嘌呤	抗免疫作用。口服:1.5～4mg/(kg·d),一日1次或分次口服,并可长期与泼尼松联合应用	毒副作用与硫嘌呤相似但毒性稍轻,可致骨髓抑制,肝功能损害、畸胎,亦可发生皮疹,偶见肌萎缩
环孢素	抗免疫作用。口服:开始12～15mg/(kg·d),1～2周后逐渐减量,一般每周减少开始用药量的5%,维持量为5～10mg/(kg·d)	较常见的有厌食、恶心、呕吐等胃肠道反应,牙龈增生伴出血、疼痛,有肾毒性,可出现血清肌酐、尿素氮增高、肾小球滤过率减低等肾功能损害、高血压等
吗替麦考酚酯	抗免疫作用。口服:1g/次,一日2次。治疗难治性排斥反应1.5g/次,每日2次	有呕吐、腹泻等胃肠道症状,白细胞减少症、败血症、感染的发生率增加。偶见血尿酸升高、高血钾、肌痛或嗜睡
人免疫球蛋白	免疫调节。静脉滴注:400mg/(kg·d),连用3～5天	一般无不良反应,个别患者出现一过性头痛、心慌、恶心等不良反应,一般无需特殊处理即可自行恢复
阿托品	抗胆碱作用。口服:0.3～0.6mg/次,每天3次;极量1mg/次,每天3mg	不良反应有心率加快、口干、少汗、瞳孔轻度扩大、视物模糊、言语不清、烦躁不安、皮肤干燥发热、小便困难、肠蠕动减少,大剂量出现中枢兴奋、呼吸加快加深、谵妄、幻觉、惊厥等
普鲁本辛	抗胆碱作用。口服:15mg/次,每日3～4次	不良反应有口干、视物模糊、排尿困难、便秘、头痛、心悸。手术前和青光眼患者忌用,心脏病慎用

癫痫持续状态 (Statural epilepticus, SE)

癫痫是大脑神经元突发性异常放电,导致短暂的大脑功能障碍的一种慢性疾病。癫痫的临床发作形式繁多,其中全身强直-阵挛性发作又称大发作,有些患者在一次发作之后意识尚未恢复又连续多次发作称癫痫持续状态,常由于突然撤除或更换抗癫痫药物或感染等引起。由于持续状态期间脑神经元能耗骤增,脑内pH值下降,加之全身性缺氧,肌肉强烈而持久性收缩,酸性代谢产物增加,可导致脑缺氧、脑水肿甚至脑疝形成。由于呼吸循环改变可致缺氧性脑病、昏迷、去大脑皮质综合征,甚至危及生命。

【诊断要点】

(1) 病史：注意初次发作年龄、发作情况及以后的发作频度、发作时间、场合，发作时有无意识障碍、口吐白沫、面色青紫、瞳孔散大、病理反射、自伤、外伤、二便失禁等情况，发作后有无肢体瘫痪、无力、神经系统体征等。

(2) 临床症状

① 先兆期：患者出现特殊感觉性的幻视、幻嗅、眩晕、肢体麻木、触电感等。

② 痉挛期：继先兆期后，随即意识丧失。突然尖叫一声，跌倒在地，全身肌肉强直，上肢伸直或屈曲，手握拳，下肢伸直，头转向一侧或后仰，眼球向上凝视。呼吸肌强直致呼吸暂停，面唇发绀。瞳孔散大，对光反应消失。唇、舌或口腔黏膜有咬伤。后转入全身肌肉呈节律性抽搐，面、唇发绀逐渐减轻，口腔内分泌物增多，口吐白沫或血沫。还可伴尿失禁、全身大汗。

③ 昏睡期：抽搐停止后患者进入昏睡、昏迷状态，意识尚未恢复，又反复发作。

(3) 辅助检查：脑电图检查可诊断癫痫。

【治疗原则】

控制癫痫发作，防治并发症，同时积极寻找病因。

(1) 病因治疗：一旦病因明确，应对因治疗，如脑瘤、脑血管畸形、脑组织瘢痕、颅内异物等可行手术治疗，脑寄生虫病需行抗寄生虫药物治疗。

(2) 药物治疗：癫痫持续状态是一严重的紧急情况，需作出及时正确的处理，以减少其致残和死亡率。

① 迅速控制抽搐：使用有效抗癫痫药物迅速控制症状。地西泮静脉注射、静脉滴注，可同时给鼻饲苯妥英钠或肌内注射苯巴比妥；异戊巴比妥钠静脉注射；苯妥英钠缓慢静脉注射；利多卡因匀速静脉注射；发作控制后应继续鼻饲或口服抗癫痫药。

② 减轻脑水肿：可用20%甘露醇、呋塞米或甘油氯化钠利尿脱水。

③ 维护呼吸道通畅，注意循环功能，纠正水电解质及酸碱平衡紊乱，控制高热及感染等。

④ 发作间歇期药物治疗：一经确诊为癫痫，应选择有效、安全的药物及早用药，并长期按时定量服药。严禁突然撤换和停药，一般症状完全控制2～4年后，脑电图正常或发作波消失者方可考虑停药，停药宜逐渐减量，在3～6个月完成。

（3）手术治疗：适用于难治性癫痫。凡确诊为癫痫后，经系统药物治疗并在血浆浓度监测下治疗2年仍不能控制，每月发作在4次以上，病程在3年以上者，可考虑行手术治疗。

（4）防治并发症，坠积性肺炎或吸入性肺炎的处理。

【可选药物】

药品名称	适应证与用法用量	注意事项
地西泮	控制癫痫持续状态。缓慢静脉注射：成人10～20mg，或在首次用药后20～40mg缓慢静脉滴注，24h总剂量不超过120mg。儿童每次0.25～0.5mg/kg，婴儿不超过2mg/次，幼儿不超过5mg/次。新生儿及婴儿可0.5～1mg/kg肛管给药	常见的不良反应为嗜睡、头昏、乏力等；大剂量可有共济失调、震颤、皮疹、白细胞减少属罕见；个别患者发生兴奋、多语、睡眠障碍甚至幻觉
苯妥英钠	控制癫痫持续状态。缓慢静脉注射：8～10mg/kg或突击剂量14～20mg/kg。发作间期控制：口服：0.25～0.3g/d，分2～3次服用。极量0.3g/次，每日0.6g。儿童5～10mg/(kg·d)，分次服用	不良反应有齿龈增生、共济失调、眼球震颤、复视、多毛。心律失常、呼吸功能障碍及低血压者慎用
苯巴比妥	治疗癫痫持续状态，肌内注射：成人100～200mg/次，必要时可4～6h重复1次。癫痫发作间期控制，口服：90～180mg/d，可在晚上一次顿服或分3次服用，极量250mg/次，500mg/d；儿童3～5mg/(kg·d)	可出现头昏、嗜睡，个别病例有皮疹、剥脱性皮炎、药热，大剂量使用时共济失调、眼球震颤、昏迷，长期使用突然停药可引起失眠、乏力、震颤、食欲缺乏、虚脱、谵妄或谵语
异戊巴比妥	控制癫痫持续状态。缓慢静脉注射：0.5g，以注射用水或生理盐水稀释成10ml，以50mg/min速度缓慢匀速静脉注射，直到抽搐停止后再追加50mg，剩余部分可行肌内注射	不良反应有：精神错乱或抑郁、呼吸抑制、变态反应、注射给药后可致血栓性静脉炎、粒细胞减少、血小板减少、低血压、心率徐缓、肝功能障碍等

药品名称	适应证与用法用量	注意事项
利多卡因	用于癫痫持续状态且其他抗惊厥药无效者。缓慢静脉注射：1%利多卡因10ml，以20mg/min速度匀速静脉注射	作用于中枢神经系统，引起嗜睡、感觉异常、肌肉震颤、惊厥、昏迷及呼吸抑制等不良反应。可引起低血压及心动过缓。血药浓度过高，可引起心房传导速度减慢、房室传导阻滞以及抑制心肌收缩力和心输出量下降
丙戊酸钠	癫痫发作间期控制。口服：15mg/(kg·d)或0.6～1.2g，分2～3服。小儿20～30mg/(kg·d)，分2～3次服用	常见不良反应为腹泻、消化不良、恶心、呕吐、胃肠道痉挛、可引起月经周期改变。长期服用偶见胰腺炎及急性肝坏死
卡马西平	癫痫发作间期控制。口服：0.2～1.2g/次，分2～3次服用	不良反应有视物模糊、复视、眼球震颤、水潴留和低钠血症、变态反应、Stevens-Johnson综合征或中毒性表皮坏死溶解症、皮疹、荨麻疹、瘙痒、儿童行为障碍、严重腹泻、红斑狼疮样综合征等
扑米酮	癫痫发作间期控制。口服：成人0.75～1.5g/d，分3次服用。儿童12.5～25mg/kg	不良反应同苯巴比妥
硝西泮	癫痫发作间期控制。口服：5mg/次，每日3次；小儿0.3～1mg/(kg·d)，分3次口服	不良反应有嗜睡、宿醉、头昏眼花，对呼吸可有所抑制；老年人可有精神错乱；儿童大量服用可有黏液和唾液分泌增多；长期使用可有轻度成瘾性
氯硝西泮	控制癫痫持续状态。静脉注射：1～4mg，30s左右缓慢注射完毕，如持续状态仍未控制，每隔20min后可重复原剂量1～2次，最大量不超过20mg/d	常见的不良反应：嗜睡、头昏、共济失调、行为紊乱、异常兴奋、神经过敏易激惹、肌力减退
甘露醇	用于脑水肿、降低颅内压。静脉滴注：每次1.5～2g/kg，于20～60min静脉滴注完。每日可给3次。当患者衰弱时，剂量应减小至0.5g/kg	可以引起皮肤过敏和全身性荨麻疹，主要不良反应是造成电解质紊乱和急性肾功能衰竭。颅内活动性出血者禁用

药品名称	适应证与用法用量	注意事项
呋塞米	利尿,减轻脑水肿。口服、肌内注射或静脉注射:20～40mg,每日 1 次,必要时 6～8h 后追加 20～40mg,直至出现满意利尿效果。最大剂量每日 600mg	可致水、电解质紊乱,出现体位性低血压、休克、低钾血症、低氯血症、低钠血症、低钙血症以及与此有关的口渴、乏力、肌肉酸痛、心律失常等
甘油氯化钠	治疗脑水肿。静脉滴注:500ml/次,每日 1～2 次,滴注速度应缓慢	可能出现血红蛋白尿或血尿,发生率与滴注速度过快有关,故应严格控制滴注速度。一旦发生血尿或血红蛋白尿,应及时停药

偏头痛（Migraine）

偏头痛是反复发作的一侧或两侧波动性头痛,是一类有家族发病倾向的周期性发作疾病,发病原因尚不明确,可能与遗传因素、内分泌及代谢因素、饮食与精神因素等有关。在安静、黑暗环境内或睡眠后头痛缓解。在头痛发生前或发作时可伴有神经、精神功能障碍。

【诊断要点】

大多数患者有偏头痛家族史,发作前数小时至数天伴前驱症状,如呕吐、畏光、畏声、抑郁或倦怠等,10%的患者有视觉或其他先兆。发作频度每周至每年 1 次至数次不等,偶有持续性发作病例。

1. 无先兆（普通型）偏头痛

（1）符合下述 2～4 项,发作至少 5 次以上。

（2）如果不治疗,每次发作持续 4～72h。

（3）具有以下特征至少 2 项:①单侧性;②搏动性;③中、重度疼痛,影响日常生活;④活动后头痛加重。

（4）发作期间至少有下列特征之一:①恶心和呕吐;②畏光和畏声。

（5）病史、体格检查、辅助检查排除器质性疾病,或证明存在的器质性疾病与头痛无关。

2. 有先兆（典型）偏头痛

（1）符合下述 2 项，发作至少 2 次。

（2）具有以下特征至少 3 项：①有局限性脑皮质或（和）脑干功能障碍的一个或一个以上的先兆症状；②至少有一个先兆症状，逐渐发展，持续 4min 以上；或有相继发生的两个或两个以上的症状；③先兆症状持续时间＜60min；④先兆症状与头痛发作间无间歇期。

（3）病史、体格检查、辅助检查排除器质性疾病，或证明存在的器质性疾病与头痛无关。

【治疗原则】

药物治疗的目的是终止头痛发作、缓解伴发症状和预防复发。偏头痛的药物治疗可分为预防用药和治疗用药。

1. 预防用药

适用于频繁发作，尤其是每周发作一次以上严重影响正常生活和工作，急性期麦角类药物治疗不能耐受或禁忌的患者。包括：

（1）5-HT 受体拮抗剂：苯噻啶、阿米替林、舍曲林、氟西汀、文拉法辛等。

（2）β-受体阻滞剂：普萘洛尔、美托洛尔。

（3）钙拮抗剂：氟桂利嗪、洛美利嗪、尼莫地平。

（4）抗癫痫药物：丙戊酸钠、卡马西平、托吡酯。

2. 发作期治疗

急性发作期治疗的目的是迅速缓解疼痛、消除伴随症状并恢复日常功能，可分为非特异性治疗和特异性治疗两种。

（1）特异性治疗药物：有麦角类制剂（双氢麦角碱、麦角胺）、5-HT 受体激动剂（阿莫曲坦、夫罗曲坦、利扎曲普坦、那拉曲坦、舒马普坦、依来曲坦、佐米曲普坦等）。

（2）非特异性治疗药物：包括非甾体类抗炎药（对乙酰氨基酚、阿司匹林、布洛芬、奈普生、双氯芬酸等及其复合制剂）、镇静药（苯二氮䓬类镇静药如地西泮，巴比妥类镇静药如苯巴比妥）、阿片类药物（吗啡、可待因、哌替啶等）。后两类药物易成瘾，应慎用，仅适用于其他治疗无效的严重病例。

【可选药物】

药品名称	适应证与用法用量	注意事项
双氢麦角碱	用于血管性头痛、偏头痛。皮下注射或肌内注射：0.3～0.6mg/次，每日2次。口服：1～2mg/次，一日3～6mg，饭前服。静脉滴注：0.3mg/次，每日1～2次。静脉注射：0.3mg/次，每日1～2次	偶可发生鼻塞、短暂恶心和不适，但通常将本品与食物同服可防止。大多数病例不需要采取特别措施，副作用即可消失
麦角胺	主要用于偏头痛，能减轻其症状，宜头痛发作时短期使用。与咖啡因合用疗效比单用麦角胺好，副作用也较轻。口服：1～2mg/次，一日不超过6mg，一周不超过10mg。皮下注射：0.25～0.5mg/次，必要时隔1h重复一次，24h内不超过1mg。肌内注射：用于偏头痛伴呕吐者，0.25～0.5mg/次，必要时隔1h重复一次	常见手、趾、脸部麻木和刺痛感、下肢肿胀、恶心、呕吐。少见焦虑、精神紊乱、幻觉、胸痛、胃痛、胃肠胀气等。大剂量应用偶见肠系膜血管收缩、缺血性肠道疾病、舌部分坏死、轴纤维周围缺血性双侧视神经盘炎
阿莫曲坦	用于有或无先兆性偏头痛发作的头痛期的急性治疗。口服：偏头痛相关性头痛发作初期服用12.5mg，如果24h内症状重现，则再服12.5mg。最小间隔时间2h，最大日剂量25mg	不良反应包括眩晕、嗜睡、恶心、呕吐、疲劳
夫罗曲坦	用于成人有或无先兆性偏头痛急性发作的治疗。口服：单剂2.5mg，给药2h后头痛复发者可再次服用，24h内最大剂量为7.5mg	最常见的不良反应有眩晕、感觉异常、头痛、口干、虚弱、潮红、胸痛、消化不良和骨骼痛等。严重的不良反应为心脏疾病，特别是对有易发心脏病因素者甚至可引起致命危险
利扎曲普坦	用于成人有或无先兆性偏头痛发作的急性治疗。口服：5～10mg/次，每次用药的时间间隔至少为2h，一日最高剂量不得超过30mg	本品不适用于半身不遂或基底部偏头痛患者。主要的不良事件是虚弱/易疲劳、嗜睡、有疼痛或压迫感及眩晕。严重的心脏意外，包括在使用5-HT$_1$激动剂后出现死亡。意外事件有冠状动脉痉挛、短暂性心肌缺血、心肌梗死、室性心动过速及室颤

药品名称	适应证与用法用量	注意事项
那拉曲坦	用于中、重度偏头痛(有或无先兆)急性发作的治疗。口服:2.5mg/次,急性发作时服用。如果头痛复发或缓解效果欠佳,4h后可重复给药一次。24h内最大剂量为5mg	心血管系统:罕见心悸、血压升高、快速型心律失常及心电图异常。中枢神经系统:出现头晕、困倦、嗜睡、不适、疲乏等。消化系统:可出现恶心、唾液分泌减少等
舒马普坦	用于成人有或无先兆性偏头痛的急性发作。口服:单次剂量50mg,若服用1次后无效,不必再加服。如果在首次服药后有效,但症状仍持续发作者,可于2h后再加服1次。若服用后症状消失,但之后又复发者,应待前次给药24h后方可再次用药。最大量100mg/次,24h总剂量不得超过200mg	常见不良反应有感觉异常、发热或发冷、疼痛和压迫感、眩晕、倦怠、疲劳,可发生恶心、呕吐、偏头痛、头痛、唾液分泌减少,头昏,嗜睡
依来曲坦	用于成人有或无先兆性偏头痛急性发作的治疗。口服:偏头痛发作后应尽早给予40mg,如果在24h内头痛复发,可重复给药一次,但两种剂量之间至少间隔2h,最大日剂量80mg	最常见的不良反应有虚弱、恶心、眩晕、嗜睡,均与剂量相关。其他还有感觉异常、潮红、胸痛、腹部不适、口干、消化不良和咽痛等。严重的不良反应为心脏疾病,对有易发心脏病因素者甚至可引起致命危险,但发生率很低
佐米曲坦	用于成人伴或不伴先兆症状的偏头痛的急性治疗。口服:2.5mg/次。如果24h内症状持续或复发,再次服药仍有效,与首次服药时间最少相隔2h。服用本品2.5mg,头痛减轻不满意者,在随后的发作中,可用5mg。反复发作时,24h内服用总量不超过15mg	本品耐受性好,不良反应很轻微、缓和、短暂,偶见恶心、头晕、嗜睡、温热感、无力、口干,咽喉部、颈部、四肢及胸部可能出现沉重感、紧缩感和压迫感,还可出现肌痛、肌肉无力
对乙酰氨基酚	用于缓解轻中度疼痛,包括偏头痛。口服:普通片,0.3~0.6g/次,一日4次或每4h给药1次,一日不超过2.0g。缓释片、控释片:0.65~1.3g/次,每8h给药1次,一日不超过4.0g,整片服用	不良反应很少,偶尔可引起恶心、呕吐、出汗、腹痛、皮肤苍白等,少数病例可发生过敏性皮炎、粒细胞缺乏、血小板减少、贫血、肝功能损害等

药品名称	适应证与用法用量	注意事项
阿司匹林	用于缓解轻度或中度的疼痛,包括头痛。口服:0.3～0.6g/次,一日3次,必要时可每4h给药1次	出现可逆性耳鸣、听力下降,变态反应表现为哮喘、荨麻疹、血管神经性水肿或休克。多为易感者,服药后迅速出现呼吸困难,严重者可致死亡,称为阿司匹林哮喘。有肝、肾功能损害
布洛芬	用于缓解轻至中度疼痛,包括偏头痛。口服:0.2～0.4g/次,每4～6h给药1次。成人用量最大限量一般为2.4g/d。小儿每次5～10mg/kg,一日3次。缓释制剂:成人及12岁以上儿童,0.3～0.6g/次,早、晚各1次	消化道症状包括消化不良、胃烧灼感、胃痛、恶心、呕吐等,神经系统症状少见,肾功能不全很少见,其他少见症状有皮疹、支气管哮喘发作、肝酶升高、白细胞减少等
萘普生	用于治疗各种轻度至中等度的疼痛,包括偏头痛。肌内注射:100～200mg/次,一日1次。口服:首次0.5g,以后必要时0.25g,必要时每6～8h给药1次。缓释片:0.5g/次,一日1次	可出现皮肤瘙痒、呼吸短促、呼吸困难、哮喘、耳鸣、下肢水肿、胃烧灼感、消化不良、胃痛或不适、便秘、头晕、嗜睡、头痛、恶心及呕吐等。有视物模糊或视觉障碍、听力减退、腹泻、心慌及多汗等
双氯芬酸	用于急性的轻、中度疼痛,包括偏头痛。深部肌内注射:50mg/次,一日2～3次。口服:饭前服用,100～150mg/d,症状较轻者一日75～100mg,分2～3次服用。缓释制剂须整粒吞服,100mg/次,一日1次	常见有胃肠道反应,如胃不适、烧灼感、反酸、纳差、恶心等,停药或对症处理即可消失。长期应用可出现胃溃疡、胃出血、胃穿孔。少数出现水肿、少尿、电解质紊乱等
地西泮	控制癫痫。缓慢静脉注射:成人10～20mg,或在首次用药后20～40mg缓慢静脉滴注,24h总剂量不超过120mg。儿童每次0.25～0.5mg/kg,婴儿不超过2mg/次,幼儿不超过5mg/次	常见的不良反应为嗜睡、头昏、乏力等;大剂量可有共济失调、震颤;皮疹、白细胞减少属罕见;个别患者发生兴奋、多语、睡眠障碍甚至幻觉
苯巴比妥	治疗癫痫。肌内注射:成人100～200mg/次,必要时可4～6h重复1次。癫痫发作间期控制,口服:90～180mg/d,可在晚上一次顿服或分3次服用,极量250mg/次,每日500mg;儿童3～5mg/(kg·d)	可出现头晕、嗜睡,个别病例有皮疹、剥脱性皮炎、药热,大剂量使用时共济失调、眼球震颤、昏迷,长期使用突然停药可引起失眠、乏力、震颤、食欲缺乏、虚脱、谵妄或谵语

药品名称	适应证与用法用量	注意事项
吗啡	镇痛。口服或皮下注射：5～10mg/次，每日1～3次。剂量可根据病情进行调整	连用3～5天即产生耐受性，一周以上可成瘾，停用后会出现戒断综合征。主要不良反应涉及中枢神经系统(抑制呼吸、抑制咳嗽、引起恶心及呕吐)和胃肠系统(便秘和括约肌紧张)，可出现体位性低血压，膀胱括约肌痉挛导致尿潴留
可待因	镇痛，用于控制偏头痛。口服：15～30mg/次，30～90mg/d。极量，100mg/次，250mg/d	较多见的不良反应有心理变态或幻想、呼吸微弱、缓慢或不规则、心率或快或慢、异常，少见惊厥、耳鸣、震颤或不能自控的肌肉运动、荨麻疹、瘙痒、皮疹或脸肿、精神抑郁、肌肉强直等，长期应用可引起依赖性
哌替啶	镇痛。口服：成人50～100mg/次，一日200～400mg；极量150mg/次，一日600mg	可出现轻度的眩晕、出汗、口干、恶心、呕吐、心动过速及直立性低血压等。有耐受性和成瘾性，不应连续使用
苯噻啶	用于先兆性和非先兆性偏头痛的预防和治疗，能减轻症状及发作次数。口服：0.5～1mg/次，一日1～3次。为减轻嗜睡作用，第1～3日每晚0.5mg，第4～6日每日中、晚各服0.5mg，第7天开始每日早、中、晚各服0.5mg。病情基本控制后每周递减0.5mg到适当剂量维持	常见体重增加，有嗜睡、头痛、头晕、抑郁、四肢无力、四肢发凉或麻刺感、肌痛、恶心、呕吐、腹泻、便秘、食欲增加、视物模糊、胆汁淤滞性黄疸等
阿米替林	用于预防偏头痛。口服：25～50mg/次，一日2～3次	治疗初期可能出现抗胆碱能反应，如口干、视物模糊、排尿困难、便秘等，可出现嗜睡、震颤、眩晕、体位性低血压，偶见癫痫发作、骨髓抑制及中毒性肝损害等
舍曲林	预防偏头痛发作。口服：50mg/次，一日1次，剂量范围为一日50～100mg，分次口服	可有胃肠道不适，如恶心、厌食、腹泻等，亦可出现头痛、不安、无力、嗜睡、失眠、头晕或震颤等。少见不良反应有过敏性皮疹及性功能减退。大剂量时可能诱发癫痫

药品名称	适应证与用法用量	注意事项
氟西汀	预防偏头痛发作。口服：20mg/次，一天 1 次，必要时可加至每天 40mg	常见不良反应为口干、食欲减退、恶心、失眠、乏力，少数病例可见焦虑、头痛
文拉法辛	预防偏头痛发作。口服：普通制剂，25mg/次，一日 2～3 次，数周后逐渐增至一日 75～225mg，分 2～3 次口服；缓释制剂，37.5～225mg/次，一天 1 次	不良反应有胃肠道不适如恶心、厌食、腹泻等，亦可出现头痛、不安、无力、嗜睡、失眠、头晕或震颤等，可引起血压升高
普萘洛尔	用于预防偏头痛。口服：10～20mg/次，每日 2～3 次	可出现眩晕、神志模糊、精神抑郁、反应迟钝等中枢神经系统不良反应；有头昏、心率过慢。较少见的有支气管痉挛及呼吸困难、充血性心力衰竭
美托洛尔	用于预防偏头痛。口服：50～100mg/次，一日 2 次	常见疲乏、眩晕、抑郁、头痛、多梦、失眠等。偶见幻觉、心率减慢、传导阻滞、血压降低、心衰加重、四肢冰冷或脉搏不能触及、雷诺现象、恶心、胃痛、便秘、腹泻等
氟桂利嗪	用于典型（有先兆）或非典型（无先兆）偏头痛的预防性治疗。口服：起始剂量 5～10mg/次，一天 2 次。如果疗效满意，患者需维持治疗时，应减至每周给药 5 天（剂量同上）	不良反应有嗜睡、疲倦感、椎体外系症状，少数患者可出现失眠、焦虑等症状。有抑郁症病史禁用，急性脑出血性疾病忌用
洛美利嗪	用于偏头痛的预防和治疗。口服：5mg/次，一日 2 次，早饭后及晚饭后或睡眠前服用。根据症状适量增减，但一日剂量不可超过 20mg	可见血压下降、困倦、头痛、头晕、蹒跚、疲倦、不适、背部刺痛感、发热感、排尿困难、尿频、食欲减退、恶心、口内炎、口唇黏膜水肿、口腔黏膜水肿、胃肠损伤、腹部不适、腹痛、腹泻、便秘等及实验室检查值的变化
尼莫地平	用于防治偏头痛。口服：普通口服剂型，40mg/次，一天 3 次。缓释剂型，60～120mg/次，一天 2 次	不良反应有血压下降、肝功能异常、皮肤刺痛、胃肠道出血、血小板减少，偶见一过性头晕、头痛、面潮红、呕吐、胃肠不适等。严重肝功能损害者禁用
丙戊酸钠	抗癫痫。口服：15mg/(kg·d)或 0.6～1.2g，分次 2～3 次服。小儿 20～30mg/(kg·d)，分 2～3 次服用	常见不良反应表现为腹泻、消化不良、恶心、呕吐、胃肠道痉挛，可引起月经周期改变。长期服用偶见胰腺炎及急性肝坏死

药品名称	适应证与用法用量	注意事项
卡马西平	抗癫痫。口服:0.2～1.2g/d,分2～3次服用	不良反应有视物模糊、复视、眼球震颤、水潴留和低钠血症、变态反应、Stevens-Johnson综合征或中毒性表皮坏死溶解症、皮疹、荨麻疹、瘙痒、儿童行为障碍、严重腹泻、红斑狼疮样综合征等
苯妥英钠	控制癫痫。口服:0.25～0.3g/d,分2～3次服用。极量0.3g/次,0.6g/d。儿童5～10mg/(kg・d),分次服用	不良反应有齿龈增生、共济失调、眼球震颤、复视、多毛。心律失常、呼吸功能障碍及低血压者慎用
托吡酯	抗癫痫。口服:成人起始剂量为每晚50mg,一周后增加为100mg/d,分2次服用。此后一周增加一次剂量,一次增量50mg,直至症状控制为止	可有头晕、头痛、疲乏、嗜睡、感觉异常、共济失调、语言障碍、注意力不集中、意识模糊、情绪不稳、抑郁、焦虑、失眠、恶心、腹痛、食欲缺乏、体重减轻、味觉异常、复视、眼球震颤、视觉异常

第九章
外科急性创伤

电击伤 （Electric injury）

电击伤指一定量的电流通过人体所致的全身或局部组织损伤、功能障碍。电流可以是大气的闪电、高压电或低压交流电。电流的类型可影响受伤的严重程度，临床表现有痉挛性收缩、肌肉强直、灼伤、室颤、心跳停搏等，其他损伤可有溶血、蛋白凝固、血管血栓形成、脱水、肌肉和关节撕脱、内部组织的凝固坏死、严重水肿和肌肉肿胀等，头部电击伤可致癫痫发作、脑出血、呼吸停止、心室纤维震颤或心跳停止，晚期可出现白内障。

【诊断要点】

① 有电击史。

② 临床表现：早期可出现昏迷、呼吸暂停和脉搏消失。电击处有电热灼伤的体征，电流通过的入口较出口处严重，出口可有数个，局部组织可见不同程度的缺血和坏死。闪电伤可产生电流入口和出口处的损伤，多见心跳停止，神志丧失、错乱、记忆缺失。

【治疗原则】

（1）迅速使伤者脱离电源。

（2）若无自动呼吸或发生心跳停止，应立即采取心肺复苏措施。

（3）心脏监护和支持疗法，预防心律失常（常用利多卡因等）。

（4）预防破伤风：使用破伤风抗毒素和破伤风免疫球蛋白。

（5）采用高压氧治疗方案。

（6）维持循环、呼吸系统的功能，保持水、电解质及酸碱平衡，预防感染、急性肾功能衰竭。

① 利尿脱水：甘露醇、呋塞米等。

② 调节水电解质平衡：用碳酸氢钠等。

③ 防治感染：可给予氨苄西林或头孢唑林等。

（7）生命功能恢复后，应全面评估受伤的性质和程度并治疗，应考虑到脱臼、骨折、颈椎伤和钝器伤。

【可选药物】

药品名称	适应证与用法用量	注意事项
甘露醇	利尿脱水，预防肾功能衰竭。静脉滴注：一般 1～2g/kg，用 20%溶液静脉滴注，并调整剂量使尿量维持在 30～50ml/h	应注意补足血容量，如无效应立即停药
呋塞米	利尿脱水。静脉注射：开始 20～40mg，必要时每 2h 追加剂量，直至出现满意疗效	可致水、电解质紊乱，出现体位性低血压、休克、低钾血症、低氯血症、低钠血症、低钙血症以及与此有关的口渴、乏力、肌肉酸痛、心律失常等
碳酸氢钠	调节水、电解质平衡。口服：0.5～2g/次，每日 3 次。静脉滴注：5% 溶液 100 ～ 200ml/次，小儿 5ml/kg	低血钾、低血钙、水肿和肾衰的酸中毒患者慎用
利多卡因	抗室性心律失常。静脉注射：1～1.5mg/kg 作首次负荷量，注射 2～3min，必要时 5min 后重复 1～2 次。静脉滴注：以 5%葡萄糖注射液配成 1～4mg/ml 药液滴注	本品可作用于中枢神经系统，引起嗜睡、感觉异常、肌肉震颤、惊厥、昏迷及呼吸抑制等不良反应
氨苄西林	抗感染。肌内注射：2～4g/d，分 4 次。静脉滴注：4～12g/d，分 2～4 次。每日最高剂量为 16g	有变态反应，可引起皮疹、药热、寒战、面部潮红或苍白、气喘、呼吸困难、心悸、胸闷、发绀、腹痛、过敏性休克等，少数患者可有白细胞减少。应用 0.9%氯化钠注射液稀释药液，不可用葡萄糖注射液稀释

药品名称	适应证与用法用量	注意事项
头孢唑林	抗感染。静脉滴注或肌内注射：0.5～1g/次，每日 2～4 次，严重感染可增加至每日 6g，分 2～4 次静脉给予	不良反应发生率低，静脉注射可发生血栓性静脉炎，有药疹、嗜酸粒细胞增高、药物热、暂时性血清氨基转移酶、ALP 升高。肾功能减退患者应用高剂量时可出现脑病反应
破伤风抗毒素	治疗及预防破伤风。皮下或肌内注射：1500～3000U 作为预防	注射前必须作皮试。阳性反应而又必须注射者需进行脱敏注射
破伤风免疫球蛋白	防治破伤风。肌内注射：预防用量 250U/次。创面严重或创面污染严重者可加倍	极少数人有红肿、疼痛感，无需特殊处理，可自行恢复。对人免疫球蛋白类制品有过敏史者禁用。不需作皮试，不得用作静脉注射

烧伤（Burn）

烧伤是由热引起的组织损伤，亦称为热烧伤，即外部热源引起的皮肤和深部组织温度的升高，导致蛋白质变性。最常见的原因是皮肤接触了火焰、热金属、热液和高热气体等。烧伤的深度取决于来自热源热能的量。

【诊断要点】

（1）按症状和体征区分，烧伤的深度分为Ⅰ、Ⅱ、Ⅲ度。

① Ⅰ度烧伤表现红肿、灼烧感，触痛非常敏感，表面干燥或潮湿，轻压后表面明显而广泛地变白，没有水疱形成。

② Ⅱ度烧伤可有或无水疱，创面呈红斑状或发白伴有纤维蛋白渗出、潮湿、疼痛明显，创面底部触觉敏感，轻压变白。

③ Ⅲ度烧伤无水疱产生，创面呈蜡白而质柔软或呈焦黄色甚至黑色炭化，也可能因皮下有凝固的血红蛋白而呈鲜红色。一般无感觉或感觉减退，痛觉消失，局部温度低，毛发很易从毛囊扯落，皮层凝固性坏死形成焦痂，触之如皮革。

（2）呼吸道烧伤：燃烧现场相对比较封闭；有呼吸道刺激症

状，痰液中有炭末，呼吸困难，肺部可有哮鸣音；面部、颈、口鼻周多有深度烧伤，鼻孔烧伤，声音嘶哑。

【治疗原则】

（1）保护烧伤部位，清除和防止外源性污染，预防局部和全身性感染。轻度烧伤创面可用苯扎溴铵、氯己定、聚维酮碘清洗，移除异物，一般可不用抗生素。重度烧伤或创面严重污染者，应注射破伤风抗毒素及抗生素治疗。

（2）维持循环、呼吸系统功能，防治低血容量性休克，维持酸碱平衡、电解质平衡，可使用人血白蛋白、碳酸氢钠、氯化钾、磷酸氢钙、门冬氨酸钾镁等。镇静剂可选用地西泮。

（3）采用非手术、手术的方法尽快促使创面早日愈合，减少可能的功能障碍或畸形。

（4）防治烧伤休克等并发症。

（5）合并复合伤应先行相应的急救处理。

（6）创面疼痛者可用镇痛剂曲马多、哌替啶等。

（7）对于直肠温度＜36℃的患者可用暖液体补液治疗；若体温＜33℃，则不宜使用，因暖液补液可引起致命的心律不齐。

【可选药物】

药品名称	适应证与用法用量	注意事项
苯扎溴铵	清洁创面。以 1：1000 的溶液清洗	反复使用,部分患者可有变态反应
氯己定	清洁创面。以 1：2000 的溶液清洗	可引起接触性皮炎,高浓度溶液对眼结膜刺激性强,个别人可有局部刺激和变态反应
聚维酮碘	防治感染,用 5％溶液外涂或喷雾	对碘过敏者禁用
破伤风抗毒素	预防破伤风。皮下或肌内注射：1500～3000U 作为预防	注射前必须作皮试。阳性反应而又必须注射者需进行脱敏注射
破伤风免疫球蛋白	防治破伤风。肌内注射：250IU/次。创面严重或创面污染严重者可加倍	极少数人有红肿、疼痛感,无需特殊处理,可自行恢复。对人免疫球蛋白类制品有过敏史者禁用。不需作皮试,不得用作静脉注射

药品名称	适应证与用法用量	注意事项
头孢曲松	抗感染。静脉给药:1～2g/次,每日一次给药。最高剂量一日4g,疗程7～14日;小儿20～80mg/(kg·d)。12岁以上小儿用成人剂量	对青霉素过敏或过敏体质者慎用,对头孢菌素类过敏者禁用。孕妇慎用。主要有静脉炎、皮疹、发热、支气管痉挛和血清病、头痛、腹泻、结肠炎、黄疸、胀气、味觉障碍和消化不良等。长期应用可引起二重感染
头孢他啶	抗感染。静脉滴注:1～3g/次,每日2次	有嗜酸粒细胞增多、皮疹、药物热、肝酶及肌酐、尿素氮增多、血小板减少、粒细胞减少、腹泻。长期用可引起二重感染。对头孢菌素类过敏者禁用,对青霉素过敏或过敏体质者慎用
异帕米星	抗感染。静脉滴注:400mg/d,分1～2次,按年龄、体质和症状适当调整静脉滴注速度	有耳毒性、肾毒性、神经肌肉阻滞引起呼吸困难等。对氨基糖苷类过敏者禁用。应监测血药浓度,尤其新生儿、老年人和肾功能不全的患者应慎用
曲马多	镇痛。口服:单剂量为50～100mg。肌内注射:50～100mg/次,必要时可重复。日剂量不超过400mg	不良反应主要表现为出汗、头晕、恶心、呕吐、口干、疲劳、精神迟钝等。静脉注射太快,往往会出现面红、发热、出汗和短暂的心搏加速
哌替啶	镇痛,肌内注射:25～100mg/次	脑外伤颅内高压、哮喘、严重肝功能不全者禁用
地西泮	镇静,口服:2.5～5mg/次,每日3次。肌内注射:2.5mg/次	青光眼及重症肌无力患者慎用
人血白蛋白	降低颅内压,维持血容量。静脉滴注:20%白蛋白50ml,每日1次	偶可出现寒战、发热、颜面潮红、皮疹、恶心呕吐等症状,快速输注可引起血管超负荷导致肺水肿,偶有变态反应。对白蛋白有严重过敏者、高血压、急性心脏病、正常血容量及高血容量的心力衰竭患者、严重贫血患者、肾功能不全者禁用
碳酸氢钠	调节水、电解质平衡。静脉滴注:5%溶液100～200ml/次	低血钾、低血钙、水肿和肾衰的酸中毒患者慎用
氯化钾	调节电解质平衡。口服:1g/次,每日3次。静脉滴注:10%注射液10ml/次加入5%葡萄糖液中缓慢滴入,根据病情调整剂量	严重肾功能不全者慎用

药品名称	适应证与用法用量	注意事项
磷酸氢钙	调节电解质平衡。口服：0.6～2g/次(含钙量 140～466mg)，每日3次	可引起便秘。因不溶于水,吸收少,全身反应少。高钙血症、高钙尿症、含钙肾结石或有肾结石病史、类肉瘤病患者禁用
门冬氨酸钾镁	调节电解质平衡。静脉滴注：10～20ml/d	滴注过快可能引起高钾血症和高镁血病。急性和慢性肾功能衰竭、Addison 病、Ⅲ°房室传导阻滞、心源性休克禁用

冻伤 (Frostbite)

冻伤指寒冷（低于零度）所导致的局部组织或全身损伤，由于组织细胞内或细胞间形成冰晶，血液有形成分血小板等凝集，微血栓形成引起循环障碍，引起组织的缺血性损害，组织坏死的深度取决于冷冻的期限和深度。

【诊断要点】

① 有冷冻史。

② 多发生在身体末端或暴露部位，受累区皮肤有寒冷、发硬及发白、感觉缺失，温暖时转为斑状发红、肿胀、刺痛或感觉异常，约 5h 可形成水疱。多数损害发生于复温时。

③ 深部组织冷冻可引起干性坏疽、灰色水肿，软性的湿性坏疽发生较少见。

④ 严重者可有血压降低、关节肌肉发硬、意识模糊、神经反应迟钝、昏迷、肌张力下降、脉搏缓慢减弱、心律失常、呼吸不规律、对光反射消失等，甚至死亡。

【治疗原则】

（1）早期及时复温，可将冻伤的肢体浸于温水中使之温暖，水温保持在 38～40℃，小心避免烫伤失去知觉的组织。若受冻部分不立即解冻，则应轻轻地清洁，保持干燥，用无菌绷带保护直至温暖解冻。若可能应全身保暖，肢体应保持干燥，暴露于暖空气中，尽可能做到无菌。

（2）最好的长期治疗是漩涡浴及浴后轻轻擦干并休息。

（3）不能压迫患处，避免局部创伤。改善循环，抬高患肢，促进血液循环，可用低分子右旋糖酐、丁咯地尔。

（4）防止脱水，维持水、电解质平衡。

（5）若近期未行免疫接种，应给予破伤风抗毒素或破伤风免疫球蛋白。

（6）复温引起的剧烈疼痛可使用镇痛药（非甾体抗炎药布洛芬等），根据病情可给予强心药、呼吸兴奋药等其他抢救措施。

（7）应尽可能推迟手术治疗。

（8）预防感染：使用青霉素类或头孢菌素类抗生素。

【可选药物】

药品名称	适应证与用法用量	注意事项
低分子右旋糖酐	改善微循环，防止血栓形成。静脉滴注：250～500ml/次，每日1次	避免用量过大引起出血，注意变态反应。禁用于心衰和出血性疾病患者
丁咯地尔	改善微循环，口服：150mg/次，每日3次。静脉滴注：每日200～400mg稀释于250～500ml葡萄糖溶液或生理盐水，缓慢滴注	有胃肠不适、头痛、头晕、嗜睡、失眠、四肢灼热刺痛感、皮肤潮红或瘙痒。急性心肌梗死、心绞痛、甲亢、阵发性心动过速、脑出血及有出血倾向或近期有大量失血患者禁用；分娩后的产妇、严重动脉出血、严重肾功能不全者禁用。根据肝肾功能适当调整剂量
布洛芬	镇痛抗炎。口服：400mg/次，每日3～4次	最常见的不良反应是胃肠系统，从腹部不适到严重的出血或使消化溃疡复发。中枢神经系统不良反应如头痛或头晕。长期大剂量使用时可发生血液病或肾损伤。变态反应不常见
青霉素	预防感染。肌内注射：80万～160万U/次，每日2次。静脉滴注：200万U/次，每日4次	注意变态反应，用药前皮试
头孢唑林	抗感染。静脉缓慢推注、静脉滴注或肌内注射：0.5～1g/次，每日2～4次	对青霉素过敏或过敏体质者慎用。不良反应发生率低，静脉注射可发生血栓性静脉炎，有药疹、嗜酸粒细胞增多、药物热、暂时性血清氨基转移酶、ALP升高。肾功能减退患者应用高剂量时可出现脑病反应

药品名称	适应证与用法用量	注意事项
破伤风抗毒素	预防破伤风。皮下或肌内注射:1500～3000U	注射前必须作皮试。阳性反应而又必须注射者需进行脱敏注射
破伤风免疫球蛋白	预防破伤风。肌内注射:250IU/次,创面严重或创面污染严重者可加倍	极少数人有红肿、疼痛感,无需特殊处理,可自行恢复。对人免疫球蛋白类制品有过敏史者禁用。不需作皮试,不得用作静脉注射

急性皮肤放射性损伤 (Acute skin radiation damage)

急性皮肤放射性损伤指一次或短时间多次电离辐射所致的急性皮肤放射损害。

【诊断要点】

(1)机体局部有放射性物质污染或受到电离辐射的病史。

(2)临床症状和体征:接触放射性物质的局部皮肤在数天内出现红斑、肿胀、灼痛、水疱等,可能缓解及再次出现,表现进行性加重,形成局部糜烂、坏死等。

【治疗原则】

(1)及早脱离放射源污染,避免持续遭受辐射。

(2)保护受伤的皮肤,防止损伤加重。

(3)避免继发感染(使用青霉素、头孢菌素类抗生素),维持水、电解质、酸碱平衡,促进皮肤组织愈合。

(4)局部消炎、止痛、止痒、抗过敏:使用氯己定、普鲁卡因、炉甘石洗剂、曲安奈德、硼酸溶液、苯海拉明霜。

(5)顽固性溃疡或严重损伤应择机手术治疗。

【可选药物】

药品名称	适应证与用法用量	注意事项
氯己定	局部消炎。将 0.5% 的气雾剂喷洒于患处	偶可引起接触性皮炎。对该品种过敏者禁用。本品仅供含漱用,含漱后应吐出,不得咽下

药品名称	适应证与用法用量	注意事项
普鲁卡因	镇痛。以 0.25% 溶液外用湿敷	—
炉甘石洗剂	消炎止痛止痒。外用,振摇均匀后涂擦患处,每日数次	孕妇、对磺胺药过敏者慎用
曲安奈德	抗炎。局部外用,使用霜剂或乳膏剂,每日 2～3 次	长期使用可引起局部皮肤萎缩、毛细血管扩张、色素沉着以及继发感染。禁用于感染性皮肤病如脓疱病、体癣、股癣等。对本品过敏者禁用
硼酸	保护创面。用 3% 溶液冷湿敷用	
苯海拉明	抗过敏。局部外用,5% 乳膏	
青霉素	预防感染。肌内注射:80万～160万 U/次,每日 2 次;静脉滴注:200 万 U/次,每日 4 次	注意变态反应,用药前皮试
头孢唑林	抗感染。静脉缓慢推注、静脉滴注或肌内注射:0.5～1g/次,每日 2～4 次	对青霉素过敏或过敏体质者慎用。不良反应发生率低,静脉注射可发生血栓性静脉炎,有药疹、嗜酸粒细胞增高、药物热、暂时性血清氨基转移酶、ALP 升高。肾功能减退患者应用高剂量时可出现脑病反应

颅脑损伤 (Craniocerebral injury)

颅脑损伤常见于车祸、跌坠、爆炸及各种锐器、钝器对头部的伤害,一般可分为头皮损伤、颅骨损伤、脑损伤,还可根据损伤发生后脑组织有无与外界相通而分为开放性颅脑损伤、闭合性脑损伤,常与身体其他部位的损伤复合存在。

【诊断要点】

(1) 有头颅外伤史。

(2) 脑损伤后有头皮血肿、裂伤体征;引发脑脊液鼻漏、耳漏或鼻耳出血,出现意识障碍与丧失、偏瘫、癫痫、恶心、呕吐、头痛头昏等,可并发颅内压增高与脑疝、对光反应异常、高热或低温、水与电解质紊乱、消化道出血穿孔、急性肺水肿等。

（3）颅内血肿可为硬膜外血肿、硬膜下血肿和脑内血肿。硬膜外血肿主要表现为头痛、呕吐、意识障碍，但有中间清醒期和神经系统体征。硬膜下血肿和脑内血肿症状相似，以意识障碍为主如昏迷持续加重，很快发展为颅内压增高与脑疝等。

（4）神经系统检查有阳性体征，腰椎穿刺进行脑脊液检查，了解颅内压及颅内感染情况。

（5）脑 X 线或 CT 检查鉴别诊断颅骨损伤，如骨折部位、类型及颅内异物等。

（6）CT 或 MRI 检查鉴别诊断脑组织损伤情况，如颅内血肿、脑挫裂伤、脑中线移位及脑室形态等。

【治疗原则】

① 及时清创处理，预防感染：应用头孢菌素类抗生素如头孢唑林等。

② 维持呼吸和循环系统的正常功能，防止休克及水、电解质紊乱。

③ 脱水治疗，防治和减轻脑水肿：选用甘露醇、呋塞米。

④ 降低体温，减轻继发性脑缺血性损伤：可使用非甾体抗炎药或氯丙嗪冬眠疗法。

⑤ 防治并发症，有出血时给予止血药，可选用氨基己酸、氨甲苯酸。

⑥ 及早短期使用激素类药：地塞米松、泼尼松、氢化可的松。

⑦ 预防深静脉血栓：低分子肝素。

⑧ 预防破伤风：注射破伤风抗毒素或破伤风免疫球蛋白。

⑨ 应用脑代谢及促智药：胞磷胆碱。

⑩ 手术治疗开放性颅脑损伤和急性颅内血肿。

⑪ 患者无自主活动期间，应预防 DVT。

【可选药物】

药品名称	适应证与用法用量	注意事项
甘露醇	降低颅内压。静脉滴注：125～250ml/次，每日 2～4 次	应注意补足血容量，如无效应即刻停药

药品名称	适应证与用法用量	注意事项
呋塞米	利尿脱水。静脉注射：开始20～40mg，必要时每2h追加剂量，直至出现满意疗效	可致水、电解质紊乱，出现体位性低血压、休克、低钾血症、低氯血症、低钠血症、低钙血症以及与此有关的口渴、乏力、肌肉酸痛、心律失常等
地塞米松	防治脑水肿，用于重型脑损伤。肌内注射：每6h给予5mg。静脉滴注：20mg/d。一般用药3日	本品较大剂量易引起糖尿病、消化道溃疡和类库欣综合征症状，对下丘脑-垂体-肾上腺轴抑制作用较强。并发感染为主要的不良反应。应尽早短期使用
泼尼松	抗休克。口服：5～10mg/次，每天1～3次	长期用药可引起库欣综合征，儿童生长受到抑制、青光眼、白内障、良性颅内压升高综合征、糖耐量减退和糖尿病加重，可出现精神症状，并发感染
氢化可的松	抗休克。静脉滴注：100～200mg/次，每日1次。一般用药3日	静脉迅速给予大剂量可发生全身性变态反应，长期用药可引起库欣综合征、儿童生长受到抑制、青光眼、白内障、良性颅内压升高综合征、糖耐量减退和糖尿病加重，可出现精神症状，并发感染
氨基己酸	抗出血。静脉滴注：初量可取4～6g溶于100ml生理盐水或5%～10%葡萄糖溶液中，于15～30min滴完。持续剂量为每小时1g	常见的不良反应为恶心、呕吐和腹泻，其次为眩晕、瘙痒、头晕、耳鸣、全身不适、鼻塞、皮疹、红斑、不泄精等。血尿患者慎用
氨甲苯酸	抗出血。静脉注射或滴注：0.1～0.3g/次，一日不超过0.6g	不良反应极少见。长期应用未见血栓形成，偶有头昏、头痛、腹部不适。有心肌梗死倾向者应慎用
头孢唑林	抗感染。静脉缓慢推注、静脉滴注或肌内注射：0.5～1g/次，每日2～4次	对青霉素过敏或过敏体质者慎用。不良反应发生率低，静脉注射可发生血栓性静脉炎，有药疹、嗜酸粒细胞增高、药物热、暂时性血清氨基转移酶、ALP升高。肾功能减退患者应用高剂量时可出现脑病反应
低分子肝素钙	预防深静脉血栓。皮下注射：3075AxaIU(0.3ml)/次，每日1次，宜根据体重调整剂量	出血倾向低，但仍有出血危险，偶见变态反应，对本品过敏、有使用低分子肝素发生血小板减少病史、出血性脑血管意外、急性感染性心内膜炎、有可引起出血的器质性损伤、与止血异常有关的活动性出血的患者应禁用，严重肾功能损害、未控制的高血压患者慎用

药品名称	适应证与用法用量	注意事项
头孢曲松	抗感染。静脉给药：1～2g/次，每日一次给药。最高剂量4g/d，疗程7～14日；小儿20～80mg/(kg·d)。12岁以上小儿用成人剂量	对青霉素过敏或过敏体质者慎用，对头孢菌素类过敏者禁用。孕妇慎用。主要有静脉炎、皮疹、发热、支气管痉挛和血清病、头痛、腹泻、结肠炎、黄疸、胀气、味觉障碍和消化不良等。长期应用可引起二重感染
对乙酰氨基酚	解热镇痛。口服：300～600mg/次，每日2～3次	严重肝、肾功能不全者慎用
破伤风抗毒素	预防破伤风。皮下或肌内注射：1500～3000U	注射前必须作皮试。阳性反应而又必需注射者须进行脱敏注射
破伤风免疫球蛋白	预防破伤风。肌内注射：250IU/次，创面严重或创面污染严重者可加倍	极少数人有红肿、疼痛感，无需特殊处理，可自行恢复。对人免疫球蛋白类制品有过敏史者禁用。不需作皮试，不得用作静脉注射
胞磷胆碱	兴奋中枢神经系统，改善脑代谢。静脉滴注：0.25～0.5g，用5%或10%葡萄糖注射液稀释后缓缓滴注，每5～10日为1个疗程	无明显的毒性作用，偶有一过性血压下降、失眠、兴奋、头痛、头晕、恶心、呕吐、厌食、面部潮红等

胸部创伤 （Thoracic injury）

本病分为开放性创伤和闭合性创伤，包括肋骨骨折、气胸、血胸、肺爆裂伤、气管支气管损伤、心及大血管损伤、食管损伤和膈肌损伤等，可合并呼吸、循环障碍。

【诊断要点】

① 有胸部外伤史。

② 临床表现有胸痛、局部压痛、皮下气肿、血肿、呼吸困难、咯血或休克体征，查体常有呼吸音低、气管移位等。

③ X线检查可确诊骨折的病情，胸腔积气或积液，气管及心脏的异常等。

④ 胸部CT、MRI检查可进一步辅助确诊心脏和肺部损伤。

⑤ 胸腔穿刺可明确诊断。

【治疗原则】

① 维持呼吸道通畅，必要时应手术治疗呼吸困难。

② 维持水、电解质、酸碱平衡，补充血容量（可给予羟乙基淀粉、低分子右旋糖酐、氯化钠注射液等），防止休克。

③ 对开放性胸部创伤应根据情况予以手术治疗。

④ 对症治疗。镇痛可选用可待因、哌替啶。

⑤ 抗生素防治感染：可使用头孢他啶、环丙沙星。

⑥ 预防破伤风：使用破伤风抗毒素或破伤风免疫球蛋白。

【可选药物】

药品名称	适应证与用法用量	注意事项
羟乙基淀粉	补充血容量,静脉滴注:500～1000ml/次,剂量根据患者病情而定	用量大时,可诱发急性肾功能衰竭,偶有变态反应
低分子右旋糖酐	补充血容量。静脉滴注:成人250～500ml/次,24h 内不超过1000～1500ml	少数患者可出现变态反应,表现为皮肤瘙痒、荨麻疹、恶心、呕吐、哮喘,重者口唇发绀、虚脱、血压剧降、支气管痉挛
氯化钠	利尿,扩充血容量。静脉滴注:500ml/次,剂量、速度根据患者病情而定	肺水肿患者禁用
可待因	镇痛,口服:15～30mg/次,一日30～90mg。极量 100mg/次,一日 250mg	较多见的不良反应有心理变态或幻想、呼吸微弱、缓慢或不规则、心率或快或慢、异常,少见惊厥、耳鸣、震颤或不能自控的肌肉运动、荨麻疹、瘙痒、皮疹或脸肿、精神抑郁、肌肉强直等,长期应用可引起依赖性
哌替啶	镇痛。皮下注射或肌内注射:25～100mg/次,极量 150mg/次,每日 600mg	连续应用会成瘾,2 次用药间隔不宜少于 4h。不宜与异丙嗪多次合用,否则可致呼吸抑制、休克等不良反应。脑外伤颅内高压、哮喘、严重肝功能不全者禁用
头孢他啶	抗感染。静脉滴注:1～3g/次,每日 2 次	有嗜酸粒细胞增多、皮疹、药物热、肝酶及肌酐、尿素氮增多、血小板减少、粒细胞减少、腹泻。长期用可引起二重感染。对头孢菌素类过敏者禁用,对青霉素过敏或过敏体质者慎用

药品名称	适应证与用法用量	注意事项
环丙沙星	预防感染。口服:250mg/次,每日2次。静脉滴注:0.1～0.2g/次,每日2次	孕妇、儿童不宜使用
破伤风抗毒素	预防破伤风。皮下或肌内注射:1500～3000U	注射前必须作皮试。阳性反应而又必须注射者需进行脱敏注射
破伤风免疫球蛋白	预防破伤风。肌内注射:250IU/次,创面严重或创面污染严重者可加倍	极少数人有红肿、疼痛感,无需特殊处理,可自行恢复。对人免疫球蛋白类制品有过敏史者禁用。不需作皮试,不得用作静脉注射

腹部创伤 (Injuries of abdomen)

腹部创伤无论在平时和战时都是较为常见的严重创伤,腹部创伤多涉及腹壁,并可伤及腹膜和腹膜腔,甚至可伤及内脏器官,分为开放性损伤、闭合性损伤。腹部创伤的关键问题在于有无内脏器官的损伤,如果只有单纯腹壁外伤,对伤员生命没有多大威胁,而重要的是内脏损伤后所引起的大出血与休克,感染与腹膜炎,病情多危重,如不及时诊治,则危及伤者生命。

【诊断要点】

(1) 有明确腹部外伤病史。

(2) 临床表现

① 单纯腹壁损伤常见局部疼痛、触痛、腹壁血肿、瘀斑等表现。

② 腹内实质性脏器破裂多有明显腹腔出血,可有面色苍白、脉细速、出汗,反射性恶心、呕吐,血压下降甚至休克,可出现腹部压痛、反跳痛和肌紧张等腹膜刺激征,伤及胆管和胰管时可出现明显腹膜刺激征。胃、十二指肠破裂,腹膜受化学性胃肠液的强烈刺激,早期出现脉率加快、血压下降等休克表现,但经过短时间后多可好转,随后在细菌性腹膜炎明显时又再度恶化。腹内空腔脏器破裂主要是急性弥漫性腹膜炎的临床表现,严重时可引起感染性休

克。肝浊音界消失对闭合伤有诊断意义，移动性浊音是腹内出血或尿外渗的依据，破裂出血的脏器部位可出现固定性浊音。

（3）实验室检查：血红蛋白、血细胞比容随出血加重而下降，血清淀粉酶或尿淀粉酶升高提示胰腺损伤、胃肠道穿孔。

（4）B超检查可明确实质性脏器损伤、腹腔积液等。

（5）CT检查可进一步准确观察内脏损伤情况，MRI检查对血管等特殊部位有重要意义。

（6）诊断性腹腔穿刺和腹腔灌洗有助于诊断。

【治疗原则】

（1）严格禁食，维持水、电解质平衡，防治休克宜采取综合治疗措施，扩充血容量、维持呼吸循环功能、镇痛等。

① 补充血容量：应用羟乙基淀粉、低分子右旋糖酐、氯化钠等。

② 维持循环系统功能：给予多巴胺、多巴酚丁胺等血管活性药物。

③ 镇痛：给予非甾体抗炎药阿司匹林，镇痛药曲马多、哌替啶等。

④ 止血：使用氨基己酸、氨甲苯酸。

（2）空腔脏器破裂或明显腹胀时，应持续胃肠减压。

（3）定期严密观察腹部体征的变化。

（4）手术探查的指征包括开放性腹部创伤已穿透腹膜、腹膜刺激症状明显、腹腔穿刺阳性、胃肠道出血、有腹腔游离气体、血压持续降低。

（5）应及时使用抗生素防治感染：采用联合用药，如硝咪唑类加第三代头孢菌素。

（6）预防破伤风：用破伤风抗毒素或破伤风免疫球蛋白。

【可选药物】

药品名称	适应证与用法用量	注意事项
羟乙基淀粉	补充血容量。静脉滴注：500～1000ml/次，剂量根据患者病情而定	用量大时可诱发急性肾功能衰竭，偶有变态反应

药品名称	适应证与用法用量	注意事项
低分子右旋糖酐	补充血容量。静脉滴注:250～500ml/次,速度 20～40ml/min,每日或隔日 1 次	可有变态反应,初次使用应严密观察 10min,用量过大可致出血
氯化钠	利尿,扩充血容量。静脉滴注:500ml/次,剂量速度根据患者病情而定	肺水肿患者禁用
多巴胺	抗休克,静脉滴注:20mg/次,加于 5%的葡萄糖液 250ml 中,开始 20 滴/min,根据血压情况调整滴速	常见的有胸痛、呼吸困难、心律失常、心搏快而有力、全身软弱无力感。过量致严重高血压,此时应停药,必要时给 α-受体阻滞药。使用前应补足血容量,纠正酸中毒
多巴酚丁胺	抗休克,静脉滴注:10mg 加入 5%葡萄糖液或生理盐水 100ml 中,滴速为 2.5～10μg/(kg·min)	最为严重的是诱发心律失常,其次为增加心率和升高血压,还有胃肠道反应、头痛等
阿司匹林	解热、镇痛。口服:0.3～0.6g/次,一日 3 次,必要时每 4h 给药 1 次	有恶心、呕吐、上腹部不适或疼痛等胃肠道反应,少见胃肠道出血或溃疡
布洛芬	镇痛。口服:0.2～0.4g/次,每 4～6h 给药 1 次。成人用药最大限量 2.4g/d	常见胃肠道反应,从腹部不适到消化道出血或使消化性溃疡复发;中枢神经系统有头痛或头晕。长期大剂量使用时可发生血液病或肾损伤
萘普生	镇痛。口服:首次 0.5g,以后必要时 0.25g,每 6～8h 给药 1 次	有胃肠道刺激,引起恶心、呕吐、消化不良、便秘、胃肠道出血,少见头晕、头痛、寒战、肌僵直、耳鸣、瘙痒、皮疹、视物障碍、血管神经性水肿、出血时间延长
双氯芬酸	镇痛。口服:50～150mg/d,分 1～2 次,剂量应个体化,依据临床症状决定	可引起胃肠道反应:恶心、呕吐、食欲缺乏、腹胀、腹泻;可有头晕、头痛、皮疹、肌坏死、变态反应
曲马多	镇痛。口服:单剂量为 50～100mg。肌内注射:50～100mg/次,必要时可重复。日剂量不超过 400mg	不良反应为出汗、头晕、恶心、呕吐、口干、疲劳、精神迟钝等。静脉注射太快,往往会出现面红、发热、出汗和短暂的心搏加速
哌替啶	镇痛。皮下注射或肌内注射:25～100mg/次,极量 150mg/次,每日 600mg	连续应用会成瘾,2 次用药间隔不宜少于 4h。不宜与异丙嗪多次合用,否则可致呼吸抑制、休克等不良反应。脑外伤颅内高压、哮喘、严重肝功能不全者禁用

药品名称	适应证与用法用量	注意事项
氨基己酸	抗出血。静脉滴注:初量可取 4~6g 溶于 100ml 生理盐水或 5%~10%葡萄糖溶液中,于 15~30min 滴完。持续剂量为每小时 1g	常见的不良反应为恶心、呕吐和腹泻,其次为眩晕、瘙痒、头晕、耳鸣、全身不适、鼻塞、皮疹、红斑、不泄精等。血尿患者慎用
氨甲苯酸	抗出血。静脉注射或滴注:0.1~0.3g/次,一日不超过 0.6g	不良反应极少见。长期应用未见血栓形成,偶有头昏、头痛、腹部不适。有心肌梗死倾向者应慎用
甲硝唑	抗厌氧菌药物。静脉滴注:0.5g/次,每天 2 次	本品的代谢产物可使尿液呈深红色。有胃肠道反应,服药期间禁酒,以免出现急性中毒,妊娠早期禁用
头孢噻肟	抗感染。静脉滴注:成人 0.5~1g/次,每 6h 给药 1 次。严重感染患者的一日剂量可加大至 6~8g,每日不超过 12g。儿童 50~100mg/(kg·d),新生儿 20mg/(kg·d),分 2 次用	副作用发生率低,有皮疹和药物热、静脉炎、腹泻、恶心、呕吐、食欲缺乏等。白细胞减少、酸性粒细胞增多或血小板减少少见。偶有头痛、麻木、呼吸困难和面部潮红。大剂量使用本品可发生脑病
头孢曲松	抗感染。静脉给药,1~2g/次,每日一次给药。最高剂量一日 4g,疗程 7~14 日;小儿 20~80mg/(kg·d)。12 岁以上小儿用成人剂量	对青霉素过敏或过敏体质者慎用,对头孢菌素类过敏者禁用。孕妇慎用。主要有静脉炎、皮疹、发热、支气管痉挛和血清病、头痛、腹泻、结肠炎、黄疸、胀气、味觉障碍和消化不良等。长期应用可引起二重感染
破伤风抗毒素	预防破伤风。皮下或肌内注射:1500~3000U	注射前必须作皮试。阳性反应而又必须注射者需进行脱敏注射
破伤风免疫球蛋白	预防破伤风。肌内注射:250IU/次,创面严重或创面污染严重者可加倍	极少数人有红肿、疼痛感,无需特殊处理,可自行恢复。对人免疫球蛋白类制品有过敏史者禁用。不需作皮试,不得作静脉注射

泌尿系创伤 (Injuries of urinary system)

泌尿系创伤包括肾、输尿管、膀胱、尿道创伤,常合并其他脏器损伤,如胸、腹及骨盆部创伤,故应详细检查,确定诊断。

【诊断要点】

（1）肾损伤有肾区暴力史，临床表现有血尿、血肿、局部疼痛及肿块，严重时可并发休克症状。X线摄影可见肾阴影扩大，可用排泄性尿路造影确定损伤程度，B型超声和CT检查有助于确诊。

（2）输尿管损伤最常见的原因是医源性损伤，由输尿管镜、腹部子宫切除术或低位结肠切除时引起。临床可表现为肠梗阻，尿液外渗，尿路梗阻，无尿和脓毒症，并发症包括感染、瘘及狭窄。尿路造影有助于诊断。

（3）膀胱损伤多有腹部和盆腔外伤史，临床表现为血尿、腹部压痛或腹胀、排尿障碍。膀胱损伤特异性的并发症包括感染，尿失禁和膀胱激惹。腹膜外破裂常伴骨盆骨折；腹膜内破裂累及穹隆，损伤时常发生膀胱扩张。膀胱挫伤时膀胱壁受损而无尿外渗，可导致膀胱移位。膀胱造影及X线骨盆平片检查可明确诊断。

（4）尿道损伤分为闭合性、开放性，前者多有会阴部骑跨伤、骨盆骨折、器械伤病史，后者主要是锐器直接损伤。临床表现为尿道出血、局部肿胀、疼痛、皮下瘀血，急性尿道损伤的可能并发症有狭窄形成，感染，勃起障碍和尿失禁。在插入导尿管之前应仔细进行尿道检查。逆行尿道造影用于诊断损伤部位和损伤程度。

【治疗原则】

（1）输尿管损伤时根据确诊的时间、损伤的机制以及患者的一般情况给予处理。若能迅速确诊，紧急手术修复较理想，应恢复输尿管的完整与连续性。

（2）钝性损伤所致肾脏孤立的轻微损伤，处理可仅予以观察，挫伤或轻微撕裂伤表现为肉眼血尿的患者必须给予严格卧床休息直到尿液转清。肾损伤合并休克的患者应予镇静止痛、止血、抗感染等综合治疗。具有手术指征的患者，如开放性肾损伤等，应尽早手术治疗，必须重视各种不同的重建技术，尽量保留肾脏。

（3）膀胱损伤治疗取决于膀胱损伤的类型及器官受损的范围程度，轻度损伤不需特殊治疗，膀胱挫伤或排尿困难时可用导尿管引流处理。腹膜外破裂应外科修复，腹膜内破裂需要紧急手术探查和修复。

（4）尿道损伤应仔细检查，在识别和正确地分类之后选择适当的治疗，如挫伤时插入导尿管留置 10 天即可；部分裂伤时插入导尿管留置 14 天，以后定期扩张，防止狭窄；完全断裂，应手术治疗。

（5）药物治疗

① 止血：可应用血凝酶、氨基己酸、氨甲苯酸、氨甲环酸等。

② 防治感染：可给予氨苄西林或氧氟沙星。

③ 止痛：使用非甾体抗炎药阿司匹林、布洛芬、萘普生、双氯芬酸及镇痛药曲马多、哌替啶。

④ 补充血容量，维持水、电解质平衡。

【可选药物】

药品名称	适应证与用法用量	注意事项
血凝酶	止血。肌内注射或静脉滴注：1～2kU/次，每日 1 次	每日量不超过 8kU
氨基己酸	止血。静脉滴注：4～6g/次，以 5%～10% 葡萄糖液或生理盐水 100ml 稀释，于 15～30min 内滴完，24h 内总量不超过 20g，可连用 3～4 天	可有恶心、呕吐、早搏、结膜充血、皮疹、全身不适、头晕等。不可静脉推注。心、肝、肾功能损害者应减量、慎用。静脉给药速度过快时，可有低血压、心动过缓等反应
氨甲苯酸	止血。静脉滴注：0.1～0.3g/次，一日最大用量 0.6g	血尿患者慎用，用量过大可促进血栓形成
氨甲环酸	止血。静脉滴注：0.25～0.5g/次，一日 0.75～2g，以 5%～10% 葡萄糖液稀释	可有头痛、头晕、呕吐、胸闷等反应
氨苄西林	抗感染。静脉滴注：成人 12g，分 4～6 次给药；儿童 200～400mg/kg，分 4 次给药；新生儿 100～200mg/kg，分 2 次给药	有变态反应，可引起皮疹、药热、寒战、面部潮红或苍白、气喘、呼吸困难、心悸、胸闷、发绀、腹痛、过敏性休克等，少数患者可有白细胞减少。用前皮试，用生理盐水稀释
左氧氟沙星	防治感染，口服：0.1～0.2g/次，每日 1～2 次。静脉滴注：0.2～0.4g/次，每日 2 次；加入 5% 葡萄糖液中于 2～3h 滴入	孕妇、肾功能严重损害者慎用，儿童应禁用

药品名称	适应证与用法用量	注意事项
阿司匹林	解热、镇痛。口服：0.3～0.6g/次，一日3次，必要时每4h给药1次	有恶心、呕吐、上腹部不适或疼痛等胃肠道反应，少见胃肠道出血或溃疡
布洛芬	镇痛。口服：0.2～0.4/次，每4～6h给药1次。成人用药最大限量每天2.4g	常见胃肠道反应，从腹部不适到消化道出血或使消化性溃疡复发；中枢神经系统有头痛或头晕。长期大剂量使用时可发生血液病或肾损伤
萘普生	镇痛。口服：首次0.5g，以后必要时0.25g，每6～8h给药1次	有胃肠道刺激，引起恶心、呕吐、消化不良、便秘、胃肠道出血，少见头晕、头痛、寒战、肌僵直、耳鸣、瘙痒、皮疹、视物障碍、血管神经性水肿、出血时间延长
双氯芬酸	镇痛。口服：50～150mg/d，分1～2次，剂量应个体化，依据临床症状决定	可引起胃肠道反应：恶心、呕吐、食欲缺乏、腹胀、腹泻；可有头晕、头痛、皮疹、肌坏死、变态反应
曲马多	镇痛。口服：单剂量为50～100mg。肌内注射：50～100mg/次，必要时可重复。日剂量不超过400mg	不良反应主要表现为出汗、头晕、恶心、呕吐、口干、疲劳、精神迟钝等。静脉注射太快，往往会出现面红、发热、出汗和短暂的心搏加速
哌替啶	镇痛。口服：50～100mg/次，每日4次。肌内注射：25～100mg/次，每日3～4次	脑外伤颅内高压、哮喘、严重肝功能不全者禁用
羟乙基淀粉	补充血容量。静脉滴注：500～1000ml/次，剂量根据患者病情而定	用量大时可诱发急性肾功能衰竭，偶有变态反应
低分子右旋糖酐	补充血容量。静脉滴注：250～500ml/次，速度20～40ml/min，每日或隔日1次	可有变态反应，初次使用应严密观察10min，用量过大可致出血

四肢创伤（Limb injury）

指四肢的皮肤、皮下组织、肌肉及肌腱损伤，重者可致骨骼骨折和脱位。

【诊断要点】

① 有明确的外伤史。

② 骨折和脱位的主要临床表现有局部疼痛、畸形、运动功能

障碍。

③ X 线可确诊骨折或脱位。

【治疗原则】

① 骨折时应尽早固定伤肢，防止骨折移位。

② 闭合性骨折有移位时，尽快行手法复位，如不理想，可行切开复位。

③ 开放性骨折应行清创术、骨折复位和固定。

④ 预防休克：注射破伤风抗毒素或破伤风免疫球蛋白。

⑤ 防治感染：可给予克林霉素、氨苄西林。

⑥ 镇痛：可用非甾体抗炎药阿司匹林、布洛芬、萘普生、双氯芬酸及镇痛药曲马多、哌替啶。

⑦ 抗休克：可应用低分子右旋糖酐、羟乙基淀粉、白蛋白补充血容量，多巴胺、多巴酚丁胺等改善血液循环功能障碍。

【可选药物】

药品名称	适应证与用法用量	注意事项
破伤风抗毒素	预防破伤风。皮下或肌内注射：1500～3000U	注射前必须作皮试。阳性反应而又必须注射者需进行脱敏注射
破伤风免疫球蛋白	预防破伤风。肌内注射：250IU/次,创面严重或创面污染严重者可加倍	极少数人有红肿、疼痛感，无需特殊处理,可自行恢复。对人免疫球蛋白类制品有过敏史者禁用。不需作皮试,不得用作静脉注射
阿司匹林	解热,镇痛。口服:0.3～0.6g/次,一日 3 次,必要时每 4h 给药 1 次	有恶心、呕吐、上腹部不适或疼痛等胃肠道反应,少见胃肠道出血或溃疡
布洛芬	镇痛。口服:0.2～0.4/次,每 4～6h 给药 1 次。成人用药最大限量 2.4g/d	常见胃肠道反应,从腹部不适到消化道出血或使消化性溃疡复发;中枢神经系统有头痛或头晕。长期大剂量使用时可发生血液病或肾损伤
萘普生	镇痛。口服:首次 0.5g,以后必要时 0.25g,每 6～8h 给药 1 次	有胃肠道刺激,引起恶心、呕吐、消化不良、便秘、胃肠道出血,少见头晕、头痛、寒战、肌僵直、耳鸣、瘙痒、皮疹、视物障碍、血管神经性水肿、出血时间延长

药品名称	适应证与用法用量	注意事项
双氯芬酸	镇痛。口服:50～150mg/d,分1～2次,剂量应个体化,依据临床症状决定	可引起胃肠道反应:恶心、呕吐、食欲缺乏、腹胀、腹泻;可有头晕、头痛、皮疹、肌坏死、变态反应
曲马多	镇痛。口服:单剂量为50～100mg。肌内注射:50～100mg/次,必要时可重复。日剂量不超过400mg	不良反应主要表现为出汗、头晕、恶心、呕吐、口干、疲劳、精神迟钝等。静脉注射太快,往往会出现面红、发热、出汗和短暂的心搏加速
哌替啶	镇痛,口服:50～100mg/次,每日4次。肌内注射:25～100mg/次,每日3～4次	脑外伤颅内高压、哮喘、严重肝功能不全者禁用
克林霉素	抗感染。静脉滴注:0.6～1.8g/d,分2～4次用	可引起胃肠道反应:恶心、呕吐、食欲缺乏、腹胀、腹泻、皮疹、白细胞减少、转氨酶升高,可引起二重感染、伪膜性结肠炎,也可有呼吸困难、嘴唇肿胀、鼻腔肿胀、流泪和变态反应
氨苄西林	抗感染。静脉滴注:成人12g,分4～6次给药;儿童200～400mg/kg,分4次给药;新生儿100～200mg/kg,分2次给药	有变态反应,可引起皮疹、药热、寒战、面部潮红或苍白、气喘、呼吸困难、心悸、胸闷、发绀、腹痛、过敏性休克等,少数患者可有白细胞减少。用前皮试,用生理盐水稀释
低分子右旋糖酐	补充血容量。静脉滴注:250～500ml/次,速度20～40ml/min,每日或隔日1次	可有变态反应,初次使用应严密观察10min,用量过大可致出血
羟乙基淀粉	补充血容量。静脉滴注:500～1000ml/次,剂量根据患者病情而定	用量大时,可诱发急性肾功能衰竭,偶有变态反应
人血白蛋白	扩充血容量,抗休克。成人每日静脉滴注20%白蛋白50ml,每日1次	偶可出现寒战、发热、颜面潮红、皮疹、恶心呕吐等症状,快速输注可引起血管超负荷导致肺水肿,偶有变态反应。对白蛋白有严重过敏者、高血压、急性心脏病、正常血容量及高血容量的心力衰竭患者、严重贫血患者、肾功能不全者禁用
多巴胺	抗休克。静脉滴注:20mg/次,加于5%的葡萄糖液250ml中,开始20滴/min,根据血压情况调整滴速	常见的有胸痛、呼吸困难、心律失常、心搏快而有力、全身软弱无力感。过量致严重高血压,此时应停药,必要时给α-受体阻滞药。使用前应补足血容量,纠正酸中毒

药品名称	适应证与用法用量	注意事项
多巴酚丁胺	抗休克,静脉滴注:10mg 加入 5%葡萄糖液或生理盐水 100ml 中,滴速为 2.5～10μg/（kg·min)	最为严重的是诱发心律失常,其次为增加心率和升高血压,还有胃肠道反应、头痛等

脊柱、骨盆创伤 （Injury of spine and pelvis）

多见于交通事故、高处坠落、挤压等情况，多为暴力引起脊柱或骨盆骨折，有时可伴有脊髓损伤。

【诊断要点】

① 脊柱创伤：有外伤史，临床表现为后背局部有压痛、叩击痛，肿胀明显，活动后症状加重，可伴有神经功能障碍。X 线摄影、CT 检查可明确诊断，确定损伤程度。

② 骨盆创伤：常有直接或间接暴力损伤史，临床表现为腹股沟、会阴等部位有局部皮下瘀血、压痛，下肢活动可引起疼痛，如有明显移位时骨盆两侧不对称。X 线摄影可明确诊断，确定骨折和脱位情况。

【治疗原则】

（1）脊柱创伤

① 环椎骨折不合并脊髓损伤时，应立即平卧、限制头部运动，外做头颈胸石膏固定；合并脊髓损伤时，应做颅骨牵引。

② 颈椎压缩性骨折时做头牵引并石膏固定，颈椎脱位难以复位时可手术切开复位。

③ 胸椎、腰椎发生轻、中度压缩性骨折可采用功能疗法，结合理疗、按摩等，如出现严重压缩可采用过伸复位，并用石膏背心固定。合并瘫痪时，可综合应用脱水、低温、激素和手术治疗方法。

（2）骨盆创伤治疗取决于对骨盆稳定性的判断，骨盆稳定，骨折无移位时，主要卧床休息保守治疗；骨盆稳定，旋转移位或骨盆旋转不稳定，可行手法复位后外固定或切开复位内固定。根据疼痛程度可应用镇痛药镇痛，抗生素预防感染。

（3）药物治疗

① 防治感染：可应用克林霉素、氨苄西林、头孢曲松。

② 镇痛：可给予非甾体抗炎药阿司匹林、布洛芬、萘普生、双氯芬酸及曲马多、吗啡、哌替啶等。

【可选药物】

药品名称	适应证与用法用量	注意事项
克林霉素	抗感染。静脉滴注：0.6～1.8g/d，分2～4次用	可引起胃肠道反应：恶心、呕吐、食欲缺乏、腹胀、腹泻、皮疹、白细胞减少、转氨酶升高，可引起二重感染、伪膜性结肠炎，也可有呼吸困难、嘴唇肿胀、鼻腔肿胀、流泪和变态反应
氨苄西林	防治感染。静脉滴注：1～2g/次，每日2～4次；加入0.9%氯化钠注射液中于0.5～1h滴入	注意变态反应，用药前皮试。紧急情况宜肠道外给药
头孢曲松	防治感染。肌内注射或静脉滴注：1～2g/d，每日1次；加入5%葡萄糖液中于0.5～1h滴入，最大量不超过4g/d	对青霉素过敏或过敏体质者慎用，对头孢菌素类过敏者禁用。孕妇慎用。主要有静脉炎、皮疹、发热、支气管痉挛和血清病、头痛、腹泻、结肠炎、黄疸、胀气、味觉障碍和消化不良等。长期应用可引起二重感染
对乙酰氨基酚	解热镇痛。口服：300～600mg/次，每日2～3次。肌内注射：150～250mg/次	严重肝、肾功能不全者慎用
阿司匹林	解热，镇痛。口服：0.3～0.6g/次，一日3次，必要时每4h给药1次	有恶心、呕吐、上腹部不适或疼痛等胃肠道反应，少见胃肠道出血或溃疡
布洛芬	镇痛。口服：0.2～0.4g/次，每4～6h给药1次。成人用药最大限量2.4g/d	常见胃肠道反应，从腹部不适到消化道出血或使消化性溃疡复发；中枢神经系统有头痛或头晕。长期大剂量使用时可发生血液病或肾损伤
萘普生	镇痛。口服：首次0.5g，以后必要时0.25g，每6～8h给药1次	有胃肠道刺激，引起恶心、呕吐、消化不良、便秘、胃肠道出血，少见头晕、头痛、寒战、肌僵直、耳鸣、瘙痒、皮疹、视物障碍、血管神经性水肿、出血时间延长

药品名称	适应证与用法用量	注意事项
双氯芬酸	镇痛。口服:50～150mg/d,分1～2次,剂量应个体化,依据临床症状决定	可引起胃肠道反应:恶心、呕吐、食欲缺乏、腹胀、腹泻;可有头晕、头痛、皮疹、肌坏死、变态反应
曲马多	镇痛,口服:50mg/次,每日3次。肌内注射、静脉注射:50～100mg/次,每日1次,静脉注射宜稀释后缓慢注射	一日量不超过400mg,连续用药不超过48h
吗啡	镇痛。口服或皮下注射:5～10mg/次,每日1～3次。剂量可根据病情进行调整	连用3～5天即产生耐药性,一周以上可成瘾,停用后会出现戒断综合征。主要不良反应涉及中枢神经系统(抑制呼吸、抑制咳嗽、引起恶心及呕吐)和胃肠系统(便秘和括约肌紧张),可出现体位性低血压,膀胱括约肌痉挛导致尿潴留
哌替啶	镇痛。口服:50～100mg/次。肌内注射:25～100mg/次	脑外伤颅内高压、哮喘、严重肝功能不全者禁用

创伤性窒息 (Traumatic asphyxia)

创伤性窒息是闭合性胸部伤中一种较为少见的综合征,当胸部和上腹部遭受强力挤压时,伤者声门突然紧闭,气管及肺内空气不能外溢,引起胸内压骤然升高,压迫心脏及大静脉。由于上腔静脉系统缺乏静脉瓣,这一突然高压使右心血液逆流而引起静脉过度充盈和血液淤滞,并发广泛的毛细血管破裂和点状出血,甚至小静脉破裂出血。

【诊断要点】

(1) 常见于胸廓弹性较好的青少年及儿童,有胸部和上腹部遭受强力挤压病史,一般不伴胸壁骨折。但当外力过强时,可伴有胸骨和肋骨骨折、胸腹部内脏器损伤等。

(2) 临床表现为面、颈、胸部及上肢范围的皮下组织、口腔黏膜及眼结膜均有瘀血点,严重时皮肤呈紫红色。眼睑皮肤发紫,球深部组织内有出血,如视网膜血管破裂时可致视力障碍、失明。颅内轻微的点状出血和脑水肿产生缺氧，可引起短暂性意识障碍、头晕、头痛、烦躁不安、四肢抽搐、腱反射亢进等现象。多有胸闷、气促等呼吸困难的体征。

【治疗原则】

（1）对单纯创伤性窒息者需在严密观察下给予对症治疗，如半卧位休息、保持呼吸道通畅、吸氧、予以镇静止痛、抗菌药物预防感染等治疗措施。一般应限制静脉输液量和速度。不必对皮肤黏膜的出血点或瘀血斑特殊处理，可自行吸收消退。

① 改善患者不良情绪：可给予镇静药物苯巴比妥、地西泮等。

② 止痛：使用非甾体抗炎药、曲马多、吗啡、可待因、哌替啶等。

③ 预防感染：可应用青霉素类或头孢菌素类抗生素。

④ 抗休克：使用血管活性物质多巴胺、多巴酚丁胺及糖皮质激素等。

（2）合并损伤应迅速予以相应的急救和治疗措施，如防治休克、血气脑的处理、及时开颅或剖腹手术等。

【可选药物】

药品名称	适应证与用法用量	注意事项
苯巴比妥	镇静。口服：15～30mg/次，每日 3 次。肌内注射：100～200mg/次。儿童酌减	对本品过敏、严重肾功能不全、哮喘、呼吸抑制患者禁用
地西泮	镇静。口服：5mg/次，每日 3～4 次	常见的不良反应为嗜睡、头昏、乏力等；大剂量可有共济失调、震颤；皮疹、白细胞减少属罕见；个别患者发生兴奋、多语、睡眠障碍甚至幻觉
对乙酰氨基酚	解热，镇痛。口服：300～600mg/次，每日 2～3 次。肌内注射：150～250mg/次	严重肝，肾功能不全者慎用
阿司匹林	解热，镇痛。口服：0.3～0.6g/次，一日 3 次，必要时每 4h 给药 1 次	有恶心、呕吐、上腹部不适或疼痛等胃肠道反应，少见胃肠道出血或溃疡

药品名称	适应证与用法用量	注意事项
布洛芬	镇痛。口服：0.2～0.4g/次，每4～6h给药1次。成人用药最大限量每天2.4g	常见胃肠道反应，从腹部不适到消化道出血或使消化性溃疡复发；中枢神经系统有头痛或头晕。长期大剂量使用时可发生血液病或肾损伤
萘普生	镇痛。口服：首次0.5g，以后必要时0.25g，每6～8h给药1次	有胃肠道刺激，引起恶心、呕吐、消化不良、便秘、胃肠道出血，少见头晕、头痛、寒战、肌僵直、耳鸣、瘙痒、皮疹、视物障碍、血管神经性水肿、出血时间延长
双氯芬酸	镇痛。口服：50～150mg/d，分1～2次，剂量应个体化，依据临床症状决定	可引起胃肠道反应：恶心、呕吐、食欲缺乏、腹胀、腹泻；可有头晕、头痛、皮疹、肌坏死、变态反应
曲马多	镇痛，口服：50mg/次，每日3次。肌内注射、静脉注射：50～100mg/次，每日1次，静脉注射宜稀释后缓慢注射	一日量不超过400mg，连续用药不超过48h
吗啡	镇痛。口服或皮下注射：5～10mg/次，每日1～3次。剂量可根据病情进行调整	连用3～5天即产生耐药性，一周以上可成瘾，停用后会出现戒断综合征。主要不良反应涉及中枢神经系统（抑制呼吸、抑制咳嗽、引起恶心及呕吐）和胃肠系统（便秘和括约肌紧张），可出现体位性低血压，膀胱括约肌痉挛导致尿潴留
哌替啶	镇痛。口服：50～100mg/次。肌内注射：25～100mg/次	脑外伤颅内高压、哮喘、严重肝功能不全者禁用
青霉素	预防感染。肌内注射：40万～160万U/次，每日2次。静脉滴注：60万～200万U/次，每日4次	注意变态反应，用前皮试
头孢唑林	预防感染。肌内注射或静脉滴注：0.5～1g/次，每日3～4次；儿童酌减	注意变态反应，肝肾功能不全者慎用
头孢曲松	防治感染，肌内注射或静脉滴注：1～2g/d，每日1次；加入5%葡萄糖液中于0.5～1h滴入。最大量不超过4g/d	主要有静脉炎、变态反应、药热、头痛、头晕、消化道反应，长期用药可致二重感染。青霉素过敏、严重肝肾功能不全者慎用

药品名称	适应证与用法用量	注意事项
多巴酚丁胺	抗休克，静脉滴注：10mg 加入 5％葡萄糖液或生理盐水 100ml 中，滴速为 2.5～10μg/(kg·min)	最为严重的是诱发心律失常，其次为增加心率和升高血压，还有胃肠道反应、头痛等
多巴胺	抗休克。静脉滴注：20mg/次，加于 5％的葡萄糖液 250ml 中，开始 20 滴/min，根据血压情况调整滴速	常见的有胸痛、呼吸困难、心律失常、心搏快而有力、全身软弱无力感。过量致严重高血压，此时应停药，必要时给 α-受体阻滞药。使用前应补足血容量，纠正酸中毒
地塞米松	抗休克。成人每 6h 肌内注射 5mg，或每日 20mg 静脉滴注，一般用药 3 日	较大剂量易引起糖尿病、消化道溃疡和类库欣综合征症状，对下丘脑-垂体-肾上腺轴抑制作用较强。并发感染为主要不良反应

创伤性休克（Traumatic shock）

创伤性休克指创伤、失血后引起的有效循环量锐减，导致组织器官灌流不足，进而发生微循环和细胞代谢功能障碍的综合征。

【诊断要点】

(1) 根据各种部位损伤的病史、特殊表现，有较严重的外伤史，如跌坠、机器绞伤、重物打击、火器伤等。

(2) 临床表现：休克的临床表现与休克的严重程度有关。

① 休克早期患者表现为烦躁、焦虑或激动，晚期表情为淡漠、神志恍惚或昏迷。面色苍白、口唇发绀、斑状阴影、四肢湿冷。

② 脉搏：脉如细丝，按压稍重则消失，脉率为每分钟 100～140 次，休克晚期发生心力衰竭时脉搏变慢且微细。

③ 血压：休克期血压降低，以收缩压降低较舒张压明显，中心静脉压可降低。

④ 呼吸：患者常有呼吸困难和发绀，甚至出现潮式呼吸。

⑤ 尿量：尿量减少或无尿。

(3) 辅助检查

① 血红蛋白及血细胞压积测定：两项指标升高，常提示血液浓缩，血容量不足。

② 尿常规、比重、酸碱度测定：监测肾功能情况，必要时还可进一步作二氧化碳结合力及非蛋白氮的测定。

③ 电解质测定：休克可引起电解质紊乱。

④ 血小板计数、凝血酶原时间和纤维蛋白原含量测定：如三项全部异常说明休克可能进入 DIC 阶段。

⑤ 血儿茶酚胺浓度及乳酸浓度测定：休克时两者浓度均可升高。

⑥ 血气分析：动脉氧分压常降低，动脉二氧化碳分压亦下降。

⑦ 心电图：休克时因心肌缺氧可引起心律失常、局灶性心肌梗死，后者表现为 QRS 波群异常，S-T 段降低和 T 波倒置。

⑧ 特异性影像检查及各部位穿刺取材检查。

【治疗原则】

（1）积极处理原发损伤，迅速抢救，稳妥转运。

（2）对创伤予以有效止血，初步清洁包扎，避免再污染，必要时建立体腔引流。

（3）根据病情给予适当止痛药，及时补液或输血补充有效血容量。目前认为，是否复苏取决于失血的严重程度，对少量失血不进行复苏治疗，仅对有意识恶化、桡动脉脉搏微弱的患者进行复苏；对大出血并出现明显休克进行有限复苏，以维持较低的血压（收缩压 80～85mmHg）。

① 补充血容量：使用血浆代用品低分子右旋糖酐、羟乙基淀粉、琥珀酰明胶、聚明胶肽、人血白蛋白、新鲜血浆等。

② 利尿护肾：给予呋塞米等。

③ 止痛：使用非甾体抗炎药、曲马多、吗啡、哌替啶等。

（4）预防和治疗继发感染：应用青霉素类、头孢菌素类抗生素。

（5）维持循环系统功能：给予多巴酚丁胺、多巴胺等。

（6）纠正电解质和酸碱平衡紊乱。

（7）加强辅助性监测，保护受损的重要脏器，防治并发症。

（8）早期及时连续地纠正患者的低温，维持正常体温。

【可选药物】

药品名称	适应证与用法用量	注意事项
低分子右旋糖酐	补充血容量,静脉滴注:250～500ml/次,速度 20～40ml/min,每日或隔日 1 次	可有变态反应,初次使用应严密观察10min,用量过大可致出血
羟乙基淀粉	补充血容量,静脉滴注:500～1000ml/次,剂量根据患者病情而定	用量大时,可诱发急性肾功能衰竭,偶有变态反应。有出血倾向和心衰者慎用
琥珀酰明胶	补充血容量,静脉滴注:500ml/次,速度、剂量根据患者病情而定。严重急性失血时,可在 5～10min 输完	过敏者禁用,扩容作用较右旋糖酐和羟乙基淀粉弱
聚明胶肽	补充血容量,静脉滴注:500～1500ml/次,急救时可于 5～15min 输入 500ml	高血钙、使用洋地黄的患者禁用
人血白蛋白	补充血容量,静脉滴注:剂量根据患者病情而定。一般 8～12g/次,每4～6h 重复一次	偶可出现寒战、发热、颜面潮红、皮疹、恶心呕吐等症状,快速输注可引起血管超负荷导致肺水肿,偶有变态反应。对白蛋白有严重过敏者、高血压、急性心脏病、正常血容量及高血容量的心力衰竭患者、严重贫血、肾功能不全者禁用
多巴酚丁胺	抗休克,静脉滴注:10mg 加入 5%葡萄糖液或生理盐水 100ml 中,滴速为 2.5～10μg/(kg・min)	最为严重的是诱发心律失常,其次为增加心率和升高血压,还有胃肠道反应、头痛等
多巴胺	抗休克。静脉滴注:20mg/次,加于 5%的葡萄糖液 250ml 中,开始20 滴/min,根据血压情况调整滴速	常见的有胸痛、呼吸困难、心律失常、心搏快而有力、全身软弱无力感。使用前应补足血容量,纠正酸中毒
呋塞米	利尿脱水。静脉注射:开始 20～40mg,必要时每 2h 追加剂量,直至出现满意疗效	可致水、电解质紊乱,出现体位性低血压、休克、低钾血症、低氯血症、低钠血症、低钙血症以及与此有关的口渴、乏力、肌肉酸痛、心律失常等
青霉素	预防感染。肌内注射:40 万～160万 U/次,每日 2 次。静脉滴注:400万 U/次,每日 2 次,儿童酌减	注意变态反应,用药前做皮试
头孢唑林	预防感染。肌内注射或静脉滴注:0.5～1g/次,每日 3～4 次;儿童酌减	注意变态反应,肝肾功能不全者慎用

药品名称	适应证与用法用量	注意事项
头孢曲松	防治感染。肌内注射或静脉滴注：1～2g/d，每日 1 次；加入 5％葡萄糖液中于 0.5～1h 滴入。最大量不超过 4g/d	主要有静脉炎、变态反应、药热、头痛、头晕、消化道反应，长期用药可致二重感染。青霉素过敏、严重肝肾功能不全者慎用
阿司匹林	解热、镇痛。口服：0.3～0.6g/次，一日 3 次，必要时每 4h 给药 1 次	有恶心、呕吐、上腹部不适或疼痛等胃肠道反应，少见胃肠道出血或溃疡
布洛芬	镇痛。口服：0.2～0.4g/次，每 4～6h 给药 1 次。成人用药最大限量 2.4g/d	常见胃肠道反应，从腹部不适到消化道出血或使消化性溃疡复发；中枢神经系统有头痛或头晕。长期大剂量使用时可发生血液病或肾损伤
萘普生	镇痛。口服：首次 0.5g，以后必要时 0.25g，每 6～8h 给药 1 次	有胃肠道刺激，引起恶心、呕吐、消化不良、便秘、胃肠道出血，少见头晕、头痛、寒战、肌僵直、耳鸣、瘙痒、皮疹、视物障碍、血管神经性水肿、出血时间延长
双氯芬酸	镇痛。口服：50～150mg/d，分1～2 次，剂量应个体化，依据临床症状决定	可引起胃肠道反应：恶心、呕吐、食欲缺乏、腹胀、腹泻；可有头晕、头痛、皮疹、肌坏死、变态反应
曲马多	镇痛。成人口服：50mg/次，每日 3 次。肌内注射、静脉注射：50～100mg/次，每日 1 次，静脉注射宜稀释后缓慢注射	一日量不超过 400mg，连续用药不超过 48h
哌替啶	镇痛。口服：50～100mg/次。肌内注射：25～100mg/次	脑外伤颅内高压、哮喘、严重肝功能不全者禁用
吗啡	镇痛。口服或皮下注射：5～10mg/次，每日 1～3 次。剂量可根据病情进行调整	连用 3～5 天即产生耐药性，一周以上可成瘾，停用后会出现戒断综合征。主要不良反应涉及中枢神经系统（抑制呼吸、抑制咳嗽、引起恶心和呕吐）和胃肠系统（便秘和括约肌紧张），可出现体位性低血压，膀胱括约肌痉挛导致尿潴留

第十章
外科急性感染

急性蜂窝织炎（Acute cellulites）

急性蜂窝织炎是指皮下、筋膜下、肌间隙或深部疏松结缔组织的急性、弥漫性、化脓性炎症。其特点是任何部位的皮肤均可感染且病变不易局限，迅速扩散，与正常组织无明确界限，全身中毒症状明显。往往为溶血性链球菌、金黄色葡萄球菌、厌氧菌和大肠杆菌感染所致。近年随着微生物学的发展和检测手段的提高，厌氧菌感染和混合感染受到广泛的重视。很多研究表明，厌氧菌感染和混合感染有明显的增加趋势。革兰阴性菌所致的蜂窝织炎较少见。炎症常在皮肤、软组织损伤后发生，化学性物质刺激如药物注射不当或异物存留于软组织可诱发感染，病情严重时可引起败血症。故治疗局部感染的同时，需全身积极应用抗生素。

【诊断要点】

（1）临床症状

① 局部呈现红、肿、热、痛，红色较暗无明显界限，中央部颜色较周围深；中央部常因缺血发生坏死。部位表浅、组织较松弛者肿胀明显且呈弥漫性，疼痛较轻；部位深者常只有局部水肿及深压痛。由产气厌氧菌所引起的急性蜂窝织炎，局部可闻及捻发音。

② 可伴有高热、寒战、头痛、全身无力。

③ 常易并发淋巴管炎及淋巴结炎，甚至可并发转移性脓肿、

败血症。

（2）辅助检查：白细胞计数增加。

【治疗原则】

（1）卧床休息、止痛、患肢抬高。

（2）局部治疗：热敷，理疗，外敷药物。早期用50%的硫酸镁湿热敷，促进炎症吸收。

（3）应用足量有效的抗生素，青霉素为首选药，也可选用三代头孢菌素。深层用头孢唑林，浅层急性蜂窝织炎可口服阿莫西林。对厌氧菌感染者，甲硝唑为首选药物。

（4）手术治疗：治疗3～4日后效果不明显者，应行局部穿刺，如形成脓肿，应及时切开引流。对口底或颌下部病变，宜早期切开引流，以防止出现压迫症状。对因产气菌或厌氧菌所致的感染，均应争取早切开引流。

【可选药物】

药品名称	适应证与用法	注意事项
青霉素	适用于敏感细菌所致各种感染。静脉滴注：800万～1200万U，每日2次，连用5～7天	有变态反应；大剂量应用可出现反射亢进、幻觉、抽搐等，停药或减低剂量可恢复。用药前作皮试。青霉素水溶液在室温不稳定，应用本品须新鲜配制
头孢唑林	抗感染，静脉滴注：1～3g/次，每日2次，连用5～7天	对青霉素过敏或过敏体质者慎用。个别患者可出现暂时性血清转氨酶、ALP升高。肾功能不全者慎用
阿莫西林	抗感染，口服：0.5g/次，每日3次，一日剂量不超过4g	可出现腹泻、恶心、呕吐等胃肠道反应及皮疹、药物热、哮喘等。青霉素过敏者禁用。肾功能严重损害患者需调整给药剂量
阿莫西林/舒巴坦	控制化脓性感染。静脉滴注：0.75～1.5g/次，每日3次，连用5～7天。根据病情可增加剂量，但舒巴坦每日最大剂量不能超过4.0g	青霉素类药，有变态反应，用药前作皮试
头孢曲松	抗感染。静脉给药：1～2g/次，每日一次给药。最高剂量4g/d，疗程7～14日；小儿20～80mg/(kg·d)。12岁以上小儿用成人剂量	对青霉素过敏或过敏体质者慎用，对头孢菌素类过敏者禁用。孕妇慎用。主要有静脉炎、皮疹、发热、支气管痉挛和血清病、头痛、腹泻、结肠炎、黄疸、胀气、味觉障碍和消化不良等。长期应用可引起二重感染

药品名称	适应证与用法	注意事项
头孢呋辛	抗感染。肌内或静脉给药：每 8h 给予 0.75～1.5g，最高剂量每日 6g。小儿静脉给药，每 6～8h 给予 50～100mg/kg，日最高剂量不能超过 6g	主要有静脉炎、变态反应、药热、头痛、头晕、消化道反应。长期用药可致伪膜性肠炎，需警惕。青霉素过敏、严重肝肾功能不全者慎用。有报道少数患儿使用本品时出现轻、中度听力受损
硫酸镁粉	消肿，消炎。50％溶液外用热敷，一日 1～2 次	溶液可加热至 40℃ 左右，浸湿纱布后局部敷用，避免高温
甲硝唑	抗厌氧菌感染。静脉滴注：0.5g/次，每 8h 给药 1 次，连用 5～7 天	本品的代谢产物可使尿液呈深红色。有胃肠道反应，用药期间禁酒，以免出现急性乙醛中毒，妊娠早期禁用

急性淋巴管炎与急性淋巴结炎
（Acute lymphangitis and acute lymphadenitis）

致病菌从损伤破裂的皮肤或黏膜侵入，或从其他感染性病灶，如疖、足癣等处侵入，经组织的淋巴间隙进入淋巴管内，引起淋巴管及其周围急性炎症，称为急性淋巴管炎。淋巴管腔内有细菌、凝固的淋巴液和脱落的细胞。如急性淋巴管炎继续扩散到局部淋巴结，或化脓性病灶经淋巴管蔓延到所属区域的淋巴结，就可引起急性淋巴结炎。感染部位淋巴结肿大，出现索条状红线，可伴全身不适症状。如不及时控制其发展，可形成多腔性脓肿。致病菌常为金黄色葡萄球菌和溶血性链球菌。

【诊断要点】

（1）急性淋巴管炎

① 全身不适、畏寒、发热、头痛、乏力和食欲缺乏。

② 浅层淋巴管炎，在伤口近侧出现一条或多条"红线"，硬而有压痛。

③ 深层淋巴管炎不出现红线，但患肢出现肿胀，有条形压痛区。

（2）急性淋巴结炎

① 轻者仅有局部淋巴结肿大和略有压痛，常能自愈。

② 较重者，局部有红、肿、痛、热，并伴有全身症状。通过及时治疗，红肿即可消退，但有时由于瘢痕和组织增生，可遗留一小硬结；炎症扩展至淋巴结周围，几个淋巴结即可粘连成团；也可以发展成脓肿。此时，疼痛加剧，局部皮肤变暗红、水肿，压痛明显。

【治疗原则】

① 及时处理损伤，治疗原发病灶如扁桃体炎、龋齿、手指感染及足癣感染等。

② 鱼石脂软膏：外敷患处。

③ 50%的硫酸镁湿热敷，促进炎症吸收。

④ 急性淋巴结炎已形成脓肿的，应作切开引流。

⑤ 抗生素治疗：可口服联磺甲氧苄啶片或注射青霉素类抗生素，若呈阳性反应者，可选用红霉素类、林可霉素、克林霉素等。

【可选药物】

药品名称	适应证与用法	注意事项
鱼石脂	消肿化瘀,外用涂擦10%软膏,每日2次	可引起接触性皮炎。与酸、碱、生物碱、碘化物、铁和铅盐配伍禁忌
硫酸镁粉	消肿,消炎。50%溶液外用热敷,一日1～2次	—
联磺甲氧苄啶	抗感染。口服:2片/次,每日2次,首剂加倍	变态反应较为常见,表现为药疹、渗出性多形红斑、剥脱性皮炎和大疱表皮松解萎缩性皮炎等;也有表现为光敏反应、药物热、关节及肌肉疼痛、发热等血清病样反应的。有中性粒细胞减少或缺乏症、血小板减少症。可发生黄疸、肝功能减退,严重者可发生急性肝坏死。故有肝功能损害患者宜避免磺胺药的全身应用。注意多饮水,以防尿结晶
青霉素	适用于敏感细菌所致各种感染。肌内注射:40万～80万 U,每日2次。严重者,静脉滴注:800万 U,每日2次,连用5～7天	有变态反应;大剂量应用可出现反射亢进、幻觉、抽搐等,停药或减低剂量可恢复。用药前作皮试。青霉素水溶液在室温下不稳定,应用本品须新鲜配制

药品名称	适应证与用法	注意事项
阿莫西林/舒巴坦	控制化脓性感染。静脉滴注：0.75～1.5g/次，每日3次。连用5～7天。根据病情可增加剂量，但舒巴坦每日最大剂量不能超过4.0g	本品含阿莫西林，其为青霉素类药品，有变态反应，用药前作皮试
红霉素	控制感染。静脉滴注：0.5～1.0g/次，一日2～3次	易引起静脉炎，滴注速度宜缓慢。稀释成1mg/ml溶液滴注。与碱化尿液药物碳酸氢钠同用时，本品在泌尿系统的抗菌活性随pH值的升高而增强
阿奇霉素	控制感染。静脉滴注：0.5～1.0g/次，一日1次	易引起静脉炎，滴注速度宜缓慢。滴注液浓度不得高于2.0mg/ml

脓性颌下炎（下颌下隙感染）
（Inflammation of submaxillary gland）

又称 Ludwig 颈炎，是一种位于颌下这一特殊部位的急性蜂窝织炎，主要临床表现有颌下区丰满，淋巴结肿大、压痛。多见于下颌智齿冠周炎，下颌后牙尖周炎、牙槽脓肿等牙源性炎症的扩散。其次为颌下淋巴结炎的扩散。可发生喉头水肿，压迫气管引起呼吸困难，甚至窒息。全身有恶寒、高热、衰竭等脓毒病症状。

【诊断要点】

① 成人有下颌磨牙化脓性根尖周炎、下颌智齿冠周炎史，婴幼儿、儿童多能询问出上呼吸道感染继发颌下淋巴结炎病史。

② 颌下三角区炎性红肿、压痛，病初表现为炎性浸润块，有压痛；进入化脓期有跳痛、波动感、皮肤潮红；穿刺易抽出脓液。

③ 患者有不同程度体温升高、白细胞增多等全身表现。

④ 患侧舌下肉阜区、颌下腺导管口红肿，压迫颌下有脓性分泌物自导管口流出。

⑤ X线检查多能发现颌下腺导管结石。

【治疗原则】

① 切开引流及手术治疗。

② 全身支持疗法：注意饮食，增加营养，并注意口腔卫生及牙齿保健。

③ 局部热敷、理疗。

④ 应用足量抗生素治疗：可用青霉素类、大环内酯类、头孢菌素类抗生素。

【可选药物】

药品名称	适应证与用法	注意事项
青霉素	适用于敏感细菌所致各种感染。静脉滴注：800 万 U，每日 2 次	有变态反应；大剂量应用可出现反射亢进、幻觉、抽搐等，停药或减低剂量可恢复。用药前作皮试。青霉素水溶液在室温不稳定，应用本品须新鲜配制
阿莫西林/舒巴坦	控制化脓性感染。静脉滴注：0.75～1.5g/次，每日 3 次，连用 5～7 天。根据病情可增加剂量，但舒巴坦每日最大剂量不能超过 4.0g	青霉素类药，有变态反应，用药前作皮试
红霉素	控制感染。静脉滴注：0.5～1.0g/次，一日 2～3 次	易引起静脉炎，滴注速度宜缓慢。稀释成 1mg/ml 溶液滴注。与碱化尿液药物碳酸氢钠同用时，本品在泌尿系统的抗菌活性随 pH 值的升高而增强
阿奇霉素	控制感染。静脉滴注：0.5～1.0g/次，一日 1 次	易引起静脉炎，滴注速度宜缓慢。滴注液浓度不得高于 2.0mg/ml
头孢唑林	抗感染。静脉滴注：1～3g/次，每日 2 次，连用 5～7 天	对青霉素过敏或过敏体质者慎用。肾功能不全者慎用，个别患者可出现暂时性血清转氨酶、ALP 升高
头孢呋辛钠	抗感染。成人肌内或静脉给药：每 8h 给予 0.75～1.5g，最高剂量每日 6g。小儿静脉给药，每 6～8h 给予 50～100mg/kg，日最高剂量不能超过 6g	主要有静脉炎、变态反应、药热、头痛、头晕、消化道反应，长期用药可致伪膜性肠炎，需警惕。青霉素过敏、严重肝肾功能不全者慎用。有报道患儿使用本品可出现轻、中度听力受损
头孢曲松	抗感染。静脉给药：1～2g/次，每日一次给药。最高剂量一日 4g，疗程 7～14 日；小儿 20～80mg/(kg·d)。12 岁以上小儿用成人剂量	对青霉素过敏或过敏体质者慎用，对头孢菌素类过敏者禁用。孕妇慎用。主要有静脉炎、皮疹、发热、支气管痉挛和血清病、头痛、腹泻、结肠炎、黄疸、胀气、味觉障碍和消化不良等。长期应用可引起二重感染

药品名称	适应证与用法	注意事项
头孢哌酮/舒巴坦	抗感染。成人 1～2g/次（头孢哌酮 0.5～1g），每日 2～4 次。舒巴坦每日最高剂量不超过 4g。儿童常用量 40～80mg/(kg·d)，分 2～4 次滴注，舒巴坦每日不超过 80mg/kg	可出现稀便或轻度腹泻、恶心、呕吐、变态反应、可逆性中性粒细胞减少、血红蛋白减少、血小板减少、低凝血酶原血症、一过性嗜酸粒细胞增多等。用药期间禁酒

急性脓胸 （Acute empyema）

致病菌进入胸腔引起炎性渗出，造成胸腔脓性积液，称为脓胸。青壮年发病率较高。致病菌以金葡菌和肺炎链球菌多见，其次为大肠、变形杆菌、厌氧菌等。现今多见于金葡菌和 G⁻ 杆菌，结核杆菌和真菌较少见。多数脓胸可由数种细菌混合感染。

【诊断要点】

（1）主要表现为胸腔急性炎症与积液症状，患者常有胸痛、高热、呼吸急促、咳嗽、脉速、周身不适、食欲缺乏等症状。严重者可伴有发绀和休克。婴儿肺炎后脓胸的感染中毒症状更为明显。

（2）血常规：白细胞计数增高，中性粒细胞增多。

（3）X线检查因胸膜腔积液的量和部位不同表现各异，有大片浓密阴影，患侧肺萎缩。

（4）B超检查可见积液反射波，能明确积液范围并可作出准确定位，有助于确定穿刺部位。

（5）脓胸的确诊，胸腔穿刺抽得脓液即可诊断为脓胸。行涂片镜检、细菌培养及抗菌药物敏感试验，依此选用有效的抗菌药物治疗。

【治疗原则】

（1）主要是抗感染：根据病原菌及药敏试验选用有效足量的抗菌药物，如青霉素、头孢唑林、头孢曲松、头孢西丁、头孢哌酮/舒巴坦、左氧氟沙星、甲硝唑等，以静脉给药为好，观察疗效并及时调整药物和剂量。如果由于持续渗液或包裹多腔需长期引流者，抗生素需长期大量应用。如果胸腔积液早期即得以控制,抗生素还须用10～14天以控制肺部炎症。

（2）全身治疗：给予高蛋白、高热量、高维生素饮食,鼓励多饮水。必要时输入静脉营养、血浆、白蛋白或少量多次输入新鲜血。

（3）脓液引流：是脓胸治疗的关键。一岁以下的婴幼儿可用穿刺及胸腔内注入抗菌药物治疗,多可获得满意效果。年龄再大的患者,应尽早施行胸腔闭式引流,排尽脓液。引流术后定期行X线检查,随时调整胸引流管;保证引流通畅,鼓励患者多下地活动。

【可选药物】

药品名称	适应证与用法	注意事项
青霉素	适用于敏感细菌所致各种感染。静脉滴注:800万U,每日2次	有变态反应;大剂量应用可出现反射亢进、幻觉、抽搐等,停药或减低剂量可恢复。用药前作皮试。青霉素水溶液在室温不稳定,应用本品须新鲜配制
头孢唑林	抗感染。静脉缓慢推注、静脉滴注或肌内注射:0.5～1g/次,每日2～4次,严重感染可增加至6g/d,分2～4次静脉给予	对青霉素过敏或过敏体质者慎用。不良反应发生率低,静脉注射可发生血栓性静脉炎,有药疹、嗜酸粒细胞增高、药物热、暂时性血清氨基转移酶、ALP升高。肾功能减退患者应用高剂量时可出现脑病反应
头孢呋辛钠	抗感染。成人肌内或静脉给药:每8h给予0.75～1.5g,最高剂量6g/d。小儿静脉给药,每6～8h给予50～100mg/kg,最高剂量不能超过6g/d	主要有静脉炎、变态反应、药热、头痛、头晕、消化道反应,长期用药可致伪膜性肠炎,需警惕。青霉素过敏、严重肝肾功能不全者慎用。有报道患儿使用本品时出现轻、中度听力受损
头孢西丁	抗感染。肌内注射:2～4g/d,分3～4次用。静脉滴注:4～12g/d,分2～4次给药	可能引起变态反应:皮疹、药热、面部潮红或苍白、气喘、心悸、胸闷、腹痛、过敏性休克,注射区局部反应如局部疼痛和血栓性静脉炎等,可引起肝肾损害,偶见白细胞减少。用前应皮试
头孢曲松	抗感染。成人肌内或静脉给药:每24h给予1～2g或每12h给予0.5～1g。最高剂量4g/d。小儿静脉给药,按体重20～80mg/(kg·d),12岁以上小儿用成人剂量	主要有静脉炎、变态反应、药热、头痛、头晕、消化道反应,长期用药可致二重感染。青霉素过敏、严重肝肾功能不全者慎用

药品名称	适应证与用法	注意事项
头孢哌酮/舒巴坦	抗感染。成人 1～2g/次（头孢哌酮 0.5～1g），每日 2～4 次，舒巴坦每日最高剂量不超过 4g。儿童常用量每日 40～80mg/kg，分 2～4 次滴注。舒巴坦最高剂量不超过 80mg/（kg·d）	可出现稀便或轻度腹泻、恶心、呕吐、变态反应、可逆性中性粒细胞减少、血红蛋白减少、血小板减少、低凝血酶原血症、一过性嗜酸粒细胞增多等。用药期间禁酒
左氧氟沙星	抗感染。静脉滴注：0.5g/d，一日 1 次	可致肾功能障碍、肝酶升高、血细胞减少、血小板减少、胃肠功能障碍、变态反应、中枢症状，光敏反应较少见。对喹诺酮类药物过敏者、妊娠及哺乳期妇女、18 岁以下患者禁用
甲硝唑	抗厌氧菌感染。静脉滴注：0.5g/次，每 8h 给药 1 次，连用 5～7 天	本品的代谢产物可使尿液呈深红色。有胃肠道反应，用药期间禁酒，以免出现急性乙醛中毒，妊娠早期禁用

急性化脓性乳腺炎（Acute suppurative mastitis）

急性化脓性乳腺炎是乳房的急性化脓性感染，绝大部分发生在产后哺乳的妇女，尤以初产妇多见，发病常在产后 3～4 周。发病原因为产后抵抗力下降及乳汁淤积和细菌侵入。乳房脓肿可以是单房性的，也可因未及时引流而扩展为多房性的；或自外穿破皮肤，或脓肿破溃入乳管形成乳头溢脓；同一乳房也可同时存在数个病灶而形成多个脓肿，深部脓肿除缓慢向外破溃外，也可向深部穿至乳房与胸肌间的疏松组织中，形成乳房后脓肿，严重急性乳腺炎可导致乳房组织大块坏死，甚至并发败血症。常见致病菌为金黄色葡萄球菌，其次为链球菌。

【诊断要点】

① 初期患者乳房肿胀疼痛；患处出现压痛性硬块，表面皮肤红热；同时可出现发热等全身症状。炎症继续发展，则上述症状加重，此时，疼痛呈搏动性，患者可有寒战、高热、脉搏加快等。

② 患侧腋窝淋巴结常肿大，并有压痛。

③ 血常规检查白细胞明显升高。

④ 初期 B 超无明显变化，晚期可有脓腔形成，在患侧乳房可抽出脓液。

⑤ 形成脓肿后，主要治疗措施是及时排脓。

【治疗原则】

① 患侧乳房暂停哺乳，以免影响婴儿健康；同时采取措施促使乳汁通畅排出（如用吸乳器吸出乳汁等），去除乳汁淤积因素。

② 局部理疗、热敷，有利于炎症早期消散。水肿显著者用 25％硫酸镁湿热敷。

③ 局部封闭：可促使早期炎症消散。

④ 全身抗感染治疗：青霉素类抗生素和头孢菌素类、甲硝唑等。

【可选药物】

药品名称	适应证与用法	注意事项
硫酸镁粉	消肿，消炎。50％溶液外用热敷，一日 1～2 次	—
青霉素	抗感染。静脉滴注：400 万～800 万 U，每日 2 次，连用 7～10 天	有变态反应；大剂量应用可出现反射亢进、幻觉、抽搐等，停药或减低剂量可恢复。用药前作皮试。青霉素水溶液在室温不稳定，应用本品须新鲜配制
阿莫西林/舒巴坦	控制化脓性感染。静脉滴注：0.75～1.5g/次，每日 3～4 次。连用 5～7 天。根据病情可增加剂量，但舒巴坦每日最大剂量不能超过 4.0g	本品含阿莫西林，其为青霉素类药品，有变态反应，用药前作皮试
头孢唑林	抗感染。静脉缓慢推注、静脉滴注或肌内注射：0.5～1g/次，每日 2～4 次，严重感染可增加至每日 6g，分 2～4 次静脉给予	不良反应发生率低，静脉注射可发生血栓性静脉炎，有药疹、嗜酸粒细胞增高、药物热、暂时性血清氨基转移酶、ALP 升高。肾功能减退患者应用高剂量时可出现脑病反应。对青霉素过敏或过敏体质者慎用

药品名称	适应证与用法	注意事项
头孢呋辛钠	抗感染。肌内或静脉注射：每8h给予0.75～1.5g，最高剂量6g/d。小儿静脉给药：每6～8h给予50～100mg/kg，最高剂量不能超过6g/d	主要有静脉炎、变态反应、药热、头痛、头晕、消化道反应，长期用药可致伪膜性肠炎，需警惕。青霉素过敏、严重肝肾功能不全者慎用。有报道患儿使用本品时可出现轻、中度听力受损
甲硝唑	抗厌氧菌感染。静脉滴注：0.5g/次，每8h给药1次，连用5～7天	本品的代谢产物可使尿液呈深红色。有胃肠道反应，用药期间禁酒，以免出现急性乙醛中毒，妊娠早期禁用

急性阑尾炎 （Acute appendicitis）

急性阑尾炎是腹部外科中最为常见的疾病之一，为全身抵抗力下降或阑尾腔的机械梗阻如粪石堵塞、管腔扭曲狭窄、细菌入侵等因素诱发而出现的急性炎症。根据急性阑尾炎的临床病理过程，可以分为急性单纯性阑尾炎、急性化脓性阑尾炎、坏疽性及穿孔性阑尾炎和阑尾周围脓肿。部分急性单纯性阑尾炎经过及时的药物治疗炎症可以消退，其中大部分转为慢性阑尾炎，易反复发作；化脓、坏疽或穿孔性阑尾炎可以为大网膜所包裹，炎症局限化形成阑尾周围脓肿；如果阑尾的炎症严重、发展迅速，未及时手术治疗，又未能被大网膜包裹，则发展成为弥漫性腹膜炎、感染中毒性休克，部分患者可能并发化脓性门静脉炎。

【诊断要点】

（1）转移性右下腹痛，胃肠道症状，低热（一般亦不超过38℃），高热多见于阑尾坏疽、穿孔或已并发腹膜炎。伴有寒战和黄疸，则提示可能并发化脓性门静脉炎。

（2）右下腹麦氏点附近固定压痛，压痛程度和范围往往与炎症的严重程度相关。反跳痛，肌紧张。

（3）白细胞总数与中性粒细胞计数均升高，并多与病变严重程度成正比。单纯性急性阑尾炎白细胞计数在 $12 \times 10^9/L$ 左右，中性粒细胞在 80% 以上；化脓及坏疽性阑尾炎白细胞计数在（15～

$20) \times 10^9 / L$，中性粒细胞在 90％以上。

（4）B超检查有助于判断阑尾的病变程度。化脓性及坏疽性阑尾炎时，阑尾显像增宽；阑尾脓肿时显示积液声像。

（5）X线检查：腹部X线平片，右下腹有局限性肠腔积气，如有阑尾周围脓肿或盲肠后位阑尾脓肿时，腰大肌影模糊，有高密度影，其周围肠腔积气。偶可见钙化粪石和异物影。

【治疗原则】

（1）原则上急性阑尾炎一经确诊，应早期进行阑尾切除术。

（2）手术前即应用抗菌药物，有利于防止术后感染的发生。目前常采用头孢菌素或其他新型 β-内酰胺类抗生素与甲硝唑联合。其优点为抗菌谱更广，抗耐药菌力更强，而毒性、副作用则更少。对轻型急性阑尾炎，抗生素应用近似预防性质，可选用一般抗生素短时间应用。只有对炎症严重的患者才适合正规治疗性应用。重型阑尾炎（坏疽或穿孔性）目前主张采用第三代头孢菌素加甲硝唑联用或用亚胺培南能收到良好效果。

（3）急性阑尾炎的非手术治疗适用于以下几种情况：急性单纯性阑尾炎早期；患者拒绝手术治疗或客观条件不允许；患者伴有其他严重器质性疾病不能耐受手术。此时主要治疗措施为补液和选用有效的抗菌药物。如果在非手术治疗过程中病情加重，应及时转为手术治疗。

【可选药物】

药品名称	适应证与用法	注意事项
青霉素	抗感染，用于急性单纯性阑尾炎首次发病。静脉滴注：800万～1200万U，每日2次，连用5～7天	有变态反应；大剂量应用可出现反射亢进、幻觉、抽搐等，停药或减低剂量可恢复。用药前作皮试。青霉素水溶液在室温不稳定，应用本品须新鲜配制
阿莫西林	抗感染。肌内注射或静脉滴注：成人 0.5～1g/次，每 6～8h 给药 1 次；剂量不超过 4g/d。小儿 50～100mg/(kg·d)，分 3～4 次给药	可见恶心、呕吐、腹泻、伪膜性肠炎、皮疹、药物热、哮喘、贫血、血小板减少、嗜酸粒细胞增多等；青霉素过敏及青霉素皮肤试验阳性者禁用；青霉素类药物偶可致过敏性休克，用药前必须详细询问药物过敏史并作青霉素皮肤试验

药品名称	适应证与用法	注意事项
阿莫西林/克拉维酸	抗感染,静脉注射或静脉滴注:成人1.2g/次,一日3~4次;小儿一次30mg/kg,一日3~4次,新生儿一日2~3次	青霉素过敏及青霉素皮肤试验阳性者禁用;青霉素类药物偶可致过敏性休克,用药前必须详细询问药物过敏史并作青霉素皮肤试验
阿莫西林/舒巴坦	控制化脓性感染。静脉滴注:0.75~1.5g/次,每日3~4次。连用5~7天	
头孢唑林	抗感染,用于阑尾周围脓肿或局限性腹膜炎。静脉滴注:1~3g/次,每日2次	肾功能不全者慎用,个别患者可出现暂时性血清转氨酶、ALP升高
头孢呋辛钠	抗感染。成人肌内或静脉给药:每8h给予0.75~1.5g,最高剂量每日6g。小儿静脉给药,每6~8h给予50~100mg/kg,日最高剂量不能超过6g	主要有静脉炎、变态反应、药热、头痛、头晕、消化道反应,长期用药可致伪膜性肠炎,需警惕。青霉素过敏、严重肝肾功能不全者慎用
头孢曲松	抗感染,用于阑尾穿孔并发弥漫性腹膜炎等严重感染。静脉滴注:1~2g/次,每日1~2次,最高剂量每日4g。小儿静脉给药:按体重20~80mg/(kg·d),12岁以上小儿用成人剂量	主要有静脉炎、变态反应、药热、头痛、头晕、消化道反应,长期用药可致二重感染。青霉素过敏、严重肝肾功能不全者慎用
头孢哌酮	抗感染,静脉滴注:一般感染,1~2g/次,每12h给药1次;严重感染,4g/次,每12h给药1次;小儿50~200mg/(kg·d),分2~4次静脉滴注	皮疹较多见,少数患者可发生腹泻、腹痛、嗜酸粒细胞增多、轻度中性粒细胞减少、暂时性血清氨基转移酶、ALP、尿素氮或血肌酐升高;用药期间禁酒
头孢哌酮/舒巴坦	抗感染。静脉滴注:成人1~2g/次(头孢哌酮0.5~1g),每日2~4次。舒巴坦日最高剂量不超过4g;儿童40~80mg/(kg·d),分2~4次滴注,舒巴坦最高剂量不超过80mg/(kg·d)	可出现稀便或轻度腹泻、恶心、呕吐、变态反应,可逆性中性粒细胞减少、血红蛋白减少、血小板减少、低凝血酶原血症、一过性嗜酸粒细胞增多等。用药期间禁酒

药品名称	适应证与用法	注意事项
头孢噻肟	抗感染。静脉滴注:成人 0.5~1g/次(1~2 瓶),每 6h 1 次。严重感染患者的一日剂量可加大至 6~8g,每日不超过 12g。儿童 50~100mg/(kg·d),新生儿 20mg/(kg·d),分 2 次用	不良反应发生率低,有皮疹和药物热、静脉炎、腹泻、恶心、呕吐、食欲缺乏等。白细胞减少、酸性粒细胞增多或血小板减少少见。偶有头痛、麻木、呼吸困难和面部潮红。大剂量使用本品可发生脑病
左氧氟沙星	抗感染。静脉滴注:0.5g/d,一日一次	可致肾功能障碍、肝酶升高、血细胞减少、血小板减少、胃肠功能障碍、变态反应、中枢症状,光敏反应较少见。对喹诺酮类药物过敏者、妊娠及哺乳期妇女、18 岁以下患者禁用
甲硝唑	抗厌氧菌感染,用于急性单纯性阑尾炎首次发病。静脉滴注:0.5g/次,每 6~8h 给药 1 次,连用 5~7 天	本品的代谢产物可使尿液呈深红色。有胃肠道反应,用药期间禁酒,以免出现急性乙醛中毒,妊娠早期禁用
替硝唑	抗厌氧菌感染,急性单纯性阑尾炎首次发病。静脉滴注:0.4~0.8g,每日 1 次,连用 5~7 天	哺乳期妇女禁用,有血液病史者禁用,用药期间禁酒。高剂量时也可引起癫痫发作和周围神经病变
奥硝唑	抗厌氧菌感染。静脉滴注:起始剂量为 0.5~1g,然后每 12h 给予 0.5g,连用 5~10 天	禁用于对此类药物过敏的患者;也禁用于脑和脊髓发生病变的患者,癫痫及各种器官硬化症患者。使用过程中,如有异常神经症状反应即停药,并进一步观察治疗

急性原发性腹膜炎 (Acute primary peritonitis)

病原菌经血行、淋巴途径或经肠壁、女性生殖器而进入腹腔,引起急性化脓性腹膜炎症。细菌多为溶血性链球菌、肺炎球菌,其次是金黄葡萄球菌,少数为 G^- 杆菌如大肠杆菌。厌氧菌感染极少。但近年来发现,由肺炎球菌和溶血性链球菌引起的原发性腹膜炎逐渐减少,而由革兰阴性杆菌引起的原发性腹膜炎呈上升趋势。特别是临床上采用厌氧菌培养方法以来,合并有厌氧菌感染的原发性腹膜炎的病例报道逐渐增多,并且已经发现有部分原发性腹膜炎是由混合感染所致。小儿患者比成年人发病率高,女性比男性发病率高。小儿患肾病、系统性红斑狼疮易得原发性腹膜炎。可能发病前有耳部或上呼吸道感染史，成年人中也常因营养不良或抵抗力低下而发病。

【诊断要点】

（1）临床表现：以高热、呕吐、腹痛及腹胀为主要表现，起病急骤。腹痛常较剧烈，遍及全腹，常以下腹为重，继而出现频繁呕吐，吐出食物残渣及胆汁。初起时偶有腹泻，以后因腹胀、肠麻痹，多发生便秘或不排气。

（2）体检可发现有体温升高、脉速，中毒症状一般不很严重。腹部常有胀气，有腹肌紧张，但不呈板状，压痛、反跳痛往往很显著，叩诊多数可以呈腹腔积液征。

（3）辅助检查

① 血白细胞数升高，可高达（20～40）×10^9/L，中性粒细胞可增高到90％以上。

② 腹腔穿刺可以明确诊断。一般呈脓性、无臭味，在排除继发性腹膜炎后即可确诊。

【治疗原则】

（1）抗生素治疗：根据致病菌选择抗菌药物，采用头孢菌素类常很有效；如脓液有臭味，或染色发现有 G$^-$杆菌，还需考虑有厌氧菌混合感染的可能，治疗时可加用甲硝唑口服、静脉滴注，也可以在腹腔内注入。或应用对需氧菌和厌氧菌都有治疗作用的第三代头孢菌素，如头孢曲松等。喹诺酮类对革兰阳性和阴性细菌都有效，对呼吸道和泌尿系感染疗效特别好。但影响儿童骨骼发育，不适于 12 岁以下儿童使用。

（2）对症治疗

① 止痛：使用曲马多、哌替啶。

② 解痉：使用阿托品。

③ 镇静：使用地西泮。

④ 补充热量与营养：用葡萄糖、复方氨基酸。

（3）输液，保持水、电解质平衡等。

（4）输全血、血浆以及大量 B 族维生素、维生素 C 以改进一般情况。

（5）胃肠减压减轻腹胀，并使胃肠道休息。

（6）手术治疗：如上述处理效果不好，病情进展，腹胀严重，出现全身中毒症状，则宜剖腹探查，腹腔引流。

【可选药物】

药品名称	适应证与用法	注意事项
头孢曲松	抗感染。成人肌内或静脉给药：每 24h 给予 1～2g 或每 12h 给予 0.5～1g。最高剂量 4g/d。小儿静脉给药：每 12h 给予 50mg/kg，最高剂量不能超过 4g/d。小儿静脉给药，按体重 20～80mg/(kg·d)，12 岁以上小儿用成人剂量	主要有静脉炎、变态反应、药热、头痛、头晕、消化道反应，长期用药可致二重感染。青霉素过敏、严重肝肾功能不全者慎用
头孢哌酮/舒巴坦	抗感染。静脉滴注：成人每 24h 给予 2～4g，分 2 次，舒巴坦日最高剂量不超过 4g；儿童 40～80mg/(kg·d)，分 2～4 次滴，舒巴坦最高剂量不超过 80mg/(kg·d)	可出现稀便或轻度腹泻、恶心、呕吐、变态反应、可逆性中性粒细胞减少、血红蛋白减少、血小板减少、低凝血酶原血症、一过性嗜酸粒细胞增多等。用药期间禁酒
拉氧头孢	抗感染。静脉滴注：1～2g/次，分 2 次，重症用量可加倍。小儿 40～80mg/kg，分 2～4 次，并依年龄、症状适当增减	偶有变态反应及过敏性休克，用前应皮试，静脉内大量注射，应选择合适部位，缓慢注射，以减轻对管壁的刺激及减少静脉炎的发生
甲硝唑	抗厌氧菌感染。静脉滴注：0.5g/次，每 6～8h 给药 1 次，连用 5～7 天	本品的代谢产物可使尿液呈深红色。有胃肠道反应，用药期间禁酒，以免出现急性乙醛中毒，妊娠早期禁用
曲马多	镇痛。口服：不超过 100mg/次，每日不超过 400mg。肌内注射，皮下注射或静脉注射：50～100mg/次，一日不超过 400mg	不良反应主要表现出出汗、头晕、恶心、眩晕、呕吐、口干、疲劳、精神迟钝等。本品不宜用于正在接受单胺氧化酶(MAO)抑制剂治疗或在过去的 14 天内已服用过上述药物的患者。本品不能用于经治疗未能充分控制的癫痫患者。本品不能用于戒毒治疗
哌替啶	中枢镇痛药。肌内注射：50mg/次，必要时用	连续使用易产生成瘾性，连续使用不宜超过 7 天

药品名称	适应证与用法	注意事项
阿托品	解痉。肌内注射：0.5mg/次，必要时可重复，一般每 4h 给药 1 次。极量 2mg/次	常见便秘、出汗减少、口鼻咽喉干燥、视物模糊、皮肤潮红、排尿困难（尤其是老年患者）。青光眼及前列腺肥大者、高热者禁用
地西泮	镇静类药，用于痉挛较轻患者。口服：5mg/次。静脉滴注：10～20mg/次	常见的不良反应为嗜睡、头昏、乏力等；大剂量可有共济失调、震颤；皮疹、白细胞减少属罕见；个别患者发生兴奋、多语、睡眠障碍甚至幻觉
左氧氟沙星	抗感染。静脉滴注：0.5g/d，一日一次	可致肾功能障碍、肝酶升高、血细胞减少、血小板减少、胃肠功能障碍、变态反应、中枢症状，光敏反应较少见。对喹诺酮类药物过敏者、妊娠及哺乳期妇女、18 岁以下患者禁用
替加环素	抗感染。静脉滴注：首剂 100mg，然后 50mg/次，每 12h 给药 1 次，30～60min/次。治疗复杂性皮肤软组织感染或复杂性腹腔内感染的推荐疗程为 5～14 天	最常见不良反应为恶心、呕吐，有注射部位炎症、疼痛，感染性休克、变态反应、寒战、注射部位水肿、注射部位静脉炎等

急性弥漫性腹膜炎（Acute diffuse peritonitis）

腹膜炎是脏层和壁层腹膜对细菌、化学、物理或异物损害所产生的急性炎症反应，根据病因可分为继发性细菌性腹膜炎和原发性腹膜炎；根据累及的范围可分为弥漫性和局限性腹膜炎。急性弥漫性腹膜炎是指急性化脓性腹膜炎累及整个腹腔，是一种常见的外科急腹症。致病菌多为肠道内正常存在的菌群，以革兰阴性杆菌为主，其中大肠杆菌最常见，并常为多种细菌的混合感染，细菌之间常有协同作用，致使毒性增强。

【诊断要点】

（1）临床症状

① 腹痛为持续性，一般很剧烈，在深呼吸、咳嗽、转动身体时加剧，疼痛多自原发病部位开始，随炎症扩散及全腹。

② 恶心、呕吐。

③ 感染中毒：当腹膜炎进入严重阶段时出现高热（体温可达39℃以上）、脉搏细速、呼吸浅快、大汗、口干，后期出现四肢发冷、呼吸急促、口唇发绀、血压下降、神志不清。

（2）辅助检查

① 白细胞计数增高，但病情严重或机体反应低下时，白细胞计数并不高，仅有中性粒细胞比例升高或毒性颗粒出现。

② 腹部 X 线检查可见肠腔普遍胀气并有多个小气液面等肠麻痹征象，胃肠穿孔时，多数可见膈下游离气体存在。

③ 如腹痛以中下腹部为主，应进行直肠指检，如指套染血性物则提示肠套叠、肠扭转、炎症性肠病或肿瘤性病变。直肠子宫或直肠膀胱陷窝有触痛、饱满感，提示有炎症或积脓。

【治疗原则】

（1）半卧位体位，使脓液流向盆腔。由于盆腔腹膜吸收能力较上腹部差，可减少毒素吸收。即使形成脓肿，也可经直肠或阴道后穹窿引流。禁食，胃肠减压，吸氧，静脉输入晶胶体液。

（2）补充液体，纠正酸碱平衡，补充热量与营养：葡萄糖，复方氨基酸液。

（3）应用抗菌药物：由于继发性腹膜炎大多为多种菌混合感染，故应联合应用对需氧菌和厌氧菌有效的抗生素，如氨基糖苷类抗生素或氨苄西林与甲硝唑、替硝唑联合应用，或应用对需氧菌和厌氧菌都有治疗作用的第三代头孢菌素，如头孢曲松等，可选用头孢呋辛、头孢噻肟、头孢哌酮、拉氧头孢、替加环素等。

（4）镇痛（双氯芬酸、布洛芬、哌替啶、阿托品）、镇静剂（地西泮）。

（5）手术治疗，去除病灶、修补穿孔、吸去脓液，必要时引流腹腔。如病因不明确，则可作剖腹探查。

【可选药物】

药品名称	适应证与用法	注意事项
氨苄西林	抗感染。肌内注射:2~4g/d,分4次给予。静脉滴注:4~12g/d,分2~4次,每日最高剂量14g	不良反应与青霉素相仿,以变态反应较为多见,皮疹是最常见的反应,呈荨麻疹或斑丘疹,用药前皮试,使用需新鲜配制
阿米卡星	抗感染。静脉滴注:15mg/(kg·d),分2~3次给药。成人不超过1.5g/d,疗程不超过10天	可发生听力减退、耳鸣或耳部饱满感、眩晕、步履不稳等症状。本品有一定肾毒性,患者可出现血尿、排尿次数减少或尿量减少、BUN、血肌酐值增高等。应给予患者足够的水分,以减少肾小管损害
异帕米星	抗感染。肌内注射或静脉滴注:0.4g/d,分1~2次给药。可根据患者年龄、体质和症状适当调整。肾功能不全患者应根据肾功能受损程度调整给药剂量和给药间隔	常见耳毒性、肾毒性,少见视力减退、呼吸困难、嗜睡、极度软弱无力(神经肌肉阻滞)、皮疹等变态反应、血象变化、肝功能改变、消化道反应和注射部位疼痛、硬结等
甲硝唑	抗厌氧菌感染。静脉滴注:0.5g/(kg·d),每6~8h给药1次,连用5~7天	本品的代谢产物可使尿液呈深红色。有胃肠道反应,用药期间禁酒,以免出现急性乙醛中毒,妊娠早期禁用
替硝唑	抗厌氧菌感染,急性单纯性阑尾炎首次发病。静脉滴注:0.4~0.8g,每日1次,连用5~7天	哺乳期妇女禁用,有血液病病史者禁用,用药期间禁酒。高剂量时也可引起癫痫发作和周围神经病变
奥硝唑	抗厌氧菌感染。静脉滴注:起始剂量为0.5~1g,然后每12h给予0.5g,连用3~6天	禁用于对此类药物过敏的患者;也禁用于脑和脊髓发生病变的患者,癫痫及各种器官硬化症患者。使用过程中,如有异常神经症状反应即停药,并进一步观察治疗
头孢曲松	抗感染。静脉给药:1~2g/次,每日一次给药。最高剂量4g/d,疗程7~14日;小儿20~80mg/(kg·d)。12岁以上小儿用成人剂量	对青霉素过敏或过敏体质者慎用,对头孢菌素类过敏者禁用。孕妇慎用。主要有静脉炎、皮疹、发热、支气管痉挛和血清病、头痛、腹泻、结肠炎、黄疸、胀气、味觉障碍和消化不良等。长期应用可引起二重感染
头孢呋辛钠	抗感染。成人肌内或静脉给药:每8h给予0.75~1.5g,最高剂量每日6g。小儿静脉给药:每6~8h给予50~100mg/kg,日最高剂量不能超过6g	主要有静脉炎、变态反应、药热、头痛、头晕、消化道反应,长期用药可致伪膜性肠炎,需警惕。青霉素过敏、严重肝肾功能不全者慎用

続表

药品名称	适应证与用法	注意事项
头孢哌酮	抗感染，静脉滴注：1～2g/次，每12h给药1次。严重感染：4g/次，每12h给药1次；小儿50～200mg/(kg·d)，分2～4次静脉滴注	皮疹较多见，少数患者可发生腹泻、腹痛、嗜酸粒细胞增多、轻度中性粒细胞减少、暂时性血清氨基转移酶、ALP、尿素氮或血肌酐升高；用药期间禁酒
头孢哌酮/舒巴坦	抗感染。静脉滴注：成人1～2g/次（头孢哌酮0.5～1g），每日2～4次。舒巴坦日最高剂量不超过4g；儿童40～80mg/(kg·d)，分2～4次，舒巴坦最高剂量不超过80mg/(kg·d)	可出现稀便或轻度腹泻、恶心、呕吐、变态反应、可逆性中性粒细胞减少、血红蛋白减少、血小板减少、低凝血酶原血症、一过性嗜酸粒细胞增多等。用药期间禁酒
头孢噻肟	抗感染。静脉滴注：成人3～6g/d，分3次用，每日不超过12g。儿童100～150mg/(kg·d)，新生儿50～100mg/(kg·d)，分2～3次用	不良反应发生率低，有皮疹和药物热、静脉炎、腹泻、恶心、呕吐、食欲缺乏等。白细胞减少、酸性粒细胞增多或血小板减少少见。偶有头痛、麻木、呼吸困难和面部潮红
拉氧头孢	抗感染。静脉滴注：1～2g/次，分2次，重症用量可加倍。小儿40～80mg/kg，分2～4次，并依年龄、症状适当增减	偶有变态反应及过敏性休克，用前应皮试，静脉内大量注射，应选择合适部位，缓慢注射，以减轻对管壁的刺激及减少静脉炎的发生
替加环素	抗感染。静脉滴注：首剂100mg，然后50mg/次，每12h给药1次，每次30～60min。治疗复杂性皮肤软组织感染或复杂性腹腔内感染的推荐疗程为5～14天	最常见不良反应为恶心、呕吐，有注射部位炎症、疼痛、感染性休克、变态反应、寒战、注射部位水肿、注射部位静脉炎等
哌替啶	中枢镇痛药。肌内注射：50mg/次，必要时用	连续使用易产生成瘾性，连续使用不宜超过7天
阿托品	解痉。肌内注射：0.5mg/次，必要时可重复，一般每4h给药1次。极量2mg/次	常见便秘、出汗减少、口鼻咽喉干燥、视物模糊、皮肤潮红、排尿困难（尤其是老年患者）。青光眼及前列腺肥大者、高热者禁用
地西泮	镇静类药，用于痉挛较轻患者。口服：5mg/次。或肌内注射或静脉滴注：10～20mg/次	常见的不良反应为嗜睡、头昏、乏力等；大剂量可有共济失调、震颤；皮疹、白细胞减少属罕见；个别患者发生兴奋、多语、睡眠障碍甚至幻觉

第十章　外科急性感染　363

急性化脓性骨髓炎 （Acute pyogenic osteomyelitis）

化脓性骨髓炎是由细菌侵入骨质引起的急性炎性反应，感染部位包括骨髓、骨质、骨膜，但主要为骨髓腔感染。骨髓炎的发生必须具备两个条件，即外在因素和内在因素同时存在。高度感染力的细菌侵入人体是外在因素，全身或局部骨骼的抗菌力降低是内在因素。本病分为血源性、外伤性、骨骼附近软组织感染扩散引起三种类型，多发生于儿童，男多于女。致病菌主要为金葡菌，其次是链球菌和大肠杆菌。急性化脓性骨髓炎没有得到及时、正确、彻底治疗可转变成慢性化脓性骨髓炎。

【诊断要点】

（1）临床症状

① 全身症状：急性血源性骨髓炎，全身症状严重。前驱症状有全身倦怠，继以全身酸痛、食欲缺乏、畏寒，严重者可有寒战，多有弛张性高热，达 39～41℃，烦躁不安，脉搏快弱，甚至有谵妄、昏迷等败血症现象，亦可出现脑膜刺激症状。患者往往有贫血脱水和酸中毒。外伤后引起的急性骨髓炎一般全身症状较轻，感染多较局限而少发生败血症。

② 局部症状：血源性骨髓炎早期有局部剧烈疼痛和跳痛，肌肉有保护性痉挛，肢体不敢活动。患部肿胀及压痛明显。如病灶接近关节，则关节亦可肿胀，但压痛不显著。当脓肿穿破骨质、骨膜至皮下时，即有波动，穿破皮肤后，形成窦道，经久不愈。外伤性骨髓炎，有开放性骨折及软组织损伤等，根据局部损伤程度、感染范围而有不同表现。

（2）辅助检查

① X线检查：急性血源性骨髓炎早期无明显变化，发病后 3 周左右可有骨质脱钙、破坏、少量骨膜增生以及软组织肿胀阴影等。

② 化验检查：急性血源性骨髓炎，早期血培养阳性率较高，局部脓液培养有化脓性细菌，应作细菌培养及药物敏感试验，以便

及时选用有效抗菌药物。

③ 血化验中白细胞及多核细胞均增高，白细胞总数可达 $30 \times 10^9/L$ 以上，血沉增快，一般有贫血。

【治疗原则】

（1）全身支持疗法。注意水、电解质平衡，少量多次输血，给予易消化的富于蛋白质和维生素的饮食，使用镇痛剂（哌替啶等），使患者得到较好的休息。高热者降温处理，可用解热镇痛药赖氨匹林等。

（2）抗感染治疗：及时采用足量应用有效的抗菌药物，首选苯唑西林及林可霉素、克林霉素，也可选用广谱抗菌药物，常两种以上联合应用，以后再依据细菌培养和药物敏感试验的结果及治疗效果进行调整。抗菌药物应继续使用至体温正常、症状消退后 2 周左右。

（3）局部治疗：用适当夹板或石膏托限制活动，抬高患肢，以防止畸形，减少疼痛和避免病理骨折。如已形成脓肿，应及时切开引流。

（4）火器伤使软组织和骨质受到损伤和污染，要及时进行清创、引流，增强机体抵抗力和使用抗菌药预防感染。

（5）适于手术者手术越早越好。

【可选药物】

药品名称	适应证与用法	注意事项
苯唑西林	抗感染。静脉滴注：2g/次，每日 3～4 次。小儿按体重 50～100mg/（kg·d），分次给予。肌注：1g/次，每日 3～4 次	青霉素类药物，用药前皮试，皮试阳性或有青霉素类药物过敏史者禁用。对婴儿大量投用可致血尿、蛋白尿甚至尿毒症
林可霉素	抗感染。静脉滴注：0.6g/次，滴注 1～2h，每 8～12h 给药 1 次	不良反应有腹或胃绞痛、疼痛、严重胀气；严重腹泻；发热；恶心、呕吐；异常口渴；异常疲乏或软弱；显著体重减轻，伪膜性肠炎。林可霉素可排入乳汁中，哺乳期妇女应考虑利弊

药品名称	适应证与用法	注意事项
克林霉素	抗感染。静脉滴注或肌内注射：0.6～1.2g/d，分2～4次用。儿童1月龄以上，15～25mg/(kg·d)，分3～4次用。肌内注射：不超过0.6g/次	可用于对青霉素过敏者。禁止与氨苄青霉素、苯妥英钠、巴比妥类、氨茶碱、葡萄糖酸钙及硫酸镁配伍
阿莫西林/舒巴坦	控制化脓性感染。静脉滴注：0.75～1.5g/次，每日3次。连用5～7天。根据病情可增加剂量，但舒巴坦每日最大剂量不能超过4.0g	青霉素类药，有过敏反应，用药前作皮试，皮试阳性及有青霉素类药物过敏史者禁用
头孢唑林	抗感染。静脉滴注：1～3g/次，每日2次，连用5～7天	对青霉素过敏或过敏体质者慎用。肾功能不全者慎用，个别患者可出现暂时性血清转氨酶、ALP升高
头孢呋辛	抗感染。成人肌内或静脉给药：每8h给予0.75～1.5g，最高剂量每日6g。小儿静脉给药，每6～8h给予50～100mg/kg，日最高剂量不能超过6g	主要有静脉炎、变态反应、药热、头痛、头晕、消化道反应，长期用药可致伪膜性肠炎，需警惕。青霉素过敏，严重肝肾功能不全者慎用。有报道少数患儿使用本品时出现轻、中度听力受损
头孢曲松	抗感染。静脉给药：1～2g/次，每日一次给药。最高剂量一日4g，疗程7～14日；小儿20～80mg/(kg·d)。12岁以上小儿用成人剂量	对青霉素过敏或过敏体质者慎用，对头孢菌素类过敏者禁用。孕妇慎用。主要有静脉炎、皮疹、发热、支气管痉挛和血清病、头痛、腹泻、结肠炎、黄疸、胀气、味觉障碍和消化不良等。长期应用可引起二重感染
头孢哌酮/舒巴坦	抗感染。成人1～2g/次（头孢哌酮0.5～1g），每日2～4次。舒巴坦每日最高剂量不超过4g。儿童：常用量40～80mg/(kg·d)，分2～4次滴注。舒巴坦最高剂量不超过80mg/(kg·d)	可出现稀便或轻度腹泻、恶心、呕吐、变态反应、可逆性中性粒细胞减少、血红蛋白减少、血小板减少、低凝血酶原血症、一过性嗜酸粒细胞增多等。用药期间禁酒
哌替啶	中枢镇痛药。肌内注射：50～100mg/次，必要时用	连续使用易产生成瘾性，连续使用不宜超过7天
赖氨匹林	解热镇痛药，肌内注射：0.9～1.8g/次，每日2次	对阿司匹林过敏和消化道溃疡者禁用

急性化脓性关节炎（Acute pyogenic arthritis）

急性化脓性关节炎为化脓性细菌引起的关节急性炎症。血源性者在儿童发生较多，受累的多为单一的肢体大关节，如髋关节、膝关节及肘关节等。常见病原菌85％以上是金黄色葡萄球菌，其次为溶血性链球菌、淋病球菌、肺炎球菌和G⁻杆菌。感染途径多数为血源性传播，少数为感染直接蔓延。本病常见于10岁左右儿童。

【诊断要点】

（1）临床症状：化脓性关节炎急性期主要症状为中毒的表现，患者突有寒战高热，全身症状严重，小儿患者则因高热可引起抽搐。局部有红肿疼痛及明显压痛等急性炎症表现。关节液增加，有波动，有髌骨漂浮征。关节稍动即有疼痛，有保护性肌肉痉挛。

（2）辅助检查

① 疑有血源性化脓性关节炎患者，应作血液及关节液细菌培养及药物敏感试验。

② X线检查：早期帮助不大，仅见关节肿胀；稍晚可有骨质脱钙，因软骨及骨质破坏而有关节间隙狭窄，晚期可发生关节骨性或纤维强硬及畸形等，有新骨增生现象，但死骨形成较少。

③ 白细胞总数与中性粒细胞数增高，血培养阳性。

④ 关节腔积液，穿刺抽液检查可见大量白细胞。

【治疗原则】

（1）早期大量应用有效广谱抗生素治疗，以药敏试验选择为主。应选用关节腔内药物浓度高且细菌对之不易产生耐药性的强效、广谱抗菌药物，可用三代头孢、林可霉素、克林霉素、β-内酰胺类抗生素联合氨基糖苷类最常用于葡萄球菌和革兰阴性细菌的混合感染。

（2）全身支持疗法：补充营养、输液、输血等纠正水、电解质平衡。退热镇痛可用非甾体抗炎药阿司匹林、布洛芬、双氯芬酸等。

（3）局部治疗：包括关节穿刺、患肢固定及手术切开引流等。

（4）患肢应适当固定或牵引，以减轻疼痛，避免感染扩散，并保持功能位置，防止挛缩畸形或纠正已有的畸形。

（5）晚期关节功能恢复治疗与关节功能畸形矫正手术治疗。

【可选药物】

药品名称	适应证与用法	注意事项
青霉素	抗感染。静脉滴注：800万U，每日2次，连用5～7天	有变态反应；大剂量应用可出现反射亢进、幻觉、抽搐等，停药或减低剂量可恢复。用药前作皮试。青霉素水溶液在室温不稳定，应用本品须新鲜配制
苯唑西林	抗感染。静脉滴注：2g/次，每日3～4次。小儿按体重50～100mg/(kg·d)，分次给予。肌注：1g/次，每日3～4次	青霉素引起的各种变态反应皆可发生于苯唑西林。用药前皮试。对婴儿大量投用可致血尿、蛋白尿甚至尿毒症
阿莫西林/舒巴坦	控制化脓性感染。静脉滴注：0.75～1.5g/次，每日3次。连用5～7天。根据病情可增加剂量，但舒巴坦每日最大剂量不能超过4.0g	青霉素类药，有变态反应，用药前作皮试
林可霉素	抗感染。静脉滴注：0.6g/次，滴注1～2h，每8～12h给药1次	不良反应有腹或胃绞痛、疼痛、严重胀气；严重腹泻；发热；恶心、呕吐；异常口渴；异常疲乏或软弱；显著体重减轻，伪膜性肠炎。林可霉素可排入乳汁中，哺乳期妇女应考虑利弊
克林霉素	抗感染。静脉滴注或肌内注射：0.6～1.2g/d，分2～4次用。儿童1月龄以上，15～25mg/(kg·d)，分3～4次用。肌内注射：不超过0.6g/次	可用于对青霉素过敏者。禁止与氨苄青霉素、苯妥英钠、巴比妥类、氨茶碱、葡萄糖酸钙及硫酸镁配伍
头孢唑林	抗感染。静脉滴注：2g/次，每日2次	对青霉素过敏或过敏体质者慎用。肾功能不全者慎用，个别患者可出现暂时性血清转氨酶、ALP升高
头孢呋辛	抗感染。成人肌内或静脉给药：每8h给予0.75～1.5g，最高剂量每日6g。小儿静脉给药：每6～8h给予50～100mg/kg，日最高剂量不能超过6g	主要有静脉炎、变态反应、药热、头痛、头晕、消化道反应，长期用药可致伪膜性肠炎，需警惕。青霉素过敏、严重肝肾功能不全者慎用。有报道患儿使用本品时可出现轻、中度听力受损

药品名称	适应证与用法	注意事项
头孢曲松	抗感染。静脉给药：1～2g/次，每日一次给药。最高剂量4g/d，疗程7～14日；小儿20～80mg/(kg·d)。12岁以上小儿用成人剂量	对青霉素过敏或过敏体质者慎用，对头孢菌素类过敏者禁用。孕妇慎用。主要有静脉炎、皮疹、发热、支气管痉挛和血清病、头痛、腹泻、结肠炎、黄疸、胀气、味觉障碍和消化不良等。长期应用可引起二重感染
头孢哌酮	抗感染，静脉滴注：1～2g/次，每12h给药1次；严重感染4g/次，每12h给药1次；小儿50～200mg/(kg·d)，分2～4次静脉滴注	皮疹较多见，少数患者可发生腹泻、腹痛、嗜酸粒细胞增多、轻度中性粒细胞减少、暂时性血清氨基转移酶、ALP、尿素氮或血肌酐升高；用药期间禁酒
头孢哌酮/舒巴坦	抗感染。静脉滴注：成人1～2g/次（头孢哌酮0.5～1g），每日2～4次。舒巴坦日最高剂量不超过4g；儿童40～80mg/(kg·d)，分2～4次，舒巴坦最高剂量不超过80mg/(kg·d)	可出现稀便或轻度腹泻、恶心、呕吐、变态反应、可逆性中性粒细胞减少、血红蛋白减少、血小板减少、低凝血酶原血症、一过性嗜酸粒细胞增多等。用药期间禁酒
头孢噻肟	抗感染。静脉滴注：成人3～6g/d，分3次用，每日不超过12g。儿童100～150mg/(kg·d)，新生儿50～100mg/(kg·d)，分2～3次用	不良反应发生率低，有皮疹和药物热、静脉炎、腹泻、恶心、呕吐、食欲缺乏等。白细胞减少、酸性粒细胞增多或血小板减少少见。偶有头痛、麻木、呼吸困难和面部潮红
异帕米星	抗感染。肌内注射或静脉滴注：成人400mg/d，分1～2次给药。可根据患者年龄、体质和症状适当调整。肾功能不全患者应根据肾功能受损程度调整给药剂量和给药间隔	常见耳毒性、肾毒性，少见视力减退、神经肌肉阻滞、皮疹等变态反应、血象变化、肝功能改变、消化道反应和注射部位疼痛、硬结等
阿米卡星	抗感染。静脉滴注：15mg/(kg·d)，分2～3次给药，成人一日不超过1.5g，疗程不超过10天	可发生听力减退、耳鸣或耳部饱满感、眩晕、步履不稳等症状。本品有一定肾毒性，患者可出现血尿、排尿次数减少或尿量减少、BUN、血肌酐值增高等。应给予患者足够的水分，以减少肾小管损害
阿司匹林	用于缓解轻度或中度的疼痛，包括头痛。口服：0.3～0.6g/次，一日3次，必要时可每4h给药1次	出现可逆性耳鸣、听力下降，变态反应表现为哮喘、荨麻疹、血管神经性水肿或休克。多为易感者，服药后迅速出现呼吸困难，严重者可致死亡，称为阿司匹林哮喘。有肝、肾功能损害。饮酒后不宜用，因为能加剧胃黏膜屏障损伤，从而导致胃出血

药品名称	适应证与用法	注意事项
布洛芬	用于缓解轻至中度疼痛,包括偏头痛。口服:0.2～0.4g/次,每4～6h给药1次。成人用量最大限量一般为2.4g/d。小儿每次5～10mg/kg,一日3次。缓释制剂:成人及12岁以上儿童0.3～0.6g/次,早、晚各1次	消化道症状包括消化不良、胃烧灼感、胃痛、恶心、呕吐等,神经系统症状少见,肾功能不全很少见,其他少见症状有皮疹、支气管哮喘发作、肝酶升高、白细胞减少等。它使各种降压药的降压作用减低,它抑制苯妥英钠的降解
萘普生	用于治疗各种轻度至中等度的疼痛,包括偏头痛。肌内注射:100～200mg/次,一日1次。口服:首次0.5g,以后必要时0.25g,必要时每6～8h给药1次。缓释片:0.5g/次,一日1次。日剂量不得超过1.25g。肌内注射:100～200mg/次,1日1次。栓剂直肠给药:0.25g/次,1日0.5g	可出现皮肤瘙痒、呼吸短促、呼吸困难、哮喘、耳鸣、下肢水肿、胃烧灼感、消化不良、胃痛或不适、便秘、头晕、嗜睡、头痛、恶心及呕吐等。有视物模糊或视觉障碍、听力减退、腹泻、心慌及多汗等。该品可加强双香豆素的抗凝血作用。禁用于对该品及对阿司匹林过敏的患者
双氯芬酸	用于急性的轻、中度疼痛,包括偏头痛。深部肌内注射:50mg/次,一日2～3次。口服:饭前服用,100～150mg/d,症状较轻者一日75～100mg,分2～3次服用。缓释制剂须整粒吞服:100mg/次,一日1次	常见有胃肠道反应,如胃不适、烧灼感、反酸、纳差、恶心等,停药或对症处理即可消失。长期应用可出现胃溃疡、胃出血、胃穿孔。少数出现水肿、少尿、电解质紊乱等

败血症 (Septicemia)

败血症为多种原因感染所致的致病菌侵入血液循环,在血液中迅速繁殖,产生大量毒素,引起严重的全身感染性疾病,易在人体抵抗力降低的情况下发生。临床上以寒战、高热、毒血症症状、皮疹、关节痛及肝、脾肿大为特征,部分可有感染性休克和迁徙性病灶。绝大多数呈急性病程,病情重,预后差,如今更进一步认为败血症是致病菌及其毒素和代谢产物进入血流后激活并释放炎症介子而引起的一系列连锁反应过程。这一过程，在临床上可导致全身多脏器的功能紊乱和衰竭，即不仅看到了致病菌在机体内的存在状态，也重视了机体的免疫应答反应及结果。金黄色葡萄球菌及凝固酶阴性表皮葡萄球菌与肠球菌败血症常为败血症的主要致病菌，G^-细菌以大肠杆菌为主，铜绿假单胞菌、肺炎杆菌及产气杆菌、沙雷伯菌、变形杆菌等致病力低的细菌败血症也可发生。

【诊断要点】

（1）临床症状

① 原发炎症：局部红、肿、热、痛和功能障碍。

② 毒血症症状：起病多急骤。常有寒战、高热、发热多为弛张热及或间歇热，亦可呈稽留热、不规则热及双峰热。发热同时伴有不同程度的毒血症症状，如头痛、恶心、呕吐、腹胀、腹痛、周身不适、肌肉及关节疼痛等。

③ 皮疹：见于部分患者，以瘀点最为多见，多分布于躯干、四肢、眼结膜、口腔黏膜等处。

④ 关节症状：可出现大关节红、肿、热、痛和活动受限，甚至并发关节腔积液、积脓，多见于G^+球菌、脑膜炎球菌、产碱杆菌等败血症。

⑤ 感染性休克：表现为烦躁不安、脉搏细速、四肢厥冷、皮肤花斑、尿量减少及血压下降等，且可发生 DIC，系严重毒血症所致。

⑥ 肝、脾肿大：一般仅轻度肿大。

（2）辅助检查

① 血象：白细胞总数大多显著增高，一般在（20～30）×10^9/L以上，可出现核左移，幼稚型增多，出现中毒性颗粒。进行性贫血。

② 尿：可出现蛋白尿，亦可见少许白细胞及管型。

③ 病原学检查：可做细菌培养，脓液、脑脊液、胸腹水、瘀点等直接涂片检查也可检出病原菌。

【治疗原则】

（1）一般治疗：卧床休息，加强营养，补充适量维生素。维持水、电解质及酸碱平衡。必要时给予输血、血浆、白蛋白和丙种球蛋白。高热时可给予物理降温（赖氨匹林等），烦躁者给予镇静剂（地西泮）等。

（2）病原治疗：应早期、足量使用抗菌药物并以杀菌剂为主；未得培养结果之前，常需兼顾 G^+ 球菌及 G^- 杆菌，以后根据药敏结果更换合适的抗生素。一般两种抗菌药物联合应用，多自静脉给药，可选用氨基糖苷类抗生素与青霉素类或头孢菌素类联合治疗，也可用头孢他啶、头孢曲松、头孢噻肟、环丙沙星、左氧氟沙星等；疗程不宜过短，一般 3 周以上，或热退后 7～10 天方可酌情停药。

（3）局部病灶的处理：化脓性病灶应在使用适当、足量抗生素的基础上及时行穿刺或切开引流。化脓性胸膜炎、关节脓肿等可在穿刺引流后局部注入抗菌药物。胆道及泌尿道感染有梗阻时应考虑手术治疗。

【可选药物】

药品名称	适应证与用法	注意事项
阿米卡星	抗感染。静脉滴注：0.2g/次，每日 2 次	肾功能减退者、脱水者、老年患者及使用强效利尿剂的患者应慎用或减量
异帕米星	抗感染。肌内注射或静脉滴注：成人 400mg/d，分 1～2 次给药。可根据患者年龄、体质和症状适当调整。肾功能不全患者应根据肾功能受损程度调整给药剂量和给药间隔	常见耳毒性、肾毒性，少见视力减退、神经肌肉阻滞、皮疹等变态反应、血象变化、肝功能改变、消化道反应和注射部位疼痛、硬结等
青霉素	抗感染。静脉滴注：800 万 U，每日 2 次，连用 5～7 天	有变态反应；大剂量应用可出现反射亢进、幻觉、抽搐等，停药或减低剂量可恢复。用药前作皮试。青霉素水溶液在室温不稳定，应用本品须新鲜配制
阿莫西林/舒巴坦	控制化脓性感染。静脉滴注：0.75～1.5g/次，每日 3 次。连用 5～7 天。根据病情可增加剂量，但舒巴坦每日最大剂量不能超过 4.0g	青霉素类药，有变态反应，用药前作皮试

药品名称	适应证与用法	注意事项
头孢呋辛	抗感染。成人肌内或静脉给药：每8h给予0.75～1.5g，最高剂量每日6g。小儿静脉给药：每6～8h予50～100mg/kg，日最高剂量不能超过6g	主要有静脉炎、变态反应、药热、头痛、头晕、消化道反应，长期用药可致伪膜性肠炎，需警惕。青霉素过敏、严重肝肾功能不全者慎用。有报道少数患儿使用本品时出现轻、中度听力受损
头孢他啶	抗感染。静脉滴注：2～3g/次，每日2次；儿童150mg/kg，分3次给药；新生儿100mg/kg，分2次给药	有嗜酸粒细胞增多、皮疹、药物热、肝酶及肌酐、尿素氮增高、血小板增多、粒细胞减少、腹泻。长期应用可引起二重感染。对头孢菌素类过敏者禁用，对青霉素过敏或过敏体质者慎用
头孢哌酮	抗感染。静脉滴注：2～4g/次，每6～8h	可出现稀便或轻度腹泻、恶心、呕吐、变态反应、中性粒细胞减少、血红蛋白减少、血小板减少、低凝血酶原血症、嗜酸粒细胞增多等。用药期间禁酒
头孢哌酮/舒巴坦	抗感染。成人1～2g/次（头孢哌酮0.5～1g），每日2～4次。舒巴坦每日最高剂量不超过4g。儿童：40～80mg/(kg·d)，分2～4次滴注。舒巴坦最高剂量不超过80mg/(kg·d)	
头孢噻肟	抗感染。成人3～6g/d，分3次用，不超过12g/d。儿童100～150mg/(kg·d)，新生儿50～100mg/(kg·d)，分2～3次用	不良反应发生率低，有皮疹和药物热、静脉炎、腹泻、恶心、呕吐、食欲缺乏等。白细胞减少、酸性粒细胞增多或血小板减少少见。偶有头痛、麻木、呼吸困难和面部潮红
头孢曲松	抗感染。静脉滴注：1～2g/次，每日1～2次。最高剂量4g/d。按体重20～80mg/(kg·d)，12岁以上小儿用成人剂量	主要有静脉炎、变态反应、药热、头痛、头晕、消化道反应，长期用药可致二重感染。青霉素过敏、严重肝肾功能不全者慎用
环丙沙星	抗感染，静脉滴注：200mg/次，每12h给药1次，滴注1h	孕妇禁用；哺乳期妇女应用本品时应暂停哺乳。不宜用于18岁以下的小儿及青少年。尿碱化药可减少该品在尿中的溶解度，导致结晶尿和肾毒性
左氧氟沙星	抗感染。静脉滴注：0.5g/d，一日一次	可致肾功能障碍、肝酶升高、血细胞减少、血小板减少、胃肠功能障碍、变态反应、中枢症状，光敏反应较少见。对喹诺酮类药物过敏者、妊娠及哺乳期妇女、18岁以下患者禁用

药品名称	适应证与用法	注意事项
替加环素	抗感染。静脉滴注:首剂100mg,然后50mg/次,每12h给药1次,每次30～60min。治疗复杂性皮肤软组织感染或复杂性腹腔内感染的推荐疗程为5～14天	最常见不良反应为恶心、呕吐,有注射部位炎症、疼痛,感染性休克、变态反应、寒战,注射部位水肿、注射部位静脉炎等
赖氨匹林	解热镇痛。肌内注射:0.9～1.8g/次,每日2次	对阿司匹林过敏和消化道溃疡者禁用
地西泮	镇静。口服:5mg/次。或肌内注射或静脉滴注:10～20mg/次	常见的不良反应为嗜睡、头昏、乏力等;大剂量可有共济失调、震颤;皮疹、白细胞减少属罕见;个别患者发生兴奋、多语、睡眠障碍甚至幻觉

气性坏疽 (Clostridial myonecrosis)

气性坏疽是由梭状芽孢杆菌所引起的一种严重急性特异性感染。梭状芽孢杆菌属于 G^+ 厌氧菌,以产气荚膜杆菌、水肿杆菌和腐败杆菌为主要,其次为产气芽孢杆菌和溶组织杆菌等,临床上见到的气性坏疽,常是两种以上致病菌的混合感染。感染后伴随着肌肉广泛性坏死,可有气体或无气体产生,伴随严重毒血症。发病过程中可有其他需氧或厌氧菌参加,形成混合感染。通常发生于开放性骨折、深层肌肉广泛性挫伤,伤口内有无效腔和异物存在或伴有血管损伤以致局部组织血供不良的伤病员,偶也可发生于择期手术,尤其是下肢、结肠和胆囊手术后。感染可在受伤后数小时或数日后发生,可从最初的受伤处发展为蜂窝织炎、肌炎直至伴有休克和中毒性谵妄的肌坏死症,可在数日内死亡。

【诊断要点】

(1) 开放性创伤史,如大血管损伤、大块肌肉坏死、开放性骨折、深部穿入伤及有异物存留的盲管伤等,一般潜伏期为1～4日,多数在伤后3日发病。

(2) 发病急、病情恶化快,创伤初期感染伤口部位有胀裂样疼痛,局部迅速肿胀,伤口有血性混浊液体,带有气泡且有恶臭味。

伤口局部皮肤水肿、苍白，继而变成暗红，最后呈紫黑色，刀割时不收缩，也不出血，犹如煮熟的肉。皮下有捻发音，局部肌肉组织广泛坏死。轻轻挤压患部，常有气泡从伤口逸出，并有稀薄、恶臭的浆液样血性分泌物流出。

（3）全身中毒症状明显，患者极度虚弱，表情淡漠，烦躁不安并有恐惧感；面色苍白，出冷汗，脉率 $100\sim120$ 次/min。突发高热至 $40℃$ 以上，呼吸急促，贫血明显。晚期也可有黄疸出现和血压下降，严重者可发生多脏器功能衰竭。

（4）实验室检查：红细胞计数可迅速降至 $(1.0\sim2.0)\times10^{12}/L$，血红蛋白降至 $30\%\sim40\%$，白细胞计数一般不超过 $(12\sim15)\times10^9/L$；伤口渗液涂片可见大量革兰阳性短粗大杆菌，但白细胞很少；伤口内分泌物厌氧菌培养可见梭状芽孢杆菌；病理活检可见肌肉纤维大量坏死，大量芽孢杆菌存在和少量白细胞浸润。

（5）辅助检查：局部 X 线检查可见肌群之间有积气。

【治疗原则】

（1）紧急手术处理，彻底引流和清创，常比用抗生素更重要。

（2）抗生素治疗：治疗取决于病情的严重程度和感染部位，应及时应用抗生素。大剂量使用抗生素可控制化脓性感染，减少伤处因其他细菌繁殖消耗氧气所造成的缺氧环境。待毒血症状和局部情况好转后，即可减少剂量或停用。

① 抗梭状芽孢杆菌：首选大剂量青霉素，也可应用广谱抗生素如氨苄西林/舒巴坦。

② 抗厌氧菌：硝咪唑类甲硝唑、替硝唑、奥硝唑。

③ 混合感染：可选用三代或四代头孢菌素如头孢曲松、头孢哌酮、头孢他啶、头孢吡肟，也可选择克林霉素或林可霉素。

（3）高压氧疗法：对广泛肌肉坏死症（特别是肢体的）可能有帮助，可作为抗生素和外科手术治疗的补充疗法，早期进行高压氧治疗可降低病死率。

（4）对伤口肉毒中毒，早期给特异性或多价抗毒素。

【可选药物】

药品名称	适应证与用法	注意事项
青霉素	控制化脓性感染,静脉滴注:1000 万~2000 万 U/d,分 2 次用药	有变态反应;大剂量应用可出现反射亢进、幻觉、抽搐等,停药或减低剂量可恢复。用药前作皮试。青霉素水溶液在室温不稳定,应用本品须新鲜配制
氨苄西林/舒巴坦	抗感染。静脉滴注:1.5~3g/次,每 6h 给药 1 次。每日最大剂量不超过 12g(其中舒巴坦钠每日剂量最高不超过 4g)	有注射部位疼痛、腹泻、恶心、皮疹,偶见血清氨基转移酶一过性增高,极个别病例发生剥脱性皮炎、过敏性休克。对青霉素类抗生素过敏者禁用
头孢曲松	抗感染。静脉给药:1~2g/次,每日一次给药。最高剂量一日 4g,疗程 7~14 日;小儿 20~80mg/(kg·d)。12 岁以上小儿用成人剂量	对青霉素过敏或过敏体质者慎用,对头孢菌素类过敏者禁用。孕妇慎用。主要有静脉炎、皮疹、发热、支气管痉挛和血清病、头痛、腹泻、结肠炎、黄疸、胀气、味觉障碍和消化不良等。长期应用可引起二重感染
头孢他啶	抗感染。静脉滴注:2~3g/次,每日 2 次;儿童 150mg/kg,分 3 次给药;新生儿 100mg/kg,分 2 次给药	有嗜酸粒细胞增多、皮疹、药物热、肝酶及肌酐、尿素氮增高、血小板增多、粒细胞减少、腹泻。长期应用可引起二重感染。对头孢菌素类过敏者禁用,对青霉素过敏或过敏体质者慎用。该品不可与氨基糖苷类抗生素在同一容器中给药。与万古霉素混合可发生沉淀
头孢哌酮	抗感染。静脉滴注:2~4g/次,每日 6~8g	可出现稀便或轻度腹泻、恶心、呕吐、变态反应、中性粒细胞减少、血红蛋白减少、血小板减少、低凝血酶原血症、嗜酸粒细胞增多等。用药期间禁酒
头孢哌酮/舒巴坦	抗感染。静脉滴注:1~2g/次,每 12h 给药 1 次。舒巴坦每日最高剂量不超过 4g	
头孢噻肟	抗感染。成人 3~6g/d,分 3 次用,不超过 12g/d。儿童 100~150mg/(kg·d),新生儿 50~100mg/(kg·d),分 2~3 次用	不良反应发生率低,有皮疹和药物热、静脉炎、腹泻、恶心、呕吐、食欲缺乏等。白细胞减少、酸性粒细胞增多和血小板减少少见。偶有头痛、麻木、呼吸困难和面部潮红
头孢吡肟	广谱抗感染。静脉滴注:成人每 12h 给予 1~2g。肌注或静滴:2 月龄至 12 岁儿童,一次 40mg/kg,每 12h 给药 1 次	不良反应少而轻:主要是腹泻,皮疹和注射局部反应,如静脉炎、注射部位疼痛和炎症
林可霉素	对青霉素过敏时选用、抗 G$^+$ 球菌感染。静脉滴注:1.8g 加入 0.9%氯化钠溶液 500ml 中	皮疹发生率高,不良反应有消化道反应、变态反应等。不可直接静脉推注。孕妇、哺乳期妇女应慎用。1 月龄以下新生儿禁用

药品名称	适应证与用法	注意事项
克林霉素	抗感染。静脉滴注或肌内注射:0.6～1.2g/d,分 2～4 次用。肌内注射:不超过 0.6g/次	可用于对青霉素过敏者。禁止与氨苄青霉素、苯妥英钠、巴比妥类、氨茶碱、葡萄糖酸钙及硫酸镁配伍
甲硝唑	抗厌氧菌药物,防治混合感染和肺部感染等并发症。口服:0.5g/次,每 6h 给药 1 次,或 1g/次直肠给药,每 8h 给药 1 次,持续 7～10 天	本品的代谢产物可使尿液呈深红色。有胃肠道反应,服药期间禁酒,以免出现急性中毒,妊娠早期禁用
替硝唑	抗厌氧菌感染,静脉滴注:400～800mg/次,每日 2 次	消化道反应最为常见,大剂量可引起中枢神经系统障碍。孕妇、哺乳期妇女、12 岁以下儿童禁用,老年人、肝肾功能不良者慎用。高剂量时也可引起癫痫发作和周围神经病变
奥硝唑	抗厌氧菌感染。静脉滴注:起始剂量为 0.5～1g,然后每 12h 给予 0.5g,连用 3～6 天	对硝基咪唑类药物过敏的患者对此药也过敏,禁用于对此类药物过敏的患者;也禁用于脑和脊髓发生病变的患者,癫痫及各种器官硬化症患者使用过程中,如有异常神经症状反应即停药,并进一步观察治疗

炭疽 (Anthrax)

炭疽是由炭疽杆菌引起的动物源性急性传染病,是人畜共患传染病,原系食草动物(羊、牛、马等)的传染病,人因接触这些病畜及其产品或食用病畜的肉类而被感染。人可能因为接触携带病菌的动物、吃了受感染的牲畜的肉或呼吸时吸入炭疽杆菌胚种等多种原因受感染。主要表现为皮肤炭疽,其次为肺炭疽和肠炭疽。可以继发炭疽杆菌菌血症及炭疽杆菌脑膜炎,病死率较高。由于经济的发展和卫生条件的改善,自然发生的炭疽病例已有明显降低,而将炭疽杆菌制成生物武器,用于恐怖活动却时有发生。

【诊断要点】

(1)临床表现:炭疽分为皮肤炭疽、肺炭疽、肠炭疽和炭疽败血症等临床类型,其中皮肤炭疽最多见。

① 皮肤炭疽：约占98%，多见于上肢及面部皮肤。初起为炎性红色丘疹或皮下硬结，轻痒不痛，不久变为大水疱，周围组织水肿发硬。1～4日疱疹破溃，中心区坏死、出血。其后病变周围出现较密集的小水疱，并出现显著的非凹陷性水肿。5～7天，坏死区自行破溃并形成浅溃疡，结成黑色干痂，黑痂于1～2周后脱落而形成瘢痕。本型80%可痊愈。

② 肺炭疽：急性起病，轻者有胸闷、胸痛、全身不适、发热、咳嗽、咳黏液痰带血。重者以寒战、高热起病，由于纵隔淋巴结肿大、出血并压迫支气管造成呼吸窘迫、气急喘鸣、咳嗽、发绀、血样痰等。肺部仅可闻及散在的细小湿啰音或有胸膜炎体征。X线见纵隔增宽、胸水及肺部炎症。此型目前已少见。

③ 肠炭疽：可表现为急性肠炎型或急腹症型。急性肠炎型潜伏期12～18h，发病时突然恶心呕吐、腹痛、腹泻；急腹症型患者全身中毒症状严重，持续性呕吐及腹泻，排出水样便，腹胀、腹痛，有压痛或呈腹膜炎征象，常并发败血症和感染性休克。如不及时治疗常可导致死亡。

④ 脑膜炭疽（炭疽性脑膜炎）：多为继发型。起病急骤，有剧烈头痛、呕吐、昏迷、抽搐，明显脑膜刺激症状，脑脊液多呈血性，少数为黄色，压力增高，细胞数增多。病情发展迅猛，常因误诊得不到及时治疗而死亡。

（2）流行病学资料：结合患者职业、工作和生活情况，如与食草动物密切接触的农、牧民，皮毛、皮革加工工人，或在疫区生活或敌人可能施放生物战剂的环境中停留者。

（3）实验室检查

① 血象：白细胞计数大多增高，一般（10～20）×10^9/L，少数可高达（60～80）×10^9/L，分类以中性粒细胞为主。

② 细菌学检查：病灶渗出物、分泌物、呕吐物、痰、粪、血及脑脊液等作涂片或培养可以发现病原菌。

③ 血清学检查：琼脂扩散试验、间接血凝试验、补体结合试验及炭疽环状沉淀试验等有助于诊断。

【治疗原则】

① 患者应严密隔离，卧床休息。

② 多饮水及予以流食或半流食，对呕吐、腹泻或进食不足者给予适量静脉补液。

③ 对有出血、休克和神经系统症状者，应给予相应处理。

④ 对皮肤恶性水肿和重症患者，可应用糖皮质激素。

⑤ 局部处理：用 1：2000 高锰酸钾液洗涤，并敷以抗生素软膏。

⑥ 病原治疗，青霉素为首选抗生素，亦可用多西环素、红霉素，重症可合用氨基糖苷类抗生素，磺胺药有效。

【可选药物】

药品名称	适应证与用法	注意事项
青霉素	控制感染。用于皮肤炭疽，肌内注射：160 万～400 万 U/d，分次肌内注射，疗程 7～10 日。用于肺炭疽、肠炭疽及脑膜炭疽或并发败血症者，静脉滴注：1000 万～2000 万 U/d，分次给药，并同时合用链霉素（1～2g/d）或庆大霉素（16 万～24 万 U/d）或卡那霉素（1～1.5g/d），疗程在 2～3 周以上	有变态反应；大剂量应用可出现反射亢进、幻觉、抽搐等，停药或减低剂量可恢复。用药前作皮试。青霉素水溶液在室温不稳定，应用本品须新鲜配制
阿莫西林/舒巴坦	控制化脓性感染。静脉滴注：0.75～1.5g/次，每日 3 次。连用5～7 天。根据病情可增加剂量，但舒巴坦每日最大剂量不能超过 4.0g	青霉素类药，有变态反应，用药前作皮试
联磺甲氧苄啶	抗感染。口服：2 片/次，每日 2 次，首剂加倍。磺胺血浓度不应超过 200µg/ml，超过此浓度，不良反应发生率增高，毒性增强	变态反应较为常见，对磺胺类药物过敏者禁用。由于本品阻止叶酸的代谢，加重巨幼红细胞性贫血患者叶酸盐的缺乏，所以该病患者禁用本品。孕妇及哺乳期妇女禁用本品。小于 2 个月的婴儿禁用本品。注意多饮水，以防尿结晶
多西环素	抗感染。用于单纯皮肤炭疽，口服：0.3～0.5g/d，分次服用	主要不良反应为胃肠道反应，如恶心、呕吐、腹泻等，偶见皮疹、食欲减退、嗜睡，饭后服药可减轻。重度肝功能不足者慎用

药品名称	适应证与用法	注意事项
红霉素	抗感染,用于单纯皮肤炭疽,口服:1～2g/d,分2～3次服	易引起静脉炎,滴注速度宜缓慢。稀释成1mg/ml溶液滴注。与碱化尿液药物碳酸氢钠同用时,本品在泌尿系统的抗菌活性随pH值的升高而增强
链霉素	抗感染,与青霉素合用于重症患者。肌内注射:0.75～1g/d,分1～2次用,分瓶滴注	可出现听力减退、耳鸣或耳部饱满感、血尿、排尿次数减少或尿量减少、食欲减退、极度口渴、步履不稳、眩晕、恶心或呕吐、麻木、针刺感或面部烧灼感。用前皮试
阿米卡星	抗感染。静脉滴注:0.2g/次,每日2次	肾功能减退者、脱水者、老年患者及使用强效利尿剂的患者应慎用或减量
异帕米星	抗感染。肌内注射或静脉滴注:成人400mg/d,分1～2次给药。可根据患者年龄、体质或症状适当调整。肾功能不全患者应根据肾功能受损程度调整给药剂量和给药间隔	常见耳毒性、肾毒性,少见视力减退、神经肌肉阻滞、皮疹等变态反应、血象变化、肝功能改变、消化道反应和注射部位疼痛、硬结等
氢化可的松	抗炎,用于皮肤恶性水肿和重症患者,控制局部水肿的发展及减轻毒血症症状。静脉滴注:100～300mg/d,分次静点	大剂量易引起糖尿病、消化道溃疡和类库欣综合征症状,对下丘脑-垂体-肾上腺轴抑制作用较强。并发感染为主要的不良反应

破伤风（Tetanus）

破伤风是破伤风杆菌经皮肤或黏膜伤口侵入人体,在缺氧环境下生长繁殖,产生嗜神经外毒素而引起全身肌肉强直性痉挛为特点的急性传染病。破伤风杆菌及其毒素不能侵入正常的皮肤和黏膜,故破伤风都发生在伤后。一切开放性损伤,均有发生破伤风的可能。还可能发生于不洁条件下分娩的产妇和新生儿。

【诊断要点】

（1）有开放性损伤感染史,或新生儿脐带消毒不严,产后感染,外科手术史。

（2）一般有潜伏期,通常是7天左右,个别患者可在伤后1～2日就发病。潜伏期越短者,预后越差。还有在伤后数月或数年因清除病灶或异物而发病的。

（3）前驱症状是全身乏力、头晕、头痛、咀嚼无力、局部肌肉发紧、扯痛、反射亢进等。典型症状是在肌紧张性收缩（肌强直、发硬）的基础上，阵发性强烈痉挛，通常最先受影响的肌群是咀嚼肌，随后顺序为面部表情肌、颈、背、腹、四肢肌，最后为膈肌。相应出现的征象为：张口困难（牙关紧闭）、蹙眉、口角下缩、咧嘴"苦笑"、颈部强直、头后仰；当背、腹肌同时收缩，因背部肌群较为有力，躯干因而扭曲成弓，结合颈、四肢的屈膝、弯肘、半握拳等痉挛姿态，形成"角弓反张"或"侧弓反张"；膈肌受影响后，发作时面唇青紫，通气困难，可出现呼吸暂停。上述发作可因轻微的刺激，如光、声、接触、饮水等而诱发。间隙期长短不一，发作频繁者，常示病情严重。发作时神志清楚，表情痛苦，每次发作时间由数秒至数分钟不等。强烈的肌痉挛，可使肌断裂，甚至发生骨折。膀胱括约肌痉挛可引起尿潴留。持续的呼吸肌和膈肌痉挛，可造成呼吸骤停。患者死亡原因多为窒息、心力衰竭或肺部并发症。

（4）局部型破伤风，肌肉的强直性收缩仅限于创伤附近或伤肢，一般潜伏期较长，症状较轻，预后较好。

【治疗原则】

（1）一般处理：患者严格执行接触隔离，保持室内安静；营养支持，维持水、电解质及酸碱平衡；根据病情可进流食、鼻饲和全肠外营养支持等。

（2）创口处理

① 外伤后破伤风：应用抗毒素及使用有效镇静药物使痉挛得到控制，后进行彻底清创，清除所有坏死组织和异物，创面开放引流，并用3％过氧化氢溶液或1：5000高锰酸钾溶液冲洗。伤口周围可用破伤风抗毒素封闭。

② 产道后破伤风：清除宫内异物，保持引流通畅，1：5000高锰酸钾溶液阴道内冲洗。

③ 耳源性破伤风：用3％过氧化氢溶液滴耳，同时可滴入氯霉

素滴眼液。

④ 新生儿破伤风：用 3％过氧化氢溶液或 1：5000 高锰酸钾溶液洗涤脐部，保持脐部清洁、干燥。

⑤ 中和毒素：破伤风抗毒素与破伤风免疫球蛋白。

（3）控制和解除痉挛：病情较轻者给予地西泮、水合氯醛；病情重者，可给予氯丙嗪、异丙嗪、哌替啶静脉滴注；严重抽搐不能控制者，可用硫喷妥钠静脉注射，也可用普鲁卡因静脉封闭或异戊巴比妥缓慢静推。

（4）营养支持：对严重不能进食者可采用全胃肠外营养（TPN），对能经口进食者给予高热量、多蛋白、维生素含量高的流质膳食。

（5）并发症的防治：预防感染，大剂量青霉素可抑制破伤风杆菌，也可用甲硝唑或替硝唑；对频繁抽搐的危重患者或有喉头痉挛、呼吸道分泌物排出困难以及不能进食者，均可进行气管切开。

【可选药物】

药品名称	适应证与用法	注意事项
破伤风抗毒素	预防和治疗破伤风。第 1 次肌内注射或静脉注射：5 万～20 万 IU，儿童与成人用量相同；以后视病情决定注射剂量与间隔时间。初生儿破伤风，24h 内分次肌内或静脉注射 2 万～10 万 IU	使用抗毒素须特别注意防止变态反应。注射前必须先做药敏试验并详细询问既往过敏史。门诊患者注射抗毒素后，须观察 30min 始可离开
破伤风免疫球蛋白	预防和治疗破伤风。肌内注射：预防剂量 250IU，可多点注射，创伤严重或创面污染严重者可加倍剂量。推荐剂量为 3000～10000IU	无需皮试，尤其适用于对破伤风抗毒素有变态反应者，不得用作静脉注射
地西泮	镇静类药，用于痉挛较轻患者。口服：5mg/次。肌内注射或静脉滴注：10～20mg/次	常见的不良反应为嗜睡、头昏、乏力等；大剂量可有共济失调、震颤；皮疹、白细胞减少属罕见；个别患者发生兴奋、多语、睡眠障碍甚至幻觉

药品名称	适应证与用法	注意事项
苯巴比妥	控制痉挛,口服:成人 90～180mg/d,可在晚上一次顿服,或 30～60mg/次,每日 3 次;极量 250mg/次,一日 500mg。小儿每次 3～5mg/kg。肌内注射:成人 100～200mg/次,必要时可 4～6h 重复 1 次	长期用药,偶见叶酸缺乏和低钙血症。可见巨幼红细胞贫血,关节疼痛,骨软化。长时间使用可发生药物依赖,停药后易发生停药综合征
水合氯醛	抗惊厥。成人常用 10% 溶液 20～30ml,稀释 1～2 倍后一次灌入,方可见效。最大限量一次 2g。小儿一次 8mg/kg 或 250mg/m²,最大限量为 500mg,每日 3 次,饭后服用。灌肠:小儿每次 25mg/kg。极量为 1g/次	对胃黏膜有刺激,易引起恶心、呕吐。大剂量能抑制心肌收缩力,缩短心肌不应期,并抑制延髓的呼吸及血管运动中枢。对肝、肾有损害作用。长期服用,可产生依赖性及耐受性。个体差异较大,剂量上应注意个体化
氯丙嗪	用于镇静。肌内注射或静脉滴注:25mg/次,一日 3 次	肝肾功能不良、帕金森病、青光眼、糖尿病、甲状腺功能低下、骨髓造血功能不良者等禁用
异丙嗪	降温,镇静,肌内注射或静脉滴注:25～50mg/次,一日 3 次	较常见的有嗜睡;较少见的有视物模糊或色盲,头晕目眩、口鼻咽干燥、耳鸣、皮疹、胃痛或胃部不适感、反应迟钝、晕倒感、恶心或呕吐甚至出现黄疸
哌替啶	镇痛。肌内注射:25～100mg/次,一日 100～400mg。极量:150mg/次,一日 600mg	治疗剂量时可出现轻度的眩晕、出汗、口干、恶心、呕吐、心动过速及直立性低血压等。连续使用易产生成瘾性,连续使用不宜超过 7 天
青霉素	控制化脓性感染,静脉滴注:1000万～2000 万 U/d,分 2 次用药	有变态反应;大剂量应用可出现反射亢进、幻觉、抽搐等,停药或减低剂量可恢复。用药前作皮试。青霉素水溶液在室温不稳定,应用本品须新鲜配制
氨苄西林/舒巴坦	抗感染。静脉滴注:1.5～3g/次,每 6h 给药 1 次。肌内注射:每日不超过 6g。静脉用药成人每日剂量不超过 12g(舒巴坦每日给药剂量最高不超过 4g)。儿童每日 100～200mg/kg,分次给药	有注射部位疼痛、腹泻、恶心、皮疹,偶见血清氨基转移酶一过性增高,极个别病例发生剥脱性皮炎、过敏性休克。对青霉素类抗生素过敏者禁用。单核细胞增多症患者应用本品易发生皮疹,故不宜应用

药品名称	适应证与用法	注意事项
头孢曲松	抗感染。静脉滴注:每次 1～2g,每日 1 次。最高剂量每日 4g。小儿静脉给药,按体重 20～80mg/(kg·d),12 岁以上小儿用成人剂量	主要有静脉炎、变态反应、药物热、头痛、头晕、消化道反应,长期用药可致二重感染。青霉素过敏、严重肝肾功能不全者慎用
甲硝唑	抗厌氧菌药物,防治混合感染和肺部感染等并发症。口服:0.5g/次,每 6h 给药 1 次,或 1g/次。直肠给药:每 8h 给药 1 次,持续 7～10 天	本品的代谢产物可使尿液呈深红色。有胃肠道反应,服药期间禁酒,以免出现急性中毒,妊娠早期禁用
替硝唑	抗厌氧菌感染,静脉滴注:400～800mg/次,每日 2 次	消化道反应最为常见,大剂量可引起中枢神经系统障碍。孕妇、哺乳期妇女、12 岁以下儿童禁用,老年人、肝功能不良者慎用。高剂量时也可引起癫痫发作和周围神经病变
奥硝唑	抗厌氧菌感染。静脉滴注:起始剂量为 0.5～1g,然后每 12h 给予 0.5g,连用 3～6 天	禁用于对此类药物过敏的患者;也禁用于脑和脊髓发生病变的患者,癫痫及各种器官硬化症患者。使用过程中,如有异常神经症状反应即停药,并进一步观察治疗

胃十二指肠溃疡急性穿孔
(Acute perforation of gastroduodenal ulcers)

胃、十二指肠溃疡急性穿孔是胃、十二指肠溃疡的常见严重并发症,穿孔又以十二指肠溃疡为多。急性穿孔时,胃、十二指肠内大量内容物突然流入腹腔,首先引起化学性腹膜炎,数小时后,流入腹腔的胃肠道细菌开始滋长,又逐渐形成细菌性腹膜炎,病原菌多为大肠杆菌,病情严重者可并发休克。患者多有较长的胃、十二指肠溃疡病史,穿孔前常自觉溃疡症状加重,且常有暴食、进食刺激性食物、情绪激动、过度疲劳等诱发因素。

【诊断要点】

(1)临床症状

① 大多数患者有溃疡病史,且近期内溃疡病症状加重。

② 上腹刀割样疼痛,阵发性加重,迅速扩散至全腹,有时疼痛放射至肩背部。多伴有恶心、呕吐。穿孔后数小时可出现发热、

腹胀、肠麻痹等症状。

③ 腹部肌肉紧张，可呈板状强直，有明显的压痛和反跳痛。

④ 肝浊音界缩小或消失。肠鸣音减弱或消失。

⑤ 早期患者体温并无升高，由于穿孔后的胃、十二指肠液的强烈化学刺激，患者可出现面色苍白、出冷汗、四肢发凉、脉搏细速、血压下降等症状。后期由于肠道细菌进入腹腔引起的感染，患者出现高热、肠麻痹、腹胀等症状。

（2）辅助检查

① 血象：白细胞计数大多增高，一般（10～20）$\times 10^9$/L。

② X线片及腹部透视见膈下游离气体。

③ 腹腔穿刺抽得黄色混浊液体，石蕊试纸呈酸性反应。

【治疗原则】

① 在无休克情况下采取半卧位，禁食，胃肠减压，应用抗生素（青霉素等），输液，纠正水与电解质紊乱及维持酸碱平衡，必要时输血。

② 配合针灸治疗。

③ 抗溃疡：西咪替丁、奥美拉唑等。

④ 解除平滑肌痉挛：山莨菪碱。

⑤ 手术治疗。

【可选药物】

药品名称	适应证与用法	注意事项
青霉素	控制化脓性感染，静脉滴注：1000万～2000万 U/d，分2次用药	有变态反应；大剂量应用可出现反射亢进、幻觉、抽搐等，停药或减低剂量可恢复。用药前作皮试。青霉素水溶液在室温不稳定，应用本品须新鲜配制
氨苄西林/舒巴坦	抗感染。静脉滴注：1.5～3g/次，每6h给药1次。肌内注射：不超过6g/d。静脉用药成人剂量不超过12g/d（舒巴坦给药剂量最高不超过4g/d）。儿童100～200mg/（kg·d），分次给药	有注射部位疼痛、腹泻、恶心、皮疹，偶见血清氨基转移酶一过性增高，极个别病例发生剥脱性皮炎、过敏性休克。对青霉素类抗生素过敏者禁用。单核细胞增多症患者应用本品易发生皮疹，故不宜应用

药品名称	适应证与用法	注意事项
山莨菪碱	解除平滑肌痉挛，胃肠绞痛、胆道痉挛。常用量：成人肌注 5～10mg/次，小儿 0.1～0.2mg/kg，每日 1～2 次	急腹症诊断未明确时，不宜轻易使用。夏季用药时可使体温升高。副作用一般有口干、面红、轻度扩瞳、视近物模糊。年老体虚者慎用；老年男性多患有前列腺肥大，用药后易致前列腺充血导致尿潴留发生。脑出血急性期及青光眼患者忌用
西咪替丁	抑制胃酸分泌。200mg，以生理盐水稀释后缓慢滴注（滴速为每小时 1～4mg/kg），4～6h 给药 1 次，不宜超过 2g/d	较常见的有腹泻、腹胀、口苦、口干、转氨酶轻度升高等，也有的出现血小板减少以及自身免疫性溶血性贫血，男子乳房发育
奥美拉唑	抑制胃酸分泌，保护胃肠黏膜。口服：20mg/次，一日一次，2～4 周为 1 个疗程。静滴：40mg/次，8～12h 给药 1 次	本品具有酶抑制作用，一些经肝脏细胞色素 P450 系统代谢的药物，如双香豆素、安定、苯妥英钠等，其药物半衰期可因合用本品而延长。肝功能不全或血象不正常的患者请在医生指导下使用

第十一章
妇产科急诊

急性前庭大腺炎（Acute bartholinitis）

前庭大腺位于阴道口两侧，开口在阴道前庭，在性交、分娩或其他情况污染外阴部时，病原体易于侵入而引起炎症。病原体侵入前庭大腺引起炎症称为前庭大腺炎。急性炎症发作时，前庭大腺腺管口往往因肿胀或渗出物凝集发生阻塞，脓液不能外流形成脓肿。病原体多为葡萄球菌、大肠杆菌、链球菌及肠球菌等，常为混合感染。

【诊断要点】

① 临床症状：炎症多为一侧性，急性前庭大腺炎首先侵犯腺管，呈急性化脓性炎症变化，局部有红、肿、热、痛，脓肿形成时疼痛加剧，局部可有波动感，腹股沟淋巴结肿大，脓腔内压增大时可自行破溃。当急性炎症消失后，腺管口阻塞，腺内分泌液不能排出或脓液逐渐转为黏液而形成囊肿。

② 查体：局部红肿或有脓肿形成，腹股沟淋巴结肿大，有时有体温升高、白细胞增高等。

【治疗原则】

① 一般治疗：卧床休息，局部热敷、坐浴或热疗法。

② 抗生素治疗：可用青霉素、头孢唑林、洛美沙星、左氧氟沙星等治疗。

③ 脓肿形成后，可在大阴唇内侧波动明显处作一弧形切口排脓，可选用抗菌药物及中药局部治疗。

【可选药物】

药品名称	适应证与用法用量	注意事项
青霉素	抗感染。肌内注射：80万～200万 U/d,分 3～4 次给药。静脉滴注：200 万～2000 万 U/d,分 2～4 次给药	变态反应较常见,偶见过敏性休克,使用前应作皮肤过敏试验。一旦发生过敏性休克必须就地抢救,予以保持气道通畅、吸氧及使用肾上腺素、糖皮质激素等治疗措施
头孢唑林	抗感染。静脉缓慢推注、静脉滴注或肌内注射：0.5～1g/次,每日 2～4 次,严重感染可增加至每日 6g,分 2～4 次静脉给予	不良反应发生率低,静脉注射可发生血栓性静脉炎,有药疹、嗜酸粒细胞增高、药物热、暂时性血清氨基转移酶、ALP升高。肾功能减退患者应用高剂量时可出现脑病反应
左氧氟沙星	抗感染。静脉滴注：0.4g/d,分 1～2 次滴注,滴注时间不少于 60min。重度感染剂量可增至 0.6g/d,分 2 次滴注	可致肾功能障碍、肝酶升高、血细胞减少、血小板减少、胃肠功能障碍、变态反应、中枢症状,光敏反应较少见
洛美沙星	抗感染。静脉滴注：0.2g/次,每日 2 次,滴注时间不少于 60min	个别患者可出现中上腹部不适、纳差、恶心、口干、轻微头痛、头晕等症状,偶可出现皮疹、皮肤瘙痒等变态反应和心悸、胸闷、丙氨酸氨基转移酶、AST 或 BUN 值升高

急性盆腔炎 （Acute pelvic inflammatory disease）

盆腔炎是女性生殖器官及其周围结缔组织和盆腔、腹膜受细菌侵袭发生炎症的统称。急性盆腔炎常发生于 35 岁以下妇女,可来自性交、器械操作、流产或分娩时微生物的传播。感染包括需氧菌与厌氧菌,淋球菌是最常见的致病菌,并能引起败血症、游走性多关节炎、心内膜炎、肛门感染与尿道炎。

【诊断要点】

（1）病史：往往近期内有流产或分娩感染史、妇产科手术操作史、经期性交史、慢性盆腔炎史,性病流行时,特别注意不洁性交史。

（2）临床症状

① 患者常有高热、寒战、头痛、食欲缺乏和下腹坠胀或剧烈疼痛，疼痛可向两侧大腿放射。有腹膜炎时，可伴有恶心、呕吐、腹胀、腹泻。有时还可有尿频、尿痛和排尿困难、大便困难等。

② 白带往往增多，有臭味。

③ 痛经或月经过多。

④ 原发或继发不孕。

(3) 体格检查：患者呈急性病容，测体温多在 $39\sim40℃$，脉搏快，下腹肌紧张，有压痛及反跳痛，有时可触到肿块或出现肠胀气。妇科检查宫颈可有举痛，子宫稍大、压痛，活动度受限。子宫两旁附件压痛明显，有时可扪到肿物。子宫旁结缔组织有炎症时，可扪到下腹一侧或两侧有片状增厚。若有盆腔脓肿形成，则可在子宫直肠凹触摸到波动的包块。

(4) 辅助检查

① 白细胞总数及中性粒细胞数均增高，血沉可增快。

② 子宫颈管分泌物培养及药敏试验特别注意淋球菌感染。

③ 后穹窿穿刺见到脓液可确诊为盆腔脓肿。

④ B超诊断：盆腔炎性诊断通常呈实性、不均质性肿块，光点、光带分布杂乱。

【治疗原则】

(1) 抗感染治疗：根据病原菌及药敏试验选择抗菌药物。可选青霉素、甲硝唑等治疗，病情严重者应选择广谱抗生素头孢呋辛、头孢西丁、头孢曲松、头孢噻肟、头孢哌酮/舒巴坦等。淋球菌引起的感染，可选择头孢曲松、头孢克肟。衣原体感染，可选择四环素类（米诺环素、多西环素）、大环内酯类（红霉素、阿奇霉素）、喹诺酮类抗感染药（洛美沙星、左氧氟沙星、莫西沙星等）。

(2) 高热时用物理降温，腹痛重时可给止痛剂曲马多等。

(3) 手术治疗：当盆腔脓肿、附件脓肿形成或破裂并发弥漫性腹膜炎时，应手术治疗。

(4) 其他：增加营养，补充水分，纠正脱水和电解质紊乱；避免不必要的妇科检查以免感染扩散；理疗可促进盆腔血液循环，改善组织营养，对减轻症状及促使炎症的吸收消退有 定作用。

【可选药物】

药品名称	适应证与用法用量	注意事项
青霉素	抗感染。肌内注射：80 万～200 万 U/d,分 3～4 次给药。静脉滴注：200 万～2000 万 U/d,分 2～4 次给药	变态反应较常见,偶见过敏性休克,使用前应作皮肤过敏试验。一旦发生过敏性休克必须就地抢救,予以保持气道畅通、吸氧及使用肾上腺素、糖皮质激素等治疗措施
甲硝唑	抗厌氧菌感染。静脉滴注：0.5g/次,每日 3 次	大剂量时可引起癫痫发作和周围神经病变,其他不良反应有胃肠道反应、可逆性粒细胞减少、变态反应、中枢神经系统症状、血栓性静脉炎等
替硝唑	抗厌氧菌感染,静脉滴注：400～800mg/次,每日 2 次	消化道反应最为常见,大剂量可引起中枢神经系统障碍。孕妇、哺乳期妇女、12 岁以下儿童禁用,老年人、肝肾功能不良者慎用
奥硝唑	抗厌氧菌感染。静脉滴注：起始剂量为 0.5～1g,然后每12h给予 0.5g,连用 3～6 天	服药期间有轻度头晕、头痛、嗜睡、胃肠道反应、肌肉乏力。对硝基咪唑类药物过敏的患者对此药也过敏,禁用于对此类药物过敏的患者;也禁用于脑和脊髓发生病变的患者,癫痫及各种器官硬化症患者
头孢呋辛	抗感染。静脉滴注：0.75～1.5g/次,每日 3 次	偶见皮疹及血清氨基转移酶升高,与青霉素有交叉变态反应,罕见短暂性的血红蛋白浓度降低、嗜酸粒细胞增多、白细胞和中性粒细胞减少
头孢西丁	抗感染。静脉滴注：1.0～2.0g/次,每 6～8h给药 1 次	可能引起变态反应：皮疹、药物热、面部潮红或苍白、气喘、心悸、胸闷、腹痛、过敏性休克,有注射区局部反应如局部疼痛和血栓性静脉炎等。用前应皮试
头孢曲松	抗感染。成人肌内或静脉给药：每 24h给予 1～2g 或每 12h给予 0.5～1g。最高剂量每日4g。疗程 7～14 日	主要有静脉炎、变态反应、药热、头痛、头晕、消化道反应,长期用药可致二重感染。青霉素过敏、严重肝肾功能不全者慎用
头孢噻肟	抗感染。静脉滴注：2g/次,每 12h给药 1 次	青霉素过敏者慎用。有胃肠道反应,可有皮疹、药物热、静脉炎等反应
头孢哌酮/舒巴坦	抗感染。静脉滴注：2～4g/d,每 12h给药 1 次。舒巴坦最高剂量不超过 4g/d	可出现稀便或轻度腹泻、恶心、呕吐、变态反应、中性粒细胞减少症、血红蛋白减少、血小板减少、低凝血酶原血症、嗜酸粒细胞增多等

药品名称	适应证与用法用量	注意事项
头孢克肟	抗感染。口服:50~100mg/次,每口2次,重症可增至200mg/次	可出现皮疹、红斑、瘙痒等过敏症,偶见粒细胞减少与嗜酸粒细胞增多,罕见血小板减少、伪膜性结肠炎
米诺环素	抗淋球菌感染。口服:首次剂量为0.2g,以后每12h给予0.1g或每6h给予50mg	可引起菌群失调、头晕、消化道反应、肝损害、肾损害、影响牙齿和骨发育、变态反应
多西环素	抗感染。口服:0.1g/次,每12h给药1次,连用14日	本品主要不良反应为胃肠道反应,如恶心、呕吐、腹泻等,偶见皮疹、食欲减退、嗜睡。饭后服药可减轻。重度肝、肾功能不全者慎用
红霉素	抗衣原体感染。口服:1~1.2g/d,分3~4次服。静脉滴注:每次3.75~5mg/kg,每6h给药1次,必要时增至10mg/kg	有胃肠道反应,变态反应表现为药物热、皮疹、嗜酸粒细胞增多等,可出现伪膜性结肠炎,剂量过大可出现耳鸣、听力损害
阿奇霉素	抗衣原体感染。口服:1.0g,一次顿服	主要不良反应为腹痛、恶心、呕吐、腹泻等胃肠道症状,有皮疹,偶见转氨酶暂时性升高
左氧氟沙星	抗感染。静脉滴注:0.4g/d,分1~2次。重度感染患者或病原菌对本品敏感性较差者,剂量可增至0.6g/d	可致肾功能障碍、肝酶升高、血细胞减少、血小板减少、胃肠功能障碍、变态反应、中枢症状,光敏反应较少见
洛美沙星	抗感染。静脉滴注:0.2g/次,每日2次,滴注时间不少于60min	个别患者可出现中上腹部不适、纳差、恶心、口干、轻微头痛、头晕等症状,偶可出现皮疹、皮肤瘙痒等变态反应和心悸、胸闷、丙氨酸氨基转移酶、AST或BUN值升高
莫西沙星	抗感染。口服或静脉滴注:400mg/次,每日1次。一般5~7日为1个疗程。静脉滴注时间应为90min	有胃肠道反应。有肝功能异常、味觉障碍、眩晕,合并低血钾患者Q-T间期延长以及光敏性皮炎
曲马多	镇痛。口服:50~100mg/次。肌内注射:50~100mg/次,必要时可重复,日剂量不超过400mg。静脉滴注:100~200mg/次	不良反应主要表现为出汗、头晕、恶心、呕吐、口干、疲劳、精神迟钝等。静脉注射太快,往往会出现面红、发热、出汗和短暂的心搏加速

产褥感染 （Puerperal infection）

产褥感染是指分娩及产褥期生殖道受病原体侵袭，引起局部或全身感染。感染直接与分娩有关，系正常的阴道菌群在某些情况下（如贫血、胎膜破裂时间长、产程延长、手术或创伤性分娩、多次重复检查、部分胎盘残留和产后出血）上行入宫腔并在子宫、阴道内繁殖，有时可出现腹膜炎或盆腔血栓性静脉炎。最常见的病原微生物有大肠埃希杆菌、凝固酶阴性葡萄球菌、肠球菌、厌氧菌和致病链球菌。

【诊断要点】

① 典型的产褥感染开始表现为子宫体压痛，可出现寒战、头痛不适、厌食、面色苍白、心动过速、子宫体软而增大伴压痛。

② 恶露可能减少或大量增加并伴有异味。

③ 当宫旁组织感染时，可出现明显腹痛和高热，子宫增大并有触痛，阔韧带基底部变硬并延伸至盆壁。可引起急性盆腔腹膜炎、弥漫性腹膜炎，全身中毒症状明显。盆腔内血栓静脉炎常侵及子宫静脉、卵巢静脉、髂内静脉、髂总静脉、阴道静脉。

④ 辅助检查：血常规检查可见白细胞增多。

【治疗原则】

① 支持治疗：加强营养，补充维生素，纠正水、电解质平衡。

② 切开引流。

③ 应用抗菌药物治疗：应首先经验应用广谱抗生素，并根据药敏试验结果调整敏感抗菌药物。可静脉给予抗生素氨苄西林/舒巴坦、头孢曲松、头孢哌酮/舒巴坦、左氧氟沙星、洛美沙星等治疗，直至体温恢复正常48h。

④ 防治血栓性静脉炎：应用大剂量抗生素基础上加用肝素或尿激酶，可口服双香豆素类抗凝药或阿司匹林。

【可选药物】

药品名称	适应证与用法用量	注意事项
氨苄西林/舒巴坦	抗感染。静脉滴注：6～12g/d，分4次给药	不良反应与青霉素相仿，以变态反应较为多见，皮疹是最常见的反应，呈荨麻疹或斑丘疹
头孢曲松	抗感染。肌内或静脉给药：每24h给予1～2g。最高剂量每日4g，分2次给药。疗程7～14日	主要有静脉炎、变态反应、药物热、头痛、头晕、消化道反应，长期用药可致二重感染。青霉素过敏、严重肝肾功能不全者慎用
头孢哌酮/舒巴坦	抗感染。静脉滴注：2～4g/d，每12h给药1次。舒巴坦每日最高剂量不超过4g	可出现稀便或轻度腹泻、恶心、呕吐、变态反应、中性粒细胞减少症、血红蛋白减少、血小板减少、低凝血酶原血症、嗜酸粒细胞增多等
左氧氟沙星	抗感染。静脉滴注：0.4g/d，分1～2次滴注，滴注时间不少于60min。重度感染患者或病原菌对本品敏感性较差者，每日剂量可增至0.6g	偶见纳差、恶心、呕吐、腹泻、失眠、头晕、头痛、皮疹及血清谷丙转氨酶升高及注射局部刺激症状等，光敏反应较少见
洛美沙星	抗感染。静脉滴注：0.2g/次，每日2次。滴注时间不少于60min	个别患者可出现中上腹部不适、纳差、恶心、口干、轻微头痛、头晕等症状，偶可出现皮疹、皮肤瘙痒等变态反应和心悸、胸闷、丙氨酸氨基转移酶、AST或BUN值升高
肝素	抗凝。静脉滴注：150U/kg，每6h给药1次，体温正常后改为每日2次，连用4～7天	主要不良反应是用药过多可致自发性出血，故每次注射前应测定凝血时间
尿激酶	溶栓。静脉滴注：40万U/d，连用10天	常伴随血管再通后出现再灌注心律失常，需严密进行心电监护。最常见的不良反应是出血倾向，使用时应行APTT时间监测，有出血倾向时停药
华法林	抗凝。口服：3～4.5mg，每日1次，连用3～5天，之后根据凝血酶原时间（PT）调整剂量，使INR在1.5～2.5，维持3～6个月	主要不良反应是出血，凝血酶原时间超过正常的2.5倍，应减量或停药
阿司匹林	抑制血小板聚集。口服：300mg/d，3后减为75～150mg	禁用于活动性溃疡病或其他原因引起的消化道出血；血友病或血小板减少症；有阿司匹林或其他非甾体抗炎药过敏史者

原发性痛经（Essential dysmenorrhea）

也称功能性痛经，是指生殖器官无器质性病变的痛经，患者伴随排卵的周期出现周期性疼痛，疼痛是由于子宫的收缩与缺血所致，这可能是通过分泌型子宫内膜产生的前列腺素所致，发病因素包括组织通过子宫颈、狭窄的宫颈、子宫位置异常、缺少锻炼及对月经有忧虑。往往始于青春期，并随着年龄的增长及妊娠而减少。

【诊断要点】

① 下腹疼痛往往为痉挛性绞痛，亦可能为持续的钝性疼痛并放射至腰背部或腿部。疼痛可于月经前或月经来潮时开始，24h 后达高峰，往往 2 天后平息。

② 有时有内膜管型或血凝块排出。

③ 常见头痛、恶心、呕吐、便秘或腹泻及尿频。

④ 月经前期综合征症状可持续存在于部分或整个月经期。

【治疗原则】

① 许多妇女不需药物，严重者可使用镇痛药：前列腺素合成酶抑制剂布洛芬、萘普生、双氯芬酸。

② 如果疼痛影响生活，可用低剂量口服避孕药抑制排卵。

③ 呕吐症状明显者可应用止吐药：甲氧氯普胺。

④ 保持充足的休息与睡眠及经常的运动。

【可选药物】

药品名称	适应证与用法用量	注意事项
布洛芬	镇痛。口服：每次 0.2～0.4g,每 4～6h 给药 1 次。成人用药最大限量每天 2.4g	常见胃肠道反应,从腹部不适到消化道出血或使消化性溃疡复发;中枢神经系统有头痛或头晕。长期大剂量使用时可发生血液病或肾损伤
萘普生	镇痛。口服：首次 0.5g,以后必要时 0.25g,每 6～8h 给药 1 次	有胃肠道刺激,引起恶心、呕吐、消化不良、便秘、胃肠道出血,少见头晕、头痛、寒战、肌僵直、耳鸣、瘙痒、皮疹、视物障碍、血管神经性水肿、出血时间延长

药品名称	适应证与用法用量	注意事项
双氯芬酸	镇痛。口服：每日 50～150mg，分 1～2 次，剂量应个体化，依据临床症状决定	可引起胃肠道反应：恶心、呕吐、食欲缺乏、腹胀、腹泻；可有头晕、头痛、皮疹、肌坏死、变态反应
左炔诺孕酮/炔雌醚	抑制排卵。月经第 5 天服药 1 次，间隔 20 天服第二次，或月经第 5 天及第 10 天各服 1 片，以后均按第二次服药日期每月服 1 片	有类早孕反应、白带增多，少数人发生月经过多或闭经，其他有胃痛、水肿、乳房胀痛、头痛等
甲氧氯普胺	镇吐。口服：每次 5～10mg，每日 3 次。肌内注射或静脉注射，每次 10～20mg，一日剂量不超过 0.5mg/kg	不良反应为昏睡、烦躁不安、倦怠无力、乳腺肿痛、恶心、便秘、皮疹、腹泻、睡眠障碍、眩晕、严重口渴、头痛、容易激动

子宫内膜异位症（Endometriosis）

子宫内膜异位症是指功能性的子宫内膜组织存在于子宫腔以外。子宫内膜异位症往往局限于腹腔器官的腹膜或浆膜面，常见于卵巢、阔韧带后叶、子宫直肠窝后方及子宫骶骨韧带处，少见的部位包括小肠、大肠、输卵管、膀胱、阴道、外科手术瘢痕、胸膜及心包膜的浆膜面。

【诊断要点】

（1）临床表现

① 下腹痛和痛经。

② 不孕。

③ 月经异常：月经量多，经期长，月经淋漓不尽。

④ 性交不适：可能有性交痛。

⑤ 其他：在大肠或膀胱上的病损可引起排便时疼痛、腹部肿胀、月经时直肠出血或排尿时有耻骨上疼痛；卵巢或附件上的内膜移植物可形成内膜瘤或附件粘连，造成盆腔肿块。

（2）查体：盆腔检查可正常或在外阴、宫颈、阴道内、脐孔或外科手术瘢痕处看到病损，子宫可后倾并固定、卵巢增大或子宫骶骨韧带有结节感。

(3) 辅助检查：盆腔镜活检、剖腹探查、乙状结肠镜或膀胱镜时活检。其他诊断方法（如 B 超、钡剂灌肠、静脉尿路造影、CT、MRI）可表明疾病的范围并跟踪其病程。

【治疗原则】

① 治疗必须根据患者的年龄、症状、妊娠与否及疾病的范围个体化治疗。

② 药物抑制卵巢功能以阻止内膜移植物的生长与活性，减缓疾病进展：用孕激素（甲羟孕酮）及其拮抗剂（米非司酮、孕三烯酮）、GnRH 促效药（那法瑞林、亮丙瑞林、戈舍瑞林）、抗促性腺激素（丹那唑）。

③ 外科手术切除尽可能多的内膜组织或全子宫切除。

④ 药物治疗结合手术治疗。

【可选药物】

药品名称	适应证与用法用量	注意事项
甲羟孕酮	孕激素治疗。口服：30mg/d,共 6 个月	可引起孕酮类反应如乳房胀痛、溢乳、阴道出血、闭经、月经不调、宫颈糜烂、宫颈分泌异常等
米非司酮	抗孕激素作用。口服：25～100mg/d	部分早孕妇女服药后,有轻度恶心、呕吐、眩晕、乏力和下腹痛,肛门坠胀感和子宫出血。个别妇女可出现皮疹
孕三烯酮	抗雌激素药。口服：2.5mg/次,每周 2 次,6 个月为 1 个疗程	少数人有头晕、乏力、胃部不适、痤疮、多毛及脂溢性皮炎、腿肿、体重增加、乳房缩小松弛等；也有月经周期缩短或延长、闭经、经量减少、不规则出血
那法瑞林	抑制卵巢功能。鼻腔内喷射给药：400～800μg/d	不良反应可见潮红、出汗、性欲减退、头痛、情感变化、阴道干燥及乳房大小变化。罕见变态反应、关节痛
亮丙瑞林	抑制卵巢功能。皮下注射：3.75mg/次,每 4 周 1 次	可出现发热,有时出现颜面潮红、出汗、性欲减退、会阴部不适、骨疼痛、恶心、呕吐、食欲缺乏等。可见皮疹、瘙痒,注射局部疼痛、硬结、发红
戈舍瑞林	抑制卵巢功能。皮下注射：3.6mg/次,每 4 周 1 次	不良反应包括热感、性欲减退、阴道干燥、头痛、情感变态、失眠、粉刺、肌痛、乳房缩小、水肿、脂溢性皮炎、体重增加、多毛
达那唑	抑制卵巢功能。口服：200mg/次,每天 2～3 次,共 4～6 个月	不良反应为闭经、突破性子宫出血和滴血、乳房缩小、喑哑、毛发增多、粉刺、皮肤或毛发油脂增多、下肢水肿或体重增加

功能失调性子宫出血 （Dysfunctional uterine bleeding）

也称子宫功能性出血，可伴有无排卵周期或排卵周期。无排卵妇女的出血一般是由于无对抗性的雌激素刺激子宫内膜，引起内膜过度增生；在排卵周期中，异常出血一般是由于黄体期的异常。功能失调性子宫出血常见于多囊卵巢综合征和子宫内膜异位症妇女。

【诊断要点】

（1）临床症状：阴道持续出血或大量出血，病程长者或有贫血貌。妇科检查一般无特殊发现，有时子宫略有增大或可触及胀大的卵巢。

（2）辅助检查

① 诊断性刮宫：用于已婚妇女，可了解宫腔大小、形态，宫壁是否平滑，软硬度是否一致，刮出物性质及量。

② 基础体温测定：无排卵型呈单相型曲线；排卵型呈双相型曲线。

③ 宫颈黏液结晶检查：经前出现羊齿状结晶提示无排卵。

④ 阴道脱落细胞涂片：无排卵型功血时反映有雌激素作用。

⑤ 激素测定：若需确定排卵功能和黄体是否健全，可测孕二醇。

⑥ 子宫输卵管造影：可了解宫腔病变，除外器质性病变。

⑦ 查血常规、出凝血时间、血小板计数，可了解贫血程度及除外血液病。

【治疗原则】

① 一般治疗：贫血患者补充铁剂、维生素 C 和蛋白质，长时间出血者抗菌药物预防感染。

② 无排卵急性大量出血：口服避孕药，每 4h 给药 1 次，直到出血减少；可合用孕激素并与雌激素同时应用；然后应用口服避孕药，至少 3 个周期，或口服孕激素，每月 10～14 天。

③ 无排卵少量出血：不欲妊娠者，可给予周期性的口服避孕药或孕激素（甲地孕酮、炔诺酮）。欲妊娠者，可给予氯米芬以诱

发排卵，也可用绒促性素及黄体酮。

④ 急性大量出血或间断性少量长期出血：雌激素（结合雌激素或己烯雌酚）治疗。

⑤ 人工周期：撤药性月经第 5 天口服结合雌激素 1.25mg 或戊酸雌二醇 2mg，每日 1 次，第 11 天加服甲羟孕酮每天 10mg，共 21 天停药。

⑥ 预防复发：周期性应用组合避孕药，至少 3 个月。

⑦ 如果患者对激素治疗无效或持续不规则出血，应作刮宫术。

⑧ 非典型性腺型增生过长：甲羟孕酮口服 3～6 个月。如欲妊娠，则用氯米芬诱发排卵。本型有发展成内膜腺癌的高危存在，应作分段子宫扩括术及宫腔镜排除，药物治疗无效可行子宫切除术。

【可选药物】

药品名称	适应证与用法用量	注意事项
甲羟孕酮	用于无排卵急性大量出血。口服:5～10mg/d,共 10 天。预防复发,口服:5～10mg/d,每月 10～14 天。非典型性腺型增生过长,口服:20～40mg/d,共 3～6 个月,增生过长消散后,5～10mg/d,每月 10～14 天	可引起孕酮类反应如乳房胀痛、溢乳、阴道出血、闭经、月经不调、宫颈糜烂、宫颈分泌异常等
左炔诺孕酮/炔雌醚	抑制排卵。于月经的当天算起,第 5 天午饭后服药 1 次,间隔 20 天服第 2 次,或月经第 5 天及第 10 天各服 1 片,以后均以第 2 次服药日期,每月服 1 片	有类早孕反应、白带增多,少数人发生月经过多或闭经,其他有胃痛、水肿、乳房胀痛、头痛等
炔诺酮	用于无排卵少量出血。口服:首剂 5mg,每 8h 给药 1 次,2～3 后每隔 3 日降低 1/3 剂量至维持量,2.5～5mg/d,用至止血后 21 天停药	不良反应主要为恶心、头晕、倦怠、突破性出血
氯米芬	促进排卵。口服:50mg/d,若治疗后排卵,下一疗程 100mg/d,共 5 日。自月经周期的第 5 天开始服药。若患者系闭经,则应先用黄体酮,撤退性出血的第 5 天始服用	不良反应有肿胀、胃痛、盆腔或下腹部痛、视物模糊、复视、眼前感到闪光、眼睛对光敏感、视力减退、皮肤和巩膜黄染

药品名称	适应证与用法用量	注意事项
绒促性素	促排卵。肌内注射：1500～2500IU/次，每2～3天1次	可诱发卵巢囊肿或卵巢肿大，伴轻度胃胀、胃痛、盆腔痛。少见严重卵巢过度刺激综合征如腹部或盆腔部剧烈疼痛、消化不良、水肿、尿量减少、恶心、呕吐或腹泻、气促、下肢肿胀等
黄体酮	促进受精卵发育。肌内注射：10mg/d，连用5天，或20mg/d，连续3～4天	偶见恶心、头晕及头痛、倦怠感、荨麻疹、乳房肿胀，长期连续应用可出现月经减少或闭经、肝功能异常、水肿、体重增加等。严重肝损伤患者禁用
结合雌激素	雌激素。口服：急性大量出血2.5mg/次，每4～6h给药1次，止血后3日递减1/3量至维持量1.25mg/d。间断性少量出血，1.25mg/d，共21日，最后7～10天加用孕激素甲羟孕酮10mg，每天1次	不良反应包括恶心和呕吐、乳房触痛或增大、子宫良性肿瘤增大、体液潴留、皮肤暗黑斑
己烯雌酚	雌激素。口服：急性大量出血1～2mg/次，每4～6h给药1次，止血后3日递减1/3量至维持量每日1mg	可有不规则的阴道流血、子宫肥大、尿频或小便疼痛，可引发血栓症、心功能异常、肝功能异常、高脂血症、钠潴留、恶心、呕吐、厌食症状和头痛、头晕等

经前期综合征（Premenarche symptom）

也称经前期紧张症，是指反复在黄体期出现的周期性以躯体和精神症状为特征的综合征，包括月经前出现的神经质、易受刺激、情绪不稳定、焦虑、抑郁、头痛、水肿及乳房痛，发生于月经前7～10天，且往往在月经开始后数小时消失。经前期综合征与雌激素和孕激素的波动有关。

【诊断要点】

（1）一般症状严重但短暂，症状持续数小时，也有长达10天以上者，往往月经来潮时停止。在围绝经期妇女，其症状可持续并延长到月经后。

（2）症状体征

① 情绪改变与心理影响：易受刺激、神经质、控制力差、焦虑、易怒、失眠、注意力不集中、嗜睡、抑郁与严重疲乏。

② 水潴留造成水肿、暂时体重增加、尿少、乳房胀痛。

③ 神经血管症状包括头痛、眩晕、四肢感觉异常、碰伤后易青肿及心悸。

④ 消化道症状包括便秘、恶心、呕吐及食欲改变。

（3）月经开始，可发生痛经。严重的痛经在十几岁女性中常见，并随着年龄的增长而减轻。

【治疗原则】

① 缓解症状：防止液体潴留，可预先减少钠的摄入及用利尿剂（氢氯噻嗪、螺内酯）来缓解。

② 激素治疗：方案包括口服避孕药；月经前 10～12 天黄体酮肌内注射；甲羟孕酮肌内注射；GnRH 促效药亮丙瑞林或戈舍瑞林肌内注射及口服低剂量的雌激素-孕激素。

③ 易受刺激、神经质及缺乏控制力者可用镇静剂：可用地西泮、阿普唑仑等。

④ 抗抑郁：选择性 5-HT 再摄入抑制剂氟西汀、舍曲林、帕罗西汀、文拉法辛等。

⑤ 改变饮食（如增加蛋白质，减少糖类）及补充复合维生素 B（尤其是维生素 B_6，有时加镁）。

【可选药物】

药品名称	适应证与用法用量	注意事项
氢氯噻嗪	利尿作用。口服：25～50mg/次，每天 1 次	可致水、电解质紊乱，引起口干、烦渴、肌肉痉挛、恶心、呕吐和极度疲乏无力等。可引起高血糖症、高尿酸血症、变态反应、血细胞减少或缺乏症、血小板减少性紫癜等
螺内酯	利尿，减少水钠潴留。口服：20～40mg/次，每日 2～3 次。至少连服 5 日，以后酌情调整剂量	肾功能不全及高血钾患者禁用

続表

药品名称	适应证与用法用量	注意事项
甲羟孕酮	抑制排卵。肌内注射：200mg/次，每2～3个月1次	可引起孕酮类反应如乳房胀痛、溢乳、阴道出血、闭经、月经不调、宫颈糜烂、宫颈分泌异常等
戈舍瑞林	抑制卵巢功能。皮下注射：3.6mg/次，4周1次	不良反应包括热感、性欲降低、阴道干燥、头痛、情感变态、失眠、粉刺、肌痛、乳房缩小、水肿、脂溢性皮炎、体重增加、多毛
亮丙瑞林	抑制卵巢功能。皮下注射：3.75mg/次，每4周1次	可出现发热，有时出现颜面潮红、出汗、性欲减退、阳痿、女性化乳房、睾丸萎缩、会阴部不适等现象
左炔诺孕酮/炔雌醚	抑制排卵。于月经第5天服药1次，间隔20天服第2次，或月经第5天及第10天各服1片，以后均按第2次服药日期，每月服1片	有类早孕反应、白带增多，少数人发生月经过多或闭经，其他有胃痛、水肿、乳房胀痛、头痛等
黄体酮	治疗经前综合征。肌内注射：月经前10～12天注射5～10mg	偶见恶心、头晕及头痛、倦怠感、荨麻疹、乳房肿胀，长期连续应用可出现月经减少或闭经、肝功能异常、水肿、体重增加等。严重肝损伤患者禁用
地西泮	镇静。口服：5mg/次，每日3～4次	常见的不良反应为嗜睡、头昏、乏力等；大剂量可有共济失调、震颤；皮疹、白细胞减少属罕见；个别患者发生兴奋、多语、睡眠障碍甚至幻觉
阿普唑仑	镇静。口服：2.5mg/次，每日2～3次	常见不良反应有嗜睡、头昏、乏力等，大剂量偶见共济失调、震颤、尿潴留、黄疸。有成瘾性，长期应用停药可能发生撤药症状
氟西汀	抗抑郁。口服：每天早上口服20mg，必要时可加至40mg/d	常见不良反应为口干、食欲减退、恶心、失眠、乏力，少数病例可见焦虑、头痛
舍曲林	抗抑郁。口服：50mg/次，每日1次，剂量范围为50～100mg/d	可有胃肠道不适，如恶心、厌食、腹泻等，亦可出现头痛、不安、无力、嗜睡、失眠、头晕或震颤等。大剂量时可能诱发癫痫。突然停药可有撤药综合征
帕罗西汀	抗抑郁。口服：20mg/次，每日1次	

药品名称	适应证与用法用量	注意事项
文拉法辛	抗抑郁。口服：普通制剂25mg/次，一日2～3次，数周后逐渐增至75～225mg/d，分2～3次口服；缓释制剂，37.5～225mg/次，一天1次	不良反应有胃肠道不适如恶心、厌食、腹泻等，亦可出现头痛、不安、无力、嗜睡、失眠、头晕或震颤等，可引起血压升高

异位妊娠 （Eccyesis）

凡孕卵在子宫腔以外的任何部位着床者，统称为异位妊娠，习称为宫外孕。根据着床部位不同，有输卵管妊娠、卵巢妊娠、腹腔妊娠、宫颈妊娠及子宫残角妊娠等。异位妊娠中，以输卵管妊娠最多见。输卵管妊娠是妇产科常见急腹症之一，当输卵管妊娠流产或破裂急性发作时，可引起腹腔内严重出血，如不及时诊断、积极抢救，可危及生命。

【诊断要点】

（1）临床症状

① 停经：除间质部妊娠停经时间较长外，大都停经6～8周。

② 腹痛：为患者就诊时最主要症状。输卵管破裂时患者突感一侧下腹撕裂样疼痛，常伴恶心呕吐。若血液局限于病变区，表现为下腹局部疼痛；血液积聚在子宫直肠陷凹时，肛门有坠胀感；出血量过多，血液由盆腔流至腹腔，疼痛即由下腹向全腹扩散；血液刺激膈肌时，可引起肩胛放射性疼痛。

③ 阴道出血：胚胎死亡后，常有不规则阴道出血，色深褐，量少，一般不超过月经量，但淋漓不净。

④ 晕厥与休克：腹腔内急性出血可引起血容量减少及剧烈腹痛，轻者常有晕厥，重者出现休克，其严重程度与腹腔内出血速度和出血量成正比，即出血越多越急，症状出现越迅速越严重，但与阴道出血量不成正比。

（2）查体

① 全身检查：内出血时血压下降，脉搏变快、变弱，面色苍白。

② 腹部检查：下腹部有明显压痛及反跳痛，尤以患侧为剧，但腹肌紧张较腹膜炎为轻，出血较多时叩诊有移动性浊音，历时较长后形成血凝块，下腹可触及软性肿块，反复出血使肿块增大变硬。

③ 盆腔检查：阴道后穹窿饱满，有触痛。宫颈有明显举痛，子宫稍大而软，内出血多时，子宫有漂浮感。子宫一侧或后方可触及肿块，质似湿面粉团，边界不清楚，触痛明显。

④ 破裂所致的征象极像妊娠子宫破裂。

（3）间质部妊娠（宫角妊娠）破裂时间较晚，妇科检查时发现子宫大小与停经月份基本符合，但子宫轮廓不相对称，患侧宫角部突出，有不同程度的压痛。常见的症状包括下腹疼痛和阴道点滴出血。常于孕 12～16 周破裂，一旦破裂，出血量大易并发致命性休克。

（4）辅助检查

① B 超检查：可确定妊娠部位。

② 妊娠试验：β-HCG 阳性，绝对值低于正常妊娠。

③ 后穹窿穿刺：抽取不凝血液即穿刺阳性可有助诊断。

④ 腹腔镜：一般的宫外孕均可确诊。

⑤ 诊断性刮宫：观察子宫内膜变化。

⑥ 血常规：血红蛋白与红细胞值的高低与内出血多少及检查的时间有关：急性内出血开始时血红蛋白测定往往正常，1～2 天后血红蛋白即下降；白细胞数常常高达 10×10^9/L。

【治疗原则】

① 手术治疗：即使是未破裂型的输卵管异位妊娠，通常也应行手术治疗。可采用切除输卵管、保守手术、腹腔镜手术。

② 药物治疗：主要用于早期宫外孕。对未破裂型的输卵管妊娠，直径<3.5cm 并且没有胎心搏动，可用甲氨蝶呤治疗。

药品名称	适应证与用法用量	注意事项
甲氨蝶呤	药物终止妊娠。肌内注射,0.4mg/(kg·d),5 天为 1 个疗程;局部注射,在 B 超波引导下将药物注入孕囊,或腹腔镜下输卵管内注射	有胃肠道反应、骨髓抑制、肝功能损害、脱发、皮肤发红、瘙痒或皮疹,大剂量应用可致高尿酸血症肾病

妊娠剧吐（Hyperemesis gravidarum，HG）

妊娠早期多数孕妇出现早孕反应，一般从闭经 6 周开始，12 周前后自然消失。偶有少数孕妇反应严重，出现不可控制的恶心、呕吐、不能进食，影响工作及生活，继而导致脱水和酸中毒，甚至威胁生命者，称妊娠剧吐。症状出现及消失与孕妇 HCG 浓度变化相关，也与神经类型有关，神经系统功能不稳定、精神紧张型孕妇多见。

【诊断要点】

① 临床症状：多见于第一胎。频繁呕吐，不能进食，呕吐物为食物、胃液、胆汁甚至带血。由于严重呕吐、长期饥饿，引起脱水、电解质平衡紊乱、代谢性酸中毒、尿中出现酮体，严重者肝肾功能损害，出现黄疸、GPT 升高、体温升高、意识模糊、昏迷甚至死亡。

② 辅助检查：妇科检查及 HCG 测定可明确早孕诊断；症状严重、尿中有酮体，则可诊断为妊娠剧吐。

【治疗原则】

① 患者应收住入院，卧床治疗，并且 24h 禁食。

② 静脉输液补充水、葡萄糖和电解质以纠正脱水和酸中毒：每日输葡萄糖、生理盐水 2500～3000ml，有酸中毒者加碳酸氢钠。

③ 必要时可用止吐药（甲氧氯普胺）和镇静剂（苯巴比妥或地西泮）。

④ 必要时静脉给予维生素：可用复方水溶性维生素。

⑤ 终止妊娠：经积极治疗病情继续加重或重要脏器功能受损

危及孕妇健康者，则应人工流产终止妊娠。

【可选药物】

药品名称	适应证与用法用量	注意事项
碳酸氢钠	治疗代谢性酸中毒。静脉滴注:补碱量(mmol)=(-2.3-实际测得的 BE 值)×0.25×体重(kg),或补碱量(mmol)=[正常的 CO_2CP-实际测得的 CO_2CP(mmol)]×0.25×体重(kg)	大量注射时可出现心律失常、肌肉痉挛、疼痛、异常疲倦、虚弱等,剂量偏大或存在肾功能不全时,可出现水肿、精神症状、肌肉疼痛或抽搐、呼吸减慢、口内异味、异常疲倦、虚弱等
甲氧氯普胺	镇吐。口服:5~10mg/次,每日 3 次。肌内或静脉注射:10~20mg/次,一日剂量不超过 0.5mg/kg	不良反应为昏睡、烦躁不安、倦怠无力、乳腺肿痛、恶心、便秘、皮疹、腹泻、睡眠障碍、眩晕、严重口渴、头痛、容易激动
苯巴比妥	镇静。口服:30mg/次,每日 3 次	可出现头晕、嗜睡,个别病例有皮疹、剥脱性皮炎、药物热,大剂量使用时有共济失调、眼球震颤、昏迷,长期使用突然停药可引起失眠、乏力、震颤、食欲缺乏、虚脱、谵妄或谵语
地西泮	镇静。口服:5mg/次,每日 3~4 次	常见的不良反应为嗜睡、头昏、乏力等;大剂量可有共济失调、震颤;皮疹、白细胞减少属罕见;个别患者发生兴奋、多语、睡眠障碍甚至幻觉
复方水溶性维生素	补充各种水溶性维生素。静脉滴注:每日 1 瓶	无明显不良反应。对本品中任何一种成分过敏的患者,对本品均可能发生变态反应

自然流产（Spontaneous abortion，SAB）

自然流产是指妊娠 20 周以前受孕产物排出或丢失。自然流产中 60% 以上是由于胚胎畸形或胚胎退化消失造成，其中 25%~60% 有染色体异常，也有母体因素、外界因素、免疫因素以及母婴血型不合等。大约 85% 的自然流产发生于头 3 个月，且多由于胚胎原因，而发生于妊娠中期的自然流产多数是由母体因素引起的。

【诊断要点】

（1）临床症状

① 先兆流产：停经一段时间后有早孕反应，以后有阴道流血，量少、色红，持续数日或数周，无痛或有轻微下腹疼痛，伴腰痛及下坠感。

② 难免流产：阴道流血增多，腹痛加重，羊膜已破或未破。妇科检查子宫颈口已扩张，有时在颈口内可见羊膜囊堵塞。

③ 不全流产：部分胚胎已排出体外或胎儿排出后胎盘滞留宫腔。子宫腔内有胚物残留，子宫不能很好收缩而流血不止，甚至因出血过多致休克。妇科检查，子宫颈口扩张，见多量血液自颈口内流出，有时见胎盘组织堵塞在子宫颈口或部分组织已排出在阴道内，部分仍留在宫腔内。

④ 完全流产：胚胎已全部排出，子宫收缩良好，阴道流血逐渐停止或仅见极少量出血，腹痛消失。妇科检查子宫颈口关闭，子宫略大或正常大小，阴道内仅见少量血液或流血已停止。

（2）辅助检查

① 测定 HCG、黄体酮、雌二醇，如明显低于正常水平，提示滋养细胞及胎盘功能不足，可能流产。

② B超检查：观察有无胚囊及胎心胎动，确定胚胎是否存活。

【治疗原则】

① 保守期待治疗，卧床休息可减少出血和疼痛。

② 先兆流产：黄体不全或尿黄体酮水平低的患者可补充黄体酮，并给叶酸、维生素 E 促进胚胎发育。甲状腺功能低下的患者每日口服甲状腺素。

③ 难免流产及不全流产：诊断明确后立即刮宫，尽快清除宫腔内容物，可同时肌内注射或静脉滴注缩宫素，如出血多或伴有休克症状应输液输血纠正休克。

④ 流产合并感染：先用抗生素控制感染后清宫，出血量多或抗生素未能控制感染时也可在抗感染的同时清宫，子宫严重感染者可考虑切除子宫。

【可选药物】

药品名称	适应证与用法用量	注意事项
黄体酮	补充孕激素。肌内注射：先兆流产，一般 10～20mg/次，每日 1 次，用至疼痛及出血停止	偶见恶心、头晕及头痛、倦怠感、荨麻疹、乳房肿胀，长期连续应用可出现月经减少或闭经、肝功能异常、水肿、体重增加等。严重肝损伤患者禁用
叶酸	促进胚胎发育。口服：先兆流产 5mg/次，每日 3 次	不良反应较少，罕见变态反应，长期用药可以出现厌食、恶心、腹胀等胃肠道症状，大量服用可使尿呈黄色
维生素 E	保胎，促进胎儿发育。口服：30～50mg/d	长期大量服用可引起视物模糊、乳腺肿大、腹泻、头晕、流感样综合征、头痛、恶心及胃痉挛、乏力软弱
缩宫素	促进子宫收缩，用于难免流产及不全流产。静脉滴注：10～20mg 溶于 5% 葡萄糖注射液 500ml 中	偶有恶心、呕吐、心率加快或心律失常。大剂量应用时可引起高血压或水潴留
氨苄西林/舒巴坦	治疗流产后感染。静脉滴注：1.5～3g/次，每 6h 给药 1 次	有注射部位疼痛、腹泻、恶心、皮疹，偶见血清氨基转移酶一过性增高，极个别病例发生剥脱性皮炎、过敏性休克。对青霉素类抗生素过敏者禁用
哌拉西林	抗产后感染。静脉滴注：中度感染 8g/d，分 2 次滴注；严重感染 3～4g/次，每 4～6h 给药 1 次	副作用少，可引起变态反应及过敏性休克。可出现腹泻，偶有恶心、呕吐，大剂量应用可出现青霉素脑病。青霉素过敏者禁用
头孢曲松	抗感染。静脉给药：1～2g/次，每日一次给药。最高剂量一日 4g，疗程 7～14 日；小儿 20～80mg/(kg·d)。12 岁以上小儿用成人剂量	对青霉素过敏或过敏体质者慎用，对头孢菌素类过敏者禁用。孕妇慎用。主要有静脉炎、皮疹、发热、支气管痉挛和血清病、头痛、腹泻、结肠炎、黄疸、胀气、味觉障碍和消化不良等。长期应用可引起二重感染
头孢他啶	抗产后感染及败血症。静脉滴注：4～6g/d，分 2～3 次滴注，疗程 10～14 日	不良反应轻而少，有嗜酸粒细胞增多、皮疹、药物热、肝酶及肌酐、尿素氮增多、血小板增多、粒细胞减少、腹泻。长期应用可引起二重感染。对头孢菌素类过敏者禁用，对青霉素过敏者慎用

前置胎盘（Placenta previa，PP）

胎盘的正常附着处在子宫体部的后壁、前壁或侧壁。如果胎盘附着于子宫下段或覆盖在子宫颈内口处，位置低于胎儿的先露部，称为前置胎盘。前置胎盘可分为完全性前置胎盘、部分性前置胎盘、边缘性前置胎盘。前置胎盘是妊娠晚期出血的主要原因之一，为妊娠期的严重并发症，如处理不当，能危及母儿生命安全。病因与子宫内膜不健全、孕卵发育迟缓、胎盘面积过大等有关。

【诊断要点】

① 病史：妊娠晚期突然发生无诱因、无痛性反复阴道出血，即可疑为前置胎盘，如出血早，量多，则完全性前置胎盘的可能性大。由于子宫下段不断伸展，出血反复发生，出血量也越来越多。

② 体征：多次出血、贫血貌，急性大量出血可发生休克。失血量过多胎儿宫内缺氧，发生窘迫，严重者胎死宫内。

③ 辅助检查：B超通过胎盘边缘与子宫颈内口的关系，明确前置胎盘的类型。

【治疗原则】

前置胎盘的治疗原则是控制出血、纠正贫血、预防感染，正确选择结束分娩的时间和方法。

（1）期待疗法：妊娠 36 周前，胎儿体重小于 2500g，阴道出血量不多，孕妇全身情况好，胎儿存活者，可采取期待疗法。

① 绝对卧床休息，给镇静剂：苯巴比妥、地西泮。

② 抑制宫缩：沙丁胺醇、硫酸镁、利托君。

③ 纠正贫血：可口服硫酸亚铁，静脉滴注蔗糖铁，必要时输血。

④ 抗生素预防感染。

⑤ 糖皮质激素（地塞米松）促进胎肺成熟。

（2）终止妊娠：入院时大出血休克、前置胎盘期待疗法中又发生大出血休克、近预产期反复出血或临产出血较多者，可采用剖宫产术或阴道分娩终止妊娠。

（3）产褥期应注意纠正贫血，预防感染。

【可选药物】

药品名称	适应证与用法用量	注意事项
苯巴比妥	镇静。口服：30mg/次，每日3次	可出现头晕、嗜睡，个别病例有皮疹、剥脱性皮炎、药热，大剂量使用时有共济失调、眼球震颤、昏迷，长期使用突然停药可引起失眠、乏力、震颤、食欲缺乏、虚脱、谵妄或谵语
地西泮	镇静。口服：5mg/次，每日3次	常见的不良反应为嗜睡、头昏、乏力等；大剂量可有共济失调、震颤；皮疹、白细胞减少属罕见；个别患者发生兴奋、多语、睡眠障碍甚至幻觉
沙丁胺醇	抑制宫缩。口服：2.4～4.8mg/次，每4～6h给药1次	不良反应有震颤、恶心、心率增快或心搏异常强烈、头晕、目眩、口咽发干
硫酸镁	抑制子宫收缩。静脉滴注：25%硫酸镁注射液60ml，加于5%葡萄糖注射液1000ml中静脉滴注，直到宫缩停止后2h	静脉注射硫酸镁常引起潮红、出汗、口干等症状，快速静脉注射时可引起恶心、呕吐、心慌、头晕，个别出现眼球震颤，减慢注射速度症状可消失
利托君	抑制子宫平滑肌收缩。静脉滴注：100mg用静滴溶液500ml稀释为0.2mg/ml的溶液，开始滴速为0.05mg/min，每10min增加0.05mg/min，直至达到预期效果，通常0.15～0.35mg/min，待宫缩停止，继续输注至少12～18h。口服：最初24h每2h给予10mg，此后每4～6h给予10～20mg，每日总量不超过120mg	严重不良反应：肺水肿、肺水肿合并心功能不全、白细胞减少、粒细胞缺乏症、心律不齐，在多胎妊娠情况下，有给予麻醉药后立即从心律不齐转为心脏骤停报道、横纹肌溶解症、新生儿肠闭塞、新生儿室中隔肥大，因β_2受体激动剂所致的血清钾低下、休克、黄疸、Stevens-Johnson综合征
硫酸亚铁	纠正缺铁性贫血。口服：0.3g/次，每日3次	可见胃肠道不良反应，如恶心、呕吐、上腹疼痛、便秘、黑便
蔗糖铁	纠正缺铁性贫血。静脉滴注：5～10ml(100～200mg铁)/次，每周2～3次	不良反应有：金属味、头痛、恶心、呕吐、腹泻、低血压、肝酶升高、痉挛、胸痛、嗜睡、呼吸困难、肺炎、咳嗽、瘙痒等
地塞米松	促进胎儿肺部成熟。肌内注射或静脉注射：5～10mg/次，每天2次，连用2～3天	较大剂量易引起糖尿病、消化道溃疡和库欣综合征，对下丘脑-垂体-肾上腺轴抑制作用较强。并发感染为主要的不良反应

胎盘早剥 （Placental abruption）

妊娠 20 周后或分娩期，正常位置的胎盘在胎儿娩出前部分或全部与子宫壁剥离，称为胎盘早剥。胎盘早剥为妊娠晚期的一种严重并发症，往往起病急、进展快，如处理不及时可威胁母儿生命。胎盘早剥的发生可能与血管病变、宫腔压力骤降、外伤、脐带因素等有关。

【诊断要点】

（1）临床表现

① 轻型：阴道流血，出血量较多，色暗红，可伴有轻度腹痛或无明显腹痛，患者贫血不显著。腹部检查：子宫软，压痛不明显或仅有轻度局限性压痛。

② 重型：以隐性出血为主，主要症状为突然发生的持续性腹痛或腰酸、腰痛，严重时可出现恶心、呕吐，以致出冷汗、面色苍白、脉弱、血压下降等休克状态。可无阴道出血或只有少量的阴道出血，贫血程度与外出血量不相符。腹部检查，子宫触诊硬如板状，有压痛，尤以胎盘附着处最为明显，但如胎盘附着于子宫后壁，则子宫压缩多不明显。如胎盘剥离面超过 1/2 以上，胎儿多因严重宫内窘迫而死亡。

（2）辅助检查

① B 超检查：B 超声像图有胎盘后血肿形成时，胎盘与子宫壁间出现液性暗区，暗区常不只一处，界限不太清楚；胎盘显示比一般增厚；绒毛板向羊膜腔凸出。

② 实验室检查：血常规、血小板、出凝血时间及血纤维蛋白原等有关 DIC 化验；尿常规，了解肾脏情况。在重型胎盘早剥患者，尿蛋白常为阳性。

（3）并发症：DIC、产后出血、急性肾衰竭、羊水栓塞。

【治疗原则】

（1）纠正休克：积极补充血容量，尽量用鲜血以补充血容量及凝血因子，给予低分子右旋糖酐、羟乙基淀粉等。

（2）及时终止妊娠：经阴道娩出或剖宫产。

（3）防止产后出血：产后大量出血且无凝血块应考虑凝血功能障碍，必要时去子宫，输新鲜血，补充凝血因子，在分娩后及时使用子宫收缩剂缩宫素、麦角新碱、米索前列醇、卡前列甲酯等，难治性产后子宫出血可注射卡前列素氨丁三醇。

（4）防治凝血功能障碍

① DIC 高凝阶段及早应用肝素。

② 补充凝血因子。

③ 应用抗纤溶药氨基己酸、氨甲环酸、氨甲苯酸。

（5）防治急性肾功能衰竭：失血过多，休克时间长及 DIC，均可直接影响肾脏的血液灌流量，严重时出现急性肾功能衰竭。可使用甘露醇、呋塞米等。

【可选药物】

药品名称	适应证与用法用量	注意事项
低分子右旋糖酐	降低血黏度，改善微循环。静脉滴注：500ml/次，8～10 天为 1 个疗程	少数患者用药后出现皮肤变态反应，极少数人可出现过敏性休克，用量过大可出现凝血障碍。禁用于血小板减少症及出血性疾病。心功能不全患者慎用
羟乙基淀粉	降低血黏度，改善微循环。静脉滴注：500ml/次，8～10 天为 1 个疗程	有变态反应，可发生恶心、呕吐、轻度发热、腮腺肿大、头痛、皮疹、瘙痒等不良反应，有时影响肝肾功能，可能干扰凝血机制，延长出血时间
肝素	抗凝，防治 DIC。静脉滴注：1mg/kg，24h 总量为 150～200mg。首量 50mg 加入 100ml 生理盐水中，60min 滴完。皮下注射：预防 DIC，0.25～0.5mg/kg，每 12h 给药 1 次	用药过多可致自发性出血，表现为黏膜出血、关节积血和伤口出血。严重出血可静脉注射硫酸鱼精蛋白进行急救（1mg 硫酸鱼精蛋白可中和 100U 肝素）。偶可引起变态反应及血小板减少
氨基己酸	止血。静脉滴注：4～6g/次，以 5%～10% 葡萄糖液或生理盐水 100ml 稀释，于 15～30min 滴完，24h 内总量不超过 20g，可连用 3～4 天	可有恶心、呕吐、早搏、结膜充血、皮疹、全身不适、头晕等。不可静脉推注。心、肝、肾功能损害者应减量、慎用。静脉给药速度过快时，可有低血压、心动过缓等反应

药品名称	适应证与用法用量	注意事项
氨甲苯酸	止血。静脉滴注：0.1～0.3g/次，一日最大用量 0.6g	用量过大可促进血栓形成
氨甲环酸	止血。静脉滴注：0.25～0.5g/次，一日 0.75～2g，以 5%～10%葡萄糖液稀释	可有头痛、头晕、呕吐、胸闷等反应
缩宫素	促进子宫收缩。静脉滴注：分娩时 0.02～0.04U/min。肌内注射：胎盘排出后可肌内注射 5～10U	偶有恶心、呕吐、心率加快或心律失常。大剂量应用时可引起高血压或水潴留
麦角新碱	促进子宫收缩。肌内注射：0.1～0.2mg/次。子宫壁注射：剖宫产时直接注射于子宫肌层 0.2mg；子宫颈注射，0.2mg 注子宫颈左、右两侧。口服：0.2～0.5mg/次，1 日 1～2 次。一次剂量不应超过 0.5mg，一日不超过 1mg	用药后可发生恶心、呕吐、出冷汗、面色苍白等不良反应
米索前列醇	使子宫收缩。口服：0.6mg/d	有轻度恶心、呕吐、眩晕、乏力和下腹痛，个别妇女可出现潮红、发热及手掌瘙痒，甚至过敏性休克
卡前列甲酯	收缩子宫平滑肌。阴道用药：于阴道后穹窿放置栓剂 1 枚(1mg)	不良反应主要有腹泻、恶心或呕吐、腹痛等，停药后上述反应即可消失
卡前列素氨丁三醇	促进子宫收缩。肌内注射：起始剂量 250μg 深部肌内注射，可间隔 15～90min 多次注射，总剂量不超过 2mg(8 次剂量)	最常见的不良反应多与平滑肌收缩有关，表现出恶心、呕吐、腹泻、体温上升、潮红
呋塞米	利尿脱水。静脉注射：用于危重患者，一般 20～40mg，静推，必要时加大剂量或重复应用	可致水、电解质紊乱，出现体位性低血压、休克、低钾血症、低氯血症、低钠血症、低钙血症以及与此有关的口渴、乏力、肌肉酸痛、心律失常等
甘露醇	利尿脱水。静脉滴注：20%甘露醇 250ml，30min 内快速静脉滴注，4～6h 给药 1 次	可以引起皮肤过敏和全身性荨麻疹，主要不良反应是造成电解质紊乱和急性肾功能衰竭。颅内活动性出血者禁用

产后出血（Postpartum hemorrhage，PPH）

胎儿娩出后 24h 内出血量超过 500ml 者称产后出血。产后出血是分娩的严重并发症，在导致产妇死亡的原因中居首位。病因以宫缩乏力、软产道损伤、胎盘因素及凝血功能障碍四类常见，子宫内翻者少。

【诊断要点】

临床表现：阴道流血、失血性休克、继发性贫血。有的失血过多，休克时间长，还可并发 DIC。

① 子宫收缩乏力：宫底升高，子宫质软、轮廓不清，阴道流血多。按摩子宫及应用缩宫剂后，子宫变硬，阴道流血减少或停止，可确诊为子宫收缩乏力。

② 胎盘因素：胎儿娩出后 10min 内胎盘未娩出，阴道大量流血，应考虑胎盘因素，如胎盘部分剥离、嵌顿、胎盘部分粘连或植入。胎盘胎儿面如有断裂血管，应想到副胎盘残留的可能。

③ 软产道裂伤：宫腔排空后，宫缩良好，阴道仍有鲜红血液持续流出，检查产道可发现损伤。疑有软产道裂伤时，应立即仔细检查软产道，注意有无宫颈裂伤、阴道裂伤及会阴裂伤。

④ 凝血功能障碍：产妇持续阴道流血、血液不凝、止血困难、全身多部位出血时，根据病史及血小板计数、纤维蛋白原、凝血酶原时间等凝血功能检测可作出诊断。

【治疗原则】

(1) 止血：宫缩乏力性出血，采用腹部按摩刺激子宫收缩，应用宫缩剂、压迫腹主动脉、宫腔填塞、选择性血管栓塞、结扎双侧子宫动脉上行支及髂内动脉、子宫切除等方法。胎盘滞留或胎盘胎膜残留所致的出血应尽快徒手剥离胎盘，如产后数日胎盘不下，可药物扩宫口（肌内注射阿托品，或皮下注射 1∶1000 肾上腺素）或胎盘剥除。可选用麦角新碱、缩宫素、米索前列醇、卡前列甲酯等，难治性产后子宫出血可注射卡前列素氨丁三醇。

(2) 防治休克：在止血的同时输液、输血、注意保温、给予适量镇静剂（苯巴比妥、地西泮）等以防休克发生，出现休克后按失血性休克抢救，维持血容量及水、电解质平衡用低分子右旋糖酐、羟乙基淀粉、葡萄糖及生理盐水，纠正低血压用多巴胺、多巴酚丁胺等。

（3）使用抗生素预防产褥感染。

（4）使用抗贫血药纠正贫血。

【可选药物】

药品名称	适应证与用法用量	注意事项
缩宫素	促进子宫收缩。静脉滴注：10U/次	偶有恶心、呕吐、心率加快或心律失常。大剂量应用时可引起高血压或水潴留
麦角新碱	促进子宫收缩。静脉注射或快速静脉滴注：0.2～0.4mg/次	用药后可发生恶心、呕吐、出冷汗、面色苍白等不良反应，不宜以静脉注射作为常规使用，1次剂量不应超过0.5mg
米索前列醇	使子宫收缩。口服：0.2mg/d	有轻度恶心、呕吐、眩晕、乏力和下腹痛，个别妇女可出现潮红、发热及手掌瘙痒，甚至过敏性休克
卡前列甲酯	收缩子宫平滑肌。阴道用药：于阴道后穹窿放置1枚（1mg）栓剂	主要不良反应有腹泻、恶心或呕吐、腹痛等，停药后上述反应即可消失
卡前列素氨丁三醇	促进子宫收缩。肌内注射：起始剂量250μg，深部肌内注射，可间隔15～90min多次注射，总剂量不超过2mg（8次剂量）	最常见的不良反应多与平滑肌收缩有关，表现出恶心、呕吐、腹泻、体温上升、潮红
阿托品	胎盘滞留或胎盘胎膜残留扩宫口。肌内注射：0.5～1mg/次	不良反应有心率加快、口干、少汗、瞳孔轻度扩大、视物模糊、语言不清、烦躁不安、皮肤干燥发热、小便困难、肠蠕动减少，大剂量出现中枢兴奋、呼吸加快加深、谵妄、幻觉、惊厥等
肾上腺素	胎盘滞留或胎盘胎膜残留扩宫口。皮下注射1：1000肾上腺素1ml	可出现心悸、头痛、血压升高、震颤、无力、眩晕、呕吐、四肢发凉、心律失常，用药局部可有水肿、充血、炎症
苯巴比妥	镇静。口服：30mg/次，每日3次	常有嗜睡、眩晕、头痛、乏力、精神不振等延续效应。偶见皮疹、剥脱性皮炎、中毒性肝炎、黄疸等。久用可产生耐受性与依赖性，突然停药可引起戒断症状

药品名称	适应证与用法用量	注意事项
地西泮	镇静。口服:5mg/次,每日3次	常见的不良反应为嗜睡、头昏、乏力等;大剂量可有共济失调、震颤;皮疹、白细胞减少属罕见
低分子右旋糖酐	降低血液黏度,改善微循环。静脉滴注:500ml/次,8～10天为1个疗程	少数患者用药后出现皮肤变态反应,极少数人可出现过敏性休克,用量过大可出现凝血障碍。禁用于血小板减少症及出血性疾病。心功能不全患者慎用
羟乙基淀粉	降低血液黏度,改善微循环。静脉滴注:500ml/次,8～10天为1个疗程	有变态反应,可发生恶心、呕吐、轻度发热、腮腺肿大、头痛、皮疹、瘙痒等不良反应,有时影响肝肾功能,可能干扰凝血机制,延长出血时间
多巴胺	抗休克。静脉滴注:40～60mg加入液体中,滴速20～30滴/min	收缩压维持在12kPa(90mmHg)即可。可有胃肠道反应及精神症状。不能与碱性药物配伍
多巴酚丁胺	抗休克。静脉滴注:10mg加入5%葡萄糖液或生理盐水100ml中,滴速为2.5～10μg/(kg·min)	最为严重的是诱发心律失常,其次为增加心率和升高血压,还有胃肠道反应、头痛等
氨苄西林/舒巴坦	抗感染。静脉滴注:1.5～3g/次,每6h给药1次	有注射部位疼痛、腹泻、恶心、皮疹,偶见血清氨基转移酶一过性增高,极个别病例发生剥脱性皮炎、过敏性休克。对青霉素类抗生素过敏者禁用
头孢呋辛	抗感染。静脉滴注:0.75～1.5g/次,每日3次	偶见皮疹及血清氨基转移酶升高,与青霉素有交叉过敏反应,罕见短暂性的血红蛋白浓度降低、嗜酸粒细胞增多、白细胞和中性粒细胞减少
硫酸亚铁	纠正缺铁性贫血。口服:0.3g/次,每日3次	可见胃肠道不良反应,如恶心、呕吐、上腹疼痛、便秘、黑便
蔗糖铁	纠正缺铁性贫血。静脉滴注:5～10ml(100～200mg铁)/次,每周2～3次	不良反应有:金属味、头痛、恶心、呕吐、腹泻、低血压、肝酶升高、痉挛、胸痛、嗜睡、呼吸困难、肺炎、咳嗽、瘙痒等

羊水栓塞 (Amniotic fluid embolism,AFE)

羊水及其中的有形成分(上皮鳞屑、黏液、毳毛、胎粪、皮脂）进入母血循环，引起急性肺栓塞、过敏性休克、凝血功能障碍等一系列症状的综合征，称之为羊水栓塞。该综合征一般发生于分娩过程中，亦可发生于中期妊娠引产后。起病急，无先兆，发生率虽低但死亡率高，是产科的一种少见而危险的并发症。

【诊断要点】

（1）临床症状

① 呼吸循环衰竭和休克。产妇突然寒战、呛咳、气急、烦躁不安和呕吐，继而呼吸困难、发绀、抽搐，短时间内进入休克状态，血压急剧下降、双肺满布啰音，继而呼吸循环衰竭、昏迷。

② 全身出血倾向：以大量阴道流血为主的全身出血倾向，如黏膜、皮肤、针眼出血及血尿等，且血液不凝，可死于出血性休克。

③ 多系统脏器损伤：由于肾脏缺氧，出现尿少、尿闭、血尿、氮质血症，可因肾功能衰竭而死亡；脑缺氧时患者可发生烦躁、抽搐、昏迷。

（2）辅助检查

① X线检查：典型者可见双侧弥漫性点片状浸润阴影，沿肺门周围分布伴右心扩大及轻度肺不张。

② 肺动脉或下腔静脉血中找到羊水成分可确诊。

③ 心电图：提示右心房及心室扩张，心肌劳损。

④ DIC实验室检查。

【治疗原则】

① 羊水栓塞抢救成功的关键在于早诊断、早处理，以及早用肝素和处理妊娠子宫。

② 抗过敏：出现过敏性休克应用大剂量皮质激素静脉滴注，常选用氢化可的松、地塞米松。

③ 吸氧：持续给氧，减轻肺水肿，改善脑缺氧及其他组织缺氧。

④ 解除肺动脉高压：尽早解除肺动脉高压，根本改善缺氧，预防急性右心衰竭、末梢循环衰竭和急性呼吸衰竭。可选用罂粟

碱、氨茶碱、阿托品、酚妥拉明。

⑤抗休克：羊水栓塞引起的休克比较复杂，与过敏、肺源性、心源性及 DIC 等多种因素有关，故处理时必须综合考虑：补充血容量用右旋糖酐、羟乙基淀粉，升高血压用多巴胺、间羟胺，纠正酸中毒用碳酸氢钠，预防心力衰竭用去乙酰毛花苷、呋塞米。

⑥防治 DIC：羊水栓塞诊断一旦确立，就应开始抗凝治疗，抑制血管内凝血，保护肾脏功能。尽早使用肝素，抗纤溶药氨基己酸、氨甲环酸、氨甲苯酸，补充纤维蛋白原。

⑦防治多器官损伤：羊水栓塞时受累器官除肺与心脏外，其次便是肾脏。在抗休克时必须注意肾的血灌注量，可使用呋塞米、甘露醇，出现急性肾功能衰竭应尽早采用血液透析等急救措施。

⑧及时正确使用抗生素，以预防感染。

⑨产科处理：及时的产科处理对于抢救成功与否极为重要。

【可选药物】

药品名称	适应证与用法用量	注意事项
氢化可的松	抗休克。静脉滴注：即时 500mg，一般 500～1000mg/d	长期大量应用可产生肾上腺皮质功能过高症，停药后出现肾上腺皮质功能减退症。可诱发或加重感染
地塞米松	抗过敏。静脉注射：20mg，随后 20mg 静脉滴注	较大剂量易引起糖尿病、消化道溃疡和库欣综合征，对下丘脑-垂体-肾上腺轴抑制作用较强。并发感染为主要的不良反应
罂粟碱	降低肺动脉高压。静脉注射：30～90mg 加入 10%～25% 葡萄糖液 20ml 中，日剂量不超过 300mg	可出现肝功能受损、注射部位发红、肿胀或疼痛。完全性房室传导阻滞时禁用，出现肝功能不全时应即行停药
氨茶碱	解除支气管痉挛。静脉注射：0.25g/次，加入 10%～25% 葡萄糖液 20ml 中缓慢静脉注射。静脉滴注：0.25～0.5g/次，每日 0.5～1g	不良反应有恶心、呕吐、易激动、失眠等，大剂量可出现心动过速、心律失常、发热、失水、惊厥等症状，严重的甚至引起呼吸、心跳停止致死

药品名称	适应证与用法用量	注意事项
阿托品	解除肺血管痉挛、抑制支气管的分泌功能、改善微循环。静脉注射：0.5～1mg，每10～15min 1次，至症状好转	不良反应有心率加快、口干、少汗、瞳孔轻度扩大、视物模糊、语言不清、烦躁不安、皮肤干燥发热、小便困难、肠蠕动减少，大剂量出现中枢兴奋、呼吸加快加深、谵妄、幻觉、惊厥等
酚妥拉明	解除肺血管痉挛。静脉滴注：5～10mg加入10%葡萄糖液100ml中	不良反应有直立性低血压、心动过速或心律失常、鼻塞、恶心、呕吐等；晕厥和乏力较少见
低分子右旋糖酐	扩充血容量。静脉滴注：500～1000ml/次，8～10天为1个疗程	少数患者用药后出现皮肤变态反应，极少数人可出现过敏性休克，用量过大可出现凝血功能障碍。禁用于血小板减少症及出血性疾病。心功能不全患者慎用
羟乙基淀粉	扩充血容量。静脉滴注：500ml/次，8～10天为1个疗程	有变态反应，可发生恶心、呕吐、轻度发热、腮腺肿大、头痛、皮疹、瘙痒等不良反应，有时影响肝肾功能，可能干扰凝血机制，延长出血时间
多巴胺	抗休克。静脉滴注：10～20mg加入5%葡萄糖液200～300ml中	常见的有胸痛、呼吸困难、心悸、心律失常、全身软弱无力感；少见心跳缓慢、头痛、恶心、呕吐
间羟胺	抗休克。静脉滴注：20～80mg/次，加入5%葡萄糖注射液中	可发生心律失常、急性肺水肿、心跳停顿；过量表现为抽搐、严重高血压、严重心律失常，药液外溢可引起局部血管严重收缩，导致组织坏死糜烂或红肿硬结形成脓肿
碳酸氢钠	首次可给5%碳酸氢钠100～200ml，或根据公式计算：碳酸氢钠(g)＝(55－测得的CO_2CP)×0.026×体重(kg)，先注入计算量的1/2～2/3	大量注射时可出现心律失常、肌肉痉挛、疼痛、异常疲倦虚弱等，长期应用时可引起尿频、尿急、持续性头痛、食欲减退、恶心、呕吐、异常疲倦虚弱等
去乙酰毛花苷	强心。静脉注射，0.2～0.4mg稀释于25%葡萄糖液20ml，必要时4～6h重复1次，总量每日＜1.2mg	不良反应包括：新出现的心律失常、胃纳不佳或恶心、呕吐、下腹痛、异常的无力、软弱。少见视物模糊或"黄视"、腹泻、精神抑郁或错乱
肝素	抗凝，防治DIC。静脉滴注：1mg/kg，24h总量为100～200mg。首量50mg加入100ml生理盐水中，60min滴完。皮下注射，预防DIC，0.25～0.5mg/kg，每12h给药1次	用药过多可致自发性出血，表现为黏膜出血、关节积血和伤口出血。严重出血可静脉注射硫酸鱼精蛋白进行急救(1mg硫酸鱼精蛋白可中和100U肝素)。偶可引起变态反应及血小板减少

药品名称	适应证与用法用量	注意事项
氨基己酸	止血。静脉滴注：4～6g/次，以 5%～10% 葡萄糖液或生理盐水 100ml 稀释，于 15～30min 滴完，24h 内总量不超过 20g，可连用 3～4 天	可有恶心、呕吐、早搏、结膜充血、皮疹、全身不适、头晕等。不可静脉推注。心、肝、肾功能损害者应减量、慎用。静脉给药速度过快时，可有低血压、心动过缓等反应
氨甲苯酸	止血。静脉滴注：0.1～0.3g/次，一日最大用量 0.6g	用量过大可促进血栓形成
氨甲环酸	止血。静脉滴注：0.25～0.5g/次，一日 0.75～2g，以 5%～10% 葡萄糖液稀释	可有头痛、头晕、呕吐、胸闷等反应
纤维蛋白原	促凝血。静脉滴注：1～6g/次，用注射用水溶解配制成 1%～2% 溶液滴注，速度为 40～60 滴/min	仅供静脉输注，速度宜慢，快速过量输入可发生血管内凝血。反复多次输注可产生抗纤维蛋白原抗体，少数人可形成血栓。血栓性静脉炎、动脉血栓形成、心肌梗死、心功能不全者忌用
呋塞米	利尿强心。静脉注射：40～80mg/次	可致水、电解质紊乱，出现体位性低血压、休克、低钾血症、低氯血症、低钠血症、低钙血症以及与此有关的口渴、乏力、肌肉酸痛、心律失常等
甘露醇	利尿脱水。静脉滴注：20% 甘露醇 250ml，30min 内快速静脉滴注，4～6h 给药 1 次	可以引起皮肤过敏和全身性荨麻疹，主要不良反应是造成电解质紊乱和急性肾功能衰竭。颅内活动性出血者禁用
氨苄西林/舒巴坦	抗感染。静脉滴注：1.5～3g/次，每 6h 给药 1 次	有注射部位疼痛、腹泻、恶心、皮疹，偶见血清氨基转移酶一过性增高，极个别病例发生剥脱性皮炎、过敏性休克。对青霉素类抗生素过敏者禁用
头孢呋辛	抗感染。静脉滴注：0.75～1.5g/次，每日 3 次	偶见皮疹及血清氨基转移酶升高，与青霉素有交叉过敏反应，罕见短暂性的血红蛋白浓度降低、嗜酸性粒细胞增多、白细胞和嗜中性粒细胞减少
头孢曲松	抗感染。静脉给药：1～2g/次，每日一次给药。最高剂量一日 4g，疗程 7～14 日；小儿 20～80mg/(kg·d)。12 岁以上小儿用成人剂量	对青霉素过敏或过敏体质者慎用，对头孢菌素类过敏者禁用。孕妇慎用。主要有静脉炎、皮疹、发热、支气管痉挛和血清病、头痛、腹泻、结肠炎、黄疸、胀气、味觉障碍和消化不良等。长期应用可引起二重感染

妊娠高血压综合征
（Pregnancy-induced hypertension syndrome）

妊娠高血压综合征简称妊高征，是孕产妇特有的一种全身性疾病，多发生在妊娠 20 周以后至产后 2 周，临床上主要表现为水肿、高血压、蛋白尿，重度患者伴有头痛、眼花，甚至抽搐、昏迷。本病严重威胁母婴健康，是引起孕产妇和围产儿死亡的主要原因。根据临床症状可分为轻度妊娠高血压综合征（轻度先兆子痫）、中度妊娠高血压综合征（中度先兆子痫）和重度妊娠高血压综合征（重度先兆子痫及子痫）。

【诊断要点】

（1）临床表现

① 轻度妊高征：主要临床表现为血压轻度升高（妊娠 20 周后血压≥18.7/12kPa 或收缩压超过原基础血压 4kPa，舒张压超过原基础血压 2kPa），可伴轻度蛋白尿或水肿。

② 中度妊高征：血压超过轻度妊高征，但不超过 21.3/14.6kPa，尿蛋白（＋），无自觉症状。

③ 重度妊高征：血压可高达 21.3/14.7kPa 或更高，24h 尿内蛋白量达到或超过 5g，可有不同程度的水肿，并有一系列自觉症状出现。此阶段可分为先兆子痫和子痫。

④ 妊高征特别是重度妊高征，往往可发生肾功能障碍、胎盘早剥、胎儿宫内发育迟缓、胎儿窘迫、妊高征心脏病、脑血管意外、HELLP 综合征、DIC、产后血液循环衰竭等并发症。

（2）辅助检查

① 尿液检查：尿蛋白定量≥5.0g/24h，表明病情严重，镜检有红细胞及管型表明肾脏损害严重。

② 血液检查：对重症患者作必要的血液检查，了解病情严重程度，防止并发症的发生。

③ 眼底检查：重症患者可发现小动脉痉挛、动静脉比例失常、

视网膜水肿、渗出、出血等改变。严重者视网膜剥离。

④ 心电图检查：重症患者应作常规检查以了解心肌损害程度。

⑤ B超检查：胎盘提前成熟、老化并发宫内生长迟缓。

【治疗原则】

① 一般治疗：左侧卧位休息，给予高蛋白、高维生素、低脂肪、低碳水化合物、低钠盐饮食。

② 解痉：用硫酸镁、抗胆碱药如山莨菪碱。

③ 精神紧张、焦虑、睡眠欠佳者给予镇静剂：苯二氮䓬类或巴比妥类。

④ 降血压：使用降压药以不影响心排出量、肾血流量与胎盘灌注量为原则，舒张压≥14.7kPa者当予以静脉滴注。可选用肼苯达嗪、酚妥拉明、利血平、甲基多巴、普萘洛尔、硝苯地平、拉贝洛尔、硝普钠等。

⑤ 扩充血容量：白蛋白、血浆、全血、右旋糖酐、羟乙基淀粉、平衡液等。

⑥ 利尿脱水：使用利尿剂呋塞米、氢氯噻嗪、氨苯蝶啶及脱水剂甘露醇。

⑦ 适时终止妊娠：重度妊高征积极治疗48～72h无明显好转者、重度妊高征≥36周者、妊高征病程已8周以上伴有原发性高血压或胎儿宫内发育迟缓而孕周已达36周以上者、子痫控制12h以上者。

⑧ 防治并发症。

【可选药物】

药品名称	适应证与用法用量	注意事项
硫酸镁	解痉。静脉滴注：25％硫酸镁20ml加于10％葡萄糖液500ml中，每小时1g,24h总量25～30g。紧急情况下，25％硫酸镁10～20ml加25％葡萄糖液40ml缓慢静推。可连续给药3～5天	常引起潮红、出汗、口干等症状,快速静脉注射时可引起恶心、呕吐、心慌、头晕,个别出现眼球震颤

药品名称	适应证与用法用量	注意事项
山莨菪碱	解痉。肌内注射:10～20mg/次,每 6h 给药 1 次。静脉滴注:20～50mg 加于 10%葡萄糖液 500ml 中,对呼吸困难,频繁抽搐者尤其适用	常见口干、面红、视近物模糊;少见心率加速、排尿困难;用量过大时可出现阿托品样中毒症状
地西泮	镇静。口服:5～10mg/次,每日 3 次。重症,肌内注射或静推 10～20mg	常见的不良反应为嗜睡、头昏、乏力等;大剂量可有共济失调、震颤;皮疹、白细胞减少属罕见
苯巴比妥	镇静。肌内注射:100～200mg/次	常有嗜睡、眩晕、头痛、乏力、精神不振等延续效应。偶见皮疹、剥脱性皮炎、中毒性肝炎、黄疸等。久用可产生耐受性与依赖性,突然停药可引起戒断症状
肼苯达嗪	降血压。静脉滴注:20～40mg 加于 5%葡萄糖液 250～500ml 中,注意调节速度,舒张压不能低于 12kPa	副作用有低血压休克、恶心、眩晕、心悸,此药不宜静脉注射,不宜快速、大剂量及长期应用
酚妥拉明	降血压。静脉滴注:10～20mg 加于 5%葡萄糖液 250ml 中静脉滴注	有直立性低血压、心动过速或心律失常、鼻塞、恶心、呕吐等;晕厥和乏力较少见;突然胸痛、神志模糊、头痛、共济失调、言语含糊等极少见
利血平	降血压。口服:0.25mg/次,每日 1 次。肌内注射:0.5～1mg/次,每 6h 给药 1 次	有倦怠、昏厥、头痛、性欲减退、乏力、精神抑郁、注意力不集中、神经紧张、焦虑、多梦、梦呓、清晨失眠等。有使胎心减慢、新生儿鼻塞等副作用,胎儿分娩前 4～6h 忌用
甲基多巴	降血压。口服:0.25g/次,每日 2～3 次	可见下肢水肿、乏力、口干、头痛、药物热、嗜酸粒细胞增多、肝功能变化、精神改变、性功能减低、腹泻、乳房增大、恶心、呕吐、晕厥等
普萘洛尔	降血压。口服:5～10mg/次,每日 3～4 次	可见眩晕或头昏、心率过慢、支气管痉挛及呼吸困难、充血性心力衰竭、神志模糊、精神抑郁、反应迟钝、发热和咽痛、皮疹、出血倾向
硝苯地平	降血压。口服:10～20mg/次,每日 3～4 次。对急需降压或心绞痛发作时可舌下含服 10mg,5～10min 生效	偶见头痛、颜面发红、发热和足、踝、腿部水肿、恶心、腹泻、眩晕、疲倦、皮肤红斑、皮肤瘙痒、荨麻疹、肌肉酸痛、胃肠不适、低血压、心悸、脉搏加快、尿频、剥脱性皮炎等

药品名称	适应证与用法用量	注意事项
拉贝洛尔	降血压。静脉推注:25～50mg/次,加10%葡萄糖注射液20ml,于5～10min缓慢推注,如降压效果不理想可于15min后重复,总剂量不应超过200mg。静脉滴注:100mg加5%葡萄糖注射液或0.9%氯化钠注射液稀释至250ml,静脉滴注速度为1～4mg/min,直至取得较好效果	偶有头昏、胃肠道不适、疲乏、感觉异常、哮喘加重等症。个别患者有体位性低血压
硝普钠	扩张动、静脉,降低心脏前后负荷。开始0.5μg/(kg·min),根据血压以0.5μg/(kg·min)递增,常用量3μg/(kg·min),极量10μg/(kg·min)	由于见光易变质,滴注瓶应用黑纸遮住。长期或大剂量使用,可能引起硫氰化物蓄积而导致甲状腺功能减退
人血白蛋白	维持血容量。静脉滴注:20%白蛋白50ml,每日1次	偶可出现寒战、发热、颜面潮红、皮疹、恶心呕吐等症状,快速输注可引起血管超负荷导致肺水肿,偶有变态反应。对白蛋白有严重过敏者、高血压、急性心脏病、正常血容量及高血容量的心力衰竭患者、严重贫血、肾功能不全者禁用
低分子右旋糖酐	降低血液黏度,改善微循环。静脉滴注:500～1000ml/次,8～10天为1个疗程	少数患者用药后出现皮肤变态反应,极少数人可出现过敏性休克,用量过大可出现凝血功能障碍。禁用于血小板减少症及出血性疾病。心功能不全患者慎用
羟乙基淀粉	降低血液黏度,改善微循环。静脉滴注:500ml/次,8～10天为1个疗程	有变态反应,可发生恶心、呕吐、轻度发热、腮腺肿大、头痛、皮疹、瘙痒,有时影响肝肾功能,可能干扰凝血机制,延长出血时间
呋塞米	利尿脱水。静脉注射:用于危重患者,一般20～40mg,静推,必要时加大剂量或重复应用	可致水、电解质紊乱,出现体位性低血压、休克、低钾血症、低氯血症、低钠血症、低钙血症以及与此有关的口渴、乏力、肌肉酸痛、心律失常等

药品名称	适应证与用法用量	注意事项
氢氯噻嗪	利尿脱水。口服:25mg/次,每日3次。同时服氯化钾,以预防低钾	可致水、电解质紊乱,有口干、烦渴、肌肉痉挛、恶心、呕吐和极度疲乏无力等。可引起高糖血症、高尿酸血症、变态反应、血白细胞减少或缺乏症、血小板减少性紫癜等
氨苯蝶啶	利尿脱水。口服:50mg/次,每日3次	常见高钾血症,少见胃肠道反应(如恶心、呕吐、胃痉挛和腹泻等)、低钠血症、头晕、头痛、光敏感
甘露醇	利尿脱水,降低颅压。静脉滴注:20%甘露醇250ml,30min内快速静脉滴注,4~6h给药1次	可引起皮肤过敏和全身性荨麻疹,主要不良反应是造成电解质紊乱和急性肾功能衰竭。颅内活动性出血者禁用

第十二章
儿科急诊

新生儿窒息（Apnoea neonatorum）

新生儿窒息是指婴儿出生后无自主呼吸或呼吸抑制而导致低氧血症和混合性酸中毒。窒息本质是缺氧，新生儿窒息多为胎儿窒息（宫内窘迫）的延续。

【诊断要点】

（1）胎儿宫内窒息早期有胎动增加，胎心率大于等于 160 次/min；晚期胎动减少，甚至消失，胎心率小于 100 次/min；羊水、胎粪污染。

（2）新生儿窒息诊断和分度见表 12-1。

表 12-1　新生儿 Apgar 评分标准

体征	评分标准		
	0	1	2
皮肤颜色	青紫或苍白	身体红,四肢青紫	全身红
心率/(次/min)	无	小于 100	大于 100
弹足底或插鼻管反应	无反应	有些动作,如皱眉	哭,喷嚏
肌张力	松弛	四肢略屈曲	四肢活动
呼吸	无	慢,不规则	正常,哭声响

注：表中五项体征指标每项 0～2 分，总共 10 分。8～10 分为正常，4～7 分为轻度窒息，0～3 分为重度窒息；分别于生后 1min、5min 和 10min 进行，如婴儿需复苏，15min、20min 仍需评分。

（3）可检测动脉血气、血糖、电解质、BUN 和肌酐等生化指标。

【治疗原则】

（1）生后立即进行复苏及评估，而不应延迟至 1min Apgar 评分后进行，并由产、儿科医生共同协同进行。

（2）采用国际公认的 ABCDE 复苏方案：A（airway）清理呼吸道；B（breathing）建立呼吸；C（circulation）维持正常循环；D（drugs）药物治疗；E（evaluation）评估。前三项最重要，A 是根本，B 是关键，评估贯穿整个复苏过程中。呼吸、心率和皮肤颜色是窒息复苏评估的三大指标。

（3）增加通气，保证供氧、保暖。

（4）增强心功能用多巴胺、多巴酚丁胺或肾上腺素。

（5）母亲产前用过吗啡类麻醉或镇痛药致新生儿呼吸抑制时，使用纳洛酮。

（6）纠正酸中毒：5％碳酸氢钠。

【可选药物】

药品名称	适应证与用法用量	注意事项
碳酸氢钠	纠正酸中毒，缓慢静脉推注（＞5min），3～5ml/kg，用 5％碳酸氢钠加等量 5％葡萄糖液。若心率≥100 次/min,提示效果良好	大量注射时可出现心律失常、肌肉痉挛、疼痛、异常疲倦、虚弱等，主要由于代谢性碱中毒引起低钾血症所致。长期应用时可引起尿频、尿急、持续性头痛、食欲减退、恶心呕吐、异常疲倦、虚弱等
肾上腺素	用于心脏停搏或严重心动过缓。脐静脉或心内注射：1∶10000浓度,0.5～1ml,如有必要,3～5min 后可重复	将药物稀释成 0.01％的浓度
多巴胺	升压、改善心功能。开始剂量为 2～5μg/(kg·min),以后可根据病情增加剂量。加入 5％葡萄糖液 100ml 静脉滴注	常见的有胸痛、呼吸困难、心律失常、心搏快而有力、全身软弱无力感。应用上述药物,仍有循环不良者可加用多巴胺。不能与碳酸氢钠相混

药品名称	适应证与用法用量	注意事项
多巴酚丁胺	升压、改善心功能。静脉滴注:10mg 加入 5% 葡萄糖液100ml 静脉滴注。滴速 5～10 μg/(kg·min)	最为严重的是诱发心律失常,其次为增加心率和升高血压,还有胃肠道反应、头痛等。不能与碳酸氢钠相混
纳洛酮	用于镇静剂所致的呼吸抑制。静脉滴注或气管导管内注入,按每小时 10 μg/kg 的剂量给药	本药有升压作用

新生儿缺氧缺血性脑病
(Hypoxic ischemic encephalopathy of newborn,HIE)

新生儿缺氧缺血性脑病是指各种围产期窒息引起的部分或完全缺氧、脑血流减少或暂停而导致的胎儿或新生儿脑损伤。

【诊断要点】

主要根据围产期窒息史和神经系统表现,结合影像学检查可作出诊断。

(1)临床表现可分为轻、中、重三度,见表 12-2。

表 12-2　HIE 临床分度

分度	轻度	中度	重度
意识	过度兴奋	嗜睡、迟钝	昏迷
惊厥	无	常有	多见,频繁发作
中枢性呼吸衰竭	无	无或轻	常有
瞳孔改变	无	无或缩小	不对称或扩大、光反应消失
前囟张力	正常	正常或稍饱满	饱满、紧张

(2)辅助检查

① CK-BB 升高。

② B超对脑室及周围出血具有较高特异性。

③ CT扫描有助于了解脑水肿范围、颅内出血类型，有确诊价值。

④ 脑电图可客观反映脑损害程度，判断预后并有助于惊厥的诊断。

【治疗原则】

（1）支持疗法

① 维持良好的通气功能，保持 $PaO_2 > 7.98 \sim 10.64kPa$，$PaCO_2$ 和 pH 值在正常范围。低血压可用多巴胺，也可同时加用多巴酚丁胺。

② 维持脑和全身良好的血液灌注，避免脑灌注过低或过高。

③ 维持血糖在正常高值（4.16~5.55mmol/L）。

（2）控制惊厥：用苯巴比妥，顽固性抽搐加用地西泮。

（3）治疗脑水肿，避免输液过量，每日体液总量不超过 60~80ml/kg，速度每小时 4ml/kg。一般首选呋塞米利尿性脱水，白蛋白提高血液胶体渗透压起到脱水作用。颅压增高明显时可用 20%甘露醇静脉注射脱水。

（4）改善脑代谢：胞磷胆碱等。

【可选药物】

药品名称	适应证与用法用量	注意事项
苯巴比妥	抗惊厥,缓慢静脉注射:首剂 15~20mg/kg,若不能控制惊厥,1h 后再加用 10mg/kg,12~24h 后给维持量,为 3~5mg/(kg·d),静脉滴注	对本品过敏者禁用。常有嗜睡、眩晕、头痛、乏力、精神不振等延续效应。偶见皮疹、剥脱性皮炎、中毒性肝炎、黄疸等
地西泮	用于顽固性抽搐,静脉滴注:每次 0.1~0.3mg/kg	常见的不良反应有嗜睡、头昏、乏力等,大剂量可有共济失调、震颤,罕见皮疹、白细胞减少。对本品过敏者禁用。呼吸功能不良者慎用
多巴胺	血压低时使用,静脉滴注:3~10μg/(kg·min)	常见的有胸痛、呼吸困难、心律失常、心搏快而有力、全身软弱无力感。注意滴速,休克得到纠正后应减慢滴速,停药时应逐渐减量

药品名称	适应证与用法用量	注意事项
多巴酚丁胺	升压、改善心功能。静脉滴注：10mg 加入 5%葡萄糖液 100ml 静脉滴注。滴速 5～10μg/(kg·min)	最为严重的是诱发心律失常，其次为增加心率和升高血压，还有胃肠道反应、头痛等。不能与碳酸氢钠相混
呋塞米	脱水，治疗脑水肿。静脉注射：每次 1mg/kg，每日 2～6 次	在每次静脉注射甘露醇后立即使用
人血白蛋白	脱水。静脉滴注：每次 0.5～1g/kg，每日 1～2 次	滴注速度为成人的一半或四分之一
甘露醇	消除脑水肿，静脉注射：每次 0.25～0.5g/kg，每 4～6h 给药 1 次，共 3～5 次，好转后可延长给药时间，并逐渐停药，共用 3～5 天	严重肾功能不全者慎用。颅内出血者慎用。甘露醇外渗可致组织水肿，皮肤坏死。除做肠道备用，均应静脉给药
胞磷胆碱	增加脑血流量，改善脑代谢，促进大脑功能恢复及改善意识。0.1g 加入 5%葡萄糖液 50ml 静脉滴注，连用 7～10 日	颅内出血急性期慎用

新生儿呼吸窘迫综合征
（Respiratory distress syndrome of newborn）

新生儿呼吸窘迫综合征又称肺透明膜病（hyaline membrane disease），多见于早产儿，临床以进行性呼吸困难为表现，病理以出现嗜伊红透明膜和肺不张为特征，病因是早产儿肺发育不成熟，肺泡缺少表面活性物质，使肺泡表面张力增加，肺泡不能稳定扩张，在呼气时萎陷，吸气时囊泡难以充分扩张，形成严重呼吸困难，发生严重缺氧和酸中毒。

【诊断要点】

（1）临床症状出生后 4h 内出现呼吸窘迫并呈进行性加重，面色青紫、鼻翼扇动、肺呼吸音低、吸气时可闻及细湿啰音。

（2）X 线检查　①毛玻璃样改变；两肺呈普遍性透过度降低，可见细小网状及颗粒状阴影分布于两肺野。②支气管充气征，充气的支气管（黑色）呈树枝状。③白肺，严重时肺野呈白色，肺肝界及肺心界消失。

（3）实验室检查：血 pH 值、BE 及 PaO_2 均降低，$PaCO_2$ 增高。

【治疗原则】

支持疗法是主要治疗方法之一，其治疗目的在于缓解呼衰，为治疗原发病争取时间；治疗原发病为恢复有效的气体交换创造条件；二者兼顾，不可偏废。

① 一般治疗：氧疗和辅助通气、保温、补充液体及营养、纠正酸中毒、维持循环。

② 肺表面活性物质替代治疗：猪肺磷脂。

③ 自由基清除剂乙酰半胱氨酸。

④ 糖皮质激素的应用：地塞米松。

⑤ 抗感染：在血培养未报告之前应用广谱抗生素头孢呋辛。

⑥ 原发疾病的治疗。

【可选药物】

药品名称	适应证与用法用量	注意事项
猪肺磷脂	补充肺表面活性物质。气管内给药，初始量 100～200mg/kg，然后根据情况，不能脱离机械通气及仍需高浓度吸氧患儿应重复给药 1～2 次，每次剂量 100mg/kg。每次给药间隔不少于 12h	本品开瓶即用，储藏在 2～8℃冰箱里，用药前将本药瓶置于 37℃水浴中加热，并转动药瓶使药液混合均匀。给药时及给药后应注意机械通气
乙酰半胱氨酸	防止肺损伤。口服：50mg/次，每日 2～4 次	对呼吸道黏膜有刺激作用，故有时引起呛咳或支气管痉挛。水溶液中有硫化氢的臭味，部分患者可引起恶心、呕吐、流涕、胃炎等。偶可引起咯血。哮喘患者禁用
地塞米松	抗炎。静脉注射：1～3mg/(kg·d)	本品较大剂量易引起糖尿病、消化道溃疡和类库欣综合征症状，对下丘脑-垂体-肾上腺轴抑制作用较强。并发感染为主要的不良反应。可抑制患儿的生长和发育
头孢呋辛	抗感染。静脉滴注：50～100mg/(kg·d)，分 2～3 次给药	可引起胃肠道反应：恶心、呕吐、食欲缺乏、腹胀、腹泻，可有血红蛋白降低及注射局部疼痛，可引起肝损害，肾功能不全者应减少用量

新生儿溶血病（Hemolytic disease of newborn，HDN）

新生儿溶血病系指母子血型不合引起的同族免疫性疾病，可发病于胎儿和新生儿的早期。当胎儿从父方遗传下来的显性抗原恰为母亲所缺少时，此抗原通过妊娠、分娩进入母体，刺激母体产生免疫抗体。当此抗体又通过胎盘进入胎儿的血液循环时，可使其红细胞凝集破坏，引起胎儿或新生儿的免疫性溶血症。母儿血型不合，主要有 ABO 和 Rh 型两大类，ABO 溶血主要引起黄疸，Rh 溶血造成胎儿重度贫血，甚至心力衰竭。ABO 溶血症主要发生在母亲 O 型而胎儿为 A 型或 B 型，第一胎可发病，临床表现较轻。Rh 溶血病一般发生在第二胎，临床表现较重。

【诊断要点】

（1）临床症状：轻症者多无特殊症状，溶血严重者可出现胎儿水肿、流产、早产甚至死胎。娩出后主要表现为贫血、水肿、肝脾肿大、黄疸及核黄疸。

（2）特异性抗体检查：凡既往有流产、不明原因的死胎、输血史或有新生儿重症黄疸史者，均应除外母儿血型不合可能。孕妇血型如为 O 型，而其夫为 A、B、AB 型者应作特异性抗体检查，阳性者提示已被致敏，Rh 血型不合抗体效价 $>1:32$，ABO 血型不合抗体效价 $>1:512$ 者提示病情严重。

（3）羊水胆红素吸光度分析。

（4）根据母子血型不合，新生儿早期出现黄疸，改良 Coombs 或抗体释放试验阳性者即可确诊。

【治疗原则】

降低新生儿血中未结合胆红素，防止胆红素血病。

（1）出生 1～2 天，注意黄疸出现时间、加重速度和程度，若贫血严重应考虑输血。

（2）出生 2～7 天，防止因高胆红素血症引起的核黄疸，应严密监视血清间接胆红素升高的程度和速度，勿使超过发生核黄疸的临界浓度。

（3）产后 2 个月内，注意红细胞再生功能障碍所致的贫血，必要时输血。

（4）胎儿出生后症状、体征明显者，经治疗胆红素继续上升可考虑换血。

（5）药物治疗

① 降低胆红素：糖皮质激素、人血白蛋白。

② 纠正代谢性酸中毒：用 5％碳酸氢钠提高血 pH 值，以利于未结合胆红素与白蛋白的结合。

③ 静脉用免疫球蛋白可抑制吞噬细胞破坏致敏红细胞。

【可选药物】

药品名称	适应证与用法用量	注意事项
泼尼松	抗炎。口服：2.5mg/次，每天 3 次	长期用药可引起库欣综合征、儿童生长受到抑制、青光眼、白内障、良性颅内压升高综合征、糖耐量减退和糖尿病加重，可出现精神症状，并发感染
人血白蛋白	联结未结合胆红素。缓慢静脉推注：1g/kg 加入 5％葡萄糖液 10～20ml。本品不可用灭菌注射用水稀释	偶可出现寒战、发热、颜面潮红、皮疹、恶心呕吐等症状，快速输注可引起血管超负荷导致肺水肿，偶有变态反应。严重贫血、心力衰竭者慎用
碳酸氢钠	纠正酸中毒，静脉滴注：5％溶液 3～5ml/kg，加等量 5％葡萄糖液	短期大量静脉滴注可致严重碱中毒、低钾血症、低钙血症
苯巴比妥	降低胆红素，口服：5mg/(kg·d)，分 2～3 次，共 4～5 日	对本品过敏者禁用。常有嗜睡、眩晕、头痛、乏力、精神不振等延续效应。偶见皮疹、剥脱性皮炎、中毒性肝炎、黄疸等。可能引起反常的兴奋，应注意
人免疫球蛋白	减轻溶血，静脉滴注：1g/(kg·d)，于 6～8h 静脉滴入	早期应用临床效果好

新生儿败血症（Neonatal septicemia）

新生儿败血症是指病原体侵入新生儿血液循环，并在其中生长繁殖、产生毒素而造成的全身性感染。常见的病原体以大肠杆菌和金黄色葡萄球菌为多见。

【诊断要点】

(1) 新生儿患病时大多无特异性症状，主要症状为少吃、少哭、少动、反应低下、体温不稳、发热或不升、体重不增或黄疸迅速加重等。如出现以下较特殊表现时，常提示有败血症之可能。

① 黄疸：可为败血症的唯一表现，黄疸迅速加重或退而复现无法解释时，均应怀疑本症。

② 肝脾肿大：尤其是无法解释的肝肿大。

③ 出血倾向：可有瘀点、瘀斑甚至 DIC。

④ 休克表现：面色苍白、皮肤出现大理石样花纹、脉细而速、肌张力低下、尿少尿闭等。

(2) 外周血象白细胞总数可＞$20×10^9$/L，亦可＜$5×10^9$/L，或中性粒细胞、杆状核细胞所占比值≥0.20、出现中毒颗粒或空泡、血小板计数＜$100×10^9$/L 有判断价值。

(3) C 反应蛋白等在急性感染早期即可增加，其中 C 反应蛋白反应最灵敏，在感染 6～8h 即上升，8～60h 达高峰，可超过正常值数百倍以上，感染控制后迅速下降。

(4) 细菌培养：血、脑脊液、尿培养。

(5) 病原菌抗原检测。

(6) 根据病史中有高危因素、临床症状体征、周围血象改变、C 反应蛋白增高等可考虑本病诊断，确诊有赖于病原菌或病原菌抗原的检出。

【治疗原则】

(1) 病因治疗：根据细菌培养及药敏试验选用有杀菌作用的抗生素，G^+ 菌选用青霉素类，产酶菌株选用第一代头孢菌素；G^- 菌选用氨苄西林、第二、三代头孢菌素。在病菌不明确时可选用抗菌谱较宽的药物，重症感染可联合用药，采用静脉途径给药，疗程一般 7～14 天，有并发症者应治疗 3 周以上。

(2) 免疫治疗：多次小量输入新鲜全血或血浆，换血疗法，粒细胞输注以及免疫球蛋白、免疫核糖核酸治疗等。

(3) 补充营养维持体液平衡：应保证热卡供应，及时纠正水、电解质和酸碱代谢紊乱。

（4）对症治疗：采用物理方法使患儿保持正常体温，发绀时可吸氧，有循环障碍者应补充血容量并用血管活性药物（多巴胺或多巴酚丁胺），烦躁、惊厥可用镇静止惊药（地西泮），有脑水肿时应用脱水剂（甘露醇）。

【可选药物】

药品名称	适应证与用法用量	注意事项
青霉素	抗阳性菌感染。静脉滴注：5万～20万/(kg·d)，分2～4次给药	变态反应较常见，偶见过敏性休克，使用前应作皮肤过敏试验。一旦发生过敏性休克必须就地抢救，予以保持气道畅通、吸氧及使用肾上腺素、糖皮质激素等治疗措施
头孢唑林	抗感染。静脉滴注：50～100mg/(kg·d)，分2～3次给药	不良反应发生率低，静脉注射可发生血栓性静脉炎，有药疹、嗜酸粒细胞增高、药物热、暂时性血清氨基转移酶、ALP升高。肾功能减退患者应用高剂量时可出现脑病反应
氨苄西林	抗感染。静脉滴注：100～200mg/kg，分2次给药	有变态反应，可引起皮疹、药热、寒战、面部潮红或苍白、气喘、呼吸困难、心悸、胸闷、发绀、腹痛、过敏性休克等，少数患者可有白细胞减少。用生理盐水稀释
头孢呋辛	用于G⁻杆菌、G⁺球菌感染。静脉滴注：每次50mg/kg，每日3～4次	可引起胃肠道反应：恶心、呕吐、食欲缺乏、腹胀、腹泻，可有血红蛋白降低及注射局部疼痛，可引起肾损害，肾功能不全者应减少用量
头孢曲松	用于G⁻菌、耐青霉素葡萄球菌感染。静脉滴注：每次50～100mg/kg，每日1次	主要有静脉炎、变态反应、药热、头痛、头晕、消化道反应，长期用药可致二重感染。青霉素过敏、严重肝肾功能不全者慎用。有黄疸的新生儿或有黄疸严重倾向的新生儿应慎用或避免使用。禁与钙剂合用
头孢他啶	用于铜绿假单胞菌、G⁻杆菌、G⁺厌氧球菌、厌氧菌感染。静脉滴注：每次50mg/kg，每日2～3次	有嗜酸粒细胞增多、皮疹、药物热、肝酶及肌酐高、尿素氮增多、血小板增多、粒细胞减少、腹泻。长期应用可引起二重感染。对头孢菌素类过敏者禁用，对青霉素过敏或过敏体质者慎用
多巴胺	血压低时使用，静脉滴注：速度3～10mg/(kg·min)	常见的有胸痛、呼吸困难、心律失常、心搏快而有力、全身软弱无力感。注意滴速，休克得到纠正后滴速即应减慢，停药时应逐渐减量
多巴酚丁胺	升血压，静脉滴注：滴速3～10μg/(kg·min)	注意监测血压

药品名称	适应证与用法用量	注意事项
地西泮	镇静，静脉滴注：每次 0.1～0.3mg/kg	常见的不良反应有嗜睡、头昏、乏力等，大剂量可有共济失调、震颤，罕见皮疹、白细胞减少。对本品过敏者禁用。幼儿中枢神经系统对本药异常敏感，应谨慎给药
甘露醇	消除脑水肿，静脉注射：每次 0.25～0.5g/kg，每4～6h给药1次	可引起电解质紊乱，严重肾功能不全者慎用。颅内出血者慎用。甘露醇外渗可致组织水肿，皮肤坏死。除做肠道备用，均应静脉给药

百日咳（Pertussis）

百日咳是由百日咳嗜血杆菌引起的急性呼吸道传染病，无严格季节性，全年均可发病，冬、春季较多见，好发于婴幼儿。

【诊断要点】

① 出现阵发性痉挛性咳嗽，伴有吸气性鸡鸣样喉声，反复发作2周以上。一般不发热，可见舌系带溃疡。

② 新生儿和2～3个月婴儿无典型痉挛性咳嗽，而表现为咳嗽数声后出现屏气、面色发绀、窒息或惊厥。

③ 白细胞数明显增多，分类以淋巴细胞为主。

④ 病原学检查：鼻咽拭子培养出百日咳杆菌；鼻咽拭子涂片用荧光素标记抗体检查有百日咳杆菌；双份血清凝集试验或补体结合试验，效价呈4倍升高。

【治疗原则】

（1）对患儿进行呼吸道隔离，隔离至发病后4周。

（2）保持室内空气新鲜，给予易消化、有营养的食物，少时多餐。

（3）体弱婴儿痉咳严重时，常伴发惊厥和窒息，应加强夜间护理。

（4）给予抗生素及对症治疗。

（5）及时治疗并发症。

（6）药物治疗

① 镇静，苯巴比妥。

② 窒息：糜蛋白酶雾化吸入，使用 β-受体激动剂沙丁胺醇可减轻痉挛性咳嗽。

③ 抗生素：首选红霉素，也可用氨苄西林或一、二代头孢菌素。

④ 重症患儿：可选用糖皮质激素，静脉给予人免疫球蛋白。

【可选药物】

药品名称	适应证与用法用量	注意事项
红霉素	抗菌治疗,50mg/(kg·d)分次口服或静脉滴注,疗程14 天	早期应用效果好
氨苄西林	抗感染,适用于不耐受红霉素者。口服或静脉注射:100mg/(kg·d),分 2 次给药	有变态反应,可引起皮疹、药物热、寒战、面部潮红或苍白、气喘、呼吸困难、心悸、胸闷、发绀、腹痛、过敏性休克等,少数患者可有白细胞减少。用生理盐水稀释
头孢唑林	抗感染。静脉滴注:50～100mg/(kg·d),分 2～3 次给药	不良反应发生率低,静脉注射可发生血栓性静脉炎,有药疹、嗜酸粒细胞增高、药物热、暂时性血清氨基转移酶、ALP 升高。肾功能减退患者应用高剂量时可出现脑病反应
头孢呋辛	临床应用于敏感菌所致的感染。静脉滴注:儿童 60mg/(kg·d),重症 100mg/(kg·d),分 3～4 次给药	对青霉素过敏或过敏体质者慎用,对头孢菌素类过敏者禁用。与高效利尿药合用可致肾损害。可引起皮肤瘙痒、胃肠道反应、血红蛋白降低,注射局部疼痛
沙丁胺醇	平喘。口服:0.3～0.5mg/(kg·d),分 3 次服用	对本药或其他肾上腺受体激动药过敏者禁用
糜蛋白酶	分解黏痰,制成 0.05% 溶液雾化吸入	对本药过敏者禁用
苯巴比妥	镇静。肌内注射:每次 2～3mg/kg	对本品过敏者禁用。常有嗜睡、眩晕、头痛、乏力、精神不振等延续效应。偶见皮疹、剥脱性皮炎、中毒性肝炎、黄疸等
人免疫球蛋白	重症患儿增强免疫力,静脉滴注:200～400mg/(kg·d),疗程 3～5 日	对本药过敏者或有其他严重过敏史者禁用。严重酸碱代谢紊乱的患者应慎用

小儿惊厥 （Infantile convulsion）

惊厥是儿科临床常见急症，一般是指伴有骨骼肌强烈收缩的痫性发作，年龄愈小发病率愈高。引起惊厥的病因众多且复杂，因急性原发病而出现，又随原发病结束而消失，易出现频繁发作或严重发作甚至惊厥持续状态。新生儿及婴儿常有不典型惊厥发作，如表现为面部、肢体局部或多灶性抽动、局部或全身性阵挛，或表现为突发瞪眼、咀嚼、流涎、呼吸暂停、青紫等不显性发作。引起小儿惊厥的原发病有：高热惊厥、颅内感染、中毒性脑病、婴儿痉挛症、低血糖症、低镁血症、小儿中毒及低钙血症。

【诊断要点】

（1）临床症状：多数为骤然发作，典型者为突然意识丧失或跌倒，两眼上翻或凝视、斜视，头向后仰或转向一侧，口吐白沫，牙关紧闭，面部、四肢呈强直性或阵挛性抽搐伴有呼吸屏气，发绀，大小便失禁，经数秒、数分或十数分钟后惊厥停止，进入昏睡状态。可见瞳孔散大、对光反应迟钝、病理反射阳性等体征，发作停止后不久意识恢复。低钙血症抽搐时，患儿可意识清楚。若意识尚未恢复前再次抽搐或抽搐反复发作呈持续状态者，提示病情严重，可因脑水肿、呼吸衰竭而死亡。如抽搐部位局限且恒定，常有定位意义。部分病例，仅有口角、眼角轻微抽动或一侧肢体抽动或两侧肢体交替抽动。新生儿惊厥表现为全身性抽动者不多，常表现为呼吸节律不整或暂停，阵发性青紫或苍白，两眼凝视，眼球震颤，眨眼动作或吸吮、咀嚼动作等。

（2）辅助检查

① 血常规：周围血象中白细胞显著增多，中性粒细胞百分数增高常提示细菌性感染；原始幼稚细胞增多，注意脑膜白血病的可能。

② 血液生化检查：疑有低血糖、低钙血症、低镁血症或其他电解质紊乱时，需选作血糖、血钙、血镁、血钠、尿素氮及肌酐等测定。

③ 脑脊液检查：疑颅内感染者可作脑脊液常规、生化检查，必要时作涂片染色和培养。

④ 心电图与脑电图检查：怀疑心源性惊厥者可选做心电图，疑有婴儿痉挛症及其他型癫痫或脑占位性病变可作脑电图。

⑤ 其他检查：疑颅内出血、占位性病变和颅脑畸形者，可选作脑血管造影、头颅 CT 等检查。

【治疗原则】

(1) 一般处理：保持呼吸道通畅、防止窒息，防止意外舌咬伤，给予氧气吸入防止缺氧性脑损伤。

(2) 对症处理：降温治疗脑水肿、维持水和电解质平衡。

(3) 病因治疗：依原发病而异，有些病因一经消除，惊厥即停止而不必用止惊药。

① 感染性疾病：宜选用有效抗感染药物。

② 低钙血症：补充葡萄糖酸钙。

③ 低镁血症：硫酸镁静脉用药。

④ 低血糖症：补充 50% 葡萄糖液或 10% 葡萄糖液，直至症状完全缓解。

⑤ 维生素 B_6 缺乏症：给予维生素 B_6 静脉注射或口服。

(4) 抗惊厥药物治疗：苯巴比妥为首选药物，无效时可静脉注射苯妥英钠，如上述药物未能止痉，可用利多卡因；惊厥持续状态首选地西泮。

【可选药物】

药品名称	适应证与用法用量	注意事项
苯巴比妥	抗惊厥。静脉注射：首次 10～15mg/kg，注射速度 0.5mg/(kg·min)，如未能止惊，每隔 10～15min 再注射 5mg/kg，直至惊厥停止	常有嗜睡、眩晕、头痛、乏力、精神不振等延续效应。偶见皮疹、剥脱性皮炎、中毒性肝炎、黄疸等。如累计量达 30mg/kg 仍未止惊，可改用苯妥英钠
苯妥英钠	抗惊厥。静脉注射：首次 10mg/kg，注射速度 0.5mg/(kg·min)如未能止惊，每隔 10～15min 再注射 5mg/kg，止惊后维持量 3～5mg/kg	如累计量达 20mg/kg 仍无效，改用利多卡因或地西泮。新生儿对本品的药物学较特殊，临床对中毒症状评定有困难，一般不首先采用。静脉注射本药时需检测血压和心电图

药品名称	适应证与用法用量	注意事项
利多卡因	抗惊厥。静脉注射：首剂 2mg/kg，20～30min 后如无效可重复上述剂量，缓解后用每小时 4～6mg/kg，维持 2～3 天	有心、肾、肝功能损害者慎用，有房室传导阻滞者禁用。新生儿用药可引起中毒，早产儿较正常儿半衰期长，故应慎用
地西泮	用于惊厥持续状态。静脉注射：0.25～0.5mg/kg，可先从小剂量开始，如无效逐渐加量。静脉滴注：0.3mg/kg，最大剂量 10mg。有效血药浓度为 0.15～0.3mg/L	常见的不良反应有嗜睡、头昏、乏力等，大剂量可有共济失调、震颤，罕见皮疹、白细胞减少。对本品过敏者禁用。个体差异较大，注意可发生呼吸循环抑制及加重黄疸
葡萄糖酸钙	补钙。静脉注射：每次 10% 葡萄糖酸钙 2ml/kg，以 5% 葡萄糖液稀释一倍后静脉推注，速度为 1ml/min。必要时可间隔 6～8h 再给药一次，最大剂量为 6ml/(kg·d)	静脉推注时要保持心律＞80 次/min，同时应避免药液溢至血管外，发生组织坏死
硫酸镁	补充镁。静脉用药：每次 0.1～0.15g/kg，以 5%～10% 葡萄糖注射液将本品稀释成 1% 溶液，静脉滴注或稀释成 5% 溶液缓慢静脉注射	常引起潮红、出汗、口干等症状，快速静脉注射时可引起恶心、呕吐、心慌、头晕，个别出现眼球震颤。有心肌损害、心脏传导阻滞、肾功能不全者慎用
维生素 B_6	补充维生素。静脉注射或口服：50～100mg/次	罕见变态反应

小儿腹泻 （Infantile diarrhea）

小儿腹泻或称腹泻病，是一组由多病原、多因素引起的以大便次数增多和大便性状改变为特点的消化道综合征，是我国婴幼儿最常见的疾病之一，6 个月至 2 岁婴幼儿发病率高，是造成小儿营养不良、生长发育障碍和死亡的主要原因之一。

【诊断要点】

（1）临床表现：连续病程在两周以内的腹泻为急性腹泻，轻症常由饮食因素及肠道外感染引起，以胃肠道症状为主，食欲缺乏、大便次数增多，但量少、稀薄或带水，呈黄色或黄绿色，常见白色奶瓣或泡沫。重症多由肠道内感染引起，除有较重的胃肠道症状外，还有较明显的脱水、电解质紊乱和全身感染中毒症状，如发热、精神烦躁、或萎靡、嗜睡，甚至昏迷、休克。大便次数多，为黄色水样或蛋花样，含少量黏液。

（2）大便无或偶见少量白细胞者为侵袭型细菌以外的病因（如病毒、非侵袭性细菌、寄生虫等肠道内、外感染或喂养不当）引起的腹泻，多为水泻，有时伴脱水症状。

（3）大便有较多白细胞者表明结肠和回肠末端有侵袭型炎症病变，常由各种侵袭型细菌所致，必要时应进行大便细菌培养，细菌血清型和毒性检测。

【治疗原则】

（1）调整饮食，预防和纠正脱水，合理用药，加强护理，预防并发症。

（2）采用饮食疗法，纠正水、电解质及酸碱失衡及止泻药物治疗：可用微生态调节剂双歧杆菌活菌制剂，黏膜保护剂如蒙脱石散。

（3）对于感染性腹泻应避免使用止泻剂，防止细菌和毒素滞留肠道：可用抗生素如庆大霉素、氨苄西林、红霉素、阿奇霉素。

（4）对症治疗

① 防治脱水：口服补液盐及生理盐水，纠正酸中毒用碳酸氢钠注射液。

② 纠正低钾：氯化钾注射液，纠正低钙用葡萄糖酸钙注射液，纠正低镁用硫酸镁注射液。

③ 补充微量元素和维生素：多维元素片。

【可选药物】

药品名称	适应证与用法用量	注意事项
双歧杆菌活菌制剂	治疗腹泻。口服：小于1岁，0.175g/次；1～6岁，0.35g/次，每日2～3次	抗酸药、抗菌药与本品合用时可减弱其疗效，应分开服用。饭后服用，真菌感染者剂量加倍
蒙脱石散	治疗腹泻。1岁以下，3g/d；1～2岁，3～6g/d；2岁以上，6～9g/d；分5次服用。急性腹泻时立即服用，首剂加倍	偶见便秘，大便干结。治疗急性腹泻，应注意纠正脱水

药品名称	适应证与用法用量	注意事项
庆大霉素	用于大肠杆菌感染。口服：10～15mg/(kg·d)，分3～4次	对本药或其他氨基糖苷类药过敏者禁用
氨苄西林	用于大肠杆菌感染。口服：25mg/(kg·d)，分2～4次服	本品不良反应与青霉素相仿，以变态反应较为常见。皮疹是最常见的反应，呈荨麻疹或斑丘疹；亦可发生间质性肾炎；过敏性休克偶见。对青霉素有过敏史者慎用或青霉素皮肤试验阳性患者禁用。2岁以下小儿禁用
红霉素	用于空肠弯曲菌感染。口服：20～40mg/(kg·d)，分3次服用。严重感染剂量可加倍	胃肠道反应有腹泻、恶心、呕吐、中上腹痛、口舌疼痛、胃纳减退等，肝毒性少见，患者可有乏力、恶心、呕吐、腹痛、发热及肝功能异常，偶见黄疸等。对本药及其他大环内酯类药过敏者禁用。建议饭前1h服用
阿奇霉素	用于空肠弯曲菌感染。口服：总剂量30mg/kg，分3日，一日1次	饭前1h或饭后2h服用。其他同红霉素
碳酸氢钠	纠正酸中毒。静脉滴注：5%碳酸氢钠100～200ml，根据病情每日应用1～2次	大量注射时可出现心律失常、肌肉痉挛、疼痛、异常疲倦、虚弱等，剂量偏大或存在肾功能不全时，可出现水肿、精神症状、肌肉疼痛或抽搐、呼吸减慢、口内异味、异常疲倦、虚弱等
氯化钾	补钾。口服：0.1%溶液1.5～3ml/(kg·d)，分3～4次口服。血清钾正常后，可能仍需4～6天才达到平衡	治疗前有明确低血钾且每小时尿量≥40ml者，在胰岛素治疗及补液治疗的同时给予补钾。如患者有肾功能不全、血钾过高(≥6.0mmol/L)或无尿时则暂缓补钾。静脉补钾过程中应监测血钾、尿量和心电图，以调整剂量
葡萄糖酸钙	补钙。静脉注射：10%溶液1～2ml/(kg·d)，最大量不超过6ml，必要时可间隔6～8h再给药一次，加5%葡萄糖稀释1倍后静脉注射	静脉推注时速度为1ml/min，要保持心率>80次/min，同时应避免药液溢至血管外，发生组织坏死
硫酸镁	纠正低血镁。静脉滴注：25%硫酸镁，依血镁水平调节剂量	常引起潮红、出汗、口干等症状，快速静脉注射时可引起恶心、呕吐、心慌、头晕，个别出现眼球震颤。有心肌损害、心脏传导阻滞、肾功能不全者慎用
多维元素片	补充维生素和矿物质。口服：1片/d	偶见胃部不适。慢性肾功能衰竭，高钙血症伴肾性佝偻病患者禁用

新生儿破伤风（Neonatal tetanus）

新生儿破伤风是指破伤风杆菌侵入脐部而引起的急性感染性疾病。主要表现为牙关紧闭和全身肌肉强直性痉挛，病死率高。

【诊断要点】

① 潜伏期多为 4～7 天。早期症状为哭闹、口张不大，吃奶困难，如用压舌板压舌时，用力愈大张口愈困难。

② 随后发展为牙关紧闭，面肌紧张，口角上牵、呈"苦笑"面容，伴有阵发性双拳紧握，上肢过度屈曲，下肢僵直，成角弓反张状。

③ 呼吸肌和喉肌痉挛可引起青紫，窒息。痉挛发作时患儿神志清醒为本病特点，任何轻微刺激即可诱发痉挛发作。

【治疗原则】

① 消除破伤风毒素的来源。

② 中和游离毒素。抗毒素治疗可用破伤风抗毒素、破伤风免疫球蛋白。

③ 控制和解除肌痉挛。止痉药可选地西泮、苯巴比妥。

④ 保持呼吸道通畅和防治并发症。

⑤ 抗生素可选青霉素、头孢菌素类抗生素。

【可选药物】

药品名称	适应证与用法用量	注意事项
破伤风抗毒素	治疗破伤风。24h 内分次肌内注射或静脉注射 2 万～10 万 IU	注射前必须作皮试。阳性反应而又必须注射者需进行脱敏注射
破伤风免疫球蛋白	治疗破伤风。肌内注射：500～3000IU/次，尽快用完，可多点注射	极少数人有红肿、疼痛感，无需特殊处理，可自行恢复。对人免疫球蛋白类制品有过敏史者禁用。不需作皮试，不得用作静脉注射
地西泮	止痉首选。缓慢静脉注射：每次 0.3～0.5mg/kg	常见的不良反应有嗜睡、头昏、乏力等，大剂量可有共济失调、震颤，罕见皮疹、白细胞减少
苯巴比妥	止痉。首次负荷量 15～20mg/kg，缓慢静脉注射，维持量为 5mg/kg，4～8h 给药 1 次，肌注或静脉注射	可与地西泮交替使用。对本品过敏者禁用。常有嗜睡、眩晕、头痛、乏力、精神不振等延续效应。偶见皮疹、剥脱性皮炎、中毒性肝炎、黄疸等

药品名称	适应证与用法用量	注意事项
青霉素	抗阳性菌感染。静脉滴注：20万/（kg·d），分2～4次给药，用7～10天	变态反应较常见，偶见过敏性休克，使用前应作皮肤过敏试验。一旦发生过敏性休克必须就地抢救，保持气道通畅，予吸氧及使用肾上腺素、糖皮质激素等治疗措施
头孢唑林	抗感染。静脉滴注：50～100mg/（kg·d），分2～3次给药	不良反应发生率低，静脉注射可发生血栓性静脉炎，有药疹、嗜酸粒细胞增高、药物热、暂时性血清氨基转移酶、ALP升高。肾功能减退患者应用高剂量时可出现脑病反应

小儿重症肺炎（Infantile severe pneumonia）

肺炎患儿出现合并症称重症肺炎。患儿除常见呼吸系统症状外，尚有心力衰竭、呼吸衰竭、中毒性脑病、水与电解质和酸碱平衡紊乱以及 DIC 等表现，心力衰竭是重症肺炎最常见的合并症。因为缺氧使脑血管痉挛，脑血流严重不足，进一步加重脑组织缺氧，导致脑组织代谢紊乱及脑水肿。由于严重缺氧，可导致胃肠道毛细血管渗透性增强，肠蠕动减慢而发生中毒性肠麻痹。

【诊断要点】

（1）肺炎合并心衰：如出现 1～4 项为可疑心衰，如治疗后不见好转或出现肝肿大或水肿，可确诊合并心衰。

① 心率突然超过 180 次/min 或已超过 200 次/min，与体温不相称。

② 呼吸突然加快，超过 60 次/min。

③ 突然极度烦躁不安，明显发绀，面色发灰、发凉，指（趾）甲床微血管再充盈时间延长。

④ 有奔马律、心音低钝、颈静脉怒张。X线检查示心脏扩大。

⑤ 肝脏迅速增大，尿少或无尿，下肢、颜面水肿。

（2）肺炎合并中毒性脑病：在确诊肺炎后出现下列症状与体征者，可考虑为中毒性脑病。

① 烦躁、嗜睡 8h 以上，两眼上翻、斜视。

② 球结膜水肿，前囟隆起。

③ 昏迷、昏睡、反复惊厥（除外低钠及热惊厥）。

④ 瞳孔改变，对光反射迟钝或消失。

⑤ 中枢性呼吸节律不整，紊乱或暂停。

⑥ 脑脊液检查，除压力增高外，其他均正常。

（3）肺炎合并中毒性肠麻痹：临床可见腹部严重膨胀，肠鸣音消失，口唇发绀，面色发灰，脉搏细弱，呼吸减弱不规则。腹胀严重者膈肌上升，压迫肺脏可加重呼吸困难。还可呕吐咖啡状物甚至消化道出血。

（4）肺炎合并微循环障碍：肺炎患儿出现以下症状时，应考虑微循环障碍的可能性。

① 精神萎靡或烦躁不安。

② 面色苍白，皮肤发灰、发花，四肢发凉，尿少或无尿。

③ 毛细血管再充盈时间延长，眼底动脉痉挛。

【治疗原则】

积极抗感染治疗：根据病原菌选择青霉素、美洛西林、头孢呋辛、头孢噻肟、头孢他啶、头孢曲松、头孢哌酮、头孢吡肟等。

（1）肺炎合并心衰

① 使用强心药：用去乙酰毛花苷丙或地高辛，顽固心衰用卡托普利。

② 利尿剂常与强心剂合用，应用排钾利尿剂时注意补钾：利尿剂可用呋塞米，渗透性脱水剂用甘露醇。

③ 使用血管扩张剂：用酚妥拉明。

④ 低钙患儿应早期补钙，并注意钙剂与强心剂的协同作用：葡萄糖酸钙。

（2）肺炎合并中毒性脑病

① 脱水，使患儿保持轻度脱水状态：糖皮质激素用地塞米松、甘露醇。

② 使用扩血管药物。

③ 积极控制惊厥。

④ 改善通气。

⑤ 使用促进脑细胞恢复药物：三磷酸腺苷、辅酶 A、胞磷胆碱。

（3）肺炎合并中毒性肠麻痹

① 增加胃肠蠕动，减轻肠壁水肿：用新斯的明，减轻肠壁水肿，增加肠蠕动可口服甘露醇。

② 使用止血药控制消化道出血：可用去甲肾上腺素或凝血酶。

（4）肺炎合并微循环障碍：改善微循环，可用山莨菪碱或东莨菪碱。

【可选药物】

药品名称	适应证与用法用量	注意事项
青霉素	抗阳性菌感染。静脉滴注：40万～60万 U/(kg·d)，分 2～4 次给药。本品应新鲜配制	变态反应较常见，偶见过敏性休克，使用前应作皮肤过敏试验。一旦发生过敏性休克必须就地抢救，予以保持气道畅通、吸氧及使用肾上腺素、糖皮质激素等治疗措施
美洛西林	抗感染。静脉滴注：0.1～0.2g/(kg·d)，严重感染者可增至 0.3g/kg，每 6～8h 给药 1 次	不良反应有食欲缺乏、恶心、呕吐、腹泻、肌内注射局部疼痛和皮疹，少数病例可出现血清氨基转移酶、ALP 升高及嗜酸粒细胞一过性增多。用前应作皮肤过敏试验，对青霉素过敏者禁用
头孢呋辛	抗感染。肌内注射、静脉注射或静脉滴注：婴儿和儿童 30～100mg/(kg·d)，分 3～4 次	偶见皮疹及血清氨基转移酶升高。长期使用本品可导致非敏感菌的增殖，胃肠失调。对本品及其他头孢菌素类过敏者、有青霉素过敏性休克或即刻反应史者、胃肠道吸收障碍者禁用
头孢噻肟	抗感染。静脉滴注：新生儿日龄小于等于 7 日者，每 12h 50mg/kg，出生大于 7 日者，每 8h 50mg/kg	不良反应有皮疹和药物热、静脉炎、腹泻、恶心、呕吐、食欲缺乏等。白细胞减少、嗜酸粒细胞增多或血小板减少少见。偶见头痛、麻木、呼吸困难和面部潮红。对头孢菌素过敏者或有青霉素过敏性休克或即刻反应史者禁用本品。婴幼儿不宜做肌内注射

药品名称	适应证与用法用量	注意事项
头孢他啶	控制严重感染。静脉滴注：30～100mg/(kg·d)，分2～3给药。小儿一日最高剂量不超过6g	有嗜酸粒细胞增多、皮疹、药物热、肝酶及肌酐尿素氮增多、血小板增多、粒细胞减少、腹泻。长期应用可引起二重感染。对头孢菌素类过敏者禁用，对青霉素过敏或过敏体质者慎用
头孢曲松	控制严重感染。静脉滴注：25～50mg/(kg·d)，每日一次	主要有静脉炎、变态反应、药物热、头痛、头晕、消化道反应，长期用药可致二重感染。青霉素过敏、严重肝肾功能不全者慎用。有黄疸的新生儿或有黄疸严重倾向的新生儿应慎用或避免使用。禁与钙盐合用
头孢哌酮	抗感染。肌内注射或静脉滴注：小儿50～150mg/(kg·d)，分2～4次给予	对青霉素过敏和过敏体质者慎用。肝功能不全及胆道阻塞者禁用。可干扰体内维生素K的代谢，造成出血倾向。尚可改变血象，造成肝、肾损害和导致胃肠道反应
头孢吡肟	广谱抗感染。静脉滴注：2月龄至12岁儿童，一次40mg/kg，每12h给药1次	不良反应主要是腹泻、皮疹和注射局部反应，如静脉炎、注射部位疼痛和炎症。其他不良反应包括恶心、呕吐、变态反应、瘙痒、发热、感觉异常和头痛
去乙酰毛花苷丙	用于肺炎合并心衰。静脉注射：每次0.01～0.015mg/kg，必要时隔2～3h重复，一般1～2次后改为地高辛洋地黄化	不良反应有恶心、呕吐、头痛、黄视、嗜睡、头晕、精神失常或错乱、谵妄或谵语，剂量过大有室性期外收缩、阵发性室上性心动过速、传导阻滞。忌用钙注射剂
地高辛	改善心功能。口服：按下列总量分3次或每6～8h给予：早产儿0.02～0.03mg/kg；1月以下新生儿0.03～0.04mg/kg；1月～2岁0.05～0.06mg/kg；2～5岁0.03～0.04mg/kg；5～10岁0.02～0.035mg/kg；10岁及以上0.125～0.5mg，每日1次	过量可有新的心律失常、食欲缺乏、恶心、呕吐、心动过缓等
卡托普利	用于肺炎合并心衰。口服：开始0.3mg/kg，每日分3次，必要时，每隔8～24h增加0.3mg/kg，求得最低有效量	常见皮疹、心悸、心动过速、胸痛、咳嗽、味觉迟钝。治疗前停血管扩张药，常规应用利尿剂，减少或维持洋地黄化

药品名称	适应证与用法用量	注意事项
呋塞米	利尿脱水。静脉注射:每次0.5～1mg/kg,必要时每隔2h追加1mg/kg,最大剂量6mg/(kg·d)	常见水、电解质紊乱,如体位性低血压、休克、低钾血症、低氯血症、低氯性碱中毒、低钠血症、低钙血症以及与此有关的口渴、乏力、肌肉酸痛、心律失常等。低血钾者禁用
甘露醇	治疗脑水肿。静脉滴注:每次0.25～0.5g/kg,6～8h给药1次。减轻肠壁水肿,促进胃肠蠕动。口服:20%溶液10～20ml/次,每日3～4次	水和电解质紊乱最为常见。快速大量静脉注射可引起体内甘露醇积聚,血容量迅速大量增多,导致心力衰竭,稀释性低钠血症,偶可高钾血症;可致组织脱水,并可引起中枢神经系统症状。严重肾功能不全者慎用。颅内出血者慎用。甘露醇外渗可致组织水肿,皮肤坏死。除做肠道备用,均应静脉给药
酚妥拉明	扩张血管,改善微循环。肌内注射或静脉注射:每次0.5～1mg/kg,每6～8h给药1次,最大量10mg。必要时隔1～8h可重复	较常见的有直立性低血压、心动过速或心律失常、鼻塞、恶心、呕吐等;晕厥和乏力较少见;突然胸痛、神志模糊、头痛、共济失调、言语含糊等极少见。肝、肾功能不全者慎用
地塞米松	治疗脑水肿。静脉滴注:每次0.25mg/kg,每6h给药1次,2～3天逐渐减量或停药	本品较大剂量易引起糖尿病、消化道溃疡和类库欣综合征症状,对下丘脑-垂体-肾上腺轴抑制作用较强。并发感染为主要的不良反应。可抑制患儿的生长和发育
地西泮	抗惊厥,肌内注射或静脉注射:每次0.3～0.5mg/kg,必要时30min可重复	常见嗜睡、头昏、乏力等、大剂量可有共济失调、震颤。罕见皮疹、白细胞减少。个别患者发生兴奋、多语、睡眠障碍、甚至幻觉。对本品过敏者禁用
三磷酸腺苷	促进脑代谢。肌内注射或静脉注射、静脉滴注:10～20mg/次,每日1～3次	注入过快可引起低血压、眩晕、胸闷,可引起颅内压升高。脑出血初期患者禁用
辅酶A	促进脑代谢。肌内注射:50～100U/次,临用前用0.9%氯化钠注射液2ml溶解后注射	对本药过敏者禁用

药品名称	适应证与用法用量	注意事项
胞磷胆碱	改善脑代谢。静脉滴注：4～12mg/(kg·d)，用 5%或 10%葡萄糖注射液稀释滴注	偶有一过性血压下降、失眠、兴奋及给药后发热等，停药后即可消失。颅内出血急性期慎用
新斯的明	增加胃肠蠕动。皮下注射或肌内注射：每次 0.03～0.04mg/kg，2～3h 可重复使用	本品可致药疹，大剂量时可引起恶心、呕吐、腹泻、流泪、流涎等，严重时可出现共济失调、惊厥、昏迷、语言不清、焦虑不安、恐惧甚至心脏停搏。心律失常患者禁用
去甲肾上腺素	控制消化道出血。口服：8mg 加入生理盐水 100ml，分次口服	对拟交感胺类药过敏者禁用
凝血酶	控制消化道出血。口服：200～1000U 加入生理盐水溶解成 10～100U/ml 的溶液，分次口服	偶可致变态反应，应及时停药。过敏体质或对本药过敏者禁用
山莨菪碱	解除血管痉挛，改善微循环。静脉注射：每次 0.3～2mg/kg，10～30min 给药 1 次。用至面色红润，肢端转暖，尿量增加，呼吸改善，心跳有利后逐渐停药。一般维持 24h 左右	不良反应有口干、面红、轻度扩瞳、视近物模糊等，个别患者有心率加快及排尿困难。对本药过敏者禁用
东莨菪碱	解除血管痉挛，改善微循环。静脉注射：每次 0.01～0.03mg/kg。用至面色红润，肢端转暖，尿量增加，呼吸改善，心跳有利后逐渐停药。一般维持 24h 左右	常有口干、眩晕，严重时瞳孔散大，皮肤潮红、灼热、兴奋、烦躁、谵语、惊厥，心跳加快。对本药过敏者禁用

小儿昏迷（Infantile coma）

小儿昏迷是指患儿不能唤醒，反应缺乏，是一种病理状态，按严重程度可分为浅昏迷和深昏迷。常见的病因为脑缺氧、水中毒、各种毒素中毒、化脓性脑膜炎等。

【诊断要点】

① 浅昏迷：患儿对周围的光、声的反应消失，但对强烈的痛觉刺激能引起肢体简单的防御性运动，有时可有无目的的四肢舞动

或谵语，部分反射仍可存在，腱反射亢进。

② 深昏迷：患儿对外界的一切刺激均无反应，四肢肌肉松软，浅、深反射消失，尤其是角膜、结膜反射和瞳孔对光反射消失，肢体动作消失，生命体征存在，但可出现不同程度的障碍。

③ 辅助检查：根据病因，感染性疾病可有白细胞增多。

【治疗原则】

① 病因治疗：是脑复苏的根本措施。

② 过度换气和高压氧疗法。

③ 低温疗法：主要采用头部降温（冰槽、冰帽或冰袋等），应尽早实施，以不短于两天为宜，直至患儿出现听觉反应、四肢活动等大脑皮层功能恢复。

④ 降低颅内压，消除脑水肿：甘露醇、呋塞米、地塞米松。

⑤ 使用脑保护剂、促进脑代谢药：三磷酸腺苷、辅酶A、胞磷胆碱。

⑥ 其他对症治疗。扩张脑血管、改善微循环用东莨菪碱。

【可选药物】

药品名称	适应证与用法用量	注意事项
甘露醇	治疗脑水肿，静脉滴注：每次0.25～0.5g/kg，6～8h给药1次	可引起电解质紊乱，严重肾功能不全者慎用。颅内出血者慎用，甘露醇外渗可致组织水肿，皮肤坏死。除做肠道备用，均应静脉给药
呋塞米	脱水，治疗脑水肿。静脉注射：每次0.5～1mg/kg，每日2～3次，和甘露醇交替使用	常见不良反应与水、电解质紊乱有关，尤其是大剂量或长期应用时。新生儿的半衰期明显延长，故新生儿用药间隔应延长
地塞米松	治疗脑水肿。静脉滴注：每次0.25mg/kg，每6h给药1次，2～3天逐渐减量或停药	本品较大剂量易引起糖尿病、消化道溃疡和类库欣综合征症状，对下丘脑-垂体-肾上腺轴抑制作用较强。并发感染为主的不良反应。可抑制患儿的生长和发育
东莨菪碱	改善微循环。静脉注射：每次0.01～0.03mg/kg	常有口干、眩晕，严重时瞳孔散大，皮肤潮红、灼热、兴奋、烦躁、谵语、惊厥，心跳加快。静脉注射速度不宜过快

药品名称	适应证与用法用量	注意事项
胞磷胆碱	改善脑代谢。静脉滴注：一日 4～12mg/kg，用 5%或 10%葡萄糖注射液稀释后缓缓滴注，5～10 日为 1 个疗程	偶有一过性血压下降、失眠、兴奋及给药后发热等，停药后即可消失。颅内出血急性期慎用
三磷酸腺苷	改善脑代谢。肌内注射或静脉注射：10～20mg/次，每日 1～3 次	静脉注射宜缓慢，以免引起头晕、头胀、胸闷及低血压等
辅酶 A	促进脑代谢。肌内注射：50～100U/次，临用前用 0.9%氯化钠注射液 2ml 溶解后注射	与三磷酸腺苷、细胞色素 C 等合用，效果更好。对本药过敏者禁用

爆发性流行性脑脊髓膜炎
（Fulminating epidemic cerebrospinal meningitis）

爆发性流行性脑脊髓膜炎简称爆发性流脑，是小儿期常见危重症之一，临床具有起病急、病势凶猛、病情危重、治疗难度大、病死率高的特点。爆发性流脑的病原为脑膜炎球菌，具有活体自溶性，菌体溶解后，释放大量内毒素，可引起一系列严重毒血症状。脑膜炎球菌经飞沫传播，通过上呼吸道感染，继而侵入血循环内生长繁殖形成菌血症，并达到脑脊髓膜而形成脑脊髓膜炎。爆发性流脑分为休克型、脑膜脑炎型和混合型三种类型。

【诊断要点】

1. 临床表现

（1）休克型 ①早期：有严重中毒症状，表现为高热、萎靡或惊厥，临床可见面色苍白、肢端发凉、收缩压下降等休克现象，皮肤出现瘀点或瘀斑并迅速蔓延，眼底及甲皱微循环检查有微动脉痉挛。②晚期：周围循环衰竭严重，面色苍灰，脉细速，血压明显下降甚至测不到；意识不清或昏迷；眼底动脉痉挛或视网膜水肿，甲皱微循环表现血流缓慢，血色暗紫，红细胞聚集。

（2）脑膜脑炎型 多见于年长儿童，临床可分为两期。①早期：发病急，中毒症状明显，多以高热、惊厥起病。脑水肿表现剧烈头痛、呕吐，血压正常或偏高。②晚期：病后数小时可昏迷，频繁惊厥或肢体持续发紫或角弓反张。血压明显增高。眼底动脉痉挛，静脉瘀血及（或）视乳头、视网膜水肿，严重者眼底渗血。枕骨大孔疝表现昏迷，眼球固定、双侧瞳孔散大，对光反射消失，呼吸节律不整并骤然停止。小脑幕切迹疝压迫动眼神经、中脑影响血流供应出现一时障碍，瞳孔表现忽大忽小，两侧不等大，对光反射减弱或消失，对侧体瘫痪，锥体束征阳性。

（3）混合型兼有败血症休克和脑膜脑炎症状，可先后或同时出现，病情进展迅速，可在病后 4～8h 死亡。

2. 病史

在冬春季发病或有流脑接触史。

3. 体征

皮肤黏膜瘀点或瘀斑具有重要诊断价值。

4. 实验室检查

（1）血象：白细胞显著增高，分类以中性粒细胞为主。

（2）瘀点涂片：瘀点处血液制成涂片，干燥后作革兰染色，找到病原菌可以确诊。

（3）脑脊液检查：脑脊液压力增高，外观米汤样混浊；细胞数增高，中性粒细胞为主；蛋白增高；糖耐量降低。脑脊液细菌培养和涂片检查阳性有助于确诊。

（4）新鲜皮肤病损直接涂片：棉衣荧光实验可早期测定患者血清或脑脊液中的抗原，阳性率较细菌培养高。

【治疗原则】

1. 休克型

主要措施是积极改善微循环，控制感染，抗休克及防治 DIC，早期应用肝素。

（1）抗休克治疗：应及时扩容（低分子右旋糖酐或血浆），纠正酸中毒（碳酸氢钠），解除血管痉挛，保证脏器血供，如并发脑水肿应及时加用脱水药，首选甘露醇，可给呋塞米加强脱水作用；应用血管活性药物有助于改善微循环和改善组织灌注；用山莨菪碱、东莨菪碱或多巴胺、肾上腺素，必要时可用去甲肾上腺素提高血压，改善脏器灌注。

（2）抗感染：首选青霉素，严重患儿可选用第三代头孢菌素如头孢他啶、头孢曲松。

（3）其他措施：保护心脏、应用激素（氢化可的松或地塞米松）和氧疗。

（4）防治 DIC：可用肝素。

（5）并发心功能不全者应给多巴酚丁胺、去乙酰毛花苷丙等正性肌力药。

2. 脑膜脑炎型

治疗的重点是在应用莨菪类药物改善微循环的同时，早期发现颅内压增高症状，及时应用脱水剂降低颅内压、减轻脑水肿、防止脑疝和呼衰的发生。全日输液总量应适当控制，并及时纠正酸中毒。糖皮质激素应同时应用。可用地西泮、硫喷妥钠、苯巴比妥纠正惊厥，脑疝形成伴呼吸衰竭者，应及时气管插管或气管切开，人工呼吸机辅助呼吸。

3. 混合型

爆发型流脑主要死于休克型及在休克型基础上发生的混合型病例。治疗应按休克和颅内压增高症状出现的先后，采取综合措施。在应用山莨菪碱解痉药的基础上，如休克明显，则尽快补充血容量，纠正酸中毒，采取快补慢脱的液体疗法。如脑水肿症状突出，应采取脱水疗法控制液量，快脱慢补。如休克与脑水肿二者均较严重，输液以快脱快补为主。

【可选药物】

药品名称	适应证与用法用量	注意事项
山莨菪碱	改善微循环。静脉注射：早期每次 1mg/kg，晚期每次 2mg/kg，10～15min 给药 1 次	有口干、面红、轻度扩瞳、视近物模糊等，个别患者有心率加快及排尿困难。颅内压增高、脑出血急性期及青光眼患者禁用
东莨菪碱	改善微循环。静脉注射：早期每次 0.03～0.05mg/kg，晚期每次 0.05～0.1mg/kg。血压稳定后 6～8h 停药	常有口干、眩晕，严重时瞳孔散大，皮肤潮红、灼热、兴奋、烦躁、谵语、惊厥、心跳加快。对本品有过敏史者、青光眼者、严重心脏病、器质性幽门狭窄或麻痹性肠梗阻者禁用

药品名称	适应证与用法用量	注意事项
多巴胺	改善微循环。静脉注射,5~10μg/(kg·min)持续静脉泵注。根据血压监测调整剂量,最大量不宜超过 20μg/(kg·min)	应用多巴胺治疗前必须先纠正低血容量。选择粗大的静脉做静注或静滴,以防药液外溢
肾上腺素	改善微循环。静脉注射:0.05~2μg/(kg·min)持续静脉泵注	冷休克或有多巴胺抵抗时首选
去甲肾上腺素	改善微循环。静脉注射:0.05~0.3μg/(kg·min)持续静脉泵注	暖休克或有多巴胺抵抗时首选。个体差异较大,用药时注意个体化原则。药液外漏可引起局部组织坏死
低分子右旋糖酐	扩充血容量。静脉滴注:10~20ml/kg,0.5~1h 快速输入	数患者可出现变态反应,表现为皮肤瘙痒、荨麻疹、恶心、呕吐、哮喘,重者口唇发绀、虚脱、血压剧降、支气管痉挛,个别患者甚至出现过敏性休克,直至死亡。过敏者慎用
碳酸氢钠	纠正酸中毒,静脉滴注:5%溶液 3~5ml/kg,加等量 5%葡萄糖液	大量注射时可出现心律失常、肌肉痉挛、疼痛、异常疲倦、虚弱等,主要由于代谢性碱中毒引起低钾血症所致
多巴酚丁胺	升压、改善心功能。静脉滴注:10mg 加入 5%葡萄糖液100ml中静脉滴注。滴速 5~10μg/(kg·min)	可有心悸、恶心、头痛、胸痛、气短等。不能与碳酸氢钠相混
去乙酰毛花苷丙	改善心功能。静脉注射:每次 0.02~0.04mg/kg。快速输液后给药	有恶心、呕吐、头痛、黄视、嗜睡、头晕、精神失常或错乱、谵妄或谵语。剂量过大有室性期外收缩、阵发室上性心动过速、传导阻滞
氢化可的松	抗休克。静脉滴注:10~20mg/次,每日 1 次。临用前用25 倍氯化钠注射液稀释或 5 倍5%葡萄糖液稀释,同时加用维生素 C 0.5~1g	静脉迅速给予大剂量可发生全身性变态反应,长期用药可引起库欣综合征,儿童生长受到抑制、青光眼、白内障、良性颅内压升高综合征、糖耐量减退和糖尿病加重,可出现精神症状、并发感染
地塞米松	抗休克。静脉注射:每次 0.5~1mg/kg,每 4h 给药 1 次,2~3 次以后改 6~8h 给药 1次,休克控制后停用	本品较大剂量易引起糖尿病、消化道溃疡和类库欣综合征症状,对下丘脑-垂体-肾上腺轴抑制作用较强。并发感染为主要的不良反应。可抑制患儿的生长和发育

药品名称	适应证与用法用量	注意事项
青霉素	抗阳性菌感染。静脉滴注：40万～60万 U/(kg·d)，分2～4次给药	变态反应较常见，偶见过敏性休克，使用前应作皮肤过敏试验。一旦发生过敏性休克必须就地抢救，予以保持气道畅通、吸氧及使用肾上腺素、糖皮质激素等治疗措施
头孢他啶	控制严重感染。静脉滴注：50～150mg/(kg·d)，分2～3给药	有嗜酸粒细胞增多、皮疹、药物热、肝酶及肌酐、尿素氮增高、血小板增多、粒细胞减少、腹泻。长期应用可引起二重感染。对头孢菌素类过敏者禁用，对青霉素过敏或过敏体质者慎用
头孢曲松	控制严重感染。静脉滴注：20～80mg/(kg·d)，每日一次	主要有静脉炎、变态反应、药物热、头痛、头晕、消化道反应，长期用药可致二重感染。青霉素过敏、严重肝肾功能不全者慎用。有黄疸的新生儿或有黄疸严重倾向的新生儿应慎用或避免使用。禁与钙盐合用
肝素	防治DIC。静脉注射：50～100U/次，加10%葡萄糖20ml，20min内缓慢注射，4～6h给药1次	如过量可用鱼精蛋白解救，剂量每次0.5～1mg
甘露醇	脱水，纠正脑水肿。静脉滴注：早期每次0.5～1g/kg，晚期脑压增高并脑疝者1～2g/kg，30min左右滴入，4～6h可重复使用	脑压增高症状好转时，逐渐减量或延长给药时间，逐渐停药。颅内出血者慎用。甘露醇外渗可致组织水肿，皮肤坏死。除做肠道备用，均应静脉给药
呋塞米	脱水。静脉注射或肌内注射：每次0.5～1mg/kg。在两次脱水剂之间给药	常见不良反应与水、电解质紊乱有关，尤其是大剂量或长期应用时。新生儿的半衰期明显延长，故新生儿用药间隔应延长
地西泮	抗惊厥。静脉注射：每次0.25～0.5mg/kg，缓慢注射	常见的不良反应有嗜睡、头昏、乏力等，大剂量可有共济失调、震颤，罕见皮疹、白细胞减少
苯巴比妥	抗惊厥。肌内注射：每次5～10mg/kg。本品作用较慢，在地西泮等药控制发作以后可作为长效药物使用	对本品过敏者禁用。常有嗜睡、眩晕、头痛、乏力、精神不振等延续效应。偶见皮疹、剥脱性皮炎、中毒性肝炎、黄疸等

维生素 D 缺乏性手足搐搦症
（Tetany of vitamin D deficiency）

维生素 D 缺乏性手足搐搦症是维生素 D 缺乏性佝偻病的伴发症状之一，多见于 6 个月以内的婴儿。维生素 D 缺乏时，血钙下降而甲状旁腺不能代偿分泌物增加，导致血钙继续降低，当总血钙低于 $1.75 \sim 1.88\text{mmol/L}$（$7 \sim 7.5\text{mg/dl}$）或离子钙低于 1.0mmol/L（4mg/dl）时可引起神经肌肉兴奋性增高，出现抽搐。

【诊断要点】

主要为惊厥、喉痉挛和手足搐搦，并有程度不等的活动期佝偻病表现。

① 惊厥：突然发生四肢抽动，两眼上窜，面肌颤动，神志不清，发作时间可短至数秒钟，或长达数分钟以上，发作时间长者可伴口周发绀，发作次数可数日 1 次或一日数次，甚至多至一日数十次。一般不发热，发作轻时仅有短暂的眼球上窜和面肌抽动，神志清楚。

② 手足搐搦：可见于较大婴儿、幼儿，突发手足痉挛呈弓状，双手呈腕部屈曲状，手指伸直，拇指内收掌心，强直痉挛；足部踝关节伸直，足趾同时向下弯曲。

③ 喉痉挛：婴儿见多，喉部肌肉及声门突发痉挛，呼吸困难，有时可突然发生窒息，严重缺氧甚至死亡。

【治疗原则】

① 急救处理：惊厥期应立即吸氧，喉痉挛者须立即将舌头拉出口外，并进行口对口呼吸或加压给氧，保证呼吸道通畅。

② 迅速控制惊厥或喉痉挛：可用 10％水合氯醛保留灌肠或地西泮肌内注射或缓慢静脉注射。

③ 补充钙剂：尽快给予葡萄糖酸钙，迅速提高血钙浓度，惊厥停止后口服钙剂，不可皮下或肌内注射钙剂以免造成局部坏死。

④ 维生素 D 治疗：急诊情况控制后，按维生素 D 缺乏性佝偻病给予维生素 D 治疗。

【可选药物】

药品名称	适应证与用法用量	注意事项
水合氯醛	抗惊厥。口服：小儿一次 8mg/kg 或 250mg/m^2，最大限量为 500mg，每日 3 次，饭后服用。灌肠：小儿每次 25mg/kg。极量每次为 1g	对胃黏膜有刺激，易引起恶心、呕吐。大剂量能抑制心肌收缩力，缩短心肌不应期，并抑制延髓的呼吸及血管运动中枢。对肝、肾有损害作用。长期服用，可产生依赖性及耐受性
地西泮	控制惊厥，肌内或静脉注射：每次 0.1～0.3mg/kg	常见的不良反应为嗜睡、头昏、乏力等，大剂量可有共济失调、震颤，罕见皮疹、白细胞减少。对本品过敏者禁用
葡萄糖酸钙	补钙。缓慢静脉注射：10% 葡萄糖酸钙注射液 5～10ml 加入 10%～25% 葡萄糖 10～20ml 中，注射 10min 以上	不可皮下注射或肌内注射以免造成局部坏死
维生素 D$_3$	促进钙吸收。口服：0.05～0.125mg(2000～5000U)/d，一个月后改为一日 0.01mg	对维生素 D 高敏者慎用
维 D 钙咀嚼片	补钙及维生素 D，口服：咀嚼后咽下，一次 1 片	不良反应有嗳气、便秘，过量服用可发生高钙血症，偶可发生奶-碱综合征。高钙血症、高尿酸血症或有肾结石病史者禁用

第十三章
眼科急诊

眼睑丹毒（Erysipelas palpebrae）

眼睑丹毒是由 β 型溶血性链球菌感染引起的眼睑皮肤及皮下组织的急性炎症，常因眼睑擦伤、伤口感染、面部或其他部位丹毒蔓延而来，常同时累及上、下眼睑。

【诊断要点】

① 急性起病。

② 眼睑皮肤充血呈鲜红色、隆起、质硬，与健康皮肤界限分明。

③ 皮肤周围有小疱疹包围，严重者皮肤可呈暗红色，坏死形成黑痂。

④ 耳前及颌下淋巴结肿大伴压痛，全身不适、发热、畏寒，常伴有全身发热及白细胞增多。

⑤ 炎症可向框内或颅内蔓延，导致疏松结缔组织炎、视神经炎、海绵窦炎或脑膜炎。

【治疗原则】

① 卧床休息，清淡饮食。

② 全身应用抗生素：青霉素、克拉霉素、头孢呋辛、头孢地尼、头孢泊肟酯、头孢妥仑匹酯、复方磺胺甲噁唑。

③ 局部湿热敷并使用抗菌药物如喹诺酮类滴眼液及眼膏。

④ 炎症控制 1 周后，皮肤颜色逐渐恢复正常。但仍需继续给药，以防复发或转为慢性。

【可选药物】

药品名称	适应证与用法用量	注意事项
青霉素	抗感染。肌内注射：160 万 U/d，分 2 次给药。静脉滴注：400 万 U/次，每日 2 次	应用本品前做皮试。青霉素水溶液在室温不稳定，应用本品须新鲜配制。本品不宜鞘内注射
克拉霉素	抗感染，对青霉素过敏者可用。口服：250mg/次，每 12h 给药 1 次；重症感染者 500mg/次，每 12h 给药 1 次	最常见的不良反应是胃肠不适。对大环内酯类药物过敏者、孕妇、哺乳期妇女、严重肝功能损害者、水电解质紊乱患者、某些心脏病（包括心律失常、心动过缓、Q-T 间期延长、缺血性心脏病、充血性心力衰竭等）患者禁用。本品禁止与下列药物合用：阿司咪唑、西沙必利、匹莫齐特和特非那丁
头孢呋辛酯	抗感染。口服：250mg/次，一日 2 次，疗程 5～10 日	常见腹泻、恶心和呕吐等胃肠道反应。对本品及其他头孢菌素类过敏者、有青霉素过敏性休克或即刻反应史者、胃肠道吸收障碍者禁用。哺乳期妇女慎用或暂停哺乳
头孢呋辛	抗感染。肌内注射、静脉注射或静脉滴注：成人一般或中度感染 0.75g/次，一日 3 次；重度感染 1.5g/次，一日 3 次；婴儿和儿童 30～100mg/(kg·d)，分 3～4 次	长期使用本品可导致非敏感菌的增殖，胃肠失调。对本品及其他头孢菌素类过敏者、有青霉素过敏性休克或即刻反应史者、胃肠道吸收障碍者禁用
头孢地尼	抗感染。口服：成人 100mg/次，每日 3 次；儿童 9～18mg/(kg·d)，分 3 次	不良反应为消化道症状，如腹泻或腹痛；皮肤症状，如皮疹或瘙痒；对本品有休克史者禁用。对青霉素或头孢菌素有过敏史者慎用。孕妇及哺乳期妇女用药应权衡利弊
头孢泊肟酯	抗感染。口服：0.4g/次，每 12h 给药 1 次，疗程 7～14 天	有消化系统反应如恶心、呕吐、腹泻、软便、胃痛、腹痛、食欲缺乏或胃部不适感；变态反应出现皮疹、荨麻疹、红斑、瘙痒、发热、淋巴结肿胀；血液系统出现嗜酸粒细胞增多、血小板减少，偶见粒细胞减少。对本品、青霉素或 β-内酰胺类抗生素过敏患者禁用

药品名称	适应证与用法用量	注意事项
头孢妥仑匹酯	抗感染，口服：200mg/次，每日 2 次，饭后服用	不良反应有变态反应如皮疹、瘙痒、荨麻疹和发热等；消化系统有恶心、呕吐、腹泻；血液系统有嗜酸粒细胞增多症、白细胞减少症等。对本品过敏者禁用。孕妇或可能妊娠的妇女，仅在治疗有益性超过危险性时方可应用
复方磺胺甲噁唑	抗感染。口服：1～2 片/次，一日 2～3 次，首剂加倍	易出现结晶尿、血尿、蛋白尿、尿少、腰痛等。服用本品期间应多饮水。肝功能不全患者不宜用
环丙沙星滴眼液	抗感染。滴眼：1～2 滴/次，每 15min 一次，连续 2h，以后每小时一次，连续 48h，之后酌情减量	偶有局部一过性刺激症状，可产生局部灼伤和异物感。眼睑水肿、流泪、畏光、视力减低、变态反应等较少见。对本品及喹诺酮类药过敏者、孕妇禁用，不宜用于 18 岁以下的小儿及青少年，哺乳期妇女应用本品时应暂停哺乳
氧氟沙星滴眼液、眼膏	抗感染。滴眼液：滴眼，1～2 滴/次，每 15min 一次，连续 2h，以后每小时一次，连续 48h，之后酌情减量。眼膏：一次适量涂于眼睑内，每日 3 次	偶尔有辛辣似蜇样的刺激症状。对氧氟沙星或喹诺酮类药物过敏者禁用。本品不可长期使用
左氧氟沙星滴眼液、凝胶	抗感染。滴眼液：滴眼，1 滴/次，一日 3 次。可根据症状适当增减。凝胶：每日 3 次，涂于眼下睑穹窿部	可有眼睑发红、水肿、眼睑皮肤炎、瘙痒感、刺激感、弥漫性表层角膜炎、角膜障碍。对本品及喹诺酮类药物过敏的患者禁用。孕妇不推荐使用
洛美沙星滴眼液、凝胶	抗感染。滴眼液：滴眼，1～2 滴/次，每日 3～4 次，滴于眼睑内。眼用凝胶：每次 1 滴，每日 4 次，滴于眼结膜囊内，滴药后保持闭眼 5min	偶见眼部刺痛感觉。对喹诺酮类药物过敏者禁用
加替沙星滴眼液	抗感染。滴眼，第 1～2 日：1 滴/次，每 2h 给药 1 次，每日 8 次。第 3～7 日：1 滴/次，每日 4 次	偶有一过性的刺激症状。对加替沙星及其他喹诺酮类药物过敏者禁用。孕妇权衡利弊后使用，哺乳期妇女、婴儿慎用

眼睑带状疱疹（Herpes zoster of eyelids）

眼睑带状疱疹是由带状疱疹病毒感染三叉神经半月神经节或

三叉神经第一支所致的一种眼睑皮肤病。典型的病变多在三叉神经第一支，少见第三主支各分支的皮肤分布区域，发生群集性水疱样皮疹。但不跨越睑及鼻部的中央界线，而仅局限于一侧。

【诊断要点】

① 疱疹出现前可有畏光、流泪、剧烈疼痛、局部皮肤红肿以及全身不适等症状。

② 沿一侧三叉神经分布区（头皮、前额及眼睑）的剧烈的神经痛，皮肤知觉减退或消失。

③ 数日后沿分布区皮肤潮红、肿胀、簇生无数透明小水疱，水疱基底发红，疱群之间的皮肤正常，早期透明，以后混浊干涸结痂。

④ 痂皮脱落留有瘢痕，终生不退。

⑤ 部分病例可并发角膜炎及继发虹膜睫状体炎，或疱疹消退后继发巩膜炎、眼肌麻痹等。

【治疗原则】

① 预防继发感染及止痛：疼痛明显时可服非甾体类抗炎药。

② 使用抗病毒药物：阿昔洛韦、伐昔洛韦、更昔洛韦全身应用，碘苷局部应用。

③ 提高机体抵抗力。

④ 并发角膜炎或虹膜睫状体炎者，防止虹膜后粘连：阿托品局部应用。

【可选药物】

药品名称	适应证与用法用量	注意事项
布洛芬	用于缓解轻至中度疼痛,包括偏头痛。口服:0.2～0.4g/次,每4～6h给药1次。成人用量最大限量一般为2.4g/d。小儿每次5～10mg/kg,一日3次。缓释制剂,成人及12岁以上儿童:0.3～0.6g/次,早、晚各1次	消化道症状包括消化不良、胃烧灼感、胃痛、恶心、呕吐等,神经系统症状少见,肾功能不全很少见,其他少见症状有皮疹、支气管哮喘发作、肝酶升高、白细胞减少等

药品名称	适应证与用法用量	注意事项
萘普生	用于治疗各种轻度至中度疼痛，包括偏头痛。肌内注射：100～200mg/次，一日1次。口服：首次0.5g，以后必要时0.25g，必要时每6～8h给药1次。缓释片：0.5g/次，一日1次	可出现皮肤瘙痒、呼吸短促、呼吸困难、哮喘、耳鸣、下肢水肿、胃烧灼感、消化不良、胃痛或不适、便秘、头昏、嗜睡、头痛、恶心及呕吐等。有视物模糊或视觉障碍、听力减退、腹泻、心慌及多汗等
双氯芬酸	用于急性的轻、中度疼痛，包括偏头痛。深部肌内注射：50mg/次，一日2～3次。口服：饭前服用，100～150mg/d，症状较轻者75～100mg/d，分2～3次服用。缓释制剂须整粒吞服，100mg/次，一日1次	常见有胃肠道反应，如胃不适、烧灼感、反酸、纳差、恶心等，停药或对症处理即可消失。长期应用可出现胃溃疡、胃出血、胃穿孔。少数出现水肿、少尿、电解质紊乱等
阿昔洛韦	抗病毒。800mg，每日5次，连服7日或静脉滴注：10mg/(kg·d)，分2～3次，7～14日为1个疗程	静脉滴注后2h，应给患者充足的水，防止药物沉积于肾小管内。本品呈碱性，与其他药物混合容易引起pH值改变，应避免配伍使用
伐昔洛韦	抗病毒。口服：0.3g/次，一日2次，饭前空腹服用。连续服药10日	偶有头晕、头痛、关节痛、恶心、呕吐、腹泻、胃部不适、食欲减退、口渴、白细胞下降、蛋白尿及尿素氮轻度升高、皮肤瘙痒等。长程给药偶见痤疮、失眠、月经紊乱。哺乳期妇女应慎用。服药期间应摄入足量的水分
更昔洛韦	抗病毒。静脉滴注：250mg，每日1～2次，连续7日静脉滴注	常见的不良反应为骨髓抑制、中枢神经系统症状如精神异常、紧张、震颤等。对本品或阿昔洛韦过敏者禁用。孕妇患者应充分权衡利弊后决定是否用药。哺乳期妇女用药期间应暂停哺乳。12岁以下小儿患者，应充分权衡利弊后决定是否用药。老年患者应根据其肾功能适当调整剂量
更昔洛韦滴眼液、眼用凝胶	抗病毒。滴眼液：2滴/次，每2h给药1次，一日给药7～8次，滴入眼内。眼用凝胶：1滴/次，一日4次，滴入结膜囊中。疗程3周	可引起轻度眼睑水肿、结膜充血、疼痛和烧灼感等症状。对更昔洛韦过敏者、严重中性粒细胞减少（<0.5×10⁹/L）或严重血小板减少（<25×10⁹/L）的患者禁用。神经病患者及神经中毒症状者慎用。儿童、孕妇、哺乳期妇女及老年患者慎用

药品名称	适应证与用法用量	注意事项
碘苷	抗病毒感染。滴眼：0.05%～0.1%碘苷，每2h给药1次	孕妇及哺乳期妇女不宜使用。对本品及碘制剂过敏的患者禁用。避光保存
安西他滨	抗病毒感染。结膜下注射：5mg/次，一日1次，5～7天为1个疗程	不良反应主要是抑制骨髓。孕妇及哺乳期妇女忌用
安西他滨滴眼剂、眼膏	抗病毒感染。滴眼：每1～2h给药1次。涂眼，每日4～5次	为防止混合感染，应与抗菌药物合用。用药期间应定期检查：周围血象、血细胞和血小板计数、骨髓涂片以及肝肾功能
阿托品滴眼液、眼用凝胶、眼膏	散瞳。滴眼液或眼用凝胶滴眼：1滴/次，一天3次，滴于结膜囊内。2%阿托品眼膏涂于眼结膜囊内，每日2～3次或需要时用	眼部用药后可能产生皮肤、黏膜干燥、发热、面部潮红、心动过速等现象；少数患者眼睑出现发痒、红肿、结膜充血等过敏现象，应立即停药。青光眼及前列腺肥大患者禁用

急性化脓性睑板腺炎（Acute purulent meibomitis）

急性化脓性睑板腺炎是由于葡萄球菌（特别是金黄色葡萄球菌）侵入睑板腺出口进入腺体而致的急性化脓性炎症，通称麦粒肿。根据感染腺体部位不同分为外麦粒肿和内麦粒肿。

【诊断要点】

① 急性感染发作时疼痛较剧。

② 早期发炎的睑板腺开口处充血隆起，睑结膜充血，可见黄色脓点。少数穿破睑结膜，排脓于结膜囊内。

【治疗原则】

① 早期湿热敷或旋磁理疗，可用抗生素滴眼，如红霉素眼膏、妥布霉素、庆大霉素、喹诺酮类眼用制剂。

② 对顽固的经常发作的病例，可用自体免疫疗法。

③ 手术切开：当脓点形成后可切开排脓。

④ 手术后，切忌挤压以免感染扩散，局部点抗生素眼药。

⑤ 重病者全身应用抗菌药物：阿莫西林、氟氯西林、羧苄西

林、头孢氨苄、头孢呋辛及其酯制剂、头孢克洛、头孢地尼、头孢妥仑匹酯、法罗培南和磺胺类药。

【可选药物】

药品名称	适应证与用法用量	注意事项
红霉素眼膏	抗感染。0.5%眼膏睡前涂于眼睑内，一日2～3次，最后一次宜在睡前使用	偶见眼睛疼痛，视力改变，持续性发红或刺激等变态反应
妥布霉素滴眼液、眼膏	抗感染。滴眼液：轻、中度感染，1～2滴/次，每4h给药1次；重度感染，2滴/次，每小时1次。滴于眼睑内。眼膏：轻、中度感染，每日2～3次	偶见局部刺激症状，如：眼睑灼痛或肿胀、结膜红斑等。对本品及其他氨基糖苷类抗生素过敏者禁用。肾功能不全、肝功能异常、前庭功能或听力减退者、失水、重症肌无力或帕金森病及老年患者慎用。孕妇、儿童及老年患者慎用。哺乳期妇女使用本品期间宜暂停哺乳
诺氟沙星滴眼液	抗敏感菌所致眼部感染。滴于眼睑内：1～2滴/次，一日3～6次	有轻微一过性局部刺激，如刺痛、痒、异物感等。对本品及氟喹诺酮类过敏患者禁用。严重肾功能不全患者慎用。孕妇不宜应用，哺乳期妇女应用时应停止授乳。一般不用于婴幼儿
环丙沙星滴眼液	抗感染。滴眼：1～2滴/次，每15min一次，连续2h，以后每小时一次，连续48h，之后酌情减量	偶有局部一过性刺激症状，可产生局部灼伤和异物感。眼睑水肿、流泪、畏光、视力减低、变态反应等较少见。对本品及喹诺酮类药过敏者、孕妇禁用，不宜用于18岁以下的小儿及青少年，哺乳期妇女应用本品时应暂停哺乳
氧氟沙星滴眼液、眼膏	抗感染。滴眼液：1～2滴/次，每15min一次，连续2h，以后每小时一次，连续48h，之后酌情减量。眼膏：一次适量涂于眼睑内，每日3次	偶有辛辣似蜇样的刺激症状。对氧氟沙星或喹诺酮类药物过敏者禁用。本品不可长期使用
左氧氟沙星滴眼液、凝胶	抗感染。滴眼液：1滴/次，一日3次。可根据症状适当增减。凝胶：每日3次，涂于眼下睑穹窿部	可有眼睑发红、水肿、眼睑皮肤炎、瘙痒感、刺激感、弥漫性表层角膜炎、角膜障碍。对本品及喹诺酮类药物过敏的患者禁用。孕妇不推荐使用
洛美沙星滴眼液、凝胶	抗感染。滴眼液：1～2滴/次，每日3～5次，滴于眼睑内。眼用凝胶：每次1滴，每日4次，滴于眼结膜囊内，滴药后保持闭眼5min	偶见眼部刺痛感觉。对喹诺酮类药物过敏者禁用

药品名称	适应证与用法用量	注意事项
加替沙星滴眼液	抗感染。滴眼：第 1~2 日,1 滴/次,每 2h 给药 1 次,每日 8 次；第 3~7 日,每次 1 滴,每日 4 次	偶有一过性的刺激症状。对加替沙星及其他喹诺酮类药物过敏者禁用。孕妇权衡利弊后使用,哺乳期妇女、婴儿慎用
阿莫西林	抗感染。口服:0.25g/次,每日 3 次	有恶心、呕吐、腹泻及伪膜性肠炎等胃肠道反应及皮疹、药物热和哮喘等变态反应。青霉素过敏及青霉素皮肤试验阳性患者禁用
头孢氨苄	用于耐青霉素的金黄色葡萄球菌感染。口服:0.25g/次,每日 4 次	对头孢菌素过敏者及有青霉素过敏性休克或即刻反应史者禁用
复方磺胺甲噁唑	抗感染。口服:2 片/次,每日 2 次,首次剂量加倍	易出现结晶尿、血尿、蛋白尿、尿少、腰痛等。服用本品期间应多饮水。肝功能不全患者不宜使用
联磺甲氧苄啶	抗感染。口服:2 片/次,一日 2 次,首次剂量加倍	变态反应较为常见,表现为药疹,严重者可发生渗出性多形红斑、剥脱性皮炎和大疱性表皮松解症等；也有表现为光敏反应、药物热、关节及肌肉疼痛、发热等血清病样反应。偶见过敏性休克。孕妇及哺乳期妇女、小于 2 个月的婴儿及肝肾功能损害者禁用
头孢呋辛酯	抗感染。口服:250mg/次,一日 2 次,疗程 5~10 日	常见腹泻、恶心和呕吐等胃肠反应。对本品及其他头孢菌素类过敏者、有青霉素过敏性休克或即刻反应史者、胃肠道吸收障碍者禁用。妊娠早期慎用,哺乳期妇女慎用或暂停哺乳。老年患者应视肾功能情况调整用药剂量或用药间期
头孢呋辛	抗感染。肌内注射、静脉注射或静脉滴注:成人一般或中度感染 0.75g/次,一日 3 次；重度感染 1.5g/次,一日 3 次；婴儿和儿童 30~100mg/(kg·d),分 3~4 次	偶见皮疹及血清氨基转移酶升高。长期使用本品可导致非敏感菌的增殖,胃肠失调。对本品及其他头孢菌素类过敏者、有青霉素过敏性休克或即刻反应史者、胃肠道吸收障碍者禁用。妊娠早期慎用,哺乳期妇女慎用或暂停哺乳。老年患者应视肾功能情况调整用药剂量或用药间期

药品名称	适应证与用法用量	注意事项
头孢克洛	抗感染。口服:成人常用量0.25g/次,一日3次。严重感染患者剂量可加倍,但每日总量不超过4.0g。本品应空腹口服,食物影响本品吸收	可见腹泻、胃部不适、恶心、呕吐、荨麻疹、皮疹、嗜伊红细胞增多、外阴部瘙痒等。对头孢类过敏者禁用。对青霉素过敏者、肾功能严重损伤者慎用。孕妇及哺乳期妇女慎用
头孢地尼	抗感染。口服:成人100mg/次,每日3次;儿童9～18mg/(kg·d),分3次	不良反应为消化道症状,如腹泻或腹痛;皮肤症状,如皮疹或瘙痒;对本品有休克史者禁用。对青霉素或头孢菌素有过敏史者慎用。孕妇及哺乳期妇女用药应权衡利弊
头孢泊肟酯	抗感染。口服:0.4g/次,每12h给药1次,疗程7～14天	有消化系统反应如恶心、呕吐、腹泻、软便、胃痛、腹痛、食欲缺乏或胃部不适感;过敏症出现皮疹、荨麻疹、红斑、瘙痒、发热、淋巴结肿胀;血液系统出现嗜酸粒细胞增多、血小板减少,偶见粒细胞减少。对本品、青霉素或β-内酰胺类抗生素过敏患者禁用
头孢妥仑匹酯	抗感染,口服:200mg/次,每日2次,饭后服用	不良反应有变态反应如皮疹、瘙痒、荨麻疹和发热等;消化系统有恶心、呕吐、腹泻;血液系统有嗜酸粒细胞增多症、白细胞减少症等。对本品过敏者禁用。孕妇或可能妊娠的妇女,仅在治疗有益性超过危险性时方可应用

急性泪囊炎（Acute dacryocystitis）

急性泪囊炎大多是在慢性泪囊炎的基础上发生继发性感染引起；也有一部分是在泪道保持通畅时突然发生的；还有部分由于鼻泪管及泪小管同时阻塞,使脓性物分泌排出不畅而致。与致病细菌毒力强与机体抵抗力弱有关。常见致病菌为：肺炎球菌、金黄色葡萄球菌、溶血性链球菌、流感杆菌等。

【诊断要点】
① 急性起病,起病前常有慢性泪囊炎史。
② 患眼充血、流泪,有脓性分泌物。
③ 泪囊区红肿、坚硬、疼痛、压痛明显。脓肿可穿破皮肤,

有时可形成泪囊瘘管。

④ 耳前淋巴结肿大。严重时出现畏寒、发热等全身不适。

⑤ 外周血中性粒细胞计数升高。

【治疗原则】

① 局部热敷。

② 局部抗感染治疗：磺胺醋酰钠、喹诺酮类眼用制剂。

③ 全身应用抗生素：轻症患者口服磺胺药、头孢氨苄、头孢克洛、头孢呋辛及其酯制剂、头孢妥仑匹酯，重症患者静脉注射头孢唑林、羧苄西林。

④ 脓肿形成后，应切开排脓，并插入引流条。

⑤ 如急性炎症反复出现，瘘管长期不愈，在急性炎症消退后，可酌情行泪囊摘除术或泪囊鼻腔吻合术加瘘管切除术。

【可选药物】

药品名称	适应证与用法用量	注意事项
磺胺醋酰钠	抗感染。滴眼：1～2滴/次，每日3～5次	可出现睑、球结膜红肿、眼睑皮肤红肿等。对磺胺类药过敏的患者可能发生对本品过敏，对碳酸酐酶抑制剂过敏的患者对本品也过敏
诺氟沙星滴眼液	抗敏感菌所致眼部感染。滴于眼睑内：1～2滴/次，一日3～6次	有轻微一过性局部刺激，如刺痛、痒、异物感等。对本品及氟喹诺酮类过敏患者禁用。严重肾功能不全患者慎用。孕妇不宜应用，哺乳期妇女应用时应停止授乳。一般不用于婴幼儿
环丙沙星滴眼液	抗感染。滴眼：1～2滴/次，每15min一次，连续2h，以后每小时一次，连续48h，之后酌情减量	偶有局部一过性刺激症状,可产生局部灼伤和异物感。眼睑水肿、流泪、畏光、视力减低、变态反应等较少见。对本品及喹诺酮类药过敏者、孕妇禁用，不宜用于18岁以下的小儿及青少年，哺乳期妇女应用本品时应暂停哺乳
氧氟沙星滴眼液、眼膏	抗感染。滴眼液:1～2滴/次，每15min一次，连续2h，以后每小时一次，连续48h，之后酌情减量。眼膏:一次适量涂于眼睑内，每日3次	偶尔有辛辣似蜇样的刺激症状。对氧氟沙星或喹诺酮类药物过敏者禁用。本品不可长期使用

药品名称	适应证与用法用量	注意事项
左氧氟沙星滴眼液、凝胶	抗感染。滴眼液:1 滴/次,一日 3 次。可根据症状适当增减。凝胶:每日 3 次,涂于眼下睑穹窿部	可有眼睑发红、水肿、眼睑皮肤炎、瘙痒感、刺激感、弥漫性表层角膜炎、角膜障碍。对本品及喹诺酮类药物过敏的患者禁用。孕妇不推荐使用
洛美沙星滴眼液、凝胶	抗感染。滴眼液:1~2 滴/次,每日 3~5 次,滴于眼睑内。眼用凝胶:每次 1 滴,每日 4 次,滴于眼结膜囊内,滴药后保持闭眼 5min	偶见眼部刺痛感觉。对喹诺酮类药物过敏者禁用
加替沙星滴眼液	抗感染。滴眼:第 1~2 日,每次 1 滴,每 2h 给药 1 次,每日 8 次;第 3~7 日,1 滴/次,每日 4 次	偶有一过性的刺激症状。对加替沙星及其他喹诺酮类药物过敏者禁用。孕妇权衡利弊后使用,哺乳期妇女、婴儿慎用
羧苄西林	抗感染。肌注或静脉注射:中度感染,成人 8g/d,一日 2~3 次,儿童每 6h 按体重 12.5~50mg/kg 注射;严重感染,成人 10~30g/d,一日 2~4 次,儿童按体重 100~300mg/(kg·d),一日 4~6 次注射	变态反应包括荨麻疹等各类皮疹、白细胞减少、间质性肾炎、哮喘发作和血清病型反应(Ⅲ型变态反应);消化道反应如恶心、呕吐。肝肿大、ALT、AST、肌酐升高。有青霉素类药物过敏史或青霉素皮肤试验阳性患者禁用。哺乳期妇女应慎用或暂停哺乳
复方磺胺甲噁唑	抗感染。口服:2 片/次,每日 2 次,首次剂量加倍	易出现结晶尿、血尿、蛋白尿、尿少、腰痛等。服用本品期间应多饮水。肝功能不全患者不宜使用
联磺甲氧苄啶	抗感染。口服:2 片/次,一日 2 次,首次剂量加倍	变态反应较为常见,表现为药疹,严重者可发生渗出性多形红斑、剥脱性皮炎和大疱性表皮松解症等;也有表现为光敏反应、药物热、关节及肌肉疼痛、发热等血清病样反应。偶见过敏性休克。孕妇及哺乳期妇女、小于 2 个月的婴儿及肝肾功能损害者禁用
头孢氨苄	抗感染。口服:500mg/次,每 6h 给药 1 次。空腹服用	常见的有胃肠道反应,长期服用可发生耐药菌的二重感染,偶可有过敏性皮疹、荨麻疹和休克等。对头孢菌素过敏者禁用。对青霉素过敏者慎用,过敏体质者慎用,肾功能不全者应减量
头孢唑林	抗感染。静脉滴注:1g/次,每 6h 给药 1 次	对头孢菌素过敏者禁用。对青霉素过敏者慎用

药品名称	适应证与用法用量	注意事项
头孢呋辛酯	抗感染。口服：250mg/次，一日2次，疗程5～10日	常见腹泻、恶心和呕吐等胃肠道反应。对本品及其他头孢菌素类过敏者，有青霉素过敏性休克或即刻反应史者，胃肠道吸收障碍者禁用。妊娠早期慎用，哺乳期妇女慎用或暂停哺乳。老年患者应视肾功能情况调整用药剂量或用药间期
头孢呋辛	抗感染。肌内注射、静脉注射或静脉滴注：成人一般或中度感染0.75g/次，一日3次；重度感染1.5g/次，一日3次；婴儿和儿童30～100mg/(kg·d)，分3～4次	偶见皮疹及血清氨基转移酶升高。长期使用本品可导致非敏感菌的增殖，胃肠失调。对本品及其他头孢菌素类过敏者，有青霉素过敏性休克或即刻反应史者，胃肠道吸收障碍者禁用。妊娠早期慎用，哺乳期妇女慎用或暂停哺乳。老年患者应视肾功能情况调整用药剂量或用药间期
头孢地尼	抗感染。口服：成人100mg/次，每日3次；儿童9～18mg/(kg·d)，分3次	不良反应为消化道症状，如腹泻或腹痛；皮肤症状，如皮疹或瘙痒；对本品有休克史者禁用。对青霉素或头孢菌素有过敏史者慎用。孕妇及哺乳期妇女用药应权衡利弊
头孢泊肟酯	抗感染。口服：0.4g/次，每12h给药1次，疗程7～14天	有消化系统反应如恶心、呕吐、腹泻、软便、胃痛、腹痛、食欲缺乏或胃部不适感；过敏症出现皮疹、荨麻疹、红斑、瘙痒、发热、淋巴结肿胀；血液系统出现嗜酸粒细胞增多、血小板减少，偶见粒细胞减少。对本品、青霉素或β-内酰胺类抗生素过敏患者禁用
头孢妥仑匹酯	抗感染，口服：200mg/次，每日2次，饭后服用	不良反应有变态反应如皮疹、瘙痒、荨麻疹和发热等；消化系统有恶心、呕吐，腹泻；血液系统有嗜酸粒细胞增多症、白细胞减少症等。对本品过敏者禁用。孕妇或可能妊娠的妇女，仅在治疗有益性超过危险性时方可应用

急性卡他性结膜炎 （Acute catarrhal conjunctivitis）

急性卡他性结膜炎由细菌感染引起，是一种常见的传染性、流行性眼病，多见于春秋两季，俗称"红眼"或"火眼"。常见的细菌有科-韦（Koch-Weeks）杆菌、肺炎球菌、流感杆菌、葡萄球菌等。

【诊断要点】

① 潜伏期1～3天，急性发病，两眼同时或先后相隔1～2天发病。患者自觉刺痒及异物感，进而烧灼、畏光、眼睑因肿胀难于睁开。

② 分泌物为黏液或黏液脓性，可黏着睑缘及睫毛，晨起封闭睑裂。

③ 睑球结膜充血，以睑结膜及穹窿结膜最明显，有时可合并球结膜水肿，眼睑红肿，结膜下常有出血点，球结膜水肿。

④ 发病3～4天病情达到高潮，以后逐渐减轻，约两周痊愈，可并发边缘性角膜浸润或溃疡。

⑤ 必要时早期作分泌物涂片或结膜刮片检查。

【治疗原则】

① 控制传播途径。

② 清除结膜囊内分泌物：可用生理盐水或3％硼酸溶液冲洗。

③ 抗生素局部治疗：局部滴用抗菌药物滴眼液如氯霉素、红霉素、四环素可的松、磺胺醋酰钠、妥布霉素或喹诺酮类滴眼剂；清热解毒用熊胆眼药水。

④ 禁止包扎眼部。

【可选药物】

药品名称	适应证与用法用量	注意事项
硼酸溶液	清除囊内分泌物,3％溶液清洗患处,每日2～3次	外用,禁止内服
氯霉素滴眼液	抗敏感菌所致眼部感染。0.25％滴眼液滴于眼睑内:1～2滴/次,一日3～5次	可能有眼部刺激、变态反应,口腔苦味。偶见儿童使用后出现再生不良性障碍性贫血。孕妇及哺乳期妇女宜慎用。新生儿和早产儿禁用
红霉素眼膏	抗感染。0.5％眼膏涂于眼睑内,一日2～3次,最后一次宜在睡前使用	偶见眼睛疼痛,视力改变,持续性发红或刺激等变态反应
四环素可的松眼膏	抗感染。涂眼:每日1～2次	偶有局部变态反应、皮疹。单纯疱疹性或溃疡性角膜炎禁用。四环素类药物过敏者禁用

药品名称	适应证与用法用量	注意事项
磺胺醋酰钠滴眼液	抗感染。15%滴眼液滴眼：1～2滴/次，每日3～5次	可出现睑、球结膜红肿、眼睑皮肤红肿等。对磺胺类药过敏的患者可能发生对本品过敏，对碳酸酐酶抑制剂过敏的患者对本品也过敏
妥布霉素滴眼液、眼膏	抗感染。滴眼液：轻、中度感染，1～2滴/次，每4h给药1次；重度感染，2滴/次，每小时1次。滴于眼睑内。眼膏：轻、中度感染，每日2～3次	偶见局部刺激症状，如：眼睑灼痛或肿胀、结膜红斑等。对本品及其他氨基糖苷类抗生素过敏者禁用
环丙沙星滴眼液	抗感染。滴眼：每15min一次，连续2h，以后每小时一次，连续48h，之后酌情减量	偶有局部一过性刺激症状，可产生局部灼伤和异物感。眼睑水肿、流泪、畏光、视力减低、变态反应等较少见。对本品及喹诺酮类药过敏的患者、孕妇禁用，不宜用于18岁以下的小儿及青少年，哺乳期妇女应用本品时应暂停哺乳
氧氟沙星滴眼液、眼膏	抗感染。滴眼液：滴眼，每15min一次，连续2h，以后每小时一次，连续48h，之后酌情减量。眼膏：每日3次，一次适量，涂于眼睑内	偶尔有辛辣似蜇样的刺激症状。对氧氟沙星或喹诺酮类药物过敏者禁用。本品不可长期使用
洛美沙星滴眼液、凝胶	抗感染。滴眼液：1～2滴/次，每日3～5次，滴于眼睑内。眼用凝胶：1滴/次，每日4次，滴于眼结膜囊内，滴药后保持闭眼5min	偶见眼部刺痛感觉。对喹诺酮类药物过敏者禁用
加替沙星滴眼液	抗感染。滴眼：第1～2日，1滴/次，每2h给药1次，每日8次；第3～7日，1滴/次，每日4次	偶有一过性的刺激症状。对加替沙星及其他喹诺酮类药物过敏者禁用。孕妇权衡利弊后使用，哺乳期妇女、婴儿慎用
熊胆眼药水	用于急、慢性卡他性结膜炎。滴眼：滴入眼睑内，1～3滴/次，每日3～5次	眼外伤患者禁用。本品为外用滴眼药，禁止内服。忌烟、酒、辛辣刺激性食物。孕妇慎用；儿童必须在成人监护下使用

流行性出血性结膜炎（Epidemic hemorrhagic conjunctivitis）

流行性出血性结膜炎又称急性出血性结膜炎，俗称"红眼病"，是一种肠道微小核糖核酸（RNA）型病毒感染所引起的眼部传染病。本病易导致流行或爆发，以夏秋季常见。

【诊断要点】

① 眼睑水肿，睑、球结膜高度充血，分泌物呈水样或肉汤样。

② 滴荧光素染色后裂隙灯显微镜钴蓝光源下可见多数散在细小的绿色着染点。

③ 结膜拭子涂擦或结膜刮取物培养分离出微小核糖核酸病毒中新型肠道病毒 70 型（EV70）或柯萨奇病毒 A24 变种（CA24v）。

④ 结膜刮片间接免疫荧光技术、酶联免疫吸附试验检测出病毒抗原。

⑤ 双相血清学检查。患者恢复期血清抗 EV70 或抗 CA24v 抗体比急性期血清抗体滴度升高 4 倍以上。

⑥ 反转录聚合酶链反应法测出结膜标本 EV70。

【治疗原则】

（1）病期休息有利于隔离与康复。

（2）局部清洗和抗病毒治疗，禁止包扎眼部。

① 眼分泌物多时，可用温生理盐水或 3‰硼酸溶液清洗结膜囊。

② 局部抗病毒：用吗啉胍、利巴韦林、阿昔洛韦、更昔洛韦、干扰素滴眼剂。

（3）预防混合感染或继发细菌感染：用氯霉素、磺胺醋酰钠。

（4）促进受损上皮修复及保护上皮：有角膜上皮病变的患者加用表皮生长因子眼液，眼表面润滑剂玻璃酸钠滴眼液，人工泪液等右旋糖酐 70、右旋糖酐羟丙甲纤维素滴眼液。

（5）控制传播途径，检查患者后医师必须彻底洗手和消毒所用的器械，患者在接触其眼或鼻分泌物后必须彻底洗手，避免接触感染眼后去接触非感染眼。

【可选药物】

药品名称	适应证与用法用量	注意事项
硼酸溶液	局部清洁。3%溶液清洗患处,每日2～3次	外用,禁止内服
吗啉胍滴眼液	抗病毒。4%滴眼液滴眼,开始时每小时1次,3天后逐渐减少次数	可引起出汗、食欲缺乏及低血糖等反应。对本品过敏者禁用,本品性状改变禁止使用。遮光、密闭、在凉处保存
利巴韦林滴眼液	用于病毒性眼科疾病。滴眼:开始时每小时1次,好转后每2h给药1次	偶见局部刺激。妊娠3个月以内的孕妇慎用
阿昔洛韦眼膏	用于病毒性眼科疾病。涂于眼睑内:一日4～6次	眼部有轻度疼痛和烧灼感
更昔洛韦滴眼液、眼膏	用于病毒性眼科疾病。眼膏:涂于眼睑内,一日4次,疗程3周。滴眼液:2滴/次,每2h给药1次,一日给药7～8次,滴入眼睑内	可能发生短暂的眼痒、灼热感、针刺感及轻微视物模糊。偶见白细胞下降。严重中性粒细胞减少或严重血小板减少的患者禁用
干扰素滴眼液	抗病毒。滴眼:2～3滴/次,每日3～4次	有轻度一过性刺激感
氯霉素滴眼液	抗敏感菌所致眼部感染。0.25%滴眼液滴于眼睑内:1～2滴/次,每日3～5次	可能有眼部刺激、变态反应、口腔苦味。偶见儿童使用后出现再生不良性障碍性贫血。孕妇及哺乳期妇女宜慎用。新生儿和早产儿禁用
磺胺醋酰钠	抗感染。滴眼:1～2滴/次,每日3～5次	可出现睑、球结膜红肿、眼睑皮肤红肿等。对磺胺类药过敏的患者可能发生对本品过敏,对碳酸酐酶抑制剂过敏的患者对本品也过敏
重组牛碱性成纤维细胞生长因子滴眼液	促进角膜修复。滴眼:1～2滴/次,每日4～6次	将本品置于4～8℃存放,开启后用药时间不宜超过两周
玻璃酸钠滴眼液	缓解角结膜上皮损伤。滴眼:1滴/次,一日5～6次,可根据症状适当增减。一般使用0.1%浓度,重症疾患以及效果不明显时使用0.3%浓度	主要的不良反应为眼睑瘙痒感、眼刺激感、结膜充血、眼睑炎,出现不良反应时,应采取停药等妥善的处置。不要在佩戴隐形眼镜时滴眼

药品名称	适应证与用法用量	注意事项
右旋糖酐70滴眼液	保护眼球免刺激,减轻眼部不适。根据病情需要滴眼:1～2滴/次	可能会有暂时性的视物模糊现象。对本品过敏者禁用
右旋糖酐羟丙甲纤维素滴眼液	减轻各种原因造成的眼部不适症状。根据需要滴眼:1～2滴/次	可能出现眼部疼痛、视物模糊、持续性充血及刺激感。

淋菌性结膜炎 (Gonococcal conjunctivitis)

淋菌性结膜炎是由淋球菌引起的一种传染性极强、破坏性极大的化脓性结膜炎,常在短期内引起角膜溃疡合并角膜穿孔,以致造成失明。病原菌为淋球菌。

【诊断要点】

① 有淋病史或与淋病患者接触史,经带菌产道出生的新生儿突然发病。

② 早期即可引起角膜溃疡,有大量的黄脓性分泌物。

③ 做结膜刮片,在姬姆萨染色的刮片中有大量中性多形核粒细胞,革兰染色可见典型的 G⁻淋球菌。

④ 做结膜囊分泌物的细菌学培养。

【治疗原则】

① 本病为传染性极强、破坏性极大的传染病,患者必须隔离。

② 局部治疗:局部冲洗和使用抗菌药,有角膜溃疡时可结膜下注射抗生素,有角膜合并症者可散瞳治疗(阿托品)。冲洗用 1/10000高锰酸钾溶液、硼酸溶液,滴眼用硝酸银、磺胺醋酰钠、0.1%利福平及 0.25%氯霉素滴眼液等。

③ 性病治疗,全身应用抗生素:可选用青霉素或头孢曲松、环丙沙星。

④ 预防新生儿淋球菌感染:用硝酸银滴眼液。

【可选药物】

药品名称	适应证与用法用量	注意事项
高锰酸钾	冲洗结膜囊。浓度为1∶10000溶液，每10min1次，逐渐延长时间，直至分泌物消失为止	本品的结晶和高浓度溶液有腐蚀性，即使是稀溶液反复多次使用亦可引起腐蚀性灼伤。与碘化物、还原剂和许多有机物有配伍禁忌，与生物碱的盐、氯化汞、硫酸锌和其他金属盐有配伍禁忌
硼酸	防治感染。3%溶液清洗患处，每日2～3次	禁止内服。外用一般毒性不大，本品不易穿透完整皮肤，可从损伤皮肤、伤口和黏膜等处吸收，吸收后可发生急性中毒，早期症状为呕吐、腹泻、皮疹、中枢神经系统先兴奋后抑制
硝酸银滴眼液	防治淋球菌感染。新生儿用0.5%～1%滴眼液滴眼，每日1次	反复使用低浓度硝酸银溶液，由于银离子被还原成银沉着致结膜变色。本品有腐蚀性，30s后用生理盐水冲洗
磺胺醋酰钠滴眼液	用于治疗眼结膜炎。滴眼：开始5～10min1次，病情缓解可减少次数。连续用药2周	局部变态反应，如睑、球结膜红肿、眼睑皮肤红肿、痒、皮疹等。对磺胺类药物过敏者禁用
利福平滴眼液	抗感染。滴眼：1～2滴/次，一日4～6次。将颗粒放入缓冲液中。振摇，使完全溶解后使用	不良反应有畏寒、呼吸困难、头昏、发热、头痛、泪液呈橘红色或红棕色，此外尚可引起皮肤发红或皮疹、瘙痒等症状。对本品过敏者、严重肝功能不全者、胆道阻塞患者禁用。5岁以下小儿慎用
氯霉素滴眼液	抗敏感菌所致眼部感染。滴于眼睑内：1～2滴/次，一日3～5次	可能有眼部刺激、变态反应、口腔苦味。偶见儿童使用后出现再生不良性障碍性贫血。孕妇及哺乳期妇女宜慎用。新生儿和早产儿禁用
青霉素	抗感染。肌内注射：160万U/d，分2次给药。静脉滴注：400万U/次，每日2次	应用本品前做皮试。青霉素水溶液在室温不稳定，因此应用本品须新鲜配制。本品不宜鞘内注射
头孢曲松	抗感染。静脉滴注：1～2g/次，每日1次。新生儿50mg/kg，每日1次	有静脉炎的局部反应、变态反应、头痛或头晕、消化道反应，长期应用可引起二重感染。对头孢菌素过敏禁用。对青霉素过敏者慎用
环丙沙星	适用于敏感菌引起的感染。0.4g/d，分2次静脉滴注，滴注时间不少于30min	孕妇禁用，哺乳期妇女应用本品时应暂停哺乳。不宜用于18岁以下的小儿及青少年

药品名称	适应证与用法用量	注意事项
阿托品滴眼液、眼用凝胶、眼膏	散瞳。滴眼液或眼用凝胶滴眼：1滴/次，一天3次，滴于结膜囊内。2%阿托品眼膏涂于眼结膜囊内；每日2～3次或需要时用	眼部用药后可能产生皮肤、黏膜干燥、发热、面部潮红、心动过速等现象；少数患者眼睑出现发痒、红肿、结膜充血等过敏现象，应立即停药。青光眼及前列腺肥大患者禁用

变态反应性结膜炎（Allergic conjunctivitis）

变态反应性结膜炎又称为变应性结膜炎、过敏性结膜炎，主要是因某种过敏原致敏引起的结膜炎症，是结膜对外界过敏原的一种超敏性免疫反应，可分为泡性眼炎和春季结膜炎两种。常见的致敏原有结核杆菌和其他细菌毒素、春季空气中游离的花粉，营养不良、身体素质差的儿童多发。

【诊断要点】

（1）泡性眼炎：若仅累及结膜，只有轻度畏光、流泪、异物感；若累及角膜，则有高度畏光、流泪、眼睑痉挛。根据结节所在部位分为泡性结膜炎、泡性角结膜炎、泡性角膜炎，如三个部位同时或先后出现，则总称为泡性眼炎。

（2）春季眼炎

① 睑结膜型：主要侵犯上睑结膜，开始为睑结膜充血，继则发生许多坚硬、扁平、排列整齐的肥大乳头，乳头间有淡黄色沟，如卵石铺成的路面，结膜面呈淡红色或灰色，睑板肥厚变硬，结膜刮片可找到嗜酸粒细胞。

② 角膜缘型（球结膜型）：围绕整个或部分角膜缘及其附近的球结膜上，发生灰黄色胶状隆起，时间久者，表面粗糙呈污秽色，严重时可围绕角膜缘呈堤状。

③ 混合型：上述两型病变同时存在。

【治疗原则】

（1）脱离过敏原，发病季节戴用有色保护眼镜以遮阳光，尽量防止空气灰尘刺激。

（2）抗炎，抗过敏，局部使用糖皮质激素、非甾体抗炎药及抗组胺药。

① 糖皮质激素：使用可的松、地塞米松滴眼液。

② 非甾体抗炎药：使用酮咯酸氨丁三醇、双氯芬酸、普拉洛芬、氯替泼诺。

③ 抗组胺药：局部应用氯苯那敏、色苷酸钠、奥洛他定、依美斯汀，口服氯雷他定、曲普利定、西替利嗪、左西替利嗪等。

（3）使用血管收缩药降低眼压：肾上腺素、羟甲唑啉。

（4）有继发感染用抗生素滴眼液：妥布霉素滴眼液。

【可选药物】

药品名称	适应证与用法用量	注意事项
可的松滴眼液	具有抗炎、抗过敏作用。滴眼：1～2滴/次，每日3～4次	单纯性或溃疡性角膜炎患者禁用。用前摇匀。本品不宜长期使用，连用不得超过2周
地塞米松滴眼液	具有抗炎、抗过敏作用。滴眼：1～2滴/次，每日3～4次	长期频繁用药可引起青光眼、白内障，诱发真菌性眼睑炎。单纯疱疹性或溃疡性角膜炎禁用，青光眼慎用
酮咯酸氨丁三醇滴眼液	具有抗炎作用。滴眼液：1滴/次，每天4次，滴入眼睛内	有一过性刺痛或灼热感，偶有变态反应、角膜水肿、眼干、视物模糊等症状。对非甾体抗炎药过敏或对本品中任何成分过敏者禁用。妊娠期妇女，必须权衡利弊，哺乳期妇女慎用
双氯芬酸钠滴眼液	本品具有抗炎作用。滴眼：1滴/次，每日4～6次	偶见局部过敏、刺激、眼部异物感、眼部痒感、结膜水肿、眼睑水肿。对本品过敏者、戴接触镜者禁用。孕妇及哺乳期妇女慎用
普拉洛芬	抗炎作用。滴眼：1～2滴/次，每日4次	有刺激感、结膜充血、瘙痒感、眼睑发红、肿胀、眼睑炎、分泌物等。对本品成分有过敏史的患者禁用。感染引起的炎症慎用
氯替泼诺滴眼液	抗炎。滴入结膜囊中：1～2滴/次，每日4次。在最初用药的第一周，剂量可以增加；如果需要可以增加到每小时1滴。本品在使用前应用力摇匀	可能会引起视神经损伤后的眼内压增高、视力和视野缺损、后囊下白内障的形成，包括单纯疱疹病毒在内的病原体引起的继发眼部感染，以及角膜或者巩膜变薄部位的眼球穿孔。对本品中含有的任何成分和其他的皮质类固醇过敏者禁用

药品名称	适应证与用法用量	注意事项
奥洛他定滴眼液	抗变态反应。滴眼：1～2滴/次，每日2次，间隔6～8h以上	头痛、乏力、视物模糊、烧灼或刺痛感、感冒综合征、眼干、异物感、充血、过敏、角膜炎、眼睑水肿、恶心、咽炎、瘙痒、鼻炎、鼻窦炎及味觉倒错。对本品任何成分过敏者禁用。孕妇权衡利弊后使用，哺乳期妇女慎用
依美斯汀滴眼液	抗变态反应。滴眼：1/次，每日2次。如需要可增加到每日4次	最常见的不良反应是头痛。对本品中任何成分过敏者禁用，妊娠妇女及哺乳期妇女慎用
色苷酸钠滴眼液	抗变态反应。滴眼：1～2滴/次，每日4～6次	个别人滴眼初期有暂时轻微刺痛感，继续用药后消失。对本品过敏者、妊娠3个月以内的妇女禁用
肾上腺素滴眼液	降低眼压。滴眼：1～2滴/次，每日4～6次	引起局部刺激、过敏性睑结膜炎、结膜充血、色素沉着、角膜病变、扩瞳
羟甲唑啉	抗变态反应。滴眼：1～2滴/次，每日4～6次	对某些过敏的患者可能引起瞳孔散大而导致眼内压升高。对该药成分过敏的患者、不能散瞳者如闭角型青光眼，重度窄角的患者禁用
氯苯那敏	抗变态反应。口服：4mg/次，一日3次	主要不良反应为嗜睡、口渴、多尿、咽喉痛、困倦、虚弱感、心悸、皮肤瘀斑、出血倾向。服药期间不得驾驶机、车、船、从事高空作业、机械作业及操作精密仪器。新生儿、早产儿不宜使用。孕妇及哺乳期妇女慎用
氯雷他定	抗变态反应。口服：空腹服，成人及12岁以上儿童10mg/次，每日1次	常见不良反应有乏力、头痛、嗜睡、口干、胃肠道不适以及皮疹等。罕见不良反应有脱发、变态反应、肝功能异常、心动过速及心悸等。肝功能受损者，本品的清除率减低，可按隔日10mg服药
曲普利定	抗变态反应。口服：成人2.5～5mg/次，每日2次	偶有恶心、倦乏、口干、轻度嗜睡等不良反应。已知对本药有变态反应的患者、急性哮喘发作期内的患者、早产儿及新生儿、哺乳期妇女禁用
西替利嗪	抗变态反应。成人或12岁以上儿童，10mg/次，每日一次。如出现不良反应，可改为早晚各5mg。6～11岁儿童，推荐起始剂量为5mg或10mg，每日一次。2～5岁儿童，推荐起始剂量为2.5mg，每日一次，最大剂量可增至5mg，每日一次，或2.5mg每12h给药1次	不良反应有困倦、嗜睡、头痛、眩晕、激动、口干及胃肠道不适等。对羟嗪及本品过敏者、严重肾功能损害者、妊娠期及哺乳期妇女禁用。酒后避免使用；司机、操作机器人员或高空作业人员慎用

药品名称	适应证与用法用量	注意事项
左西替利嗪	抗变态反应。口服:成人或 6 岁及以上儿童 5mg/d,空腹或餐中或餐后均可服用	可有头痛、嗜睡、口干、疲倦、衰弱、腹痛等不良反应。肾病晚期患者、伴有特殊遗传性疾病者禁用。不建议 6 岁以下儿童使用
妥布霉素滴眼液	抗感染。滴眼:1～2 滴/次,每 4h 给药 1 次;重度感染,2 滴/次,每小时 1 次	偶见局部刺激症状,如眼睑灼痛或肿胀、结膜红斑等,罕见变态反应。对本品及其他氨基糖苷类抗生素过敏者禁用。长期应用本品可能导致耐药菌过度生长,甚至引起真菌感染

匐行性角膜溃疡 (Creeping corneal ulcer)

匐行性角膜溃疡是一种严重的急性化脓性角膜溃疡,因病变向角膜中央匐行扩展而得名,由于前房常有积脓现象,故又称前房积脓性角膜溃疡。致病菌以肺炎链球菌、葡萄球菌等多见。

【诊断要点】

(1) 起病常先有角膜表面外伤史,诸如树枝、棉秆、柴草等触伤,指甲、睫毛等擦伤,或者是灰尘、泥土等异物入眼,慢性泪囊炎患者亦为造成感染的因素。细菌可由致伤物带入或眼部结膜囊内原已存在。

(2) 起病较急,眼部明显刺激症状,眼痛、畏光、流泪,睁不开眼,视力下降。眼睑痉挛、水肿,结膜充血,以睫状充血为主,可有脓性分泌物。

(3) 检查可见角膜损伤处或角膜中央偏下方出现灰白色或黄色浸润,溃疡呈进行性,往往在其一侧边缘呈新月形浸润向周围及深层发展,而相对一侧比较清洁,其形态似蛇匐行。此外前房有积脓。

(4) 浸润灶涂片可找到细菌,培养可查找病原体。

【治疗原则】

(1) 控制溃疡,抗生素 (妥布霉素滴眼液、喹诺酮类眼用制剂等)、非甾体类抗炎药滴眼 (双氯芬酸钠、酮咯酸氨丁三醇、双氯芬酸钠滴眼液），溃疡面清创，也可抗生素结膜下注射（妥布霉素、庆大霉素）。

（2）疾病常伴有虹膜炎反应，充分散瞳有利于治疗：用阿托品、复方托吡卡胺。

（3）药物促角膜上皮细胞生长，用重组牛碱性成纤维细胞生长因子、小牛血去蛋白提取物、重组人表皮生长因子衍生物，鼠表皮生长因子。或进行角膜移植。

（4）前房积脓量多不见吸收或眼压升高时，可使用药物降低眼压（口服乙酰唑胺、醋甲唑胺）或考虑前房穿刺。

【可选药物】

药品名称	适应证与用法用量	注意事项
妥布霉素滴眼液	抗感染。滴眼：1～2滴/次，每4h给药1次；重度感染2滴/次，每小时1次	偶见局部刺激症状，如眼睑灼痛或肿胀、结膜红斑等，罕见变态反应。对本品及其他氨基糖苷类抗生素过敏者禁用，小儿、老年患者，孕妇慎用
诺氟沙星滴眼液	抗敏感菌所致眼部感染。滴于眼睑内：1～2滴/次，一日3～6次	有轻微一过性局部刺激，如刺痛、痒、异物感等。对本品及氟喹诺酮类过敏患者禁用。严重肾功能不全患者慎用。孕妇不宜应用，哺乳期妇女应用时应停止授乳。一般不用于婴幼儿
环丙沙星滴眼液	抗感染。滴眼：1～2滴/次，每15min一次，连续2h，以后每小时一次，连续48h，之后酌情减量	偶有局部一过性刺激症状，可产生局部灼伤和异物感。眼睑水肿、流泪、畏光、视力减低、变态反应等较少见。对本品及喹诺酮类药过敏者，孕妇禁用，不宜用于18岁以下的小儿及青少年，哺乳期妇女应用本品时应暂停哺乳
氧氟沙星滴眼液、眼膏	抗感染。滴眼液：1～2滴/次，每15min一次，连续2h，以后每小时一次，连续48h，之后酌情减量。眼膏：一次适量涂于眼睑内，每日3次	偶尔有辛辣似蜇样的刺激症状。对氧氟沙星或喹诺酮类药物过敏者禁用。本品不可长期使用
左氧氟沙星滴眼液、凝胶	抗感染。滴眼液：1滴/次，一日3次。可根据症状适当增减。眼用凝胶：每日3次，涂于眼下睑穹窿部	可有眼睑发红、水肿、眼睑皮肤炎、瘙痒感、刺激感、弥漫性表层角膜炎、角膜障碍。对本品及喹诺酮类药物过敏的患者禁用。孕妇不推荐使用

药品名称	适应证与用法用量	注意事项
洛美沙星滴眼液、凝胶	抗感染。滴眼液：1～2滴/次，每日3～5次，滴于眼睑内。眼用凝胶：1滴/次，每日4次，滴于眼结膜囊内，滴药后保持闭眼5min	偶见眼部刺痛感觉。对喹诺酮类药物过敏者禁用
加替沙星滴眼液	抗感染。滴眼：第1～2日，1滴/次，每2h给药1次，每日8次；第3～7日，1滴/次，每日4次	偶有一过性的刺激症状。对加替沙星及其他喹诺酮类药物过敏者禁用。孕妇权衡利弊后使用，哺乳期妇女、婴儿慎用
双氯芬酸钠滴眼液	抑制各种眼部损伤的炎症反应。滴眼：1滴/次，每日4次	滴眼有短暂烧灼、刺痛、流泪等，极少数可有结膜充血、视物模糊。有增加眼组织术中或术后出血的倾向。孕妇应慎用
酮咯酸氨丁三醇滴眼液	具有抗炎作用。滴眼液：1滴/次，每天4次，滴入眼睛内	有一过性刺痛或灼热感，偶有变态反应、角膜水肿、眼干、视物模糊等症状。对非甾体抗炎药过敏或对本品中任何成分过敏者禁用。妊娠期妇女，必须权衡利弊，哺乳期妇女慎用
妥布霉素	抗感染。结膜下注射：20mg/次，每日1～2次	肾功能不全、肝功能异常、前庭功能或听力减退者、失水、重症肌无力或帕金森病及老年患者慎用
庆大霉素	抗感染。结膜下注射：3～10mg/次，每日2～4次	结膜下注射20mg甚痛
阿托品滴眼液、眼用凝胶、眼膏	散瞳。滴眼液或眼用凝胶滴眼：1滴/次，一天3次，滴于结膜囊内。2%阿托品眼膏涂于眼结膜囊内：每日2～3次或需要时用	眼部用药后可能产生皮肤、黏膜干燥、发热、面部潮红、心动过速等现象。青光眼及前列腺肥大患者禁用
复方托吡卡胺滴眼液	散瞳。0.5%～1%滴眼液滴眼：1滴/次，间隔5min滴第2次	偶见眼局部刺激症状。亦可使开角型青光眼患者眼压暂时轻度升高。对本品过敏、未手术的闭角型青光眼者禁用。有眼压升高因素的前房角狭窄、浅前房者，高血压、动脉硬化、冠状动脉供血不足、糖尿病、甲状腺功能亢进者慎用。不适于12岁以下的少年儿童散瞳验光
牛碱性成纤维细胞生长因子滴眼液	促进角膜修复。滴眼：1～2滴/次，每日4～6次	将本品置于4～8℃存放。对感染性或急性炎症期角膜病患者，须同时局部或全身使用抗生素或抗炎药，以控制感染和炎症

药品名称	适应证与用法用量	注意事项
小牛血去蛋白提取物眼用凝胶	促进角膜修复。滴眼:每日3~4次,将适量凝胶涂于眼部患处	罕见变态反应,个别患者用后偶有一过性眼刺激。对本品所含成分或同类药品过敏者禁用。孕妇及哺乳期妇女慎用。应避免将本品置于高温环境
重组人表皮生长因子衍生物滴眼液	促进角膜修复。滴眼:1~2滴/次,每日4次,直接滴入眼结膜囊内	对天然和重组人表皮生长因子、甘油、甘露醇有过敏史者禁用。本品保存于阴凉、干燥处(4~25℃)
鼠表皮生长因子滴眼液	促进角膜修复。滴眼:5000IU/ml滴眼液,2滴/次,每日4~6次	高浓度碘酒、酒精、双氧水、重金属等能引起蛋白质变性的物质,可能会影响本品活性,因此常规清创后,建议用生理盐水冲洗后再使用本品
乙酰唑胺	降低眼压。口服:首剂500mg,以后250mg/次,每日2~3次	可出现四肢麻木及刺痛感、全身不适、胃肠道反应、多尿、夜尿、肾及泌尿道结石等。可出现暂时性近视,也可发生磺胺样皮疹,剥脱性皮炎。不宜长期使用,且应与缩瞳剂合并使用。肝、肾功能不全致低钠血症、低钾血症、高氯性酸中毒,肾上腺衰竭及肾上腺皮质功能减退和有肝昏迷倾向患者、有磺胺过敏史者禁用
醋甲唑胺	降低眼压。口服:成人口服初始用药时25mg/次,每日2次,如用药后降眼压效果不理想,剂量可加大为50mg/次,每日2次	不良反应包括感觉异常、食欲减退、胃肠功能紊乱、肝功能不全等。血清钾、钠水平偏低、严重肾、肝疾病或功能不全,肾上腺衰竭,高血氯性酸中毒及闭角型青光眼患者禁用

真菌性角膜溃疡 (Mycotic corneal ulcer)

由于眼外伤、手术或长期局部应用抗生素、皮质类固醇以及机体抵抗力下降或角膜炎症后及干眼症等,可使非致病的真菌变为致病菌,引起角膜继发性真菌感染;或当角膜被真菌污染的农作物如谷物、枯草、树枝等擦伤及角膜异物挑除后引起真菌感染。

【诊断要点】

① 起病前有稻谷等农作物外伤史或角膜炎史或挑除异物史;

较长时间滴用或球结膜下注射多种抗生素而溃疡未能控制者。

② 常伴有前房积脓的白色、黄白色或灰白色溃疡，其发展程度与病程对比，相对为慢性者；眼部刺激症状与溃疡大小对比，相对为轻微者。

③ 溃疡面坏死组织涂片检查，发现真菌孢子或菌丝。

【治疗原则】

① 局部应用抗真菌药物：制霉菌素、氟康唑、那他霉素。

② 并发虹膜炎患者应散瞳：阿托品或复方托吡卡胺。

③ 糖皮质激素类药物对溃疡有扩散作用，无论局部与全身皆不宜使用。

④ 药物治疗失败的病例，可进行结膜瓣遮盖术或穿透角膜移植术。

【可选药物】

药品名称	适应证与用法用量	注意事项
制霉菌素滴眼液	用于治疗真菌性角膜溃疡。滴眼：10万U/ml滴眼液，每1～2h滴眼1次	—
氟康唑滴眼液	用于敏感性真菌引起的真菌性角膜炎。滴眼：1～2滴/次，每日4～6次，重症每1～2h给药1次	偶见眼部刺激反应和变态反应。本品与其他咪唑类药物之间可发生交叉过敏，因此对任何一种咪唑类药物过敏者不可再用本品
那他霉素滴眼液	用于治疗真菌性溃疡。最佳开始剂量为1滴/次，每1～2h给药1次，滴入结膜囊内。3～4日后改为1滴/次，每天6～8次。疗程14～21天	对本品有过敏史的患者禁用。孕妇和哺乳期妇女应慎用。使用前请充分摇匀
阿托品滴眼液、眼用凝胶、眼膏	散瞳。滴眼液或眼用凝胶滴眼：1滴/次，一天3次，滴于结膜囊内。2%阿托品眼膏涂于眼结膜囊内，每日2～3次或需要时用	眼部用药后可能产生皮肤、黏膜干燥、发热、面部潮红、心动过速等现象；少数患者眼睑出现发痒、红肿、结膜充血等过敏现象，应立即停药。青光眼及前列腺肥大患者禁用
复方托吡卡胺滴眼液	散瞳。0.5%～1%滴眼液滴眼：1滴/次	偶见眼局部刺激症状。亦可使开角型青光眼患者眼压暂时轻度升高。对本品过敏、未手术的闭角型青光眼患者禁用

铜绿假单胞菌性角膜溃疡

（Pseudomonas aeruginosa corneal ulcer）

铜绿假单胞菌性角膜溃疡是由铜绿假单胞菌所致的一种严重的化脓性角膜溃疡，症状剧烈，发展迅速，可于24～48h破坏整个角膜。

【诊断要点】

（1）有外伤或角膜异物史以及接触过铜绿假单胞菌污染物，如戴隐形眼镜及外伤等，眼科医源性感染中如荧光素滴眼液污染所致的角膜溃疡。

（2）起病急，自觉眼痛剧烈、畏光、睑痉挛等角膜刺激征。眼睑和球结膜高度充血、水肿。通常在角膜感染8～12h后，在近角巩膜缘的角膜基质组织内出现灰黄色或灰白色浸润环，结膜囊内有黄绿色脓性分泌物，随后角膜组织迅速变性坏死，形成溃疡，并迅速向纵深发展，可在2～3天穿破角膜，前房大量积脓，甚至破坏整个眼球而导致失明。

（3）角膜病变周围水肿浸润物做涂片或细菌培养发现铜绿假单胞菌。

【治疗原则】

① 严格实行床边隔离，以免交叉感染。

② 选择有效抗生素频繁滴眼：选用喹诺酮类抗菌药及妥布霉素、小诺霉素。

③ 如果为重度角膜溃疡或伴有明显的前房积脓时，可联合结膜下注射抗生素：多黏菌素B、妥布霉素。

④ 冲洗眼部分泌物：用3％硼酸或生理盐水。

⑤ 并发虹膜炎应散瞳：用阿托品、复方托吡卡胺。

⑥ 眼部非感染性炎症使用胶原酶抑制剂：依地酸钠、乙酰半胱氨酸。

⑦ 前房积脓量多不见吸收或眼压升高时，可使用药物降低眼压或前房穿刺放脓液。

⑧ 全身用抗生素：选多黏菌素 B、羧苄西林、头孢他啶、头孢哌酮舒巴坦。

⑨ 病情严重，药物治疗失败的病例，可进行板层或穿透角膜移植术。

【可选药物】

药品名称	适应证与用法用量	注意事项
诺氟沙星滴眼液	抗敏感菌所致眼部感染。滴于眼睑内：1～2滴/次，一日3～6次	有轻微一过性局部刺激，如刺痛、痒、异物感等。对本品及氟喹诺酮类过敏患者禁用。严重肾功能不全患者慎用。孕妇不宜应用，哺乳期妇女应用时应停止授乳。一般不用于婴幼儿
环丙沙星滴眼液	抗感染。滴眼：1～2滴/次，每15min一次，连续2h，以后每小时一次，连续48h，之后酌情减量	偶有局部一过性刺激症状，可产生局部灼伤和异物感。对本品及喹诺酮类药过敏者、孕妇禁用，不宜用于18岁以下的小儿及青少年，哺乳期妇女应用本品时应暂停哺乳
氧氟沙星滴眼液、眼膏	抗感染。滴眼液：滴眼，1～2滴/次，每15min一次，连续2h，以后每小时一次，连续48h，之后酌情减量。眼膏：一次适量涂于眼睑内，每日3次	偶尔有辛辣似蜇样的刺激症状。对氧氟沙星或喹诺酮类药物过敏者禁用。本品不可长期使用
左氧氟沙星滴眼液、凝胶	抗感染。滴眼液：滴眼，1滴/次，一日3次。可根据症状适当增减。凝胶：每日3次，涂于眼下睑穹窿部	可有眼睑发红、水肿、眼睑皮肤炎、瘙痒感、刺激感、弥漫性表层角膜炎、角膜障碍。对本品及喹诺酮类药物过敏的患者禁用。孕妇不推荐使用
洛美沙星滴眼液、凝胶	抗感染。滴眼液：滴眼，1～2滴/次，每日3～5次，滴于眼睑内。眼用凝胶：1滴/次，每日4次，滴于眼结膜囊内，滴药后保持闭眼5min	偶见眼部刺痛感觉。对喹诺酮类药物过敏者禁用
加替沙星滴眼液	抗感染。滴眼：第1～2日，1滴/次，每2h给药1次，每日8次；第3～7日，1滴/次，每日4次	偶有一过性的刺激症状。对加替沙星及其他喹诺酮类药物过敏者禁用。孕妇权衡利弊后使用，哺乳期妇女、婴儿慎用
硫酸小诺霉素滴眼液	抗感染。滴眼：1～2滴/次，每日3～4次，滴于眼睑内	少数患者可能出现皮疹等变态反应；局部可出现瘙痒、眼痛等刺激症状。对氨基糖苷类抗生素及杆菌肽过敏者禁用

药品名称	适应证与用法用量	注意事项
多黏菌素 B	抗感染。结膜下注射：1～5mg/次。静脉滴注：50mg/次，每日 2～4 次	结膜下注射可引起水肿和剧痛
妥布霉素	用于治疗铜绿假单胞菌性角膜溃疡。3mg/ml 滴眼剂滴眼：每 15～30min 滴眼 1 次。结膜下注射：40mg/次	有眼睑灼痛或肿胀、结膜红斑等；罕见变态反应
头孢他啶	抗感染。静脉滴注：2～4g/d，分 2 次滴注，疗程 7～14 日	少数患者可发生皮疹、皮肤瘙痒、药物热、恶心、腹泻、腹痛、注射部位轻度静脉炎，偶可发生一过性血清氨基转移酶、BUN、血肌酐值的轻度升高，白细胞、血小板减少及嗜酸粒细胞增多等
头孢哌酮舒巴坦	抗感染。静脉滴注：1～2g/次，每 12h 给药 1 次；严重感染，2～3g/次，每 8h 给药 1 次。剂量不超过 9g/d，但在免疫缺陷患者有严重感染时，剂量可加大至 12g/d	皮疹较为多见，少数患者尚可发生腹泻、腹痛、嗜酸粒细胞增多、轻度中性粒细胞减少及暂时性血清氨基转移酶、ALP、尿素氮或血肌酐升高。已知对青霉素、舒巴坦、头孢哌酮及其他头孢菌素类抗生素过敏者禁用
依地酸钠滴眼液	抑制胶原酶，治疗角膜溃疡。0.4%滴眼液滴眼：每日 3～6 次	
乙酰半胱氨酸滴眼液	抑制胶原酶，治疗角膜溃疡。2.5%～5%滴眼液滴眼：1～2 滴/次，每 2h 给药 1 次	制成溶液后，在 7 天内使用完毕。禁与碘化油、糜蛋白酶、胰蛋白酶配伍
硼酸溶液	3%溶液清洗患处，每日 2～3 次	外用，禁止内服
阿托品滴眼液、眼用凝胶、眼膏	散瞳。滴眼液或眼用凝胶滴眼：1 滴/次，一天 3 次，滴于结膜囊内。2%阿托品眼膏涂于眼结膜囊内，每日 2～3 次或需要时用	眼部用药后可能产生皮肤、黏膜干燥、发热、面部潮红、心动过速等现象；少数患者眼睛出现发痒、红肿、结膜充血等过敏现象，应立即停药。青光眼及前列腺肥大患者禁用
复方托吡卡胺滴眼液	散瞳。0.5%～1%滴眼液滴眼：1 滴/次	偶见眼局部刺激症状。亦可使开角型青光眼患者眼压暂时轻度升高。对本品过敏、未手术的闭角型青光眼者禁用；有眼压升高因素的前房角狭窄、浅前房者，高血压、动脉硬化、冠状动脉供血不足、糖尿病、甲状腺功能亢进者慎用。不适于 12 岁以下的少年儿童散瞳验光

单纯疱疹性角膜炎 （Herpes simplex keratitis，HSK）

单纯疱疹性角膜炎多系原发感染后的复发，由单纯疱疹Ⅰ型病毒感染所致，原发感染常发生于幼儿，表现为唇部疱疹、皮肤疱疹，眼部受累则多为急性滤泡性结膜炎，伴有耳前淋巴结肿大等。原发感染后病毒在三叉神经节内长期潜伏，一旦机体抵抗力下降，如热病后、全身使用皮质类固醇及免疫抑制剂后，均可复发。

【诊断要点】

（1）起病前常有感冒、发热病史或角膜擦伤，局部及全身使用激素、劳累等。

（2）慢性病程，初起角膜上皮呈小点状混浊，轻度睫状充血，有畏光、异物感。继而形成小水疱，小水疱很快破裂并相互连接，形成树枝状浅溃疡（临床诊断为树枝状角膜炎）。树枝状者久治不愈或使用了激素，则病变向深广发展成地图状（地图状角膜炎），症状又复加重，并常继发虹膜睫状体炎。炎症消退，溃疡愈合，多留下一定程度的瘢痕和新生血管，危害视力。

（3）抗菌药物治疗无效，糖皮质激素治疗加重。

（4）实验室诊断

① 荧光抗体染色：被感染的细胞浆或细胞核内可以找到特异的颗粒荧光染色。

② 病毒分离。

③ 细胞学检查：可发现多核巨细胞。

④ 电镜检查：可在感染的细胞内查到病毒颗粒。

⑤ 血清学检查：适用于原发感染者。

⑥ 免疫技术：包括免疫荧光法、荧光抗体染色技术、免疫酶染色法、放射免疫测定法等。

【治疗原则】

① 局部抗病毒药物治疗：用碘苷、曲氟尿苷、阿糖腺苷、阿昔洛韦、更昔洛韦。

② 口服抗病毒药物：用阿昔洛韦。

③ 对于实质性盘状角膜炎可局部糖皮质激素（地塞米松结膜下注射）治疗，抑制组胺和毒性溶液酶的释放，因而减轻一系列炎症反应及组织损害，也减少角膜瘢痕形成和血管新生；抑制基质层的抗原抗体反应，减轻基质水肿与浸润。

④ 伴有葡萄膜炎的病例需散瞳：用阿托品、复方托吡卡胺。

⑤ 手术治疗：重症患者（深部溃疡、基质坏死性角膜炎合并穿孔者）单独依靠药物及保守治疗已很难奏效，可采用手术治疗。手术包括结膜瓣遮盖术、前房穿刺术、板层或穿透角膜移植术。

【可选药物】

药品名称	适应证与用法用量	注意事项
碘苷滴眼液	抗病毒感染。0.05%～0.1%滴眼液滴眼；每 2h 给药 1 次	可有畏光、充血、水肿、痒或疼痛等变态反应。长期使用可有角膜混浊或染色点且不易消失。孕妇及哺乳期妇女不宜使用。对本品及碘制剂过敏的患者禁用
曲氟尿苷滴眼液	抗病毒感染。1%滴眼液滴眼；每 2h 给药 1 次。初见效果后每日 4 次，维持 7 天	有局部刺激和烧灼感、眼睑水肿，停药后症状消失
阿糖腺苷眼膏	抗病毒感染。3%眼膏涂眼；每日 5 次。用药后待角膜上皮形成，还应继续用药 5～7 天，每日 3 次，以防复发	可引起流泪、结膜充血、烧灼感、浅点状角膜炎及泪点闭塞
更昔洛韦滴眼液	局部抗病毒。滴入眼睑内；2 滴/次，每 2h 给药 1 次，一日给药 7～8 次	滴眼可引起轻度眼睑水肿、结膜充血、疼痛和烧灼感等症状，减少用药次数后能耐受继续治疗。对更昔洛韦过敏者禁用
阿昔洛韦滴眼液	局部抗病毒。滴眼液滴入眼睑内；每 2h 给药 1 次	滴眼可引起轻度疼痛和烧灼感
阿昔洛韦	抗病毒。口服：400mg/次，每日 5 次，连服 5～7 天	偶有头晕、头痛、关节痛、恶心、呕吐、腹泻、胃部不适、食欲减退、口渴、白细胞下降、蛋白尿及尿素氮轻度升高、皮肤瘙痒等，长程给药偶见痤疮、失眠、月经紊乱。对本品过敏者禁用
地塞米松	抗炎作用。结膜下注射：2.5mg/次，每日 1 次，连用 3～5 天	树枝状、地图状或伴表层溃疡者禁用激素

药品名称	适应证与用法用量	注意事项
阿托品滴眼液、眼用凝胶、眼膏	散瞳。滴眼液或眼用凝胶滴眼：1 滴/次，一天 3 次，滴于结膜囊内。2％阿托品眼膏涂于眼结膜囊内：每日 2～3 次或需要时用	眼部用药后可能产生皮肤、黏膜干燥、发热、面部潮红、心动过速等现象。青光眼及前列腺肥大患者禁用
复方托吡卡胺滴眼液	散瞳。0.5％～1％滴眼液滴眼：1 滴/次	偶见眼局部刺激症状。亦可使开角型青光眼患者眼压暂时轻度升高。对本品过敏、未手术的闭角型青光眼者禁用。有眼压升高因素的前房角狭窄、浅前房者、高血压、动脉硬化、冠状动脉供血不足、糖尿病、甲状腺功能亢进者慎用。不适于 12 岁以下的少年儿童散瞳验光

急性闭角型青光眼（Acute closed-angle glaucoma）

急性闭角型青光眼的发病原因主要与虹膜膨隆、瞳孔阻滞、房角狭窄、闭锁等因素有关。由于房水从后房流经晶状体与虹膜之间的阻力增大，使周边虹膜向前推移，使已狭窄的房角易于关闭堵塞，导致房水排出受阻，引起眼内压突然升高。

【诊断要点】

（1）由于眼压突然上升，患者突然感到剧烈的眼胀痛、头痛。视力显著下降，仅存眼前指数，仅存光感或无光感。由于迷走神经反射，可伴有恶心、呕吐。

（2）混合充血明显，伴有结膜表层血管充血怒张，有时有轻度眼睑和结膜水肿。

（3）角膜水肿，呈雾状混浊，有时上皮发生水疱，知觉减退或消失，角膜后可有色素沉着。

（4）前房甚浅，前房角闭塞。房水中可见细胞色素颗粒漂浮，甚至有纤维蛋白性渗出物。

（5）瞳孔散大，呈竖椭圆形，对光反应消失，因屈光间质水肿，瞳孔呈青绿色反应。

（6）眼压急剧升高，多在 6.65kPa（50mmHg）以上，最高可达 9.31～10.64kPa（70～80mmHg）以上，触诊眼球坚硬如石。

（7）虹膜瘀血肿胀，纹理不清，病程较久者，虹膜大环的分支被压，血流受阻，虹膜色素脱落，呈扇形萎缩。

（8）眼底因角膜水肿不能窥见。

（9）滴甘油后作前房角镜检查，可见前房角全部关闭，虹膜与小梁网紧贴。

（10）晶体的改变：由于眼压急剧上升，晶体前囊下可出现灰白色斑点状、棒状或地图状的混浊。

【治疗原则】

（1）药物治疗控制眼压

① 局部治疗：使用缩瞳剂毛果芸香碱，β-受体阻滞剂噻吗洛尔、卡替洛尔，碳酸酐酶抑制剂布林佐胺，选择性前列腺类受体激动剂曲伏前列素。

② 全身治疗：使用碳酸酐酶抑制剂（乙酰唑胺、醋甲唑胺）抑制睫状体中碳酸酐酶的产生，从而减少房水的生成，使眼压下降。使用高渗溶液（甘露醇、甘油氯化钠）可增加血浆渗透压，将眼球内的水分排出，眼压随之下降。

（2）手术治疗：急性闭角型青光眼虽可用药物治疗使急性发作缓解，但不能防止再发。因此眼压下降后应根据病情，尽快选择周边虹膜切除术或滤过性手术。

【可选药物】

药品名称	适应证与用法用量	注意事项
毛果芸香碱滴眼液	降低眼压。1%～2%滴眼液滴眼，每 5～10min 滴眼 1 次，3～6 次后每 1～3h 滴眼 1 次，直至眼压下降	有眼刺痛,烧灼感,结膜充血引起睫状体痉挛，浅表角膜炎，颞侧或眼周头痛，诱发近视。禁用于任何不应缩瞳的眼病患者,如虹膜睫状体炎、瞳孔阻滞性青光眼等;禁用于对本品任何成分过敏者
噻吗洛尔滴眼液	降低眼压。0.25%～0.5%滴眼液滴眼:1 滴/次,一日 1～2 次,如眼压已控制,可改为一日 1 次	最常见的不良反应是灼烧灼感及刺痛。支气管哮喘者或有支气管哮喘史者、严重慢性阻塞性肺部疾病、窦性心动过缓、Ⅱ 或 Ⅲ 度房室传导阻滞、明显心衰、心源性休克者禁用

药品名称	适应证与用法用量	注意事项
卡替洛尔滴眼液	降低眼压。1%～2%滴眼液滴眼:1滴/次,一日2次。滴于结膜囊内:滴后用手指压迫内眦角泪囊部3～5min	有暂时性眼烧灼、眼刺痛及流泪、结膜充血水肿。支气管哮喘者或有支气管哮喘史者,严重慢性阻塞性肺部疾病,窦性心动过缓、Ⅱ或Ⅲ度房室传导阻滞,明显心衰,心源性休克者禁用
布林佐胺滴眼液	降低眼压。滴眼:1滴/次,每天2～3次	常见视物模糊、眼部不适、异物感和眼部充血。孕妇、哺乳期妇女及儿童禁用
曲伏前列素滴眼液	降低眼压。滴眼:1滴/次,每晚1次。剂量不能超过每天1次,因为频繁使用会降低药物的降眼压效应	常见眼充血,其他眼部不良反应包括视力下降、眼部不适、异物感、疼痛、瘙痒。对曲伏前列素,苯扎氯铵或药物的任何成分过敏者禁用。有眼部感染史者慎用,急性眼部感染的患者禁止使用。本品含苯扎氯铵,会被隐形眼镜吸收,在用药前应取出隐形眼镜,在使用本品15min后可重新戴镜
吲哚美辛滴眼液	抑制炎性反应。滴眼:1滴/次,一日4～6次或遵医嘱	滴眼有较大刺激
乙酰唑胺	降低眼压。口服:首次剂量500mg,以后每6h给药1次,250mg/次,服用1h眼压开始下降,可持续6～8h	可出现四肢麻木及刺痛感、全身不适、胃肠道反应、多尿、夜尿、肾及泌尿道结石等。不宜长期使用,且应与缩瞳剂合并使用。肝、肾功能不全या低钠血症、低钾血症、高氯性酸中毒、肾上腺衰竭及肾上腺皮质功能减退和有肝昏迷倾向患者,有磺胺类药物过敏史者禁用
醋甲唑胺	降低眼压。口服:25mg/次,一日2次,如用药后降眼压效果不理想,剂量可加大为50mg/次,一日2次	不良反应包括感觉异常、食欲减退、胃肠功能紊乱、肝功能不全等。血清钾、钠水平偏低、严重肾、肝疾病或功能不全,肾上腺衰竭,高血氯性酸中毒及闭角型青光眼患者禁用
甘露醇	降低眼压。静脉滴注:每次1～2g/kg,一般为250～500ml,在30～60min滴完,滴注后30min眼压开始下降,可维持3～4h	水和电解质紊乱最为常见,可出现多尿、口渴或颅内压降低所引起的恶心、头痛、头昏等症状,这些症状在输液停止后迅速消失
甘油氯化钠	降低眼压。静脉滴注:500ml/次,一日1～2次。滴注速度应缓慢,不超过3ml/min	可能出现血红蛋白尿或血尿,发生率与滴注速度过快有关,故应严格控制滴注速度。一旦发生血尿或血红蛋白尿,应及时停药,2日内即可消失

急性虹膜睫状体炎 （Acute iridocyclitis）

葡萄膜也称色素膜，由虹膜、睫状体和脉络膜三部分构成，组织紧密连接，关系密切，病变时常相互影响。前葡萄膜炎即虹膜睫状体炎，虹膜发生炎症后常影响睫状体，故临床上单独的虹膜炎或睫状体炎是很少见的，常同时发病。

【诊断要点】

① 起病较急、眼痛、畏光流泪。

② 视力不同程度减退，与角膜后沉着物、房水混浊、角膜水肿及晶体前囊色素沉着有关。

③ 睫状体充血或混合充血。

④ 玻璃体混浊。

⑤ 虹膜充血、色暗、瞳孔缩小、纹理不清。

⑥ 细胞免疫和体液免疫检查。

【治疗原则】

（1）散瞳：一旦诊断明确，立即进行散瞳，如阿托品、复方托吡卡胺。

（2）局部应用糖皮质激素：可的松、地塞米松、泼尼松龙、氯替泼诺，可以减轻和控制炎症，起到抗炎抗过敏作用，降低毛细血管通透性，减少组织水肿和渗出，减轻纤维组织增生和胶原沉积。

（3）局部应用非甾体抗炎药：主要抑制葡萄膜炎时前房中前列腺素的增高，以达到抗炎或降眼压的作用，可用吲哚美辛、双氯芬酸、普拉洛芬、酮咯酸氨丁三醇。

（4）应用抗生素：化脓性前葡萄膜炎可局部（氯霉素、妥布霉素滴眼液）或全身应用广谱抗生素（青霉素、氨苄西林）。

（5）理疗热敷：扩张血管，促进血液循环，加强炎症吸收。

（6）免疫抑制剂：对严重的葡萄膜炎和交感性眼炎，使用激素无效时可考虑使用免疫抑制剂。

（7）遮光：戴有色眼镜，避免强光刺激瞳孔，减少疼痛。

（8）对症治疗。

药品名称	适应证与用法用量	注意事项
阿托品滴眼液、眼用凝胶、眼膏	散瞳。滴眼液或眼用凝胶滴眼:1滴/次,一天3次,滴于结膜囊内。2%阿托品眼膏涂于眼结膜囊内;每日2~3次或需要时用	眼部用药后可能产生皮肤、黏膜干燥、发热、面部潮红、心动过速等现象;少数患者眼睑出现发痒、红肿、结膜充血等过敏现象,应立即停药。青光眼及前列腺肥大患者禁用
复方托吡卡胺滴眼液	散瞳。0.5%~1%滴眼液滴眼:1滴/次	偶见眼局部刺激症状。亦可使开角型青光眼患者眼压暂时轻度升高。对本品过敏、未手术的闭角型青光眼者禁用。有眼压升高因素的前房角狭窄、浅前房者、高血压、动脉硬化、冠状动脉供血不足、糖尿病、甲状腺功能亢进者慎用。不适于12岁以下的少年儿童散瞳验光
可的松滴眼液	具有抗炎、抗过敏作用。滴眼:1~2滴/次,一日3~4次。用前摇匀	长期频繁用药可引起青光眼、白内障。单纯性或溃疡性角膜炎患者禁用。本品不宜长期使用,连用不得超过2周
地塞米松滴眼液	具有抗炎、抗过敏作用。0.025%滴眼液滴眼:每日4~6次。静脉滴注:5~10mg/次,每日1次	长期频繁用药可引起青光眼、白内障,诱发真菌性眼睑炎。单疱疹性或溃疡性角膜炎禁用。避免长期、频繁使用
泼尼松龙滴眼液	具有抗炎、抗过敏作用。0.5%滴眼液滴眼:每日4~6次	可继发眼部真菌和病毒感染,角膜及巩膜变薄的患者长期使用还可导致眼球穿孔。有单纯疱疹病毒性角膜炎病史患者、急性化脓性感染患者慎用
氯替泼诺滴眼液	抗炎。滴入结膜囊中:1~2滴/次,每日4次。在最初用药的第1周,剂量可以增加;如果需要可以增加到每小时1次。本品在使用前应用力摇匀	可能会引起视神经损伤后的眼内压增高、视力和视野的缺损、后囊白内障的形成,包括单纯疱疹病毒在内的病原体引起的继发眼部感染,以及角膜或者巩膜变薄部位的眼球穿孔。对本品中含有的任何成分和其他的皮质类固醇过敏者禁用
吲哚美辛滴眼液	抗炎,降低眼压。滴眼:1滴/次,一日4~6次	滴眼有短暂烧灼、刺痛。对本品过敏者禁用
酮咯酸氨丁三醇滴眼液	具有抗炎作用。滴眼液:1滴/次,每天4次,滴入眼睛内	有一过性刺痛或灼热感,偶有变态反应、角膜水肿、眼干、视物模糊等症状。对非甾体抗炎药过敏或对本品中任何成分过敏者禁用

药品名称	适应证与用法用量	注意事项
双氯芬酸钠滴眼液	本品具有抗炎作用。滴眼：1滴/次,每日4～6次	偶见眼部过敏、刺激、眼部异物感、眼部痒感、结膜水肿、眼睑水肿。对本品过敏者、戴接触镜者禁用
普拉洛芬	抗炎作用。滴眼：1～2滴/次,每日4次	有刺激感、结膜充血、瘙痒感、眼睑发红、肿胀、眼睑炎、分泌物等。对本品成分有过敏史的患者禁用
青霉素	抗感染。静脉滴注：600万～1000万U/次,每日2次	应用本品前做皮试。青霉素水溶液在室温下不稳定,因此应用本品须新鲜配制。本品不宜鞘内注射
氨苄西林	抗感染。静脉滴注：4～8g/d,分2～4次给药	应用本品前需详细询问药物过敏史并进行青霉素皮肤试验。传染性单核细胞增多症、巨细胞病毒感染、淋巴细胞白血病、淋巴瘤患者应用本品时易发生皮疹,宜避免使用
氯霉素滴眼液	抗敏感菌所致眼部感染。滴于眼睑内：1～2滴/次,一日3～5次	可能有眼部刺激、变态反应,口腔苦味。偶见儿童使用后出现再生不良性障碍性贫血。孕妇及哺乳期妇女宜慎用。新生儿和早产儿禁用
妥布霉素	用于敏感细菌所致的外眼局部感染。3mg/ml滴眼剂滴眼：每15～30min滴眼1次	有眼睑灼痛或肿胀、结膜红斑等；罕见变态反应

玻璃体积血（Vitreous hemorrhage）

玻璃体积血也称玻璃体出血、眼底出血,是指视网膜和葡萄膜破损的血管或新生血管出血积存于玻璃体腔中导致的玻璃体混浊。玻璃体积血可引起视力下降、牵引性视网膜脱离、新生血管性青光眼等并发症,导致玻璃体积血的眼病多种多样,包括视网膜血管病、眼外伤、眼部手术及其他眼底病。玻璃体积血为一常见的眼底病,各个年龄段均可发病,但以老年人好发,特别是伴有高血压、动脉硬化、糖尿病、心脏病等老年人更易发。

【诊断要点】

（1）玻璃体出血少时患者眼前漂浮红色烟雾,眼底检查可见到视盘和部分视网膜；出血量大时视物发黑,整个眼底不能窥见；时间较长的玻璃体积血变为白色混浊。玻璃体腔发生出血后，常导致玻璃体液化，后脱离，可产生"飞蚊征""闪光感"、视物模糊等症状。

（2）辅助检查：眼底荧光血管造影、脉络膜血管造影、眼部 B 超、视网膜电流图检查。

【治疗原则】

（1）少量的玻璃体出血所引起的玻璃体混浊可以吸收。

（2）大量的玻璃体出血难以吸收，应定期行 B 超、视网膜电流图检查，发现视网膜脱离等并发症及时介入手术治疗。

（3）对外伤性玻璃体积血（特别是开放性眼外伤）和难以吸收的、复发的玻璃体积血采取玻璃体切除手术治疗。

（4）药物治疗：使用止血药（酚磺乙胺）；使用纤溶药（尿激酶玻璃体、球结膜下或球旁注射）使血块溶解破碎，并增加眼部毛细血管的通透性，促进血液吸收（玻璃酸酶、普罗碘胺、卵磷脂络合碘）。

（5）也可应用物理疗法。如超声波能促进血液的吸收，氩激光可使血块气化，松解离解，巨噬细胞活力增强，血液吸收加快。

【可选药物】

药品名称	适应证与用法用量	注意事项
酚磺乙胺	止血。静脉滴注：0.25～0.75g/次，一日 2～3 次	可有恶心、头痛、皮疹、暂时性低血压等。本品不可与氨基己酸注射液混合使用
尿激酶	溶解血栓。球后注射：100～150IU 溶于 0.5～1ml 生理盐水内，一日或隔日 1 次	最常见的不良反应是出血倾向。急性内脏出血、急性颅内出血、陈旧性脑梗死、近两月内进行过颅内或脊髓内外科手术、颅内肿瘤、动静脉畸形或动脉瘤、出血素质、严重难控制的高血压患者禁用
玻璃酸酶	促使眼局部渗出液或血液扩散，促使玻璃体混浊吸收并消除有关的炎症反应。球后注射：100～300U/次，每日 1 次。结膜下注射：50～150U/次，每日或隔日一次	可致变态反应，包括瘙痒、荨麻疹以及其他较严重的变态反应。恶性肿瘤患者禁用，心衰或休克患者禁用。不得注射于感染炎症区及其周围组织

药品名称	适应证与用法用量	注意事项
普罗碘胺	促进出血的吸收。结膜下注射：0.1～0.2g/次，2～3 日 1 次，5～7 次为 1 个疗程。肌内注射：0.4g/次，每日或隔日 1 次	久用可偶见轻度碘中毒症状，如恶心、发痒、皮肤红疹等。出现症状时可暂停使用或少用。对碘过敏者禁用。严重肝肾功能减退者、活动性肺结核、消化道溃疡隐性出血者禁用
卵磷脂络合碘	促进渗出物的吸收。口服：1.5～3mg/次，一日 2～3 次	不良反应偶发皮疹、胃肠不适。对碘过敏患者禁用。患有慢性甲状腺疾病者、曾患突发性甲状腺肿的患者、内源性甲状腺素合成不足者慎用

急性视神经炎（Acute optic neuritis，AON）

视神经炎是指视神经任何部位发炎的总称，临床上根据发病的部位不同，视神经炎分为球内和球后两种，前者指视盘炎，后者系球后视神经炎。致病原因有：局部病灶感染（如眼内炎症、眶部炎症、邻近组织炎症、病灶感染等）、全身传染性疾病（常见于病毒感染，亦可见于细菌感染）、代谢障碍和中毒、脱髓鞘病等。

【诊断要点】

① 有局部病灶感染或全身传染性疾病等。

② 视力减退，多为单眼，亦有双眼者。视力开始急剧下降，一般迅速而严重，可在数小时或数日内成为全盲，但视网膜电流图正常。

③ 视野改变，多数患者有中央暗点或傍中央暗点，生理盲点不扩大。

④ 瞳孔改变，瞳孔对光反应与视力减退程度一般是一致的。

⑤ 眼底检查，视盘发炎时，视盘呈现充血水肿，边缘不清，静脉中度充盈，生理凹陷消失，隆起一般不超过 2 屈光度。

⑥ 检查视觉诱发电位、眼底荧光血管造影，可见异常改变。

【治疗原则】

① 病因治疗：找出病因，除去病灶。

② 糖皮质激素治疗：可用泼尼松、泼尼松龙、地塞米松、氢化可的松、甲泼尼龙，早期控制炎性反应，避免视神经纤维受累。

③ 使用血管扩张剂：可用烟酸、地巴唑、妥拉唑林、复方樟柳碱。

④ 支持疗法，营养神经：可用维生素 B_1、维生素 B_{12}、三磷酸腺苷。

⑤ 抗感染治疗：如有感染情况，可使用抗生素阿莫西林。

【可选药物】

药品名称	适应证与用法用量	注意事项
泼尼松	抗炎及免疫抑制作用。口服：10mg/次，每日 3 次，或40～60mg/次，每日 1 次	本品较大剂量易引起糖尿病、消化道溃疡和类库欣综合征，对下丘脑-垂体-肾上腺轴抑制作用较强。并发感染为主要的不良反应。对本品及糖皮质激素类药物有过敏史患者禁用，真菌和病毒感染者禁用
泼尼松龙	抗炎及免疫抑制作用。口服：15～40mg/d，需要时可用到60mg，每日晨起一次顿服。病情稳定后逐渐减量，维持量5～10mg，视病情而定	长程使用可引起医源性库欣综合征面容和体态、糖皮质激素停药综合征、精神症状。并发感染为肾上腺皮质激素的主要不良反应。对本品及甾体激素类药物过敏者禁用，孕妇及哺乳期妇女尽可能避免使用
地塞米松	抗炎及免疫抑制作用。静脉滴注：5～15mg/次，溶于 5% 葡萄糖注射液 500～1000ml 中，每日 1 次，连用 3 日后减量。球后注射：5mg/次，每日或隔日一次	
氢化可的松	抗炎及免疫抑制作用。静脉滴注：0.1～0.3g/次，溶于 5% 葡萄糖注射液 500～1000ml 中，每日 1 次，连用 3 日后减量	长期大量应用可产生医源性肾上腺皮质功能过高症、医源性肾上腺皮质功能减退症、诱发或加重感染。活动性消化性溃疡、严重高血压、精神病、糖尿病、骨质疏松、青光眼、库欣综合征、水痘、麻疹、霉菌感染等禁用
甲泼尼龙	抗炎及免疫抑制作用。静脉滴注：500mg，每日 1 次，共用 3 天。后改用 20mg 患眼球后注射，第1周2次，以后每周1次，共用 5 次	全身性真菌感染及已知对药物成分过敏者禁用。其余参见泼尼松龙

药品名称	适应证与用法用量	注意事项
复方樟柳碱	抗炎及免疫抑制作用。患侧颞浅动脉旁皮下注射:2ml,每日1次,疗程14日	复方樟柳碱注射后轻度口干,青光眼和心房纤颤患者慎用。脑出血及眼出血急性期禁用。有普鲁卡因过敏史者禁用。遮光储存
烟酸	扩张血管。口服:0.1g/次,一日3次	有感觉温热、皮肤发红、头痛。大量可导致腹泻、头晕、乏力、皮肤干燥、瘙痒、眼干燥、恶心、呕吐、胃痛等,偶见高血糖、高尿酸、心律失常、肝毒性反应。动脉出血、糖尿病、青光眼、痛风、高尿酸血症、肝病、溃疡病、低血压慎用
妥拉唑林	扩张血管。口服:25mg/次,每日3次。肌内注射:12.5mg/次,每日1次	有胃肠道出血、体循环低血压、急性肾功能不全、少尿、血尿、血小板减少。缺血性心脏病、低血压、脑血管意外及对本品过敏者禁用
维生素 B_1 +维生素 B_{12} +三磷酸腺苷	支持疗法。肌内注射:维生素 B_1 100mg,维生素 B_{12} 100μg,三磷酸腺苷20mg,每日1次	
阿莫西林	抗感染。口服:0.5g/次,每日3次	有恶心、呕吐、腹泻及伪膜性肠炎等胃肠道反应及皮疹、药物热和哮喘等变态反应。青霉素过敏及青霉素皮肤试验阳性患者禁用

前部缺血性视神经病变
(Anterior ischemic optic neuropathy, AION)

前部缺血性视神经病变又称缺血性视乳头病变,由于血液成分的改变和血液黏稠度增加,以致血循环异常,发生局部缺血、缺氧,视盘供血不足,出现视乳头水肿。多见于老年人,女较男多见,单眼或双眼先后发病。凡能使视盘供血不足的全身疾病(如高血压、动脉硬化、颞动脉炎、颈动脉阻塞、糖尿病、白血病及红细胞增多症等)或眼病均可引起本病。

【诊断要点】

（1）患者年龄较大，有高血压、动脉硬化、糖尿病、动脉炎等病史。

（2）视力突然下降。

（3）眼底检查：视乳头颜色变浅，但发病初期视乳头颜色可为正常或稍充血，边界模糊，呈现灰白水肿。水肿程度较轻，视乳头附近视网膜可有小线状出血。视乳头水肿消退可遗留视乳头颜色某一象限或上下半苍白或全部苍白。

（4）视野检查，有与生理盲点相连的水平性半盲或视野缺损。

（5）眼底荧光血管造影：显示视盘低荧光或荧光充盈慢或不充盈，视神经萎缩时表现为视乳头低荧光。

【治疗原则】

（1）糖皮质激素治疗：可用地塞米松、氢化可的松、泼尼松、甲泼尼龙。全身或球后、球旁治疗，可减少缺血所致的水肿，改善血运障碍。

（2）辅助治疗：可给予血管扩张剂（妥拉唑林、地巴唑）及神经营养药物（维生素 B_1、维生素 B_{12}、三磷酸腺苷、辅酶 A、胞磷胆碱）。

（3）降眼压，改善视盘血供不平衡：口服乙酰唑胺、醋甲唑胺，局部应用噻吗洛尔、卡替洛尔、布林佐胺、曲伏前列素滴眼液。

（4）高压氧或体外反搏治疗。

（5）针对病因治疗。

【可选药物】

药品名称	适应证与用法用量	注意事项
泼尼松	抗炎及免疫抑制作用。口服：10～20mg，每日 3 次，或 40～60mg，每日 1 次	本品较大剂量易引起糖尿病、消化道溃疡和类库欣综合征，对下丘脑-垂体-肾上腺轴抑制作用较强。并发感染为主要的不良反应。对本品及糖皮质激素类药物有过敏史患者禁用，真菌和病毒感染者禁用
地塞米松	抗炎及免疫抑制作用。静脉滴注：10～15mg/次，溶于 5% 葡萄糖注射液 500～1000ml 中，每日 1 次。连用 3 日后减量。局部用药，5mg 球后注射，每日或隔日 1 次	

药品名称	适应证与用法用量	注意事项
氢化可的松	抗炎及免疫抑制作用。静脉滴注:100mg/次,溶于5%葡萄糖注射液500～1000ml中,每日1次。连用3日后减量	长期大量应用可产生医源性肾上腺皮质功能过高症、医源性肾上腺皮质功能减退症、诱发或加重感染。活动性消化性溃疡、严重高血压、精神病、糖尿病、骨质疏松、青光眼、库欣综合征、水痘、麻疹、真菌感染等禁用
妥拉唑林	扩张血管。球后注射:12.5mg/次,每日1次	有胃肠道出血、体循环低血压、急性肾功能不全、少尿、血尿、血小板减少。缺血性心脏病、低血压、脑血管意外及对本品过敏者禁用
地巴唑	扩张血管。口服:10～30mg/次,一日3次	大剂量时可引起多汗、面部潮红、轻度头痛、头晕、恶心、血压下降
维生素 B_1	营养神经。口服:5～10mg/次,一日3次	在碱性溶液中易分解,与碱性药物如碳酸氢钠、枸橼酸钠配伍,易引起变质
维生素 B_{12}	营养神经。肌内注射:0.025～0.1mg/d或隔日0.05～0.2mg。儿童0.025～0.1mg/次,每日或隔日1次	避免同一部位反复给药。可致变态反应,甚至过敏性休克
三磷酸腺苷	用于因组织损伤、细胞酶活力下降所致的各种疾病,如听力障碍。肌内注射或静脉注射:20mg/次,一日1～3次。也可用5%～10%葡萄糖注射液稀释后静脉滴注	静脉注射宜缓慢,注入过快可引起低血压、眩晕、胸闷,还可引起颅内压升高。偶可引起变态反应,发生过敏性休克
辅酶A	营养神经。静脉滴注:50～100U/次,用0.9%氯化钠注射液或5%～10%葡萄糖注射液500ml溶解稀释后滴注,一日1～2次或隔日1次	急性心肌梗死患者禁用
胞磷胆碱	促进神经代谢。静脉滴注:0.25～0.5g,用5%或10%葡萄糖注射液稀释后缓缓滴注,5～10日为1个疗程	偶有一过性血压下降、失眠、兴奋及给药后发热等,停药后即可消失。脑出血急性期不宜大剂量应用。一般不采用肌内注射,若用时应经常更换注射部位
乙酰唑胺	降低眼压。口服:首次剂量500mg,以后每6h给药1次,250mg/次,服用1h眼压开始下降,可持续6～8h	可出现四肢麻木及刺痛感、全身不适、胃肠道反应、多尿、夜尿、肾及泌尿道结石等。可出现暂时性近视,也可发生磺胺样皮疹,剥脱性皮炎。肝、肾功能不全致低钠血症、低钾血症、高氯性酸中毒,肾上腺衰竭及肾上腺皮质功能减退和有肝昏迷倾向患者,有磺胺类药物过敏史者禁用

药品名称	适应证与用法用量	注意事项
醋甲唑胺	降低眼压。口服：初始用药时，25mg/次，一日2次。早晚饭后各一次。如用药后降眼压效果不理想，剂量可加为50mg/次，一日2次	不良反应包括感觉异常、食欲减退、胃肠功能紊乱、肝功能不全等。血清钾、钠水平偏低，严重肾、肝疾病或功能不全，肾上腺衰竭，高血氯性酸中毒及闭角型青光眼患者禁用
噻吗洛尔滴眼液	降低眼压。0.25%～0.5%滴眼液滴眼：1滴/次，一日1～2次，如眼压已控制，可改为一日1次	最常见的不良反应是眼烧灼感及刺痛。支气管哮喘者或有支气管哮喘史者，严重慢性阻塞性肺部疾病、窦性心动过缓、Ⅱ或Ⅲ度房室传导阻滞，明显心衰，心源性休克患者禁用
卡替洛尔滴眼液	降低眼压。1%～2%滴眼液滴眼：1滴/次，一日2次。滴于结膜囊内，滴后用手指压迫内眦角泪囊部3～5min	有暂时性眼烧灼、眼刺痛及流泪、结膜充血水肿，可出现视物模糊、畏光、上睑下垂、结膜炎、角膜着色及中度角膜麻醉。支气管哮喘者或有支气管哮喘史者，严重慢性阻塞性肺部疾病、窦性心动过缓、Ⅱ或Ⅲ度房室传导阻滞，明显心衰，心源性休克患者禁用
布林佐胺滴眼液	降低眼压。滴眼：1滴/次，每天2～3次	常见视物模糊、眼部不适、异物感和眼部充血。孕妇、哺乳期妇女及儿童禁用
曲伏前列素滴眼液	降低眼压。滴眼：1滴/次，每晚1次。剂量不能超过每天1次，因为频繁使用会降低药物的降眼压效应	常见眼充血，其他眼部不良反应包括视力下降、眼部不适、异物感、疼痛、瘙痒。对曲伏前列素、苯扎氯铵或药物的任何成分过敏者禁用。有眼部感染史者慎用，急性眼部感染的患者禁止使用。本品含苯扎氯铵，会被隐形眼镜吸收，在用药前应取出隐形眼镜，在使用本品15min后可重新戴镜

视网膜中央静脉阻塞
(Central retinal vein occlusion，CRVO)

视网膜中央静脉阻塞是以视力迅速下降，眼底出血、水肿、血流淤滞为主要特征的常见急重眼病。多为单眼发病。发生于老年人者，多伴动脉硬化、高血压、高血脂、糖尿病；发生于青年人者，多为病灶感染或静脉内膜炎、静脉周围炎症引起。该病由动脉供血不足、静脉管壁损害及血流动力学改变等多种因素相互影响而成，其中静脉管壁损害可能是主要的。

【诊断要点】

（1）中心视力下降或某一部分视野缺损，但发病远不如动脉阻塞那样急剧和严重，一般尚可保留部分视力。

（2）眼底检查：眼底可见广泛的大片出血，可为放射状、火焰状和圆形，也可进入玻璃体内。视盘水肿，边界模糊，表面常为出血斑遮盖，视网膜静脉迂曲怒张，呈紫红色，且常隐埋于水肿或出血斑中，若断若续，形似腊肠状。早期视网膜尚可显水肿，继而出现灰白色棉絮渗出斑。

（3）荧光造影：视网膜面大量出血，使脉络膜及视网膜荧光遮蔽；出现无灌注区及毛细血管无灌注区；黄斑深层水肿；静脉壁着色或少许渗漏；新生血管及荧光素渗漏；视盘周围辐射状毛细血管代偿性扩张。

（4）视网膜电图异常。

（5）彩超诊断。

【治疗原则】

（1）抗凝治疗：用抗凝药（纤维蛋白溶解酶尿激酶等）抑制凝血酶原的形成，抗血小板凝集剂（阿司匹林）防治血栓。

（2）血容量扩充药改善微循环：用低分子右旋糖酐。

（3）糖皮质激素抗炎治疗：口服泼尼松，玻璃体内注射曲安奈德。

（4）促进出血吸收：用普罗碘铵、卵磷脂络合碘。

（5）激光治疗：治疗慢性黄斑囊样水肿，并破坏毛细血管无灌注区以减少新生血管的形成。

【可选药物】

药品名称	适应证与用法用量	注意事项
尿激酶	溶解血栓。静脉滴注:1万IU/次。静脉注射:1万IU/次,加入生理盐水20ml内,一日1次。球后注射:100~150IU溶于0.5~1ml生理盐水内,一日或隔日1次,5次为1个疗程	最常见的不良反应是出血倾向。急性内脏出血、急性颅内出血、陈旧性脑梗死、近两月内进行过颅内或脊髓内外科手术、颅内肿瘤、动静脉畸形或动脉瘤、出血素质、严重难控制的高血压患者禁用。孕妇及哺乳期妇女慎用
阿司匹林	抗血小板凝集。口服:50~75mg/次,一日1次,睡前服用	较常见的有恶心、呕吐、上腹部不适或疼痛等胃肠道反应,长期或大剂量服用可有胃肠道出血或溃疡。活动性溃疡病或其他原因引起的消化道出血,血友病或血小板减少症,有阿司匹林或其他非甾体抗炎药过敏史者,尤其是出现哮喘、血管神经性水肿或休克者禁用
低分子右旋糖酐	扩充血容量。静脉滴注:500ml/次,一日1次	少数患者用药可出现皮肤瘙痒、荨麻疹、红色丘疹等皮肤过敏反应,也有引起哮喘发作。充血性心力衰竭和有出血性疾病者禁用。肝肾疾病者慎用
泼尼松	本品可减轻和防止组织对炎症的反应。口服:60mg/d,共7天,然后改用45mg/g,共7天,再改用30mg/g,共7日	本品较大剂量易引起糖尿病、消化道溃疡和类库欣综合征,对下丘脑-垂体-肾上腺轴抑制作用较强。并发感染为主要的不良反应。对本品及糖皮质激素类药物有过敏史患者禁用,真菌和病毒感染者禁用
曲安奈德	具有抗炎、抗过敏和免疫抑制等多种药理作用。玻璃体内单次注射4mg	有肥胖、高血压、低血钾、多毛、水肿等;在注射部位可能出现滞后性;少数病例在用药部位瘙痒、发红。自发性血小板缺乏性紫癜、孕妇及哺乳期妇女、6岁以下儿童禁用
普罗碘铵	促进病理性混浊物吸收。肌内注射:0.4g/次,每日或隔日1次,10次为1个疗程。结膜下注射:0.1~0.2g/次,2~3日1次,5~7次为1个疗程	不良反应为皮疹、恶心,可减量或暂停使用。对碘过敏者、严重肝肾功能减退者、活动性肺结核、消化道溃疡隐性出血者禁用。甲状腺肿大及有甲状腺功能亢进家族史者慎用
卵磷脂络合碘	促进渗出物吸收。口服:1.5~3mg/次,一日2~3次	偶发皮疹、胃肠不适。对碘过敏患者禁用。患有慢性甲状腺疾病者、曾患突发性甲状腺肿的患者、内源性甲状腺素合成不足者慎用。孕妇及哺乳期妇女用药需权衡利弊

视网膜中央动脉阻塞
（Central retinal artery occlusion，CRAO）

视网膜中央动脉阻塞是视网膜中央动脉的主干阻塞所致，由于视网膜中央动脉急性供血不足，出现相应视网膜缺血、缺氧而水肿，视细胞迅速死亡，视力急剧下降。本病发病急骤，大多数为单眼，亦可在数日或数年后累及另眼，患者发病年龄多在 40 岁以上。发病原因有血管痉挛、栓塞、动脉内膜炎及动脉内血栓形成等。外伤、手术、寄生虫和肿瘤等以及眼球后麻醉时球后出血，球后注射泼尼松龙等药物也可引起视网膜中央动脉阻塞。

【诊断要点】

① 在阻塞之前，可先有血管痉挛，患者有一过性黑矇。

② 视力突然丧失，眼底后极部水肿，可有永久性视野改变。

③ 眼底表现：眼底贫血性坏死，视盘色白，边缘模糊，视网膜后极部呈弥漫性乳白色水肿，黄斑区因视网膜组织单薄，脉络膜毛细血管层透露呈现"樱桃红斑"，是为本病的典型体征。

④ 眼底荧光素血管造影：动脉无灌注，充盈迟缓，黄斑周围动脉小分支无灌注。

⑤ 在动脉阻塞后数小时内，视网膜电图的 b 波迅速减退。

⑥ 荧光造影检查，除视盘区外视网膜毛细血管床不灌注，视网膜动脉充盈缓慢。

【治疗原则】

① 扩张视网膜动脉，解除痉挛：妥拉唑林、罂粟碱。

② 眼球按摩或前房穿刺使眼压降低，加强视网膜动脉扩张程度。

③ 使用纤溶制剂、抗凝制剂：纤溶剂尿激酶、抗血小板药阿司匹林。

④ 降低眼压：阿托品球后注射，乙酰唑胺、醋甲唑胺口服。

⑤ 吸氧及药物辅助治疗。

【可选药物】

药品名称	适应证与用法用量	注意事项
罂粟碱	扩张血管。肌内注射：30mg/次，一日90～120mg。静脉注射：30～120mg/次，每3h给药1次，缓慢注射不少于1～2min	用药后出现黄疸，眼及皮肤明显黄染，提示肝功能受损。可引起注射部位发红、肿胀或疼痛，快速给药可使呼吸加深、面色潮红、心跳加速、低血压伴眩晕。过量时可有视物模糊、复视、嗜睡或（和）软弱。完全性房室传导阻滞时，震颤麻痹时禁用。出现肝功能不全时应即行停药
妥拉唑林	扩张血管。口服：25mg/次，每日3次。肌内注射：12.5～25mg/次，每日1次	有胃肠道出血、体循环低血压、急性肾功能不全、少尿、血尿、血小板减少、缺血性心脏病、低血压、脑血管意外及对本品过敏者禁用
尿激酶	溶解血栓。静脉滴注：1万IU/次。静脉注射：1万IU/次，加入生理盐水20ml内，一日1次。球后注射：100～150IU溶于0.5～1ml生理盐水内，一日或隔日1次，5日为1个疗程	最常见的不良反应是出血倾向。急性内脏出血、急性颅内出血、陈旧性脑梗死、近两月内进行过颅内或脊髓内外科手术、颅内肿瘤、动静脉畸形或动脉瘤、出血素质、严重难控制的高血压患者禁用。孕妇及哺乳期妇女慎用
阿托品	降低眼压。球后注射：0.5mg/次，每日1次	青光眼及前列腺肥大者、高热者禁用
乙酰唑胺	降低眼压。口服：首次剂量500mg，以后每6h给药1次，250mg/次，服用1h眼压开始下降，可持续6～8h	可出现四肢麻木及刺痛感、全身不适、胃肠道反应、多尿、夜尿、肾及泌尿道结石等。可出现暂时性近视，也可发生磺胺样皮疹，剥脱性皮炎。肝、肾功能不全致低钠血症、低钾血症、高氯性酸中毒，肾上腺衰竭及肾上腺皮质功能减退和有肝昏迷倾向患者、有磺胺类药物过敏史者禁用
醋甲唑胺	降低眼压。口服：初始用药时，25mg/次，一日2次。早晚饭后各一次。如用药后降眼压效果不理想，剂量可加为50mg/次，一日2次	不良反应包括感觉异常、食欲减退、胃肠功能紊乱、肝功能不全等。血清钾、钠水平偏低，严重肾、肝疾病或功能不全，肾上腺衰竭，高血氯性酸中毒及闭角型青光眼患者禁用
阿司匹林	抗血小板凝集。口服：50～75mg/次，一日1次睡前服用	较常见的有恶心、呕吐、上腹部不适或疼痛等胃肠道反应，长期或大剂量服用可有胃肠道出血或溃疡。活动性溃疡病或其他原因引起的消化道出血，血友病或血小板减少症，有阿司匹林或其他非甾体抗炎药过敏史者，尤其是出现哮喘、血管性神经水肿或休克者禁用

全眼球炎（Panophthalmitis）

在眼内炎的基础上炎症进一步发展，波及眼球壁及其周围组织时称为全眼球炎。全眼球炎是眼内炎症沿巩膜导水管向外扩散，导致眼球筋膜和巩膜组织同时感染而形成。常见致病菌有金黄色葡萄球菌、铜绿假单胞菌、真菌等。

【诊断要点】

① 在眼内炎的基础上，结膜充血水肿，眼球突出，眼球活动受限，视力丧失。

② 严重者可发生头痛、恶心、呕吐、全身不适、高热、昏迷等症，炎症向颅内蔓延，可出现海绵窦炎及海绵窦综合征。

③ 血象检查，白细胞数目增多。

【治疗原则】

① 一旦确诊，应立即全身应用有效的抗菌药物：细菌感染应用抗生素阿米卡星、苯唑西林，真菌感染用两性霉素 B。

② 局部糖皮质激素治疗：应用目的是减少炎症渗出及肉芽组织的形成。可用可的松、地塞米松滴眼液。

③ 抗生素及激素局部滴眼：前房有大量渗出时可前房冲洗并注入抗生素。

④ 手术治疗：眼内容剜除术。

【可选药物】

药品名称	适应证与用法用量	注意事项
阿米卡星	抗感染。静脉滴注：0.2g/次，每日 2 次	肾功能减退者、脱水者、老年患者及使用强效利尿剂的患者应慎用或减量
苯唑青霉素	抗感染。静脉滴注：1.0g/次，每日 2 次	本品可致药敏性休克，用药前应作药敏试验
两性霉素 B	敏感真菌所致的深部真菌感染。静脉滴注：每次 0.1～0.25mg/kg，每日 1 次。滴注速度为 1～1.5mg/min	严重肝病患者禁用本品。宜缓慢避光滴注，药液静脉滴注时应避免外漏，因本品可致局部刺激
可的松滴眼液	具有抗炎、抗过敏作用。滴眼：1～2 滴/次，一日 3～4 次。用前摇匀	长期频繁用药可引起青光眼、白内障。单纯性或溃疡性角膜炎患者禁用。本品不宜长期使用，连用不得超过 2 周

药品名称	适应证与用法用量	注意事项
地塞米松滴眼液	具有抗炎、抗过敏作用。0.025%滴眼液滴眼,每日4～6次。静脉滴注:5～10mg/次,每日1次	长期频繁用药可引起青光眼、白内障,诱发真菌性眼睑炎。单纯疱疹性或溃疡性角膜炎禁用。避免长期、频繁使用
泼尼松龙滴眼液	具有抗炎、抗过敏作用。0.5%滴眼液滴眼,每日4～6次	可继发眼部真菌和病毒感染,角膜及巩膜变薄的患者长期使用还可导致眼球穿孔。有单纯疱疹病毒性角膜炎病史患者、急性化脓性感染患者慎用
氯替泼诺滴眼液	抗炎。滴入结膜囊中:1～2滴/次,每日4次。在最初用药的第1周,剂量可以增加;如果需要可以增加到每小时1次。本品在使用前应用力摇匀	可能会引起视神经损伤后的眼内压增高、视力和视野的缺损、后囊下白内障的形成,包括单纯疱疹病毒在内的病原体引起的继发眼部感染,以及角膜或者巩膜变薄部位的眼球穿孔。对本品中含有的任何成分和其他的皮质类固醇过敏者禁用

眶蜂窝织炎 (Orbital cellulitis)

本病为眼眶内软组织的急性化脓性炎症,炎症可由鼻窦或牙齿感染蔓延而来,也可由其他部位感染的转移性扩散或通过眼眶外伤带入的细菌所引起。最常见病原菌为金黄色葡萄球菌、肺炎链球菌和化脓性链球菌,5岁以下儿童多见于流行性嗜血杆菌感染。

【诊断要点】

① 眼球呈轴性突出,眼睑肿胀,结膜水肿,严重时结膜可以突出于睑裂外,眼球活动受限甚至固定,眼部有剧烈疼痛和触痛,视力正常或轻度受损。

② 全身症状:发热、恶心、呕吐。

③ X线检查,受累眶内密度增高。除外副鼻窦炎。

④ CT扫描,眼睑增厚,眶隔前软组织密度高并增厚。

【治疗原则】

① 对症处理:卧床休息,多饮水。

② 局部热敷以使炎症局限，若已化脓，应在脓点处或最突起部位切开引流。

③ 全身抗感染治疗：用青霉素、林可霉素、克林霉素、氨苄西林、阿莫西林、氟氯西林、头孢呋辛及其酯制剂、头孢地尼、头孢泊肟酯、头孢妥仑匹酯。

④ 激素抗炎治疗：用地塞米松或氢化可的松。

⑤ 应用脱水剂降低眶内压：用甘露醇。

【可选药物】

药品名称	适应证与用法用量	注意事项
青霉素	抗 G$^+$ 球菌感染。静脉滴注：400 万～800 万 U/次，每日 2 次	应用本品前做皮试，青霉素水溶液在室温不稳定，因此应用本品须新鲜配制。有青霉素类药物过敏史或青霉素皮肤试验阳性患者禁用
林可霉素	对青霉素过敏时选用，抗 G$^+$ 球菌感染。静脉滴注：1.8g 加入 0.9%氯化钠溶液 500ml 中	皮疹发生率高，不良反应有消化道、变态反应等。不可直接静脉推注。孕妇、哺乳期妇女应慎用。1 月龄以下新生儿禁用
克林霉素	抗感染。静脉滴注或肌内注射：0.6～1.2g/d，分 2～4 次用。肌内注射：不超过 0.6g/次	可引起胃肠道反应：恶心、呕吐、食欲缺乏、腹胀、腹泻、皮疹、白细胞减少、转氨酶升高，可引起二重感染、伪膜性结肠炎，也可有呼吸困难、嘴唇肿胀、鼻腔肿胀、流泪和变态反应
氨苄西林	抗感染。静脉滴注：200mg/(kg·d)，分 2 次应用	不良反应与青霉素相仿，以变态反应较为常见，皮疹是最常见的反应，亦可发生间质性肾炎，偶见过敏性休克
阿莫西林	抗感染。口服：0.5g/次，每日 3 次	有恶心、呕吐、腹泻及伪膜性肠炎等胃肠道反应及皮疹、药物热和哮喘等变态反应。青霉素过敏及青霉素皮肤试验阳性患者禁用
氟氯西林	抗感染。口服：成人 250mg/次，一日 4 次；应于饭前至少半小时服用。重症感染，剂量可加倍。儿童：2～10 岁为成人剂量的 1/2，<2 岁为成人剂量的 1/4	变态反应较常见（如皮疹）、恶心、呕吐、上腹不适、结肠炎等。对本品过敏、有青霉素过敏史或曾有青霉素皮肤试验呈阳性者禁用。孕妇及哺乳期妇女；新生儿；哮喘、湿疹、枯草热、荨麻疹等过敏性疾病患者；肝肾功能严重损害者慎用

药品名称	适应证与用法用量	注意事项
羧苄西林	抗感染。肌注或静脉注射：中度感染，成人 8g/d，一日 2～3 次，儿童每 6h 按体重 12.5～50mg/kg 注射；严重感染，成人 10～30g/d，一日 2～4 次，儿童按体重 100～300mg/(kg·d)，一日 4～6 次注射	变态反应包括荨麻疹等各类皮疹、白细胞减少、间质性肾炎、哮喘发作和血清病型反应；消化道反应如恶心、呕吐和肝肿大等，ALT、AST、肌酐升高。有青霉素类药物过敏史或青霉素皮肤试验阳性患者禁用。哺乳期妇女应慎用或暂停哺乳
头孢呋辛酯	抗感染。口服：250mg/次，一日 2 次，疗程 5～10 日	常见腹泻、恶心和呕吐等胃肠反应。对本品及其他头孢菌素类过敏者、有青霉素过敏性休克或即刻反应史者、胃肠道吸收障碍者禁用
头孢呋辛	抗感染。肌内注射、静脉注射或静脉滴注：成人一般或中度感染 0.75g/次，一日 3 次；重度感染 1.5g/次，一日 3 次；婴儿和儿童 30～100mg/(kg·d)，分 3～4 次	偶见皮疹及血清氨基转移酶升高。长期使用本品可导致非敏感菌的增殖，胃肠失调。对本品及其他头孢菌素类过敏者、有青霉素过敏性休克或即刻反应史者、胃肠道吸收障碍者禁用
头孢地尼	抗感染。口服：成人 100mg/次，每日 3 次；儿童 9～18mg/(kg·d)，分 3 次	不良反应为消化道症状，如腹泻或腹痛；皮肤症状，如皮疹或瘙痒；对本品有休克者禁用。对青霉素或头孢菌素有过敏史者慎用
头孢泊肟酯	抗感染。口服：0.4g/次，每 12h 给药 1 次，疗程 7～14 天	有消化系统反应如恶心、呕吐、腹泻、软便、胃痛、腹痛、食欲缺乏或胃部不适感；过敏症出现皮疹、荨麻疹、红斑、瘙痒、发热、淋巴结肿胀；血液系统出现嗜酸粒细胞增多、血小板减少，偶见粒细胞减少。对本品、青霉素或 β-内酰胺类抗生素过敏患者禁用
头孢妥仑匹酯	抗感染，口服：200mg/次，每日 2 次，饭后服用	不良反应有变态反应如皮疹、瘙痒、荨麻疹和发热等；消化系统有恶心、呕吐、腹泻；血液系统有嗜酸粒细胞增多症、白细胞减少症等。对本品过敏者禁用
甘露醇	降低眼压。静脉滴注：每次 1～2g/kg，一般为 250～500ml，在 30～60min 滴完，滴注后 30min 眼压开始下降，可维持 3～4h	水和电解质紊乱最为常见，可出现多尿、口渴或颅内压降低所引起的恶心、头痛、头昏等症状，这些症状在输液停止后迅速消失

眼睑出血 （Hemorrhage of eyelids）

眼睑出血主要因外伤所致，最常见的情况是睑部直接受伤而产生出血或是眼眶、鼻部、颅底骨折引起的出血渗透到眼睑皮下。在高血压血管硬化的情况下也可能由于剧烈的咳嗽、呕吐而造成眼睑出血。部分患者由于全身性疾患造成凝血障碍引起的眼睑皮下出血。

【诊断要点】

① 颅底骨折引起的眼睑出血，血液一般是沿着眶骨底部朝向鼻侧结膜下和眼睑组织渗透。

② 由眶壁骨折引起的出血在解剖部位上有一定的规律性：眶顶部骨折出血一般顺沿提上睑肌而侵入上睑；眶尖部骨折出血顺沿外直肌扩散；而眶底部骨折出血则流窜至下睑部。

【治疗原则】

① 应用止血药物。

② 睑部出血一般可自行吸收，局部冷敷可能起到止血作用。

③ 如出血已经停止，48h 后可热敷，消除皮下瘀血。可用复方樟柳碱。

④ 预防感染。

【可选药物】

药品名称	适应证与用法用量	注意事项
复方樟柳碱	消除皮下瘀血。伤侧颞部皮下注射，2ml/次，每天 1 次，连用 3 天	注射后轻度口干。脑出血及眼出血急性期、有普鲁卡因过敏史者禁用。青光眼和心房纤颤患者慎用。遮光储存

角膜异物 （Corneal foreign body）

角膜异物是一种眼科急症，是指细小异物碎屑停留于角膜表面或刺入角膜之中。最常见的为机床溅出的金属细屑、敲击飞起的细小碎片、爆炸时的金属或火药微粒、煤屑、石屑、随风飞扬的尘粒、谷壳、细刺等。大多数角膜异物存留在角膜浅层或表面，但也有刺入角膜深层者。

【诊断要点】

（1）有异物进入眼内病史。

（2）突然发生明显的疼痛、流泪、眼睑痉挛等刺激症状，且当瞬目或眼球转动时疼痛加重。即使没有异物存留，患者亦有明显的异物感。

（3）立即引起明显刺激症状，如异物感、刺痛、流泪、结膜充血、眼睑痉挛等。浅层异物的刺激症状，往往较深层者更为明显。

（4）含铁的异物常引起角膜浸润，异物存留1～2天后可在其周围出现棕色的锈环。灼热的异物可致其周围的角膜组织烧伤或形成炭环。异物引起感染者，可致角膜溃疡。

（5）异物进入瞳孔区者可引起视力障碍。

（6）体检时角膜缘有深充血，未感染者见异物周围角膜有灰白色浸润环。

（7）角膜内可发现异物，可用焦点光、裂隙灯显微镜检查，必要时滴入荧光素钠。

【治疗原则】

（1）附着在角膜表面的异物，可用冲洗法除去。

（2）异物虽在角膜表面，但冲洗法不能将其除去，则可滴1～2次表面麻醉剂，以蘸有生理盐水的湿棉签将异物轻轻擦去。

（3）嵌入角膜浅层的异物，可在表面麻醉下，以异物针或细注射针头将其剔除。

（4）位于深层的异物，须先切一小的角膜瓣，小心除去。

（5）剔除进入角膜异物时，术前、术后用稀释的庆大霉素注射液冲洗创面及结膜囊，剔除后局部用药预防感染（喹诺酮类眼用制剂、涂红霉素眼膏）。如有感染者，给予口服或结膜下注射抗生素。

（6）眼睛疼痛时可用局麻药滴眼：丁卡因滴眼。

（7）药物促进角膜损伤修复愈合：用重组牛碱性成纤维细胞生长因子眼用、重组人表皮生长因子衍生物滴眼液、小牛血去蛋白提取物眼用凝胶、鼠表皮生长因子。

【可选药物】

药品名称	适应证与用法用量	注意事项
丁卡因滴眼液	眼部止痛。1％滴眼液滴眼，1～2h给药1次	偶见变态反应。高过敏体质患者禁用
环丙沙星滴眼液	抗感染。滴眼：1～2滴/次，每15min一次，连续2h，以后每小时一次，连续48h，之后酌情减量	偶有局部一过性刺激症状，可产生局部灼伤和异物感。眼睑水肿、流泪、畏光、视力减低、变态反应等较少见。对本品及喹诺酮类药过敏者、孕妇禁用，不宜用于18岁以下的小儿及青少年
氧氟沙星滴眼液、眼膏	抗感染。滴眼液：1～2滴/次，每15min一次，连续2h，以后每小时一次，连续48h，之后酌情减量。眼膏：一次适量涂于眼睑内，每日3次	偶尔有辛辣似蜇样的刺激症状。对氧氟沙星或喹诺酮类药物过敏者禁用。本品不可长期使用
左氧氟沙星滴眼液、凝胶	抗感染。滴眼液：1滴/次，一日3次。可根据症状适当增减。凝胶：每日3次，涂于眼下睑穹窿部	可有眼睑发红、水肿、眼睑皮肤炎、瘙痒感、刺激感、弥漫性表层角膜炎、角膜障碍。对本品及喹诺酮类药物过敏的患者禁用。孕妇不推荐使用
洛美沙星滴眼液、凝胶	抗感染。滴眼液：1～2滴/次，每日3～5次，滴于眼睑内。眼用凝胶：1滴/次，每日4次，滴于眼结膜囊内，滴药后保持闭眼5min	偶见眼部刺痛感觉。对喹诺酮类药物过敏者禁用
加替沙星滴眼液	抗感染。滴眼：第1～2日，1滴/次，每2h给药1次，每日8次；第3～7日，1滴/次，每日4次	偶有一过性的刺激症状。对加替沙星及其他喹诺酮类药物过敏者禁用。孕妇权衡利弊后使用，哺乳期妇女、婴儿慎用
红霉素眼膏	预防感染。0.5％眼膏涂于眼睑内，一日2～3次，最后一次宜在睡前使用	偶见眼睛疼痛、视力改变、持续性发红或刺激等变态反应
牛碱性成纤维细胞生长因子滴眼液	促进角膜修复。滴眼：1～2滴/次，每日4～6次	将本品置于4～8℃存放。对感染性或急性炎症期角膜病患者，须同时局部或全身使用抗生素或抗炎药，以控制感染和炎症
小牛血去蛋白提取物眼用凝胶	促进角膜修复。滴眼：每日3～4次，将适量凝胶涂于眼部患处	罕见变态反应，个别患者用后偶有一过性眼刺激。对本品所含成分或同类药品过敏者禁用

続表

药品名称	适应证与用法用量	注意事项
重组人表皮生长因子衍生物滴眼液	促进角膜修复。滴眼：1～2 滴/次，每日 4 次，直接滴入眼结膜囊内	对天然和重组人表皮生长因子、甘油、甘露醇有过敏史者禁用。本品保存于阴凉、干燥处(4～25℃)
鼠表皮生长因子滴眼液	促进角膜修复。滴眼：5000IU/ml 滴眼液，2 滴/次，每日 4～6 次	高浓度碘酒、酒精、双氧水、重金属等能引起蛋白质变性的物质，可能会影响本品活性，因此常规清创后，建议用生理盐水冲洗后再使用本品

前房积血（Hyphema）

眼球损伤后，虹膜血管渗透性增加或由于血管破裂出血，血液积聚在前房称外伤性前房积血。外伤性前房积血多见于眼球挫伤，是一种常见的并发症。

【诊断要点】

① 有眼部外伤史。

② 视力下降。

③ 前房下方有红色液平面或前房充满积血。

【治疗原则】

① 卧床休息，双眼包扎，适当应用镇静剂。

② 应用止血剂（酚磺乙胺），可联合应用糖皮质激素（地塞米松）。

③ 一般可不扩瞳、不散瞳。出现虹膜刺激症状时可及时散瞳。

④ 眼压升高时，应用降眼压药物：口服乙酰唑胺、醋甲唑胺、静脉滴注甘露醇，局部应用噻吗洛尔、卡替洛尔、布林佐胺、曲伏前列素滴眼液。

⑤ 溶解血栓使用抗纤溶剂：抗纤溶剂尿激酶。

⑥ 手术治疗。

【可选药物】

药品名称	适应证与用法用量	注意事项
酚磺乙胺	止血。静脉滴注:0.25~0.75g/次,一日2~3次	可有恶心、头痛、皮疹、暂时性低血压等。本品不可与氨基己酸注射液混合使用
乙酰唑胺	降低眼压。口服:首次剂量500mg,以后每6h给药1次,250mg/次,服用1h眼压开始下降,可持续6~8h。每日3次	可出现四肢麻木及刺痛感、全身不适、胃肠道反应、多尿、夜尿、肾及泌尿道结石等。可出现暂时性近视,也可发生磺胺样皮疹,剥脱性皮炎。不宜长期使用,且应与缩瞳剂合并使用。肝、肾功能不全致低钠血症、低钾血症、高氯性酸中毒,肾上腺衰竭及肾上腺皮质功能减退和有肝昏迷倾向患者、有磺胺类药物过敏史者禁用
醋甲唑胺	降低眼压。口服:初始用药时,25mg/次,一日2次。早晚饭后各1次。如用药后降眼压效果不理想,剂量可加为50mg/次,一日2次	不良反应包括感觉异常、食欲减退、胃肠功能紊乱、肝功能不全等。血清钾、钠水平偏低、严重肾、肝疾病或功能不全,肾上腺衰竭,高血氯性酸中毒及闭角型青光眼患者禁用
甘露醇	降低眼压。静脉滴注:一次1~2g/kg,一般为250~500ml,在30~60min滴完,滴注后30min眼压开始下降,可维持3~4h	可出现多尿、口渴或颅内压降低所引起的恶心、头痛、头昏等症状,这些症状在输液停止后迅速消失
噻吗洛尔滴眼液	降低眼压。0.25%~0.5%滴眼液滴:1滴/次,一日1~2次,如眼压已控制,可改为一日1次	最常见的不良反应是眼烧灼感及刺痛。支气管哮喘者或有支气管哮喘史者、严重慢性阻塞性肺部疾病、窦性心动过缓、Ⅱ或Ⅲ度房室传导阻滞,明显心衰,心源性休克者禁用
卡替洛尔滴眼液	降低眼压。1%~2%滴眼液滴眼:1滴/次,一日2次。滴于结膜囊内:滴后用手指压迫内眦角泪囊部3~5min	有暂时性眼烧灼、眼刺痛及流泪、结膜充血水肿。支气管哮喘者或有支气管哮喘史者、严重慢性阻塞性肺部疾病、窦性心动过缓、Ⅱ或Ⅲ度房室传导阻滞,明显心衰,心源性休克者禁用
布林佐胺滴眼液	降低眼压。滴:1滴/次,每天2~3次	常见视物模糊、眼部不适、异物感和眼部充血。孕妇、哺乳期妇女及儿童禁用
曲伏前列素滴眼液	降低眼压。滴眼:1滴/次,每晚1次。剂量不能超过每天1次,因为频繁使用会降低药物的降眼压效应	常见眼充血,其他眼部不良反应包括视力下降、眼部不适、异物感、疼痛、瘙痒。对曲伏前列素、苯扎氯铵或药物的任何成分过敏者禁用。急性眼部感染的患者应禁止使用本品。本品含苯扎氯铵,会被隐形眼镜吸收。在用药前应取出隐形眼镜,在使用本品15min后可重新戴镜

药品名称	适应证与用法用量	注意事项
地塞米松	抗炎及免疫抑制作用。静脉滴注:5~10mg/次,溶于5%葡萄糖注射液中,每日1~2次	长程使用可引起医源性库欣综合征面容和体态、糖皮质激素停药综合征、精神症状。并发感染为肾上腺皮质激素的主要不良反应。对本品及甾体激素类药物过敏者禁用。孕妇及哺乳期妇女尽可能避免使用
尿激酶	溶解血栓。静脉滴注:5000~10000IU/次,一日2次	最常见的不良反应是出血倾向。急性内脏出血、急性颅内出血、陈旧性脑梗死、近两月内进行过颅内或脊髓内外科手术、颅内肿瘤、动静脉畸形或动脉瘤、出血素质、严重难控制的高血压患者禁用。孕妇及哺乳期妇女慎用

紫外线眼损伤 (Ultraviolet ocular injuries)

紫外线眼损伤又称为电光性眼炎或雪盲,是由于受到紫外线过度照射所引起的眼结膜、角膜的损伤。在自然界,如高山、冰川、雪地、沙漠等地区,反射光的紫外线含量增高,会引起眼部的损害。在工业上,进行电焊或气焊时,由于不戴防护镜或防护眼罩,常因电焊时弧光内射出大量的紫外线而引起眼的损伤。室内紫外线消毒也可引起紫外线眼损伤。紫外线对组织有光化学作用,使蛋白质凝固变性,角膜上皮坏死脱落。

【诊断要点】

① 有接触紫外线史,紫外线照射后 6~8h 发病。

② 最初为异物感,继之眼剧痛,高度眼睑痉挛,畏光,流泪,伴面部烧灼感。患者面部和眼睑红肿,结膜充血水肿,睑裂部位的角膜上皮有点或片状脱落。

③ 角膜荧光素染色可见点状或弥漫着色。

【治疗原则】

① 眼部冷敷止痛。

② 局部止痛:用丁卡因。

③ 防止感染:用氯霉素、诺氟沙星、左氧氟沙星、洛美沙星、加替沙星滴眼液。

④ 抗炎：用非甾体类抗炎镇痛药吲哚美辛、双氯芬酸、普拉洛芬滴眼液。

⑤ 促进角膜上皮修复：用维生素 C、维生素 E、鼠表皮生长因子。

【可选药物】

药品名称	适应证与用法用量	注意事项
丁卡因滴眼液	局部止痛。0.5％滴眼液滴眼，每 3min1 次,共 3 次	偶见变态反应。高过敏体质患者禁用
氯霉素滴眼液	抗敏感菌所致眼部感染。滴于眼睑内：1～2 滴/次,一日 3～5 次	可能有眼部刺激、变态反应,口腔苦味。偶见儿童使用后出现再生不良性障碍性贫血。孕妇及哺乳期妇女慎用。新生儿和早产儿禁用
左氧氟沙变态星滴眼液	用于眼部抗感染。滴入眼睑内：1～2 滴/次,每日 3～5 次	常见不良反应是暂时性视力下降、发热、一过性眼睛灼热、眼痛或不适、咽炎及畏光,还有过敏、眼睑水肿、眼睛干燥及瘙痒。对盐酸左氧氟沙星或其他喹诺酮类药物及本品任何组分过敏者禁用
洛美沙星滴眼液、凝胶	抗感染。滴眼液:1～2 滴/次,每日 3～5 次,滴于眼睑内。眼用凝胶:1 滴/次,每日 4 次,滴于眼结膜囊内,滴药后保持闭眼 5min	偶见眼部刺痛感觉。对喹诺酮类药物过敏者禁用
加替沙星滴眼液	抗感染。滴眼:第 1～2 日,1 滴/次,每 2h 给药 1 次,每日 8 次;第 3～7 日,1 滴/次,每日 4 次	偶有一过性的刺激症状。对加替沙星及其他喹诺酮类药物过敏者禁用。孕妇权衡利弊后使用,哺乳期妇女、婴儿慎用
吲哚美辛滴眼液	局部抗炎。滴眼:1 滴/次,一日 4～6 次	滴眼有短暂烧灼、刺痛。对本品过敏者禁用
双氯芬酸钠滴眼液	本品具有抗炎作用。滴眼:1 滴/次,每日 4～6 次	偶见眼部过敏、刺激、眼部异物感、眼部痒感、结膜水肿、眼睑水肿。对本品过敏者、戴接触镜者禁用
普拉洛芬	抗炎作用。滴眼:1～2 滴/次,每日 4 次	本品滴眼后有刺激感、结膜充血、瘙痒感、眼睑发红、肿胀、眼睑炎、分泌物等。对本品成分有过敏史的患者禁用
维生素 C	影响眼组织代谢。静脉滴注:每次 3g,每日 1 次	大剂量应用可引起腹泻、皮疹、胃酸增多、胃液反流,有时尚可见泌尿系结石、尿内草酸盐与尿酸盐排出增多、DVT、血管内溶血或凝血等

药品名称	适应证与用法用量	注意事项
维生素 E	影响眼组织代谢。口服:100mg/次,每日1次	长期服用、大量可引起视物模糊、乳腺肿大、腹泻、头晕、流感样综合征、头痛、恶心及胃痉挛、乏力软弱
鼠表皮生长因子	用于角膜外伤及长期不愈的角膜病变效果佳。滴眼:5000IU/ml滴眼液,2滴/次,每日4~6次	高浓度碘酒、酒精、双氧水、重金属等能引起蛋白质变性的物质,可能会影响本品活性,因此常规清创后,建议用生理盐水冲洗后再使用本品

眼部化学烧伤 (Ocular chemical burn)

眼部化学烧伤是以酸、碱为主的化学物质进入眼内所造成的腐蚀性眼损伤。引起眼部化学烧伤的物质有酸性致伤物(包括无机盐及其化合物、有机酸、无机酸等)和碱性致伤物(包括碱金属及其化合物、碱土金属及其化合物等)以及氨、甲酚皂溶液和卤水等。

【诊断要点】

① 有明确的眼部化学物质外伤史。

② 有明显的眼部刺激症状:眼痛、异物感、畏光、流泪、眼睑痉挛、结膜充血及视力障碍等临床症状。

③ 酸性烧伤较浅,使组织蛋白凝固坏死,引起界限明显的白色凝固片,不继续扩散。无机酸所致的组织损伤较有机酸为重。

④ 碱性烧伤较深,受损的角膜或结膜呈边界模糊的灰白色浸润和坏死区,并可引起虹膜水肿、渗出、房水混浊、瞳孔缩小,晶状体也可混浊或继发青光眼。

⑤ 荧光素染色法。

⑥ 裂隙灯下观察。

【治疗原则】

(1) 争分夺秒,现场就近彻底冲洗,严重者应作注射中和治疗,酸性烧伤用弱碱性碳酸氢钠溶液,碱性烧伤用弱酸性溶液(乳酸、醋酸、硼酸、枸橼酸溶液)反复冲洗结膜囊或结膜注射维生素C。前房穿刺排出毒物。

（2）预防感染：碱烧伤后应注意抗炎及预防继发感染，局部使用抗生素及散瞳（阿托品），静脉滴注地塞米松。

（3）出现继发性青光眼者应降眼压：口服碳酸酐酶抑制剂乙酰唑胺、醋甲唑胺，局部应用噻吗洛尔、卡替洛尔、布林佐胺、曲伏前列素滴眼液。

（4）减轻伤口疼痛用止痛剂。

（5）应用胶原酶抑制剂（依地酸钠、乙酰半胱氨酸），能使胶原酶失去活性，以延缓或阻止角膜溃疡的发生。

（6）手术治疗，进行结膜或黏膜移植。

【可选药物】

药品名称	适应证与用法用量	注意事项
维生素C	中和碱并可预防角膜溃疡及穿孔的发生。静脉滴注：2.0～3.0g/次；同时结膜下注射：100～200mg/次，每日一次	pH值<4.5时应稀释后注射
地塞米松	抗炎。静脉滴注：10mg，每日1次	仅在伤后一周内应用，若角膜溃疡发生，应立即停用
阿托品滴眼液	散瞳。1%滴眼液滴于结膜囊内，每日2～3次	小儿对此药易中毒，滴时应压迫泪囊，以防进入鼻腔吸收而致中毒。青光眼患者禁用
阿托品滴眼液、眼用凝胶、眼膏	散瞳。滴眼液或眼用凝胶滴眼：1滴/次，一天3次，滴于结膜囊内。2%阿托品眼膏涂于眼结膜囊内：每日2～3次或需要时用	眼部用药后可能产生皮肤、黏膜干燥、发热、面部潮红、心动过速等现象。青光眼及前列腺肥大患者禁用
乙酰唑胺	降低眼压。口服：首次剂量500mg，以后每6h给药1次，250mg/次，服用1h眼压开始下降，可持续6～8h。每日3次	可出现四肢麻木及刺痛感、全身不适、胃肠道反应、多尿、夜尿、肾及泌尿道结石等。不宜长期使用，且应与缩瞳剂合并使用。肝、肾功能不全致低钠血症、低钾血症、高氯性酸中毒、肾上腺衰竭及肾上腺皮质功能减退和有肝昏迷倾向患者、有磺胺类药物过敏史者禁用
醋甲唑胺	降低眼压。口服：初始用药时，25mg/次，一日2次。早晚饭后各1次。如用药后降眼压效果不理想，剂量可加为50mg/次，一日2次	不良反应包括感觉异常、食欲减退、胃肠功能紊乱、肝功能不全等。血清钾、钠水平偏低，严重肾、肝疾病或功能不全，肾上腺衰竭，高血氯性酸中毒及闭角型青光眼患者禁用

药品名称	适应证与用法用量	注意事项
噻吗洛尔滴眼液	降低眼压。0.25%～0.5%滴眼液滴眼：1滴/次，一日1～2次，如眼压已控制，可改为一日1次	最常见的不良反应是眼烧灼感及刺痛。支气管哮喘者或有支气管哮喘史者，严重慢性阻塞性肺部疾病、窦性心动过缓，Ⅱ或Ⅲ度房室传导阻滞，明显心衰，心源性休克者禁用
卡替洛尔滴眼液	降低眼压。1%～2%滴眼液：1滴/次，一日2次。滴于结膜囊内，滴后用手指压迫内眦角泪囊部3～5min	有暂时性眼烧灼、眼刺痛及流泪、结膜充血水肿。支气管哮喘者或有支气管哮喘史者，严重慢性阻塞性肺部疾病，窦性心动过缓，Ⅱ或Ⅲ度房室传导阻滞，明显心衰，心源性休克者禁用
布林佐胺滴眼液	降低眼压。滴眼：1滴/次，每天2～3次	常见视物模糊、眼部不适、异物感和眼部充血。孕妇、哺乳期妇女及儿童禁用
曲伏前列素滴眼液	降低眼压。滴眼：1滴/次，每晚1次。剂量不能超过每天1次，因为频繁使用会降低药物的降眼压效应	常见眼部充血，其他眼部不良反应包括视力下降、眼部不适、异物感、疼痛、瘙痒。对曲伏前列素、苯扎氯铵或药物的任何成分过敏者禁用。有眼部感染史者慎用；急性眼部感染的患者禁止使用。本品含苯扎氯铵，会被隐形眼镜吸收。在用药前应取出隐形眼镜，在使用本品15min后可重新戴镜
依地酸钠滴眼液	抑制胶原酶，治疗角膜溃疡。0.4%滴眼液滴眼：每日3～6次	
乙酰半胱氨酸滴眼液	抑制胶原酶，治疗角膜溃疡。2.5%～5%滴眼液滴眼：1～2滴/次，每2h给药1次	制成溶液后，在7天内使用完毕。禁与碘化油、糜蛋白酶、胰蛋白酶配伍

第十四章
耳鼻喉科急诊

急性化脓性中耳炎 （Acute suppurative otitis media）

急性化脓性中耳炎是细菌感染引起的中耳黏膜的急性化脓性炎症。病变主要位于鼓室，但中耳其他各部亦常受累。主要致病菌为肺炎链球菌、流感嗜血杆菌、乙型溶血性链球菌、葡萄球菌、变形杆菌等。本病较常见，好发于儿童，冬春季多见，常继发于上呼吸道感染。

【诊断要点】

（1）病因或诱因：急性上呼吸道感染、急性传染病（如猩红热、麻疹、百日咳等）期间，抵抗力下降，致病菌可通过咽鼓管途径并发本病；在污水中游泳或跳水、不适当的咽鼓管吹张、擤鼻或鼻腔治疗等，均可导致细菌循咽鼓管侵入中耳；鼓膜外伤、鼓膜穿刺、鼓室置管时，致病菌可由外耳道直接侵入中耳。

（2）主要症状为耳痛、听力减退及耳鸣、流脓，全身症状轻重不一，可有畏寒、发热、倦怠、纳差。婴幼儿不能陈述病情，常表现为发热、哭闹不安、抓耳摇头，甚至出现呕吐、腹泻等胃肠道症状。因此，要详细检查鼓膜，以明确诊断。

（3）检查

① 早期检查：鼓膜松弛部充血、紧张部周边及锤骨柄可见放射状扩张的血管，此期为时不久，常被忽视，特别是小儿更不易

觉察。

② 中期检查：鼓膜弥漫性充血，伴肿胀，向外膨出，初见于后上部。后渐全部外凸。正常标志难以辨认。血象：白细胞总数增多，中性粒细胞比例增加。

③ 晚期检查：鼓膜穿孔前，局部先出现小黄点。穿孔开始一般甚小，不易看清，彻底清洁外耳道后，方可见到鼓膜穿孔处有闪烁搏动的亮点，有脓液自该处涌出（耳部）。听力检查呈传导性耳聋。

④ 恢复期检查：可见鼓膜紧张部小穿孔，外耳道内有脓性分泌物。

（4）实验室检查：白细胞总数升高，中性粒细胞升高，穿孔后血象逐渐恢复正常。

【治疗原则】

控制感染，通畅引流，去除病因。

（1）全身治疗

① 及早应用足量抗感染药物控制感染。可口服或静脉应用青霉素类或头孢菌素类抗生素、甲硝唑。鼓室穿孔后取脓液做细菌培养及药敏试验，参照结果调整用药。

② 1％麻黄碱液或呋喃西林麻黄碱液、羟甲唑啉、氯霉素麻黄碱液滴鼻，减轻咽鼓管咽口肿胀，以利引流。

③ 理疗，如红外线、超短波等，有助于消炎止痛。

④ 全身支持疗法，注意休息，调节饮食。

（2）局部治疗

① 鼓膜穿孔前：1％～3％酚甘油滴耳，可消炎止痛；鼓膜切开术。

② 鼓膜穿孔后：先以3％双氧水清洗，并拭净外耳道脓液，以便药物进入中耳发挥作用。局部用药以抗生素水溶液为主，每日3～4次。恢复期，可选用4％硼酸甘油、2.5％～5％氯霉素甘油等滴耳，便于消肿、干耳。

③ 感染完全控制后，鼓膜穿孔长期不愈合者，可行鼓膜修

补术。

（3）病因治疗：积极治疗鼻部及咽部慢性疾病，如腺样体肥大、慢性鼻窦炎、慢性扁桃体炎等。

【可选药物】

药品名称	适应证与用法用量	注意事项
青霉素	适用于敏感菌所致的各种感染包括中耳炎。静脉滴注:400万 U/次,每日 2 次。儿童 5 万～20 万 U/(kg·d),分 2 次	有变态反应;大剂量应用可出现反射亢进、幻觉、抽搐等,停药或减低剂量可恢复。用药前作皮试
氨苄西林/舒巴坦	抗感染,静脉滴注:2～4g/次,每8h给药 1 次	有注射部位疼痛、腹泻、恶心、皮疹等。用药前做皮试。用 0.9%氯化钠注射液溶解。肾功能减退者慎用。孕妇禁用
阿莫西林	口服:成人 0.5～1g/次,每 6～8h给药 1 次,一日剂量不超过 4g;儿童 20～40mg/(kg·d),分 3 次给药;3月以下婴儿 30mg/(kg·d),分 2 次给药	不良反应有恶心、呕吐、腹泻及伪膜性肠炎、皮疹、药物热等。用前做青霉素钠皮肤试验。哮喘、枯草热等过敏者慎用
阿莫西林克拉维酸钾	口服:以阿莫西林计,成人和 12岁以上儿童,250mg/次,一日 3 次。严重感染时,剂量可加倍。疗程 7～10 日。3 个月以下婴儿,一次15mg/kg,一日 2 次;儿童(40kg 以下)一次 25mg/kg,一日 2 次	不良反应有腹泻、恶心、呕吐、皮疹、过敏性休克、药物热和哮喘等。严重肝功能减退者慎用,青霉素过敏者、其他青霉素类药物过敏者及传染性单核细胞增多症者禁用
头孢唑林	抗感染。静脉滴注:一般 2～4g/d,严重感染 6g/d,分 2 次用,使用5～7天	对肾功能不全者应谨慎使用本品,个别患者可出现暂时性血清转氨酶、ALP升高
头孢噻吩	抗感染。肌内或静脉注射:0.5～1g/次,2～4g/d,肾功能不全者应减量。儿童用量每日 40～80mg/(kg·d),分次给予	对青霉素过敏者慎用,对头孢菌素过敏者禁用。与庆大霉素或其他肾毒性抗生素合用可增加肾损害的危险性
头孢呋辛	抗感染。静脉滴注:一般 2～4g/d,严重感染 6g/d,分 2 次给药,使用5～7 天。儿童 60mg/(kg·d),重症100mg/(kg·d),分 3～4 次给药	对青霉素过敏或过敏体质者慎用,对头孢菌素类过敏者禁用。与高效利尿药合用可致肾损害。可引起皮肤瘙痒、胃肠道反应、血红蛋白降低,注射局部疼痛

药品名称	适应证与用法用量	注意事项
头孢哌酮	抗感染。肌内注射或静脉滴注：轻中度感染，1～2g/次，2～4g/d；重度感染，2～4g/次，6～8g/d。小儿50～150mg/（kg·d），分2～4次给予	对青霉素过敏和过敏体质者慎用。肝功能不全及胆道阻塞者禁用。可干扰体内维生素K的代谢，造成出血倾向。尚可改变血象，造成肝、肾损害和导致胃肠道反应。用药期间饮酒可引起戒酒硫样反应
甲硝唑	用于厌氧菌感染的治疗。口服：0.2～0.4g/次，0.6～1.2g/d。静脉滴注：0.5g/次，8h给药1次	孕妇及哺乳期妇女、活动性中枢神经系统疾患和血液病患者禁用。消化道反应最为常见，神经系统症状有头痛、眩晕，偶有感觉异常、肢体麻木、共济失调、多发性神经炎等，大剂量可致抽搐。静脉给药的不良反应最严重的为癫痫发作和周围神经病变
麻黄碱滴鼻剂	用于各种原因引起的鼻黏膜出血。滴鼻：用1%麻黄碱，1滴/次	甲亢、高血压、动脉硬化等患者禁用
羟甲唑啉滴鼻剂	滴鼻：成人和6岁以上儿童，一侧1～3滴/次，早晚各1次	萎缩性鼻炎及鼻腔干燥者、孕妇及2周岁以下儿童禁用。罕见变态反应。使用本品时不能同时使用其他收缩血管类滴鼻剂
酚甘油滴鼻剂	用于外耳道炎、早期急性中耳炎的局部治疗。滴耳：1%～3%滴鼻剂，2～3滴/次，每日3～4次	穿孔前应用，穿孔后该药遇脓液可以形成石炭酸，有腐蚀作用
过氧化氢溶液	适用于化脓性外耳道炎和中耳炎。局部清洗，并用棉签拭净外耳道脓液	本品遇光、热易分解变质。本品不可与还原剂、强氧化剂、碱、碘化物混合使用。本品误入眼内可致不可逆损伤甚至失明
氧氟沙星滴耳液	用于治疗敏感菌引起的中耳炎、外耳道炎、鼓膜炎。滴耳：6～10滴/次，每日2～3次，干耳后3天可停药	对本品及氟喹诺酮类药过敏的患者禁用。偶有中耳痛及瘙痒感
氯霉素滴耳液	治疗中耳炎。局部滴耳：2～3滴/次，每日3次	对本品过敏者、新生儿和早产儿禁用。孕妇及哺乳期妇女慎用

鼻出血（Epistaxis）

鼻出血又称鼻衄，是病理条件下人体最多见的出血，是耳鼻喉科常见病。多因鼻腔、鼻窦病变引起，也可由鼻周乃至全身疾病所引起，偶有因鼻腔邻近病变出血经鼻腔流出者。鼻出血多为单侧，亦可为双侧；可间歇反复出血，亦可持续出血；出血量多少不一，轻者仅鼻涕中带血，重者可引起失血性休克；反复出血则可导致贫血。多数出血可自止。

【诊断要点】

（1）询问病史：通过病史询问了解有无外伤史，排除鼻肿瘤以及以往主要相关疾病及首先出血的一侧，该侧即为出血鼻腔。

（2）出血可发生在鼻腔的任何部位，但以鼻中隔前下区最为多见，有时可见喷射性或搏动性小动脉出血。鼻腔后部出血常迅速流入咽部，从口吐出。一般说来，局部疾患引起的鼻出血，多限于一侧鼻腔，而全身疾病引起者，可能两侧鼻腔内交替或同时出血。

（3）通过前鼻镜检查不能发现出血部位时，如出血不剧，可行鼻内镜或光导纤维鼻咽镜检查。除了寻找出血点外，并作必要的全身检查（测量血压、血常规检查、出血时间及凝血时间测定、毛细血管脆性试验及血小板计数等）。

【治疗原则】

鼻出血的治疗原则应是"先治标、后治本"，即首先尽快把血止住，然后施以病因治疗。

（1）一般原则

① 严重鼻出血可使大脑皮层供血不足，患者常出现烦躁不安，可注射镇静剂，一般用巴比妥类药物，但对老年人以用地西泮或异丙嗪为宜。

② 已出现休克症状者，应注意呼吸道情况，对合并有呼吸道阻塞者，应首先予以解除，同时进行有效地抗休克治疗。

（2）局部止血方法：按病因和病情不同区别对待。有指压法、收敛法、烧灼法、冷冻止血法、翼腭管注射法（腭大孔注射法）、填塞法、血管结扎法及血管栓塞法。

（3）全身治疗

① 半坐位休息。注意营养，给予高热量易消化饮食。对老年或出血较多者，注意有无失血性贫血、休克、心脏损害等情况，并及时处理。失血严重者，须予输血、输液。

② 寻找出血病因，进行病因治疗。

③ 给予足够的维生素 C、维生素 K、维生素 P 等，并给予适量的镇静剂。

④ 适当应用止血剂：麻黄碱、肾上腺素、凝血酶局部应用，氨基己酸、酚磺乙胺等全身用药，云南白药局部应用或全身应用。

⑤ 反复鼻腔填塞时间较长者，应加用抗生素预防感染。

（4）手术疗法：手术治疗可酌情采用。

【可选药物】

药品名称	适应证与用法用量	注意事项
麻黄碱	用于各种原因引起的鼻黏膜出血,用棉条浸 1% 麻黄碱填塞	甲亢、高血压、动脉硬化等患者禁用
肾上腺素	局部止血。用棉条浸 0.1% 肾上腺素填塞	甲亢、高血压、心脏病等患者慎用,心源性哮喘禁用
凝血酶	止血,用棉条浸凝血酶干燥粉末或溶液(50～250U/ml)填塞	严禁注射,必须直接与创面接触才能起止血作用。本品遇酸、碱、重金属发生反应而降效
酚磺乙胺	止血。肌内注射:0.25～0.75g/次,一日 2～3 次。静脉注射:0.25～0.75g/次,一日 2～3 次。静脉滴注:1.25～2.5g 加入 5% 葡萄糖注射液 500ml 稀释后滴注	有血栓形成史者慎用。用药后可有恶心、头痛、皮疹、暂时性低血压等,偶有静脉注射后发生过敏性休克的报道

急性鼻窦炎（Acute sinusitis）

急性鼻窦炎多继发于急性鼻炎，其病理改变主要是鼻窦黏膜的急性卡他性炎症或化脓性炎症，严重者可累及骨质，并可累及周围组织和邻近器官，引起严重并发症。致病菌多为球菌，如肺炎链球菌、溶血性链球菌、葡萄球菌和卡他球菌等，其次为杆菌，如流感杆菌、卡他莫拉菌、变形杆菌和大肠杆菌等；厌氧菌感染也不少见，应注意多数为混合感染。

【诊断要点】

（1）详细询问和分析病史，如在急性鼻炎之后出现鼻塞、脓涕、头痛及局部红肿和压痛，应首先考虑本病。

（2）临床表现：如为化脓性鼻窦炎则局部症状有鼻塞、流脓涕、头痛或局部痛；全身症状有畏寒、发热、食欲缺乏、乏力、周身不适等。

（3）前鼻镜、鼻内镜检查，观察鼻黏膜情况及是否有脓性分泌物。

（4）鼻窦CT扫描，可清楚显示鼻窦黏膜增厚，脓性分泌物蓄积、累及鼻窦范围等。也可选择鼻窦X线平片检查。

（5）在患者无发热和抗生素控制下可施行上颌窦穿刺冲洗，观察有无脓性分泌物冲出，若有，应作细菌培养和药物敏感试验，以利进一步治疗。

【治疗原则】

（1）去除病因：一般治疗同上呼吸道感染和急性鼻炎，适当注意休息。

（2）控制感染和预防并发症：足量抗生素及时控制感染，疗程不少于2周，防止发生并发症或转为慢性。明确致病菌者应选择敏感的抗生素，未能明确致病菌者可选择广谱抗生素。一般首选阿莫西林或阿莫西林克拉维酸钾、二代头孢菌素。

（3）明确有厌氧菌感染者应同时应用抗厌氧菌药。

（4）黏液稀释、改善黏膜纤毛活性药：标准桃金娘油胶囊，使用时间为2周以内。

（5）必要时全身给予抗变态反应药物以减轻鼻黏膜水肿：口服氯雷他定、西替利嗪等。

（6）解除鼻腔鼻窦引流和通气障碍：鼻内用呋麻滴鼻液和糖皮质激素丙酸氟替卡松鼻喷雾剂、布地奈德鼻喷剂、糠酸莫米松鼻喷剂；体位引流；局部热敷、短波透热或红外线照射；鼻腔冲洗；上颌窦穿刺冲洗。

【可选药物】

药品名称	适应证与用法用量	注意事项
青霉素	适用于敏感菌所致的各种感染,如败血症、肺炎、感染性心内膜炎、脑膜炎、扁桃体炎、中耳炎等。静脉滴注:400万 U/次,每日2次。儿童5万～20万 U/(kg·d),分2次给药	有变态反应;大剂量应用可出现反射亢进、幻觉、抽搐等,停药或减低剂量可恢复。用药前作皮试
氨苄西林/舒巴坦	抗感染,静脉滴注:2～4g/次,每8h给药1次	有注射部位疼痛、腹泻、恶心、皮疹等。用药前做皮试。用0.9%氯化钠注射液溶解。肾功能减退者慎用。孕妇禁用
阿莫西林	口服:成人0.5～1g/次,每6～8h给药1次,剂量不超过4g/d,儿童20～40mg/(kg·d),分3次服;3月以下婴儿30mg/(kg·d),分2次服	不良反应有恶心、呕吐、腹泻及伪膜性肠炎、皮疹、药物热等。用前做青霉素钠皮肤试验。哮喘、枯草热等过敏者慎用
阿莫西林克拉维酸钾	口服:以阿莫西林计,成人和12岁以上儿童,250mg/次,一日3次。严重感染时,剂量可加倍。疗程7～10日。3个月以下婴儿,一次15mg/kg,一日2次;儿童(40kg以下),一次25mg/kg,一日2次	不良反应有腹泻、恶心、呕吐、皮疹、过敏性休克、药物热和哮喘等。严重肝功能减退者慎用,青霉素过敏者、其他青霉素类药物过敏者及传染性单核细胞增多症者禁用
头孢唑林	抗感染。静脉滴注:一般2～4g/d,严重感染6g/d,分2次使用,连用5～7天	对肾功能不全者应谨慎使用本品,个别患者可出现暂时性血清转氨酶、ALP升高
头孢呋辛	用于敏感菌所致的感染。静脉滴注:一般感染2～4g/d,严重感染6g/d,分2次滴注,使用5～7天。儿童60mg/(kg·d),重症100mg/(kg·d),分3～4次给药	对青霉素过敏或过敏体质者慎用,对头孢菌素类过敏者禁用。与高效利尿药合用可致肾损害。可引起皮肤瘙痒、胃肠道反应、血红蛋白降低、注射局部疼痛
阿奇霉素	用于敏感细菌所引起的鼻窦炎。口服:每日1次,成人500mg,儿童10mg/kg,连用3日,或第1日500mg,以后250mg/d,连服5日。静脉滴注:500mg/次,一日1次,用至1～2天症状控制后改为口服巩固治疗	对大环内酯类药物过敏者禁用。肝功能不全者、孕妇和哺乳妇女均需慎用。消化系统不良反应包括呕吐、腹泻、腹痛等。少数患者出现白细胞减少、转氨酶升高

药品名称	适应证与用法用量	注意事项
左氧氟沙星	用于敏感细菌引起的感染。静脉滴注:成人0.2g,每日1~2次	对喹诺酮类药物过敏者、妊娠及哺乳期妇女、18岁以下患者、癫痫患者禁用。用药期间可能出现恶心、呕吐、腹部不适、头痛、头重等,一般均能耐受,停药后可自行消失
甲硝唑	用于厌氧菌感染。口服:0.2~0.4g/次,一日0.6~1.2g。静脉滴注:0.5g/次,8h给药1次	孕妇及哺乳期妇女、活动性中枢神经系统疾患和血液病患者禁用。消化道反应最为常见,神经系统症状有头痛、眩晕,偶有感觉异常、肢体麻木、共济失调、多发性神经炎等,大剂量可致抽搐。静脉给药的不良反应最严重的为癫痫发作和周围神经病变
标准桃金娘油	用于急、慢性鼻窦炎。口服:300mg/次,一日3~4次,宜在餐前30min用较多的凉开水送服	极个别有胃肠道不适及原有的肾结石和胆结石的移动。偶有变态反应,如:皮疹、面部水肿、呼吸困难和循环障碍
呋麻滴鼻液	用于急慢性鼻炎、鼻窦炎的局部治疗。滴鼻:每次1~2滴,每日2~3次,连续使用不超过10天	高血压、冠心病、甲亢患者忌用
丙酸氟替卡松鼻喷剂	用于成人及4岁以上儿童常年过敏性及非过敏性鼻炎。每日1次,每鼻孔1~2喷,以早晨用药为佳	激素样副作用较轻微,但经常应用可引起鼻咽部干燥、刺激感
布地奈德鼻喷剂	局部治疗。鼻腔喷入:开始时每个鼻孔各2喷,早晚各1次,一日最大用量不超过8喷。症状缓解后每天每个鼻孔喷1次,每次1喷。疗程1个月	常见局部刺激、轻微的血性分泌物、鼻出血。少见血管性水肿、荨麻疹、皮疹、皮炎、瘙痒、鼻中隔穿孔和黏膜溃疡
糠酸莫米松鼻喷剂	局部治疗。每侧鼻孔2喷(每喷为50μg),一日1次,症状被控制后,剂量可减至每侧鼻孔1喷。如果症状未被有效控制,可增剂量至每侧鼻孔4喷,在症状控制后减小剂量。3~11岁儿童每侧鼻孔1喷,一日1次	不良反应包括鼻出血如明显出血、带血黏液和血斑,咽炎,鼻灼热感及鼻部刺激感。对于涉及鼻黏膜的未经治疗的局部感染不应使用本品。新近接受鼻部手术或受外伤的患者,在伤口愈合前不应使用

急性化脓性扁桃体炎（Acute suppurative tonsillitis）

急性化脓性扁桃体炎是腭扁桃体炎的急性非特异性炎症。主要致病菌为乙型溶血性链球菌、葡萄球菌、肺炎链球菌、流感杆菌等，少数有厌氧菌感染，常合并病毒感染。多发生于儿童及青年，春秋季、气温变化时多见。

【诊断要点】

① 诱因：受凉、过度疲劳、烟酒过度、有害气体刺激及上呼吸道有慢性病灶等。

② 临床表现：畏寒发热、头痛、乏力等全身症状，咽痛，咽部黏膜弥漫性充血，腭扁桃体充血肿大，扁桃体表面有化脓滤泡，下颌角淋巴结肿大、压痛。

③ 血常规检查：白细胞总数升高，中性粒细胞增多。

【治疗原则】

① 一般对症处理：注意休息、多饮水、进食流汁饮食。高热者可给予退热药物（阿司匹林、对乙酰氨基酚）。

② 足量使用抗生素，以消炎止痛、缓解症状：青霉素类、头孢菌素类等。也可根据药敏试验选择抗菌药物。激素可酌情使用。

③ 局部处理：复方硼砂溶液、复方氯己定含漱液、呋喃西林溶液漱口以消炎止痛，缓解症状。

【可选药物】

药品名称	适应证与用法用量	注意事项
青霉素	适用于敏感菌所致的各种感染，包括扁桃体炎。静脉滴注：400 万 U/次，每日 2 次。儿童 5 万～20 万 U/(kg·d)，分 2 次给药	可出现变态反应；大剂量应用可出现反射亢进、幻觉、抽搐等，停药或减低剂量可恢复。用药前作皮试
氨苄西林/舒巴坦	抗感染，静脉滴注：2～4g/次，每 8h 给药 1 次	有注射部位疼痛、腹泻、恶心、皮疹等。用药前做皮试。用 0.9%氯化钠注射液溶解。肾功能减退者慎用。孕妇禁用
头孢唑林	抗感染。静脉滴注：一般 2～4g/d，严重感染 6g/d，分 2 次使用，连用 5～7 天	对肾功能不全者应谨慎使用本品，个别患者可出现暂时性血清转氨酶、ALP 升高

药品名称	适应证与用法用量	注意事项
头孢呋辛	临床应用于敏感菌所致的感染。静脉滴注:一般感染 2～4g/d,严重感染 6g/d,分 2 次滴注,使用 5～7 天。儿童 60mg/(kg·d),重症 100mg/(kg·d),分 3～4 次给药	对青霉素过敏或过敏体质者慎用,对头孢菌素类过敏者禁用。与高效利尿药合用可致肾损害。可引起皮肤瘙痒、胃肠道反应、血红蛋白降低,注射局部疼痛
阿司匹林	解热,镇痛。口服:0.3～0.6g/次,一日 3 次,必要时每 4h 给药 1 次	有恶心、呕吐、上腹部不适或疼痛等胃肠道反应,少见胃肠道出血或溃疡
对乙酰氨基酚	解热,镇痛。口服:0.3～0.6g/次,每 4h 给药 1 次,或每日 4 次;不宜超过 2g/d,退热疗程一般不超过 3 天,镇痛不宜超过 10 天。儿童 12 岁以下每日 1.5g/m²,分次服,疗程不超过 5 天	一般剂量较少引起不良反应。大量或长期服用可引起造血系统及肝肾损害
复方硼砂溶液	用于急性扁桃体炎、急性咽炎等对口腔咽部的清洗,每日 3～5 次含漱	含漱制剂不可咽下。不宜用于大面积创伤,以防吸收中毒。本品排泄缓慢,反复应用可产生蓄积,导致慢性中毒
复方氯己定含漱液	用于急性扁桃体炎、急性咽炎等对口腔咽部的清洗。漱口:10～20ml/次,早晚刷牙后含漱	含漱制剂不可咽下。偶见变态反应或口腔黏膜浅表脱屑。长期使用能使口腔黏膜表面与牙齿着色,舌苔发黄,味觉改变。使用本品期间,如使用其他口腔含漱液,应至少间隔 2h

急性喉炎 (Acute laryngitis)

急性喉炎是喉黏膜及声带的急性卡他性炎症,好发于冬春季节,常继发于急性鼻炎、鼻窦炎、急性咽炎,为整个上呼吸道感染的一部分,也可单独发生。有时大声喊叫、过度用嗓、剧烈咳嗽,也可引起急性喉炎。若发生于儿童,病情较为严重。

【诊断要点】

(1) 根据病史有上感或过度用声等诱因,轻者有声嘶,声音粗涩、低沉、沙哑,以后可逐渐加重,甚至可完全失声,喉部疼痛和全身不适,个别患者可有发热、畏寒等症状。喉部肿胀严重者,也可出现吸气性呼吸困难，但成人极少发生。小儿可出现发热、声音嘶哑、犬吠样咳嗽及吸入性呼吸困难，常较危重。

（2）喉镜检查见喉黏膜弥漫性充血、肿胀，声带呈淡红色或鲜红色，有时可见声带黏膜下出血或附有黏稠性分泌物，声带肿胀，游离缘变钝，发声时两侧声带不能闭紧。

【治疗原则】

（1）禁烟酒，不吃刺激性食物，少讲话，以利炎症消退。

（2）超短波理疗，具有消炎、止痛作用。

（3）局部药物治疗：雾化吸入抗菌药液加激素液，复方安息香酊蒸气吸入。

（4）全身药物治疗：早期使用足量有效的抗菌药物（青霉素类、头孢菌素类）和糖皮质激素（泼尼松、地塞米松、甲泼尼龙），可控制感染，解除水肿。

（5）小儿喉炎应注意给氧、镇静、解痉，保持呼吸道通畅。

（6）中药胖大海等对急性喉炎有一定疗效。

【可选药物】

药品名称	适应证与用法用量	注意事项
青霉素	适用于敏感菌所致的各种感染，如败血症、肺炎、感染性心内膜炎、脑膜炎、扁桃体炎、中耳炎等。静脉滴注：400万 U/次，每日2次。儿童5万～20万 U/(kg·d)，分2次给药	有变态反应；大剂量应用可出现反射亢进、幻觉、抽搐等，停药或减低剂量可恢复。用药前作皮试
氨苄西林/舒巴坦	抗感染，静脉滴注：2～4g/次，每8h给药1次	有注射部位疼痛、腹泻、恶心、皮疹等。用药前作皮试。用0.9%氯化钠注射液溶解。肾功能减退者慎用。孕妇禁用
头孢唑林	抗感染。静脉滴注：一般2～4g/d，严重感染6g/d，分2次滴注，使用5～7天	对肾功能不全者应遵慎使用本品，个别患者可出现暂时性血清转氨酶、ALP升高
头孢呋辛	临床应用于敏感菌所致的感染。静脉滴注：一般感染2～4g/d，严重感染6g/d，分2次滴注，使用5～7天。儿童 60mg/(kg·d)，重症100mg/(kg·d)，分3～4次给药	对青霉素过敏或过敏体质者慎用，对头孢菌素类过敏者禁用。与高效利尿药合用可致肾损害。可引起皮肤瘙痒、胃肠道反应、血红蛋白降低，注射局部疼痛

药品名称	适应证与用法用量	注意事项
地塞米松	主要用于过敏性与炎症性疾病。静脉滴注:10~20mg/d,分1~2次。小儿每次0.2mg/kg,重症患者隔6~8h重复使用	溃疡病、血栓性静脉炎、活动性肺结核、肠吻合手术后患者禁用
泼尼松	抗炎、抗过敏。口服:5~10mg/次,每日3次,持续3天	
甲泼尼龙	抗炎、抗过敏。静脉滴注:80mg/d	静脉迅速给予大剂量可能发生全身性变态反应;长程用药可引起医源性库欣综合征面容和体态。症状控制后应逐渐递减剂量
布地奈德气雾剂	激素治疗。口腔吸入:成人1~2mg/次,一日2次。儿童0.5~1mg/次,一日2次	不良反应包括声嘶、溃疡、咽部疼痛不适、舌部和口腔刺激、口干、咳嗽和口腔念珠菌病。如果发现口咽念珠菌病,可用适当的抗真菌药治疗,并继续使用布地奈德
吸入用布地奈德混悬液	成人1~2mg/次,一日2次;儿童0.5~1mg/次,一日2次。维持剂量:成人0.5~1mg/次,一日2次;儿童0.25~0.5mg/次,一日2次	变态反应、胸痛、疲劳、喘鸣、疱疹、接触性皮炎、骨折、紫癜以及颈部淋巴结病等。运动员慎用;布地奈德过敏者禁用,孕妇权衡利弊后使用

喉阻塞（Laryngeal obstruction）

喉阻塞系因喉部或其邻近组织的病变,使喉部通道发生狭窄甚至阻塞,引起呼吸困难,是耳鼻喉科常见的急症之一,可在发病几小时或几分内引起窒息而危及生命,必须予以重视。幼儿发生喉阻塞的机会较成人多。

【诊断要点】

① 吸气性呼吸困难为喉阻塞的主要症状,表现为吸气相延长,吸气运动增强,呼吸频率基本不变或减慢,同时伴吸气性软组织凹陷,吸气期喉喘鸣,声嘶,咽喉部有阻塞性病变,肺部有充气不足的体征。

② 明确病因如急性炎症、异物、外伤、肿瘤、喉水肿、先天

性疾病。

【治疗原则】

争分夺秒，因地制宜，迅速解除呼吸困难。根据其病因及呼吸困难的程度，采用药物或手术治疗。

（1）Ⅰ度：明确病因，积极进行病因治疗。如由炎症引起，使用足量抗生素和糖皮质激素。

（2）Ⅱ度：因炎症引起者，用足量有效抗生素和糖皮质激素，大多可避免气管切开术。若为异物，应迅速取出。

（3）Ⅲ度：由炎症引起，喉阻塞时间较短者，在密切观察下可积极使用药物治疗，并做好气管切开术的准备。若药物治疗未见好转，宜及早行气管切开术。若为肿瘤，则应立即行气管切开术。

（4）Ⅳ度：立即行气管切开术。

（5）药物治疗

① 糖皮质激素：氢化可的松、地塞米松、甲泼尼龙、泼尼松龙静脉滴注。

② 抗菌药物：氨苄西林、头孢唑林、头孢呋辛等。

③ 雾化吸入：吸入用布地奈德混悬液、布地奈德气雾剂。

【可选药物】

药品名称	适应证与用法用量	注意事项
氢化可的松	抗炎。静脉滴注：100～200mg/次，加入0.9%氯化钠注射液或5%葡萄糖注射液500ml中	静脉迅速给予大剂量可能发生全身性变态反应，包括面部、鼻黏膜、眼睑肿胀、荨麻疹，气短、胸闷、喘鸣
地塞米松	主要用于过敏性疾病与炎症性疾病。静脉滴注：10～20mg/d，分1～2次给药	溃疡病、血栓性静脉炎、活动性肺结核、肠吻合手术后患者禁用
甲泼尼龙	抗炎，抗过敏。静脉滴注：80mg/d	静脉迅速给予大剂量可能发生全身性变态反应，长程用药可引起医源性库欣综合征面容和体态。症状控制后应逐渐递减剂量

药品名称	适应证与用法用量	注意事项
泼尼松龙	抗炎,抗过敏。肌内注射:10~40mg/d,必要时可加量	长程使用可引起医源性库欣综合征、精神症状。并发感染为肾上腺皮质激素的主要不良反应。突然停药出现停药综合征。严重的精神病和癫痫、活动性消化性溃疡病、新近胃肠吻合手术、肾上腺皮质功能亢进症、高血压、糖尿病、孕妇等禁用
氨苄西林	用于敏感菌所致的感染。静脉滴注:1~2g/次,必要时可用到3g,溶于100ml输液中,静脉滴注0.5~1h,一日2~4次。儿童用量为100~150mg/(kg·d),分次给予	可致过敏性休克,皮疹发生率较其他青霉素高,有时也发生药物热。静脉滴注液的浓度不宜超过30mg/ml,以免发生抽搐反应。用药前作皮试
头孢唑林	抗感染。静脉滴注:一般2~4g/d,分2次,使用5~7天	对肾功能不全者应谨慎使用本品,个别患者可出现暂时性血清转氨酶、ALP升高
头孢呋辛	抗感染。静脉滴注:2~4g/d,分2次用,使用5~7天。儿童60mg/(kg·d),重症可到100mg/(kg·d),分3~4次给药	对青霉素过敏或过敏体质者慎用,对头孢菌素类过敏者禁用。与高效利尿药合用可致肾损害。可引起皮肤瘙痒、胃肠道反应、血红蛋白降低,注射局部疼痛
布地奈德气雾剂	激素治疗。口腔吸入:成人1~2mg/次,一天2次。儿童0.5~1mg/次,一天2次	不良反应包括声嘶、溃疡、咽部疼痛不适、舌部和口腔刺激、口干、咳嗽和口腔念珠菌病。如果发现口咽念珠菌病,可用适当的抗真菌药治疗,并继续使用布地奈德
吸入用布地奈德混悬液	成人1~2mg/次,一日2次;儿童0.5~1mg/次,一日2次。维持剂量:成人0.5~1mg/次,一日2次,儿童0.25~0.5mg/次,一日2次	变态反应、胸痛、疲劳、喘鸣、疱疹、接触性皮炎、骨折、紫癜以及颈部淋巴结病等。运动员慎用,布地奈德过敏者禁用,孕妇权衡利弊后使用

急性会厌炎 (Acute epiglottitic)

急性会厌炎又称急性声门上喉炎,是以会厌为主的声门上区喉黏膜的急性非特异性炎症,是一种危及生命的严重感染,治疗不及时常致脓肿形成,儿童及成人皆可见。全年均可发生,但冬春季节多见。诱因有受冻感冒、疲劳、烟酒过度、会厌外伤、年老体弱等。可以是原发，也可是继发病毒感染后的细菌感染造成，病原菌以 B 型嗜血流感杆菌最多，其他常见的有葡萄球菌、肺炎链球菌等。

【诊断要点】

① 起病急，多有发热、畏寒、头痛、全身不适。

② 喉痛剧烈，吞咽时加重，故常有唾液外溢。

③ 吞咽困难，因会厌肿胀，以致语言含糊不清，似口中含物。

④ 严重时可伴有呼吸困难，出现窒息、晕厥、休克。

⑤ 间接喉镜下见会厌红肿，舌面尤甚，重时可呈球形，若脓肿形成，会厌舌面可见黄白色脓点。

⑥ 白细胞总数增加。

【治疗原则】

① 全身应用足量强有力广谱抗菌药物（氨苄西林及头孢菌素类）和糖皮质激素。

② 如肿胀严重，伴有呼吸困难者应同时加用激素（地塞米松、甲泼尼龙、泼尼松龙、吸入用布地奈德混悬液等）静脉滴注，以减轻会厌水肿。对于出现明显喉阻塞症状者，注意保持呼吸道畅通，必要时作气管切开，以免发生窒息。

③ 有脓肿形成者，可在喉镜下切开排脓。

④ 局部给以抗菌药物加激素雾化吸入（常用庆大霉素、布地奈德混悬液及氨溴索组合），以促进炎症消退。

【可选药物】

药品名称	适应证与用法用量	注意事项
氨苄西林	用于敏感菌所致的感染。静脉滴注：1～2g/次，必要时可用到 3g，溶于 100ml 输液中，静脉滴注 0.5～1h，一日 2～4 次。儿童 100～150mg/(kg·d)，分次给予	可致过敏性休克，皮疹发生率较其他青霉素高，有时也发生药物热。静脉滴注液的浓度不宜超过 30mg/ml，以免发生抽搐反应。用药前作皮试
头孢唑林	抗感染。静脉滴注：一般 2～4g/d，分 2 次	对肾功能不全者应谨慎使用本品，个别患者可出现暂时性血清转氨酶、ALP 升高

药品名称	适应证与用法用量	注意事项
头孢呋辛	临床应用于敏感的 G⁻菌所致的感染。静脉滴注：2～4g/d，分 2 次用，使用 5 ～ 7 天。儿童 60mg/(kg·d)，重症可到 100mg/(kg·d)，分 3～4 次给药	对青霉素过敏或过敏体质者慎用，对头孢菌素类过敏者禁用。与高效利尿药合用可致肾损害。可引起皮肤瘙痒、胃肠道反应、血红蛋白降低，注射局部疼痛
地塞米松	抗炎，减轻会厌水肿。静脉滴注：10～20mg/d，分 1～2 次用	溃疡病、血栓性静脉炎、活动性肺结核、肠吻合手术后患者禁用
甲泼尼龙	抗炎、抗过敏。静脉滴注：80mg/d	静脉迅速给予大剂量可能发生全身性变态反应，长程用药可引起医源性库欣综合征面容和体态。症状控制后应逐渐递减剂量
泼尼松龙	抗炎、抗过敏。肌内注射：10～40mg/d，必要时可加量	长程使用可引起医源性库欣综合征、精神症状。并发感染为肾上腺皮质激素的主要不良反应。突然停药出现停药综合征。严重的精神病和癫痫、活动性消化性溃疡病、新近胃肠吻合手术、肾上腺皮质功能亢进症、高血压、糖尿病、孕妇等禁用
吸入用布地奈德混悬液	成人 1～2mg/(kg·d)，一日 2 次；儿童 0.5～1mg/(kg·d)，一日 2 次。维持剂量：成人 0.5 ～ 1mg/(kg·d)，一日 2 次，儿童 0.25～0.5mg/(kg·d)，一日 2 次	变态反应、胸痛、疲劳、喘鸣、疱疹、接触性皮炎、骨折、紫癜以及颈部淋巴结病等。运动员慎用，布地奈德过敏者禁用，孕妇权衡利弊后使用

急性咽后脓肿（Acute retropharyneal abscess）

急性咽后脓肿为咽后隙的急性化脓性炎症，多因咽后淋巴结感染化脓引起，多见于儿童。常见的致病菌有金黄色葡萄球菌、乙型溶血性链球菌、甲型草绿色链球菌和厌氧菌属等。

【诊断要点】

① 病儿多先有上呼吸道感染。起病急，有高热、畏寒、咽痛、言语带鼻音含糊不清，睡眠有鼾声，或有呼吸困难及喘鸣。

② 患者呈急性病容，颈部活动受限，咽后壁黏膜充血并隆起。

③ 颈淋巴结肿大、压痛。

④ 颈侧位 X 线片可见咽后壁前移和椎前软组织阴影增宽或显示有积水面。

⑤ 局部穿刺抽吸脓液。

【治疗原则】

① 急性咽后脓肿一经确认，应立即切开排脓。病儿取仰卧位，将头、胸部放低，头稍后仰。如排脓后呼吸困难仍无好转者，可行气管切开术。以后每日撑开切口排脓一次，一般 3～5 次痊愈。

② 术后需使用足量广谱抗生素控制感染：常用大剂量青霉素、头孢菌素类抗生素静脉滴注，甲硝唑抗厌氧菌。

【可选药物】

药品名称	适应证与用法用量	注意事项
青霉素	适用于敏感菌所致的各种感染，如败血症、肺炎、感染性心内膜炎、脑膜炎、扁桃体炎、中耳炎等。静脉滴注：400 万 U/次，每日 2 次。儿童 5 万～20 万 U/(kg·d)，分 2 次	有变态反应；大剂量应用可出现反射亢进、幻觉、抽搐等，停药或减低剂量可恢复。用药前作皮试
头孢唑林	抗感染，静脉滴注：一般 2～4g/d，严重感染 6g/d，分 2 次，使用 5～7 天	对肾功能不全者应谨慎使用本品，个别患者可出现暂时性血清转氨酶、ALP 升高
头孢呋辛	临床应用于敏感的 G⁻ 菌所致的感染。静脉滴注：2～4g/d，分 2 次用，使用 5～7 天。儿童 60mg/(kg·d)，重症可给 100mg/(kg·d)，分 3～4 次给药	对青霉素过敏或过敏体质者慎用，对头孢菌素类过敏者禁用。与高效利尿药合用可致肾损害。可引起皮肤瘙痒、胃肠道反应、血红蛋白降低、注射局部疼痛
甲硝唑	广泛用于厌氧菌感染的治疗。静脉滴注：0.5g/次，8h 给药 1 次	孕妇及哺乳期妇女、活动性中枢神经系统疾患和血液病患者禁用。消化道反应最为常见，神经系统症状有头痛、眩晕，偶有感觉异常、肢体麻木、共济失调、多发性神经炎等，大剂量可致抽搐

急性喉水肿 （Acute laryngeal edema）

急性喉水肿为喉部松弛处黏膜下有组织液渗出，为变态反应性疾病中的急症之一，也称喉变应性水肿。本病可单独发生，也可同呼吸道其他部位水肿同时发生。病因包括感染和非感染性疾病。

【诊断要点】

① 急性喉水肿通常发病急骤，常无先兆症状，来势突然和窘迫。

② 变应性、遗传性、血管神经性患者常在几分钟内发生喉喘鸣、声嘶、呼吸困难，甚至窒息，喉镜检查见喉黏膜弥漫性水肿、苍白。

③ 感染性者可在数小时内出现喉痛、声嘶、喉喘鸣和呼吸困难，喉镜检查见喉黏膜深红色水肿，表面发亮。

④ 水肿可能仅限于喉部，但通常身体其他部位也有荨麻疹或血管水肿。血管水肿的好发部位是面、唇、手、脚。

【治疗原则】

① 立即全身应用足量糖皮质激素，急性期静脉注射氢化可的松、地塞米松、甲泼尼龙。咽喉部喷雾 1∶1000 肾上腺素，使水肿尽快消除。随后雾化吸入糖皮质激素（布地奈德混悬液）及抗菌药物（青霉素、头孢唑林等）。急性期控制后，用抗组胺药物或糖皮质激素维持量，直至水肿消失。

② 变应性喉水肿可口服抗组胺药（苯海拉明或氯苯那敏），遗传性血管神经性喉水肿可用蛋白同化激素类药物（司坦唑醇）。

③ 颈部冰敷，注意咽喉部休息。

④ 感染性者给予足量抗菌药物，若已形成脓肿，则切开排脓。

⑤ 有重度喉阻塞者，应及时行气管切开术。

⑥ 查出水肿原因，进行病因治疗。

【可选药物】

药品名称	适应证与用法用量	注意事项
氢化可的松	抗炎。静脉滴注:100~200mg/次,加入0.9%氯化钠注射液或5%葡萄糖注射液500ml中	静脉迅速给予大剂量可能发生全身性的变态反应,包括面部、鼻黏膜、眼睑肿胀,荨麻疹,气短,胸闷,喘鸣
地塞米松	主要用于过敏性与炎症性疾病。静脉滴注:10~20mg/d,分1~2次给药	溃疡病、血栓性静脉炎、活动性肺结核、肠吻合手术后患者禁用
甲泼尼龙	抗炎,抗过敏。静脉滴注:80mg/d	静脉迅速给予大剂量可能发生全身性变态反应,长程用药可引起医源性库欣综合征面容和体态。症状控制后应逐渐递减剂量
苯海拉明	抗过敏。肌内注射:20mg/次,一日1~2次。口服:25mg/次,一日2~3次	新生儿、早产儿、妊娠期及哺乳期妇女禁用。有头晕、嗜睡,偶可引起皮疹、粒细胞减少等副作用
肾上腺素	收缩局部血管。0.1%肾上腺素喷雾或超声雾化吸入	甲亢、高血压、心脏病等患者慎用,心脏性哮喘禁用
司坦唑醇	治疗遗传性血管神经性水肿。口服:2mg/次,一日3次,女性可2mg/次。6岁以下,1mg/d,6~12岁,2mg/d,仅在发作时应用	长期使用女性会有痤疮、多毛、阴蒂肥大、闭经或月经紊乱等,男性有痤疮、精子减少、精液减少。可出现肝功能异常、黄疸、恶心、呕吐、消化不良、腹泻、水钠潴留、水肿、皮疹、颜面潮红。严重肝病、肾脏病、心脏病、高血压患者、孕妇及前列腺癌患者禁用。孕妇禁用。卟啉症患者、前列腺肥大、糖尿病患者慎用
青霉素	抗感染。静脉滴注:400万U/次,每日2次。儿童5万~20万U/(kg·d),分2次	有变态反应;大剂量应用可出现反射亢进、幻觉、抽搐等,停药或减低剂量可恢复。用药前作皮试
头孢唑林	抗感染。静脉滴注:一般2~4g/d,严重感染6g/d,分2次使用	对肾功能不全者应谨慎使用本品,个别患者可出现暂时性血清转氨酶、ALP升高
头孢呋辛	临床应用于敏感的G⁻菌所致的感染。静脉滴注:2~4g/d,分2次用,使用5~7天。儿童60mg/(kg·d),重症可给100mg/(kg·d),分3~4次给药	对青霉素过敏或过敏体质者慎用,对头孢菌素类过敏者禁用。与高效利尿药合用可致肾损害。可引起皮肤瘙痒、胃肠道反应、血红蛋白降低,注射局部疼痛

药品名称	适应证与用法用量	注意事项
吸入用布地奈德混悬液	成人 1～2mg/次,一日 2 次;儿童 0.5～1mg/次,一日 2 次。维持剂量:成人 0.5～1mg/次,一日 2 次,儿童 0.25～0.5mg/次,一日 2 次	变态反应、胸痛、疲劳、喘鸣、疱疹、接触性皮炎、骨折、紫癜以及颈部淋巴结病等。运动员慎用,布地奈德过敏者禁用,孕妇权衡利弊后使用

喉外伤（Injuries of larynx）

喉外伤是指喉的创伤,包括闭合性喉外伤和开放性喉外伤。闭合性喉外伤是指钝器撞击或挤压而颈部皮肤无伤口的喉外伤,可引起喉部软骨脱位骨折;开放性喉外伤指包括皮肤及软组织的喉部外伤,可累及颈部的大血管,引起大出血。

【诊断要点】

（1）闭合性喉外伤

① 明确外伤史。

② 患者伤后有吞咽痛、声嘶、咯血、呼吸困难,疼痛可放散至耳,口水外溢。

③ 喉黏膜常有破裂,因而可有皮下气肿。

④ 有喉黏膜水肿、血肿或喉软骨骨折、脱位等,可致喉腔狭窄或声带麻痹;环状软骨如有骨折,可发生严重呼吸困难。甚至窒息。

⑤ 视诊可见颈前皮肤肿胀或有瘀斑。扣诊有触痛,喉部失去正常软骨外形。

⑥ 间接喉镜检查可见黏膜红肿、出血,声门变形或声带活动受限,不对称或固定不动。

⑦ X 线检查可见皮下气肿。断层照片及 CT 可见软骨骨折或移位。

（2）开放性喉外伤

① 有明确外伤史。

② 累及颈部的大血管时出血不止，患者面色苍白，血液吸入下呼吸道有窒息的危险，伤及颈内静脉可引起空气栓塞。

③ 颈前伤口漏气，出现血性泡沫，呼吸急促，烦躁不安，软骨骨折，黏膜出血，损伤组织肿胀，下呼吸道血块堵塞均可加重呼吸困难。

④ 声嘶：损伤声门区或声门下区，或伤及喉返神经所致，重者失声。

⑤ 皮下气肿，气胸。

⑥ 吞咽困难，唾液外溢。

【治疗原则】

（1）闭合性喉外伤

① 如无呼吸困难，可先予以消炎、镇痛类药物，严密观察患者的呼吸及皮下气肿发展情况。

② 如有喉软骨折，尤其是环状软骨骨折，喉黏膜严重损伤撕裂、声带断裂、环杓关节脱位等需行软骨骨折复位、缝合撕裂的喉黏膜、复位环杓关节，术后必要时应放置喉模，防止喉狭窄。

③ 如有呼吸困难者，应作气管切开。

④ 伤后 7～10 天应予以鼻饲，减少喉运动，减轻喉部疼痛，利于损伤部位的愈合。

（2）开放性喉外伤

① 止血：如有明显的活动性出血，首先要找到出血点，予以结扎，如出血位置深，则应填塞止血。

② 抗休克：如患者有血压下降、脉搏快速、皮肤发冷等休克症状，则应快速建立静脉通道、输血、输液，以补充血容量，可使用右旋糖酐等。

③ 解除呼吸困难：如有呼吸困难，则应迅速寻找原因，解除呼吸困难，及早气管切开。

④ 及早应用抗菌药物（头孢唑林、头孢呋辛等）、止血药物（酚磺乙胺等）和预防破伤风（破伤风抗毒素、破伤风免疫球蛋白）。

【可选药物】

药品名称	适应证与用法用量	注意事项
右旋糖酐	主要用于低血容量性休克，静脉滴注：500ml/次，速度 20～40ml/min。最大量不超过1000～1500ml/d	少数患者用药后出现皮肤变态反应，极少数人出现过敏性休克。故首次用药应严密观察 5～10min，发现症状，立即停药。用量过大可出现凝血障碍。禁用于血小板减少症及出血性疾病
酚磺乙胺	止血。肌内注射：0.25～0.75g/次，一日 2～3 次。静脉注射：0.25～0.75g/次，一日 2～3 次。静脉滴注：1.25～2.5g 加入5%葡萄糖注射液 500ml 稀释后滴注	有血栓形成史者慎用。用药后可有恶心、头痛、皮疹、暂时性低血压等，偶有静脉注射后发生过敏性休克的报道
头孢唑林	抗感染。静脉滴注：2～4g/d，分 2 次使用	肾功能不全者慎用，个别患者可出现暂时性血清转氨酶、ALP 升高
头孢呋辛	抗感染。静脉滴注：一般感染2～4g/d，严重感染 6g/d，分 2 次使用。儿童 60mg/(kg·d)，重症可给 100mg/(kg·d)，分 3～4 次给药	对青霉素过敏或过敏体质者慎用，对头孢菌素类过敏者禁用。与高效利尿药合用可致肾损害。可引起皮肤瘙痒、胃肠道反应、血红蛋白降低，注射局部疼痛
破伤风抗毒素	治疗及预防破伤风。皮下或肌内注射：1500～3000IU	注射前必须作皮试。阳性反应而又必须注射者需进行脱敏注射
破伤风免疫球蛋白	防治破伤风。肌内注射：250IU/次，创面严重或创面污染严重者可加倍	极少数人有红肿、疼痛感，无需特殊处理，可自行恢复。对人免疫球蛋白类制品有过敏史者禁用。不需作皮试，不得作静脉注射

气管和支气管异物

(Foreign bodies in the trachea and bronchi)

气管、支气管异物为外界物质误入气管、支气管内所致，是耳鼻喉科常见急诊之一，75％发生于 2 岁以下的儿童，常常因为得不到及时恰当的处理而导致严重后果。

【诊断要点】

（1）详细询问病史，异物吸入史是诊断的重要依据。但少数患者异物史不明确，有突然发生而久治不愈的咳喘或反复发生的支气管肺炎，应考虑异物的可能。

（2）体格检查，应注意有无呼吸困难及心力衰竭情况。早期有时体征不明显，应仔细进行两侧呼吸音对比。

（3）X线检查：不透射线的异物可立即显现。透射线的异物可根据临床表现做出诊断，如原因不明的肺不张、肺气肿、支气管肺炎及纵隔偏移等。胸透较胸片有其优点，可动态观察纵隔改变情况。总气管或主支气管异物，吸气时可见纵隔变宽。一侧支气管异物，可见纵隔随呼吸摆动。胸部正、侧位断层有时可发现较小异物，必要时可做CT或超声检查，以帮助诊断。

（4）支气管镜检查：可明确诊断，同时可取出异物。

【治疗原则】

（1）气管、支气管异物的诊断确定后，须立即手术取出异物。

（2）术后应密切观察病情，酌情给予抗生素（青霉素、头孢唑林、阿奇霉素等）及糖皮质激素类药物（氢化可的松、地塞米松等），以控制感染并防止喉水肿发生。

【可选药物】

药品名称	适应证与用法用量	注意事项
氢化可的松	解除喉水肿。静脉滴注：100～200mg/次，加入0.9%氯化钠注射液或5%葡萄糖注射液500ml中	静脉迅速给予大剂量可能发生全身性的变态反应，包括面部、鼻黏膜、眼睑肿胀，荨麻疹，气短，胸闷，喘鸣
地塞米松	解除喉水肿。静脉滴注：10～20mg/d，分1～2次给药	溃疡病、血栓性静脉炎、活动性肺结核、肠吻合手术后患者禁用
青霉素	抗感染。静脉滴注：400万U/次，每日2次。儿童每日5万～20万U/(kg·d)，分2次给药	有变态反应；大剂量应用可出现反射亢进、幻觉、抽搐等，停药或减低剂量可恢复。用药前作皮试
头孢唑林	抗感染。静脉滴注：2～4g/d，分2次使用	肾功能不全者慎用，个别患者可出现暂时性血清转氨酶、ALP升高
阿奇霉素	抗感染，口服：0.5g/次，每日1次，连用3～5日。静脉滴注：0.5g/次，每日1次，至少连用3～5日为1个疗程	偶见胃肠道及神经系统不良反应，孕妇及哺乳期妇女慎用。少数患者可出现白细胞计数减少

食管异物（Esophageal foreign body）

食管异物的发生与年龄、性别、饮食习惯、精神状态及食管疾病等诸多因素有关。多见于老人及儿童。常因幼童口中含物玩耍、饮食过快囫囵吞咽、老人假牙咀嚼时感觉不灵敏或睡熟时松动的假牙脱落而误咽形成食管异物。

【诊断要点】

（1）详细询问病史、异物史对诊断十分重要。患者可有吞咽困难、吞咽疼痛以及呼吸道症状。

（2）间接喉镜检查见到梨状窝有唾液滞留或杓状软骨呈水肿隆起应认为有食管异物可能。

（3）食管 X 线检查对金属不透光异物或大块致密骨质可以确诊并可经 X 线拍片定位；对较小不显影非金属异物可用钡剂检查或加入棉絮纤维作透视定位；疑有食管穿孔时应改用碘油。

（4）少数病例尤其小儿 X 线检查未发现异物，但有明显异物史而且症状持续存在不能确诊时应作食管镜检查。

【治疗原则】

（1）已确定诊断或高度疑有食管异物，应尽早行食管镜检查，发现异物及时取出。

（2）若异物存留时间超过 24h，患者进食困难，术前应进行补液及全身支持疗法。手术后若有黏膜损伤或食管穿孔应禁食或镜下留鼻饲管，并给予足量广谱抗生素（青霉素类、头孢菌素类）。

【可选药物】

药品名称	适应证与用法用量	注意事项
青霉素	抗感染。静脉滴注：400 万 U/次，每日 2 次。儿童 5 万～20 万 U/(kg·d)，分 2 次给药	有变态反应；大剂量应用可出现反射亢进、幻觉、抽搐等，停药或减低剂量可恢复。用药前作皮试
头孢唑林	抗感染。静脉滴注：2～4g/d，分 2 次使用	对肾功能不全者应谨慎使用本品，个别患者可出现暂时性血清氨基转移酶、ALP 升高

药品名称	适应证与用法用量	注意事项
头孢呋辛	抗感染。静脉滴注：一般感染 2～4g/d，严重感染 6g/d，分 2 次使用。儿童 60mg/（kg·d），重症可给 100mg/（kg·d），分 3～4 次给药	对青霉素过敏或过敏体质者慎用，对头孢菌素类过敏者禁用。与高效利尿药合用可致肾损害。可引起皮肤瘙痒、胃肠道反应、血红蛋白降低、注射局部疼痛

梅尼埃病（Meniere's disease）

梅尼埃病是以膜迷路积水为基本病理基础，以发作性眩晕、耳聋、耳鸣和耳胀满感为临床特征的特发性内耳疾病。

【诊断要点】

系统询问病史，全面检查，综合分析，甚至长期随访观察。

① 反复发作的旋转性眩晕，持续 20min 至数小时，至少发作 2 次以上；常伴恶心、呕吐、平衡障碍，无意识丧失；可伴水平或水平旋转型眼球震颤。

② 至少 1 次电测听示感音神经性聋，可出现重振现象。

③ 伴发间歇性或持续性耳鸣。

④ 耳胀满感。

⑤ 排除其他可引起眩晕的疾病。

【治疗原则】

（1）对初次发作或间隔 1 年、数年再次发作者，应予积极对症处理：发作期对症处理，选用脱水剂、抗组胺药、镇静剂或自主神经调节药物。间歇期无特效疗法，可试用以下几类药物：血管扩张剂、抗组胺药、中效或弱效利尿剂、钙离子拮抗剂、维生素类等。

① 脱水剂：50%葡萄糖注射液。

② 抗组胺药：如异丙嗪、地芬尼多、苯海拉明等。

③ 镇静剂：地西泮，氯丙嗪。

④ 自主神经调节药：维生素 B_6，谷维素。

⑤ 血管扩张剂：如倍他司汀、尼莫地平、氟桂利嗪、前列地尔等。

⑥ 中效或弱效利尿剂：如氢氯噻嗪等。

⑦ 维生素类：如 B 族维生素、烟酸、维生素 C、维生素 E 等。

（2）对反复发作者，可考虑手术治疗。

【可选药物】

药品名称	适应证与用法用量	注意事项
葡萄糖注射液	脱水。快速静脉注射：50％葡萄糖注射液，成人 50～100ml/次，儿童一次 2～4ml/kg，可 4～6h 重复给药 1 次。可与其他脱水药交替使用	糖尿病酮症酸中毒未控制者、高血糖非酮性高渗状态禁用。反复在一处注射易引起静脉炎，应更换注射部位
异丙嗪	抗过敏。肌内注射：25mg/次，必要时 2h 后重复；严重过敏 25～50mg，最大量不得超过 100mg	较常见的有嗜睡；较少见的有视物模糊或色盲、头晕目眩、口鼻咽干燥、耳鸣、皮疹、胃痛或胃部不适感、反应迟钝、晕倒感、恶心或呕吐甚至出现黄疸
地芬尼多	用于防治多种原因或疾病引起的眩晕、恶心、呕吐。口服：25～50mg/次，一日 3 次	常见不良反应有口干、心悸、头昏、头痛、嗜睡、不安和轻度胃肠不适，停药后即可消失。6 个月以内婴儿、肾功能不全患者禁用
苯海拉明	抗过敏。口服：25～50mg/次，1 日 50～150mg，饭后服。肌内注射：20mg/次，每日 1～2 次	常见头晕、恶心、呕吐、食欲缺乏以及嗜睡。偶见皮疹、粒细胞减少。驾驶员在工作时不宜使用。对其他乙醇胺类药物高度过敏者、新生儿、早产儿、重症肌无力者、闭角型青光眼、前列腺肥大患者禁用
地西泮	镇静，抗焦虑。口服：5mg/次，一日 3 次	妊娠妇女及 6 个月以下婴儿禁用。不良反应有嗜睡、疲倦，老年人常见便秘，大剂量可见共济失调、手震颤、皮疹和白细胞减少等
氯丙嗪	用于镇静。口服：25mg/次，一日 3 次	肝肾功能不良、帕金森病、青光眼、糖尿病、甲状腺功能低下、骨髓造血功能不良者等禁用
维生素 B_6	调节神经功能。静脉注射：50～100mg/d，一日 1 次	罕见变态反应
谷维素	用于自主神经功能失调。口服：20mg/次，一日 3 次	胃及十二指肠溃疡患者慎用。用药后偶有胃部不适、皮疹、脱发、体重增加等反应

药品名称	适应证与用法用量	注意事项
倍他司汀	用于内耳眩晕症，脑动脉硬化、缺血性脑血管病、头部外伤或高血压所致直立性眩晕、耳鸣等。口服：4～8mg/次，一日2～4次	消化性溃疡、支气管哮喘及嗜铬细胞瘤患者慎用。偶有口干、胃不适、心悸、皮肤瘙痒
尼莫地平	扩张血管，防止继发性血管痉挛。口服：40mg/次，每日3次	不良反应有血压下降、肝功能损害、皮肤刺痛、胃肠道出血、血小板减少，偶见一过性头晕、头痛、面部潮红、呕吐、胃肠不适等。严重肝功能损害者禁用
氟桂利嗪	用于脑动脉缺血性疾病、由前庭功能紊乱引起的眩晕的治疗。口服：10mg/次，一日3次	有抑郁症病史、帕金森病史以及急性脑出血性疾病者禁用。不良反应有困倦、乏力，偶见锥体外系症状，罕见胃肠道反应和失眠等
前列地尔	扩张血管。成人一日1次，5～10μg/次，加10ml 0.9%氯化钠注射液或5%的葡萄糖注射液缓慢静脉注射，或直接入小壶缓慢静脉滴注	注射部位有时出现血管痛、血管炎、发红，偶见发硬、瘙痒等。严重心衰患者、妊娠或可能妊娠的妇女、既往对本制剂有过敏史的患者禁用
氢氯噻嗪	利尿、脱水。口服：25～50mg/次，一日1～2次	严重肝功能损害者，水、电解质紊乱可诱发肝昏迷。长期或大剂量应用可致水、电解质紊乱，高血糖症、高尿酸血症等
维生素E	辅助治疗。口服：10～100mg/次，一日2～3次	长期过量服用可引起恶心、呕吐、眩晕、头痛、视物模糊、口角炎、腹泻、乳腺肿大、乏力

突发性耳聋 (Sudden Deafness)

突发性耳聋是一种突然发生的原因不明的感觉神经性耳聋，又称暴聋。其发病急，进展快，通常在数分钟、数小时或3天之内听力下降至最低点，治疗效果直接与就诊时间有关，为耳科急诊。本病的原因顺序为病毒感染、血管疾病、内淋巴水肿、迷路膜破裂、肿瘤、药物中毒、自身免疫性疾病及上述诸因素的联合。突发性耳聋可为暂时性，也可为永久性。多为单侧，偶有双侧同时或先后发生。可为耳蜗聋，也可为蜗后聋。

【诊断要点】

（1）详细询问病史

① 病毒感染所致突聋：有流感、感冒、上呼吸道感染、咽痛、副鼻窦炎等或与病毒感染者接触的病史，可发生在听力损失前几周。

② 梅毒或 AIDS。

③ 脑膜炎。

④ 肿瘤或瘤样病变。

⑤ 血管病变致内耳供血障碍：有心脏病或高血压病史，也可有糖尿病、动脉硬化、高胆固醇血症或其他影响微血管系统的系统性疾病病史。

⑥ 迷路膜破裂患者多有一清楚的用力或经历过气压改变的病史。

⑦ 药物中毒。

⑧ 自身免疫反应。

（2）症状

① 耳聋：此病来势凶猛，听力损失可在瞬间、几小时或 3 天内发生，也有晨起时突感耳聋。慢者耳聋可逐渐加重，数日后才停止进展。其程度自轻度到全聋。

② 耳鸣：耳聋前后多有耳鸣发生，一般于耳聋前数小时出现，多为嗡嗡声，可持续 1 个月或更长时间。

③ 耳堵塞：耳堵塞感一般先于耳聋出现。

④ 眩晕：伴有不同程度的眩晕，轻度晕感可存在 6 周以上。如眩晕存在可有自发性眼震。

（3）耳镜检查：鼓膜常正常，也可微红。

（4）听力检查：了解听力损失的性质、程度和动态。

（5）前庭功能检查：必要时作眼震电图检查。

【治疗原则】

（1）一般治疗：患者尽可能住院治疗，卧床休息，限制水、盐摄入。

（2）药物治疗：多采用静脉给药结合肌内注射的疗法，用药以扩张血管、改善微循环及营养神经药为主，或配以中药针剂，也可应用糖皮质激素治疗，对神经损害及病毒引起的蜗后聋有效。对耳鸣、眩晕的患者应给予镇静剂。

① 营养神经类药物：及早使用维生素 A、维生素 B_1、维生素 B_{12}、谷维素及能量合剂三磷酸腺苷、辅酶 A 等药物。

② 血管扩张剂：烟酸、罂粟碱、丁咯地尔、奥扎格雷、银杏叶制剂、前列地尔等，主要用于血管病变引起的突聋。

③ 抗凝：突聋常常伴发于血液凝固性过高，肝素具有抗凝、抗血管痉挛、减少血管渗透性等作用。还可用巴曲酶。

④ 改善毛细血管循环：低分子右旋糖酐。

⑤ 激素类药物：早期应用效果较佳，包括促皮质素、泼尼松、泼尼松龙及地塞米松等。

⑥ 泛影葡胺：重建耳蜗电位，使听力提高。

（3）混合氧治疗：二氧化碳是有效的血管扩张剂，吸入二氧化碳后脑血流量可增加 $30\% \sim 70\%$。二氧化碳还能促进氧从血红蛋白中分离，有利于将氧运送至局部缺氧区。

（4）还可做星状神经节封闭、高压氧等治疗。

【可选药物】

药品名称	适应证与用法用量	注意事项
维生素 A	营养神经药。口服：3 万～5 万 U/d，分 2～3 次服用	长期大剂量应用可引起齿龈出血、唇干裂。摄入过量可致严重中毒，甚至死亡
维生素 B_1	营养神经。口服：5～10mg/次，一日 3 次	在碱性溶液中易分解，与碱性药物如碳酸氢钠、枸橼酸钠配伍，易引起变质
维生素 B_{12}	营养神经。肌内注射：0.025～0.1mg/d 或隔日 0.05～0.2mg。儿童 0.025～0.1mg/次，每日或隔日 1 次	避免同一部位反复给药。可致变态反应，甚至过敏性休克
谷维素	用于自主神经功能失调。口服：20mg/次，一日 3 次	胃及十二指肠溃疡患者慎用。用药后偶有胃部不适、皮疹、脱发、体重增加等反应

药品名称	适应证与用法用量	注意事项
三磷酸腺苷	用于因组织损伤、细胞酶活力下降所致的各种疾病,如听力障碍。肌内注射或静脉注射:20mg/次,一日1～3次。也可用5%～10%葡萄糖注射液稀释后静脉滴注	静脉注射宜缓慢,注入过快可引起低血压、眩晕、胸闷,还可引起颅内压升高。偶可引起变态反应,发生过敏性休克
辅酶A	营养神经。静脉滴注:50～100U/次,用0.9%氯化钠注射液或5%～10%葡萄糖注射液500ml溶解稀释后滴注,一日1～2次或隔日1次	急性心肌梗死患者禁用
烟酸	用于扩张小血管。口服:50～200mg/次,一日3～4次;儿童25～50mg/次,一日2～3次	常见皮肤潮红、瘙痒。可出现恶心、呕吐、腹泻等胃肠道症状,并加重溃疡。偶可见荨麻疹、瘙痒和轻度肝功能损害
罂粟碱	扩张血管。静脉滴注:60mg溶于10%葡萄糖注射液500ml中,每日1次,10次为1个疗程	完全性房室传导阻滞、震颤麻痹者禁用。不良反应:黄疸、面色潮红、低血压伴眩晕。过量时可有视物模糊、复视、嗜睡
丁咯地尔	改善微循环,扩张血管。口服:150mg/次,每日3次。静脉滴注:200～400mg/d,稀释于250～500ml葡萄糖注射液或0.9%氯化钠注射液中,缓慢滴注	有胃肠不适、头痛、头晕、嗜睡、失眠、四肢灼热刺痛感、皮肤潮红或瘙痒。急性心肌梗死、心绞痛、甲亢、阵发性心动过速、脑出血及有出血倾向或近期有大量失血者禁用,分娩后的产妇、严重动脉出血、严重肾功能不全者禁用
奥扎格雷	扩张血管。静脉滴注:40～80mg/次,溶于适量电解质或5%葡萄糖注射液中,每日1～2次	有出血倾向,偶有肝功能异常、BUN升高、恶心、呕吐、腹泻、食欲缺乏、胀满感、荨麻疹、皮疹、室上性心律不齐、血压下降。严重不良反应可出现出血性脑梗死、硬膜外血肿、脑内出血、消化道出血、皮下出血等。脑出血或脑梗死并出血者禁用,孕妇或有可能妊娠妇女慎用
银杏叶提取物	改善微循环。静脉滴注:35～70mg/次,一日1～2次	可见胃肠道不适、头痛、血压降低、变态反应等现象,一般不需要特殊处理即可自行缓解。长期静脉注射时,应改变注射部位以减少静脉炎的发生。对本品中任一成分过敏者禁用。妊娠期不建议使用

药品名称	适应证与用法用量	注意事项
前列地尔	扩张血管。成人一日 1 次,5～10μg/次,加 10ml 0.9%氯化钠注射液或 5%的葡萄糖注射液缓慢静脉注射,或直接入小壶缓慢静脉滴注	偶见休克。要注意观察,发现异常现象时,立刻停药,采取适当的措施。注射部位有时出现血管疼、血管炎、发红,偶见发硬、瘙痒等。严重心衰患者、妊娠或可能妊娠的妇女、既往对本制剂有过敏史的患者禁用
川芎嗪	辅助治疗。静脉滴注:50～100mg/次,一日 1 次	不良反应偶见胃部不适、口干、嗜睡。不得与碱性药物混合使用,静脉滴注速度不宜过快
肝素	抗凝。肌内注射:100mg/次,8h 给药 1 次。静脉注射:50mg/次,每 4～6h 给药 1 次。严重者可用100～200mg 加入 5% 葡萄糖注射液1000ml 中缓慢静脉滴注,24h 总量不超过 300mg	对肝素过敏、有自发出血倾向者、血液凝固迟缓者(如血友病、紫癜、血小板减少)、溃疡病、创伤、产后出血者及严重肝功能不全者禁用。肝素过量可致自发性出血,可静脉输入硫酸鱼精蛋白中和。偶有变态反应
低分子右旋糖酐	改善微循环。静脉滴注:500ml/次,每日 1～2 次,使用 3～5 天	用量过大可致贫血,凝血时间延长等。血小板减少症、出血性疾病患者禁用,心功能不全患者慎用
促皮质素	抗炎。40U 皮下注射,同时肝素 10000U 皮下注射,每日 2 次或 3 次,共两周,可抑制或缓和血管炎	大量应用时可出现高血压、月经障碍、头痛、糖尿、精神异常等。可引起变态反应,甚至过敏性休克
泼尼松	抗炎。口服:5～10mg/次,每日 3 次,持续 3 天	溃疡病、血栓性静脉炎、活动性肺结核、肠吻合手术后患者禁用
泼尼松龙	抗炎。口服:15～40mg/d,需要时可用到 60mg,每日晨起一次顿服。病情稳定后逐渐减量,维持量 5～10mg,视病情而定	长程使用可引起医源性库欣综合征面容和体态、糖皮质激素停药综合征、精神症状。并发感染为肾上腺皮质激素的主要不良反应。对本品及甾体激素类药物过敏者禁用,孕妇及哺乳期妇女尽可能避免使用
地塞米松	主要用于过敏性与炎症性疾病。静脉滴注:10～20mg/d,分 1～2 次用	溃疡病、血栓性静脉炎、活动性肺结核、肠吻合手术后患者禁用

药品名称	适应证与用法用量	注意事项
泛影葡胺	辅助治疗。用 60％的泛影葡胺静脉注射或加入 5％葡萄糖注射液作静脉滴注,第 1～2 天 2ml,以后每 2～3天根据听力及有无药物反应,可渐增 2ml,最大剂量 10ml,20 天为 1 个疗程,注射总量 80～160ml	用药前必须作碘过敏试验
巴曲酶	抗凝。静脉滴注:成人首次剂量为 20BU,以后隔日 1 次,5BU。使用前用 100～200ml 的 0.9％氯化钠注射液稀释,静脉滴注 1h 以上。疗程 1 周,必要时可增至 3～6 周	可见注射部位出血、创面出血、大便隐血;有发热、头痛、头晕、头胀、耳鸣、胸痛、恶心、呕吐、皮疹等反应;偶见患者肝功能异常、消化道出血、血尿、紫斑等

第十五章
口腔科急诊

急性牙髓炎（Acute pulpitis）

急性牙髓炎是发生于局部或全部牙髓组织的急性炎症，常由牙髓充血或慢性牙髓炎转化而来。临床特点是发病急，具有特征性剧烈疼痛。临床上龋源性尤为显著，大多属于慢性牙髓炎急性发作。单纯的原发性急性牙髓炎临床较为少见，多因物理损伤、化学刺激以及感染等情况所致。

【诊断要点】

① 自发性痛，阵发性发作或加剧。放射性疼痛不能定位。

② 夜间疼痛较白天剧烈。

③ 温度反应极其敏感或为明显激发痛，刺激去除后疼痛仍要持续一段时间，晚期也可表现为"热重冷缓"。

④ 患牙常可查到深龋洞、其他牙体硬组织疾患或深牙周袋等疾病。

⑤ 探诊常可引起剧烈疼痛，有时可探及微小穿髓孔。

⑥ 处于晚期炎症的患牙，可出现垂直方向的轻度叩痛。

【治疗原则】

（1）治疗原则是保存活髓或保存患牙。

① 保存活髓：对年轻恒牙的早期牙髓炎，临床可酌情选用盖髓术或活髓切断术，尽可能保存全髓或根髓，如直接盖髓术、间接

盖髓术和牙髓切断术等。

② 保存患牙：对不宜保存活髓者或保存活髓失败者，临床可选用根尖诱导术以保存患牙。发育完成的牙齿，选用根管治疗术去除感染牙髓，彻底消毒并严密填塞根管，防止再感染。

③ 尽量保留牙体组织，恢复牙体的形态、美观与功能。

（2）急性期先行应急治疗，局麻下开髓引流减压并给止痛药，常用口服去痛片、布洛芬、萘普生、双氯芬酸、洛索洛芬等。

（3）给予抗菌药物：用磺胺类药或青霉素类口服。

（4）局部治疗：将丁香酚、樟脑水合氯醛酊或樟脑苯酚小棉球放入龋洞内。

【可选药物】

药品名称	适应证与用法用量	注意事项
复方磺胺甲噁唑	抗感染。口服：1～2片/次，每日2次，首剂加倍。6～12岁小儿1/2～1片/次，2～6岁小儿1/4～1/2片/次，均每日2次	变态反应较为常见，可引起中性粒细胞减少或缺乏症、血小板减少症及再生障碍性贫血、溶血性贫血及血红蛋白尿等。易出现结晶尿、血尿、蛋白尿、尿少、腰痛等。肝功能不全患者不宜使用
磺胺甲氧苄啶	抗感染。口服：2片/次，一日2次，首次剂量加倍	变态反应较为常见，可引起中性粒细胞减少或缺乏症、血小板减少症及再生障碍性贫血、溶血性贫血及血红蛋白尿等。对磺胺类药物过敏者、巨幼红细胞贫血患者、孕妇及哺乳期妇女、小于2个月的婴儿禁用。有肝、肾损害，肝肾功能损害者禁用
氨苄西林	抗感染。口服：0.25～0.75g/次，每日4次	变态反应以皮疹最常见，口服可引起轻度恶心、呕吐、腹泻等胃肠道反应
阿莫西林	抗感染。口服：0.5g/次，每日3～4次	不良反应有恶心、呕吐、腹泻及伪膜性肠炎等胃肠道反应及皮疹、药物热和哮喘等变态反应。青霉素过敏及青霉素皮肤试验阳性患者禁用。老年人和肾功能严重损害时可能需调整剂量。孕妇应仅在确有必要时应用本品
去痛片	止痛。口服：1～2片/次，必要时服用	本复方所含氨基比林和非那西丁均有明显不良反应。服用氨基比林可有呕吐、皮疹、发热、大量出汗及发生口腔炎等，长期服用非那西丁可引起肾乳头坏死、间质性肾炎并发生急性肾功能衰竭。孕妇及哺乳期妇女不推荐使用

药品名称	适应证与用法用量	注意事项
布洛芬	用于缓解轻至中度疼痛。口服:0.2~0.4g/次,每4~6h给药1次。成人每日最大限量为2.4g/d。小儿每次5~10mg/kg,一日3次。缓释制剂:成人及12岁以上儿童0.3~0.6g/次,早、晚各1次	以下人群禁用:对其他非甾体抗炎药过敏者、孕妇及哺乳期妇女、对阿司匹林过敏的哮喘患者、严重肝肾功能不全者或严重心力衰竭者、正在服用其他含有布洛芬或其他非甾体抗炎药,包括服用已知是特异性环氧化酶-2抑制剂的患者 主要不良反应为消化道症状,包括消化不良、胃烧灼感、胃痛、恶心、呕吐等,神经系统症状少见,肾功能不全很少见,其他少见症状有皮疹、支气管哮喘发作、肝酶升高、白细胞减少等
萘普生	镇痛。肌内注射:100~200mg/次,一日1次。口服:首次0.5g,以后必要时0.25g,必要时每6~8h给药1次。缓释片:0.5g/次,一日1次	可出现皮肤瘙痒、呼吸短促、呼吸困难、哮喘、耳鸣、下肢水肿、胃烧灼感、消化不良、胃痛或不适、便秘、头晕、嗜睡、头痛、恶心及呕吐、视物模糊或视觉障碍、听力减退、腹泻、心慌及多汗等
双氯芬酸	镇痛。深部肌内注射:50mg/次,一日2~3次。口服:饭前服用,100~150mg/d,症状较轻者75~100mg/d,分2~3次服用。缓释制剂须整粒吞服,100mg/次,一日1次	常见有胃肠道反应,如胃不适、烧灼感、反酸、纳差、恶心等,停药或对症处理即可消失。长期应用可出现胃溃疡、胃出血、胃穿孔。少数出现水肿、少尿、电解质紊乱等
洛索洛芬	镇痛。口服:成人60mg/次,一日3次。顿服时,60~120mg/次	不良反应主要有消化系统症状:胃及腹部不适、胃痛、恶心及呕吐、食欲缺乏等,有水肿、皮疹及荨麻疹、嗜睡
樟脑水合氯醛酊	用于龋齿所致疼痛的暂时止痛。外用,以药棉蘸透药水,塞入龋齿洞内	可能引起恶心、呕吐、腹绞痛、头痛、头晕、发热等。偶有发生过敏性皮疹、荨麻疹者。严重肝、肾、心脏功能障碍患者、间歇性血卟啉病患者、对本品过敏者禁用
丁香酚	暂时止痛。外用,以药棉蘸透药水,塞入龋齿洞内	孕妇和3岁以下儿童慎用。皮肤有烫伤、损伤及溃疡者禁用
樟脑苯酚溶液	用于牙髓炎、龋齿窝及牙根管消毒。外用,用棉球蘸药置龋洞中	本品对黏膜有强腐蚀性,可能损伤根尖组织。对本品过敏者禁用

急性根尖周炎（Acute periapical periodontitis）

急性根尖周炎是发生于牙根尖周围的局限性疼痛性炎症，按其发展过程可分为急性浆液性根尖周炎和急性化脓性根尖周炎两个阶段。急性浆液性根尖周炎可由牙髓炎或咬合创伤等引起，可发生于活髓牙或死髓牙上。患者多有牙髓病史、外伤史、不完善的牙髓治疗史。急性化脓性根尖周炎常由急性浆液性根尖周炎发展而来，也可由慢性根尖周炎急性发作而来。又称为急性化脓性根尖脓肿或急性牙槽脓肿，是临床所见的最严重的牙病之一。

【诊断要点】

① 自发性持续性疼痛：患牙有明显浮起之感，咬合时患牙与对合有过早接触，叩击与咬合均有疼痛感。根尖化脓时，患牙有持续性搏动性疼痛。根尖部牙龈潮红，但无明显肿胀。扪诊轻微疼痛。相应的下颌下淋巴或颌下淋巴结可有肿大及压痛。

② 伴有全身症状：体温升高，局部淋巴结肿大、压痛，局部组织肿胀，全身不适。

③ 实验室检查：白细胞总数增高，中性粒细胞增多。

【治疗原则】

① 控制炎症，同时局麻下开髓，穿通根尖孔，使根尖渗出物及脓液通过根管得到引流。可在髓腔内置无菌小棉球开放髓腔，1～2天复诊。

② 辅以理疗，使炎症消散。

③ 炎症消退以后，清理扩挫根管，根管消毒，最后根管充填。

④ 应用抗生素（青霉素、头孢氨苄、甲硝唑、替硝唑、奥硝唑）抗感染，必要时用止痛药（布洛芬、萘普生、双氯芬酸、洛索洛芬等）。

【可选药物】

药品名称	适应证与用法用量	注意事项
青霉素	抗感染。肌内注射：80 万～320 万 U/d,儿童 3 万～5 万 U/kg,分为 2～4 次给予。静脉滴注:成人 240 万～2000 万 U/d,儿童 20 万～40 万 U/kg,分为 4～6 次给予	变态反应较常见,包括荨麻疹等各类皮疹、白细胞减少、间质性肾炎、哮喘发作等和血清病型反应。用前作皮试。溶液现用现配

药品名称	适应证与用法用量	注意事项
头孢氨苄	抗感染。口服：250～500mg/次，一日4次，最高剂量4g/d。儿童25～50mg/(kg·d)，一日4次	恶心、呕吐、腹泻和腹部不适较为多见，有皮疹、药物热等变态反应，偶可发生过敏性休克。对头孢菌素过敏者及有青霉素过敏性休克或即刻反应史者禁用。肾功能减退的患者减量用药。本品透过胎盘，故孕妇应慎用
甲硝唑	用于治疗厌氧菌感染。含漱液，浓度0.5%，口颊片，5mg/片，口腔黏附，每日3次	不良反应以消化道反应最为常见，包括恶心、呕吐、食欲缺乏、腹部绞痛，神经系统症状有头痛、眩晕，偶有感觉异常、肢体麻木、共济失调、多发性神经炎等，孕妇禁用。哺乳期妇女不宜使用。儿童应慎用并减量使用
替硝唑	用于治疗厌氧菌感染。口服：1g/次，一日1次，首剂量加倍，一般疗程5～6日，或根据病情决定	对本品或吡咯类药物过敏者、血液病患者或有血液病史者，活动性中枢神经疾病患者禁用。12岁以下患者禁用或不宜使用。妊娠3个月内妇女及哺乳期妇女禁用。肝功能减退者应予减量，服药期间禁饮乙醇类饮料
奥硝唑	抗厌氧菌感染。口服：500mg/次，每日2次，早晚各服一次；儿童，每12h给予10mg/kg(20kg体重小孩250mg/次，每日2次)	服药期间有轻度头晕、头痛、嗜睡、胃肠道反应、肌肉乏力。对硝基咪唑类药物过敏的患者对此药也过敏，禁用于对此类药物过敏的患者；也禁用于脑和脊髓发生病变的患者，癫痫及各种器官硬化症患者
布洛芬	用于缓解轻至中度疼痛。口服：0.2～0.4g/次，每4～6h 1次。成人用量最大限量一般为2.4g/d。小儿每次5～10mg/kg，一日3次。缓释制剂：成人及12岁以上儿童0.3～0.6g/次，早、晚各1次	以下人群禁用：对其他非甾体抗炎药过敏者、孕妇及哺乳期妇女、对阿司匹林过敏的哮喘患者、严重肝肾功能不全者或严重心力衰竭者、正在服用其他含有布洛芬或其他非甾体抗炎药，包括服用已知是特异性环氧化酶-2抑制剂的患者 主要不良反应为消化道症状，包括消化不良、胃烧灼感、胃痛、恶心、呕吐等，神经系统症状少见，肾功能不全很少见，其他少见症状有皮疹、支气管哮喘发作、肝酶升高、白细胞减少等

药品名称	适应证与用法用量	注意事项
萘普生	镇痛。肌内注射：100～200mg/次，一日1次。口服：首次0.5g，以后必要时0.25g，必要时每6～8h给药1次。缓释片：0.5g/次，一日1次	可出现皮肤瘙痒、呼吸短促、呼吸困难、哮喘、耳鸣、下肢水肿、胃烧灼感、消化不良、胃痛或不适、便秘、头晕、嗜睡、头痛、恶心及呕吐等。有视物模糊或视觉障碍、听力减退、腹泻、心慌及多汗等
双氯芬酸	镇痛。深部肌内注射：50mg/次，一日2～3次。口服：饭前服用，100～150mg/d，症状较轻者一日75～100mg，分2～3次服用。缓释制剂须整粒吞服，100mg/次，一日1次	常见有胃肠道反应，如胃不适、烧灼感、反酸、纳差、恶心等，停药或对症处理即可消失。长期应用可出现胃溃疡、胃出血、胃穿孔。少数出现水肿、少尿、电解质紊乱等
洛索洛芬	镇痛。口服：成人60mg/次，一日3次。顿服时，60～120mg/次	不良反应主要有消化系统症状：胃及腹部不适感、胃痛、恶心及呕吐、食欲缺乏等，有水肿、皮疹及荨麻疹、嗜睡

急性智齿冠周炎 （Acute pericoronitis of the wisdom tooth）

急性智齿冠周炎是指下颌第三磨牙萌出不全或阻生时，牙冠周围软组织发生的炎症。多发生在18～30岁的青年人，以下颌智齿冠周炎最常见。本病主要是由于下颌发育不良，第三磨牙萌出时缺乏足够的位置，不能正常萌出，牙冠仅能部分萌出或牙齿位置偏斜，少数牙埋伏在颌骨内，再加上龈瓣盲袋中潜伏食物，颌牙咬伤及机体抵抗力下降时，可引起冠周炎急性发作。

【诊断要点】

① 主要症状为智齿周围软组织肿胀疼痛。如炎症影响咀嚼肌，可引起不同程度的张口受限，如波及咽侧则出现吞咽疼痛，导致咀嚼、进食及吞咽困难。

② 病情重者可有周身不适、头痛、体温上升、食欲减退等全身症状。

③ 检查可见下颌第三磨牙萌出不全、有龈瓣覆盖、盲袋形成。牙冠周围软组织红肿、龈瓣边缘糜烂、盲袋内有脓性分泌物。有时

可形成冠周脓肿，出现颌面部软组织肿胀，同侧颌下淋巴肿大，压痛。

④ 实验室检查：血常规中白细胞总数增高，中性粒细胞增多，核右移。

【治疗原则】

（1）局部治疗：盲袋药物冲洗，脓肿切开引流。可用过氧化氢溶液、依沙吖啶溶液冲洗后，盲袋中放入碘甘油。

（2）病原治疗：炎症消失后智齿拔除。

（3）药物治疗：早期轻型病例口服抗菌药物和清热解毒中药；炎症较明显病例可肌内注射加口服抗生素；重型病例以静脉用药为主，注意支持疗法和防止并发症；对有严重并发症病例，根据临床和药敏试验选择有效的抗生素；累发病例应结合外科处理，以期根治。口服抗菌药物选择复方磺胺甲噁唑、甲硝唑、替硝唑、奥硝唑，口含西地碘含片，静脉药可用青霉素及甲硝唑、替硝唑、奥硝唑。

【可选药物】

药品名称	适应证与用法用量	注意事项
过氧化氢	冲洗创面。用 3% 溶液，根据情况每日可多次使用	高浓度对皮肤和黏膜产生刺激性灼伤，形成一疼痛"白痂"。以本品连续应用漱口可产生舌乳头肥厚，属可逆性
依沙吖啶	消毒防腐作用。0.1% 溶液局部冲洗创面	偶见皮肤刺激如烧灼感，或变态反应如皮疹、瘙痒等
复方磺胺甲噁唑	抗感染。口服：1～2 片/次，每日 2 次，首剂加倍。6～12 岁小儿，1/2～1 片/次；2～6 岁小儿，1/4～1/2 片/次，均每日 2 次	变态反应较为常见，可引起中性粒细胞减少或缺乏症、血小板减少症及再生障碍性贫血、溶血性贫血及血红蛋白尿。易出现结晶尿、血尿、蛋白尿、尿少、腰痛等。肝功能不全患者不宜使用
磺胺甲氧苄啶	抗感染。口服：2 片/次，一日 2 次，首次剂量加倍	变态反应较为常见，可引起中性粒细胞减少或缺乏症、血小板减少症及再生障碍性贫血、溶血性贫血及血红蛋白尿。对磺胺类药物过敏者、巨幼红细胞贫血患者、孕妇及哺乳期妇女、小于 2 个月的婴儿禁用，有肝、肾损害、肝肾功能损害者禁用

药品名称	适应证与用法用量	注意事项
西地碘含片	抗菌消炎。口含:1.5mg/次,每日 3～5 次	偶见皮疹、皮肤瘙痒等变态反应。长期含服可导致舌苔染色,停药后可消退。对本品过敏者或对其他碘制剂过敏者禁用。孕妇及哺乳期妇女慎用
青霉素	抗感染。肌内注射:80 万～320 万 U/d,儿童 3 万～5 万 U/kg,分为 2～4 次给予。静脉滴注:成人 240 万～2000 万 U/d,儿童 20 万～40 万 U/kg,分为 4～6 次给予	变态反应较常见,包括荨麻疹等各类皮疹、白细胞减少、间质性肾炎、哮喘发作等和血清病型反应。用前作皮试。溶液现用现配
甲硝唑	抗厌氧菌感染。口服:0.6～1.2g/d,分 3 次服,7～10 日为 1 个疗程。静脉滴注:首次 15mg/kg,维持量 7.5mg/kg,每 6～8h 静脉滴注 1 次	不良反应以消化道反应最为常见,包括恶心、呕吐、食欲缺乏、腹部绞痛,神经系统症状有头痛、眩晕,偶有感觉异常、肢体麻木、共济失调、多发性神经炎等,大剂量可致抽搐。孕妇禁用。哺乳期妇女不宜使用。儿童应慎用并减量使用
替硝唑	用于治疗厌氧菌感染。口服:1g/次,一日 1 次,首剂量加倍,一般疗程 5～6 日,或根据病情决定。静脉滴注:0.4～0.8g/次,每日 2 次	对本品或吡咯类药物过敏者、血液病患者或有血液病史者、活动性中枢神经疾病患者禁用。12 岁以下患者禁用或不宜使用。妊娠 3 个月内妇女及哺乳期妇女禁用。肝功能减退者应予减量,服药期间禁止乙醇类饮料
奥硝唑	抗厌氧菌感染。口服:500mg/次,每日 2 次,早晚各服一次;儿童,每 12h 给予 10mg/kg(20kg 体重小孩 250mg/次,每日 2 次)。静脉滴注:起始剂量为 0.5～1g,然后每 12h 给予 0.5g	服药期间有轻度头晕、头痛、嗜睡、胃肠道反应、肌肉乏力。对硝基咪唑类药物过敏的患者对此药也过敏,禁用于对此类药物过敏的患者;也禁用于脑和脊髓发生病变的患者,癫痫及各种器官硬化症患者

颌面部间隙感染

(Fascial space infection of maxillofacial regions)

口腔颌面间隙感染是口腔、颜面及颌骨周围组织化脓性炎症的总称,感染可以波及颌面皮肤、黏膜、筋膜、脂肪、结缔组织、肌肉、神经、血管、淋巴结及涎腺。在正常的颌面解剖结构中存在着潜在的筋膜间隙，各间隙为脂肪与结缔组织所充满。当感染侵入人体后，破坏了脂肪与结缔组织，在间隙中充满着炎症产物，此时形成了间隙感染，感染可以局限于一个间隙，也可循组织结构中阻力薄弱的方向扩散，波及邻近几个间隙，形成了弥散性蜂窝织炎，并可产生各种严重并发症。本病多为继发性感染，主要感染为混合感染。

【诊断要点】

① 呈急性炎症病史，起病急，病程发展快。

② 局部片状红、肿、热、痛，区域性淋巴结肿痛，有不同程度开口困难或吞咽困难。重者全身症状严重，吞咽障碍，并可有呼吸困难。

③ 口腔内检查可发现病灶牙如根尖周炎、牙周炎等，或有淋巴结炎、扁桃体炎等病灶。脓肿形成后多浅在，可扪及变软，有波动感和压痛。

④ 特殊检查：穿刺化验确定炎症存在；血白细胞总数及白细胞分类中性粒细胞比例增多，可有核左移或细胞中毒颗粒；深度脓肿可借助 B 超检查，显示液性暗区。

【治疗原则】

① 已形成脓肿的切开引流。

② 选用有效抗菌药物：青霉素、头孢羟氨苄、红霉素等，使用甲硝唑、奥硝唑抗厌氧菌感染。

③ 去除病灶：急性炎症控制后，彻底治疗或拔除病灶牙。

④ 外敷中药及理疗。

【可选药物】

药品名称	适应证与用法用量	注意事项
头孢羟氨苄	抗感染。口服：0.5～1.0g/次，一日 2 次。儿童，一次 15～20mg/kg，一日2次	不良反应以恶心、上腹部不适等胃肠道反应为主，少数患者尚可发生皮疹等变态反应。偶可发生过敏性休克，也可出现尿素氮、血清氨基转移酶、血清 ALP 一过性升高。有头孢菌素类药物过敏史者和有青霉素过敏性休克史者或即刻反应史者禁用。孕妇慎用

药品名称	适应证与用法用量	注意事项
红霉素	抗感染。静脉滴注：0.5～1.0g/次，一日2～3次。小儿20～30mg/(kg·d)，分2～3次滴注	静脉滴注易引起静脉炎，滴注速度宜缓慢。红霉素在酸性输液中破坏降效，一般不应与低pH值的葡萄糖输液配伍。在5%～10%葡萄糖输液500ml中，添加维生素C注射液（抗坏血酸钠1g）或5%碳酸氢钠注射液0.5ml使pH值升高到5以上，再加红霉素乳糖酸盐，则有助稳定。胃肠道反应多见，有腹泻、恶心、呕吐、中上腹痛、口舌疼痛、胃纳减退等，肝毒性少见，患者可有乏力、恶心、呕吐、腹痛、发热及肝功能异常，偶见黄疸。变态反应表现为药物热、皮疹、嗜酸粒细胞增多等，偶有心律失常、口腔或阴道念珠菌感染
甲硝唑	抗厌氧菌感染。口服：0.6～1.2g/d，分3次服，7～10日为1个疗程。静脉滴注：首次15mg/kg，维持量7.5mg/kg，每6～8h静脉滴注1次	不良反应以消化道反应最为常见，包括恶心、呕吐、食欲缺乏、腹部绞痛，神经系统症状有头痛、眩晕，偶有感觉异常、肢体麻木、共济失调、多发性神经炎等，大剂量可致抽搐。孕妇禁用。哺乳期妇女不宜使用。儿童应慎用并减量使用
奥硝唑	抗厌氧菌感染。口服：500mg/次，每日2次，早晚各服一次；儿童，每12h给予10mg/kg(20kg体重小孩250mg/次，每日2次)	服药期间有轻度头晕、头痛、嗜睡、胃肠道反应、肌肉乏力。对硝基咪唑类药物过敏的患者对此药也过敏，禁用于对此类药物过敏的患者；也禁用于脑和脊髓发生病变的患者，癫痫及各种器官硬化症患者

拔牙创口出血（Tooth extraction wound hemorrhage）

正常情况下，拔牙创压迫半个小时后不会再出血。如在吐出消毒纱布棉卷后仍出血不止，或者第二天再次出血，则为拔牙后出血。拔牙后出血绝大多数为局部因素，少数为全身因素引起。

【诊断要点】

① 有拔牙史。

② 牙拔除后数小时或数日后又出血，拔牙窝有明显出血。

【治疗原则】

（1）一般性出血，可在出血的地方放置明胶海绵或鞣酸粉、云南白药等，然后再咬住纱布卷 30min，出血即可停止。

（2）牙根下如有炎症，拔牙后出血也较多，宜在拔牙伤口里填塞碘仿纱条压紧，防止纱条脱落，同时可服抗菌药物（如阿莫西林、甲硝唑、奥硝唑）。

（3）对于出血时间较长，出血较多的，甚至出现虚脱、晕厥、血压下降者，先进行必要的局部处理，根据病情，采取止血药（如酚磺乙胺、氨基己酸等）、静脉推注高渗葡萄糖、输液或输血等措施。

（4）凝血障碍性疾病拔牙后出血较多，找出原因后除局部处置外，应积极对全身性疾病进行治疗。

【可选药物】

药品名称	适应证与用法用量	注意事项
酚磺乙胺	止血。肌内注射或静脉注射：0.25～0.5g/次，每日 2～3 次。静脉注射时以 5% 葡萄糖注射液 20ml 稀释	有血栓形成史者慎用；高分子量的血浆扩充剂可在使用本品之后而不要在其使用之前应用；勿与氨基己酸混合注射，以免引起中毒
氨基己酸	止血。静脉滴注：开始 4～6g/次，5%～10% 葡萄糖或生理盐水 100ml 稀释，15～30min 滴完。维持量每小时 1g，一日不超过 20g	常见的不良反应为恶心、呕吐和腹泻，其次为眩晕、瘙痒、头晕、耳鸣、全身不适、鼻塞、皮疹、红斑、不泄精等。尿道手术后出血的患者、肾功能不全者慎用。有血栓形成倾向或过去有血管栓塞者忌用
阿莫西林	抗感染。口服：0.5g/次，每日 3～4 次。小儿 20～40mg/(kg·d)，每 8h 给药 1 次	常见的不良反应为恶心、呕吐、腹泻及伪膜性肠炎等胃肠道反应及皮疹、药物热和哮喘等变态反应。青霉素过敏及青霉素皮肤试验阳性患者禁用。老年人和肾功能严重损害时可能须调整剂量。孕妇应仅在确有必要时应用本品
甲硝唑	用于治疗牙龈炎、口腔溃疡。含漱液，浓度 0.5%；口颊片，5mg/片，口腔黏附，每日 3 次	不良反应以消化道反应最为常见，包括恶心、呕吐、食欲缺乏、腹部绞痛，神经系统症状有头痛、眩晕，偶有感觉异常、肢体麻木、共济失调、多发性神经炎等，大剂量可致抽搐。孕妇禁用。哺乳期妇女不宜使用。儿童应慎用并减量使用
奥硝唑	抗厌氧菌感染。口服：500mg/次，每日 2 次，早晚各服一次；儿童，每 12h 给予 10mg/kg(20kg 体重小孩 250mg/次，每日 2 次)	服药期间有轻度头晕、头痛、嗜睡、胃肠道反应、肌肉乏力。对硝基咪唑类药物过敏的患者对此药也过敏，禁用于对此类药物过敏的患者；也禁用于脑和脊髓发生病变的患者，癫痫及各种器官硬化症患者

干槽症（Alveolalgia）

干槽症为拔牙术后常见的并发症，以下颌后牙多见，特别是在阻生下颌第三磨牙拔除术后。该症可能由损伤、感染、牙槽窝过大、血液供应不良以及患者身体抵抗力下降所致。

【诊断要点】

① 有近期拔牙史，拔牙后 2～4 天创口明显疼痛，骨壁有明显触痛，为持续性，可向耳颞部或下颌部放射。

② 腐败型：牙槽骨壁有灰白色或灰黑色伪膜，创内有腐败坏死物，有明显臭味。

③ 非腐败型：拔牙窝内容物无腐臭味。

④ 检查可见拔牙创面内凝血块脱落，牙槽窝空虚，表面有灰白色伪膜。

⑤ 探诊触及骨面有严重的探触痛。

【治疗原则】

（1）止痛、解除牙槽骨壁感染及促进正常肉芽组织生长。

（2）局部处理：用刮匙轻轻地除去牙窝内的坏死组织，用 3% 过氧化氢溶液、温生理盐水冲洗，碘仿纱布止痛、消炎。然后将加有抗生素和丁香油的填料填入牙槽窝内，可以达到止痛效果，也可以消炎促进新的肉芽组织生长，也可加入数滴丁香油酚或地卡因以帮助止痛。

（3）还应注意口腔的清洁以促进创口早日愈合。

（4）药物治疗

① 局部应用甲硝唑。

② 全身应用抗菌药物：选择口服磺胺类抗菌药、阿莫西林、头孢羟氨苄等。

③ 镇痛药物可选择布洛芬、萘普生、双氯芬酸、洛索洛芬等。

【可选药物】

药品名称	适应证与用法用量	注意事项
复方磺胺甲噁唑	抗感染。口服:1～2 片/次,每日 2 次,首剂加倍。6～12 岁小儿 1/2～1 片/次,2～6 岁小儿 1/4～1/2 片/次,均每日 2 次	变态反应较为常见,可引起中性粒细胞减少或缺乏症、血小板减少症及再生障碍性贫血、溶血性贫血及血红蛋白尿。易出现结晶尿、血尿、蛋白尿、尿少、腰痛等。肝功能不全患者不宜使用
磺胺甲氧苄啶	抗感染。口服:2 片/次,一日 2 次,首次剂量加倍	变态反应较为常见,可引起中性粒细胞减少或缺乏症、血小板减少症及再生障碍性贫血、溶血性贫血及血红蛋白尿。磺胺类药物过敏者、巨幼红细胞贫血患者、孕妇及哺乳期妇女、小于 2 个月的婴儿禁用。有肝、肾损害,有肝肾功能损害者禁用
阿莫西林	抗感染。口服:0.5g/次,每日 3～4 次。小儿 20～40mg/(kg·d),每 8h 给药 1 次	不良反应有恶心、呕吐、腹泻及伪膜性肠炎等胃肠道反应及皮疹、药物热和哮喘等变态反应。青霉素过敏及青霉素皮肤试验阳性患者禁用。老年人和肾功能严重损害时可能须调整剂量。孕妇应仅在确有必要时应用本品
头孢羟氨苄	抗感染。口服:0.5～1.0g/次,一日 2 次。儿童一次 15～20mg/kg,一日2次	不良反应以恶心、上腹部不适等胃肠道反应为主,少数患者尚可发生皮疹等变态反应。偶可发生过敏性休克,也可出现尿素氮、血清氨基转移酶、血清 ALP 一过性升高。有头孢菌素类药物过敏史者和有青霉素过敏性休克史或即刻反应史者禁用。孕妇慎用
甲硝唑	用于治疗厌氧菌感染。含漱:浓度 0.5% 含漱液,10～20ml/次,先含 30s 再漱口,一日 3～4 次,一周为 1 个疗程。口腔黏附:口颊片,5mg/次,每日 3 次	不良反应以消化道反应最为常见,包括恶心、呕吐、食欲缺乏、腹部绞痛,神经系统症状有头痛、眩晕,偶有感觉异常、肢体麻木、共济失调、多发性神经炎等,大剂量可致抽搐。孕妇禁用。哺乳期妇女不宜使用。儿童应慎用并减量使用
洛索洛芬	镇痛。口服:成人 60mg/次,一日 3 次。顿服时,60～120mg/次	不良反应主要有消化系统症状:胃及腹部不适感、胃痛、恶心及呕吐、食欲缺乏等,有水肿、皮疹及荨麻疹、嗜睡

药品名称	适应证与用法用量	注意事项
布洛芬	用于缓解轻至中度疼痛。口服：0.2～0.4g/次，每4～6h给药1次。成人用量最大限量一般为2.4g/d。小儿每次5～10mg/kg，一日3次。缓释制剂：成人及12岁以上儿童：0.3～0.6g/次，早、晚各1次	以下人群禁用：对其他非甾体抗炎药过敏者、孕妇及哺乳期妇女、对阿司匹林过敏的哮喘患者、严重肝肾功能不全者或严重心力衰竭者、正在服用其他含有布洛芬或其他非甾体抗炎药，包括服用已知是特异性环氧化酶-2抑制剂的患者。主要不良反应为消化道症状，包括消化不良、胃烧灼感、胃痛、恶心、呕吐等，神经系统症状少见，肾功能不全很少见，其他少见症状有皮疹、支气管哮喘发作、肝酶升高、白细胞减少等
萘普生	镇痛。肌内注射：100～200mg/次，一日1次。口服：首次0.5g，以后必要时0.25g，必要时每6～8h给药1次。缓释片：0.5g/次，一日1次	可出现皮肤瘙痒、呼吸短促、呼吸困难、哮喘、耳鸣、下肢水肿、胃烧灼感、消化不良、胃痛或不适、便秘、头晕、嗜睡、头痛、恶心及呕吐等。有视物模糊或视觉障碍、听力减退、腹泻、心慌及多汗等
双氯芬酸	镇痛。深部肌内注射：50mg/次，一日2～3次。口服：饭前服用，100～150mg/d，症状较轻者75～100mg/d，分2～3次服用。缓释制剂须整粒吞服，100mg/次，一日1次	常见有胃肠道反应，如胃不适、烧灼感、反酸、纳差、恶心等，停药或对症处理即可消失。长期应用可出现胃溃疡、胃出血、胃穿孔。少数出现水肿、少尿、电解质紊乱等

三叉神经痛（Epileptiform neuralgia）

三叉神经痛又称 Fotrergin 病、痛性抽搐，表现为颜面部三叉神经分布区域内闪电式反复发作的剧烈疼痛，是神经系统疾病中最常见的疾病之一。原因不明，也可继发于其他疾病，以40岁以上中老年人多见。

【诊断要点】

① 疼痛部位不超出三叉神经分布范围，常局限于一侧，多累及一支，以一侧的第二、三支合并痛最常见。

② 疼痛呈发作性电击样、刀割样、撕裂样剧痛，突发突止，通常无预兆，间歇期完全正常。每次疼痛持续数秒至 1～2min，发作间歇期逐渐缩短、疼痛逐渐加重。

③ 可有引发疼痛的"扳机点"或"触发点"。

【治疗原则】

治疗的目的应是长期镇痛，镇痛的方法分为无创和有创治疗方法。

① 无创治疗方法包括药物治疗（原发性三叉神经痛用卡马西平、苯妥英钠等）、中医中药针灸疗法、理疗等，适用于病程短、疼痛较轻的患者，也可作为有创治疗方法的补充治疗。

② 有创治疗方法包括手术疗法、注射疗法和射频热凝疗法。手术治疗分为：周围支切断术、三叉神经感觉根部分切断术、三叉神经脊髓束切断术、三叉神经减压术。

③ 封闭疗法：无水酒精、95%酒精等注射于三叉神经半月节或分枝处以阻断其神经传导获得止痛效果。

④ 营养神经：维生素 B_{12} 辅助治疗。

【可选药物】

药品名称	适应证与用法用量	注意事项
卡马西平	镇痛。口服：开始 0.1g/次，一日 2 次；第 2 日后每隔一日增加 0.1～0.2g，直到疼痛缓解，维持量 0.4～0.8g/d，分次服用；最高量不超过 1.2g/d	常见的不良反应是中枢神经系统的反应，表现为视物模糊、复视、眼球震颤。已知对卡马西平相关结构药物过敏者、房室传导阻滞、血清铁严重异常、骨髓抑制、有严重肝功能不全等病史者禁用
苯妥英钠	抗三叉神经痛。口服：0.1g/次，每日 3 次，逐渐增量，最大不超过 0.8g/d，待疼痛消失一周后再逐渐减量	常见齿龈增生，长期服用后可引起恶心、呕吐甚至胃炎，神经系统常见眩晕、头痛，严重时可引起眼球震颤、共济失调、语言不清和意识模糊。对乙内酰脲类药有过敏史或阿斯综合征、Ⅱ～Ⅲ度房室传导阻滞、窦房结阻滞、窦性心动过缓等心功能损害者禁用
维生素 B_{12}	维持神经系统的正常功能。肌内注射：100μg/次，每日 1 次，连用 10 天，后改为每周 2～3 次，持续 3 周。常与卡马西平或苯妥英钠合用	偶可引起皮疹、瘙痒、腹泻及过敏性哮喘，但发生率低，极个别有过敏性休克

颜面部疖痈

（Furuncle and carbuncle of maxillofacial region）

颜面部疖痈是皮肤毛囊及皮脂腺周围组织的一种急性化脓性感染，发生在一个毛囊及所属皮脂腺者称疖，相邻多个毛囊及皮脂腺累及者称痈。由于颜面部局部组织松软，血运丰富，静脉缺少瓣膜且与海绵窦相通，如感染处理不当，易扩散逆流入颅内，引起海绵窦血栓性静脉炎、脑膜炎、脑脓肿等并发症。尤其是发生在颌面部的"危险三角区"内更应注意。致病菌最主要的是金黄色葡萄球菌，少数为白色葡萄球菌。

【诊断要点】

（1）疖：以毛囊及皮脂腺为核心的硬结、红肿、热痛，有脓头。多无全身症状。一般情况下脓头自行破溃，脓液排出，自行愈合。

（2）痈：好发在上唇，常为疖发展而来，病初局部可见相继多个脓头，且有脓血渗出液，周围红肿。局部表现为紫红色炎性浸润区，坚硬，剧痛，皮肤可有坏死、溶解，塌陷；局部淋巴结可增大。患者感疼痛，张口痛，影响进食和说话，全身症状可出现食欲缺乏、乏力、畏寒及发热等。白细胞增高，中性粒细胞比例可上升。

【治疗原则】

（1）局部治疗：可用2‰碘酊涂布患处，每日数次。如继续增大，可酌情用拔脓、消炎等外敷药。脓肿形成后及时切开排脓。鼻唇部、危险三角区的疖痈切忌挤压。

（2）全身应用抗生素：疖肿病例以口服抗生素和外敷药为主，痈肿重型病例以静脉用药为主，注意支持疗法和防止并发症。对严重并发症的病例，选择最有效和足量抗生素，如青霉素、阿莫西林、苯唑西林、红霉素、头孢唑林、阿米卡星。取脓液做细菌培养和药敏试验，则可根据结果进行调整。

（3）注意水、电解质平衡，卧床休息。出现并发症，应采取相应措施，积极抢救。

【可选药物】

药品名称	适应证与用法用量	注意事项
青霉素	抗感染。肌内注射：80万～320万U/d,儿童3万～5万U/kg,分为2～4次给予。静脉滴注：成人240万～2000万U/d,儿童20万～40万U/kg,分为4～6次给予	变态反应较常见,包括荨麻疹等各类皮疹、白细胞减少、间质性肾炎、哮喘发作等和血清病型反应。用前作皮试。溶液现用现配
阿莫西林	抗感染。口服：0.5g/次,每日3～4次。小儿20～40mg/(kg·d),每8h给药1次	不良反应有恶心、呕吐、腹泻及伪膜性肠炎等胃肠道反应及皮疹、药物热和哮喘等变态反应。青霉素过敏及青霉素皮肤试验阳性患者禁用。老年人和肾功能严重损害时可能须调整剂量。孕妇应仅在确有必要时应用
苯唑西林	抗感染。肌内注射或静脉滴注：0.5～1.0g/次,每4～6h给药1次,病情严重者剂量可增加。小儿体重在40kg以下者,每6h给予12.5～25mg/kg,体重超过40kg者给以成人剂量	不良反应有变态反应,过敏性休克偶见,静脉使用偶可产生恶心、呕吐和血清氨基转移酶升高。大剂量静脉滴注本品可引起抽搐等中枢神经系统毒性反应。用药前应作药敏试验
头孢唑林	抗感染。静脉滴注或肌内注射,0.5～1g/次,一日2～4次,严重感染可增加至6g/d,分2～4次静脉给予	有血栓性静脉炎和肌内注射区疼痛、药疹、嗜酸粒细胞增高,偶有药物热。个别患者可出现暂时性血清氨基转移酶、ALP升高。不可和氨基糖苷类抗生素混合同时注射,肝肾功能不全者慎用。对青素过敏的患者慎用
红霉素	抗感染。静脉滴注：0.5～1.0g/次,一日2～3次。小儿20～30mg/(kg·d),分2～3次滴注	静脉滴注易引起静脉炎,滴注速度宜缓慢。红霉素在酸性输液中破坏降效,一般不应与低pH值的葡萄糖输液配伍。在5%～10%葡萄糖输液500ml中,添加维生素C注射液(抗坏血酸钠1g)或5%碳酸氢钠注射液0.5ml使pH值升高到5以上,再加红霉素乳糖酸盐,则有助稳定。胃肠道反应多见,有腹泻、恶心、呕吐、中上腹痛、口舌疼痛、胃纳减退等,肝毒性少见,患者可有乏力、恶心、呕吐、腹痛、发热和肝功能异常,偶见黄疸等。变态反应表现为药物热、皮疹、嗜酸粒细胞增多等,偶有心律失常、口腔或阴道念珠菌感染

药品名称	适应证与用法用量	注意事项
阿米卡星	抗感染。肌内注射或静脉滴注：每 12h 给予 7.5mg/kg，或每 24h 给予 15mg/kg。一日不超过 1.5g，疗程不超过 10 天	可发生听力减退、耳鸣或耳部饱满感；少数患者亦可发生眩晕、步履不稳等症状。有一定肾毒性，患者可出现血尿，排尿次数减少或尿量减少、BUN、血肌酐值增高等。过敏者禁用，妊娠、失水、重症肌无力、帕金森病、肾功能损害者慎用，需进行血药浓度监测。不能与肌松药同时应用。不能作静脉推注

急性化脓性腮腺炎（Acute purulent parotitis）

急性化脓性腮腺炎多由于严重的全身疾病或手术后引起代谢紊乱，机体抵抗力和口腔生物免疫力低下，唾液分泌减少，口腔细菌经腮腺导管逆行至腮腺而感染。此外，外伤或周围组织炎症的扩展，涎石、瘢痕挛缩等影响唾液排除，亦可引起本病。主要的致病菌为葡萄球菌，多见金黄色葡萄球菌，偶尔也可见链球菌所致。

【诊断要点】

① 多发生于一侧，患侧腮腺区红肿明显，下颌后凹消失，耳垂上翘，疼痛剧烈，触压痛明显。有程度不等的张口受限。患侧腮腺导管开口处红肿，有脓性分泌物排出。

② 有高热、寒战、全身不适等全身症状。

③ 白细胞特别是中性粒细胞增高。

【治疗原则】

① 炎症初期可采用抗生素治疗，应用大剂量青霉素或适量头孢菌素等抗 G[+] 球菌的抗生素。并从腮腺导管口取脓性分泌物作细菌培养及药敏试验，选用最敏感的抗生素。

② 局部可用理疗如超短波、红外线或中药外敷，局部含漱，清洁口腔。

③ 如脓肿形成，需作切开引流。

④ 发病后要注意改善全身情况。对体质衰弱的重病员，应维

持机体的体液平衡，纠正电解质紊乱，必要时输少量新鲜血、复方氨基酸以增强机体抵抗力。

【可选药物】

药品名称	适应证与用法用量	注意事项
青霉素	抗感染。肌内注射：80万～320万 U/d，儿童3万～5万 U/kg，分2～4次给予。静脉滴注：成人240万～2000万 U/d，儿童20万～40万 U/kg，分4～6次给予	变态反应较常见，包括荨麻疹等各类皮疹、白细胞减少、间质性肾炎、哮喘发作等和血清病型反应。用前作皮试。溶液现用现配
头孢氨苄	抗感染。口服：250～500mg/次，一日4次，最高剂量4g/d。儿童25～50mg/(kg·d)，一日4次	恶心、呕吐、腹泻和腹部不适较为多见，有皮疹、药物热等变态反应，偶可发生过敏性休克。对头孢菌素过敏者或有青霉素过敏性休克或即刻反应史者禁用。肾功能减退的患者减量用药，孕妇应慎用
阿米卡星	抗感染。肌内注射或静脉滴注：每12h给予7.5mg/kg，或每24h给予15mg/kg。不超过1.5g/d，疗程不超过10天	可发生听力减退、耳鸣或耳部饱满感；少数患者亦可发生眩晕、步履不稳等症状。有一定肾毒性，患者可出现血尿、排尿次数减少或尿量减少、BUN、血肌酐值增高等。过敏者禁用，妊娠、失水、重症肌无力、帕金森病、肾功能损害者慎用，不能与肌松药同时应用。不能作静脉推注

急性颌下腺炎（Acute hypognathadenitis）

因导管的阻塞和狭窄而导致颌下腺逆行性炎症称为颌下腺炎。急性颌下腺炎主要由导管狭窄或堵塞所致，主要引起堵塞的原因为颌下腺导管结石，所以颌下腺炎常与涎石并发，也可因其骨片、麦芒等进入导管所致，由导管进入的细菌性感染在临床也可见到。

【诊断要点】

① 为一般急性炎症之症状，患者口底肿胀疼痛，颌下三角处红肿。颌下腺导管口红肿，压迫颌下腺有脓液或炎性液体流出。

② 全身症状为发热，呼吸及脉搏加快。

③ 白细胞总数及中性粒细胞增多。

④ 触诊患者颌下腺导管处有时可触及硬的结石，X 线摄片有时可发现阳性结石。

【治疗原则】

① 抗感染治疗：应用大剂量青霉素或适量头孢菌素等抗 G^+ 球菌的抗生素。

② 加强口腔卫生，多饮酸性饮料。

③ 去除涎石。如深部涎石不能取出，或临床上反复发作者，腺体增大已呈纤维组织化，可行口外颌下腺摘除术。

【可选药物】

药品名称	适应证与用法用量	注意事项
青霉素	抗感染。肌内注射：80万～320万 U/d，儿童 3 万～5 U/kg，分 2～4 次给予 静脉滴注：成人 240 万～2000 万 U/d，儿童 20 万～40 万 U/(kg·d)，分 4～6 次给予	变态反应较常见，包括荨麻疹等各类皮疹、白细胞减少、间质性肾炎、哮喘发作等和血清病型反应。用前作皮试。溶液现用现配
头孢氨苄	抗感染。口服：250～500mg/次，一日 4 次，最高剂量 4g/d。儿童每日 25～50mg/(kg·d)，一日 4 次	恶心、呕吐、腹泻和腹部不适较为多见，有皮疹、药物热等变态反应，偶可发生过敏性休克。对头孢菌素过敏者及有青霉素过敏性休克或即刻反应史者禁用。肾功能减退的患者减量用药。本品透过胎盘，故孕妇应慎用
头孢唑林	抗感染。静脉滴注或肌内注射：0.5～1g/次，一日 2～4 次，严重感染可增加至 6g/d，分 2～4 次静脉给予	有血栓性静脉炎和肌内注射区疼痛、药疹、嗜酸粒细胞增高，偶有药物热。个别患者可出现暂时性血清氨基转移酶、ALP 升高。不可和氨基糖苷类抗生素混合同时注射，肝肾功能不全者慎用。对青素过敏的患者慎用
阿米卡星	抗感染。肌内注射或静脉滴注：每 12h 给予 7.5mg/kg，或每 24h 给予 15mg/kg。不超过 1.5g/d，疗程不超过 10 天	可发生听力减退、耳鸣或耳部饱满感；少数患者亦可发生眩晕、步履不稳等症状。有一定肾毒性，患者可出现血尿、排尿次数减少或尿量减少、BUN、血肌酐值增高等。过敏者禁用，妊娠、失水、重症肌无力、帕金森病、肾功能损害者慎用，需进行血药浓度监测。不能与肌松药同时应用。不能作静脉推注

急性化脓性颞下颌关节炎
(Acute suppurative arthritis of temporomandibular joint)

急性化脓性颞下颌关节炎是颞颌关节的化脓性感染。多由化脓性中耳炎引起，也可由关节开放性损伤、手术、穿刺等继发感染，或因邻近间隙血行感染所致。本病多发生于儿童，致病菌主要是金黄色葡萄球菌。

【诊断要点】

① 有中耳炎等病史。

② 起病急剧，局部症状以红、肿、痛及关节运动障碍为主。

③ 可有全身症状，出现寒战、高热、全身不适等，特别是血源性感染发生的败血症。

④ 血白细胞计数增高。

⑤ X 线片示颞下颌关节间隙增宽。核磁共振检查能提供关节情况的最详细信息，可作为治疗的参考。

⑥ 关节囊穿刺可抽出脓性分泌物。

【治疗原则】

① 抗炎治疗：根据药物敏感试验选择抗生素治疗，可选择青霉素、氨基糖苷类抗生素或头孢菌素类抗生素或林可霉素、克林霉素。镇痛抗炎可选用萘普生、阿司匹林。

② 有脓肿形成时应作切开引流。

③ 炎症消退后，应练习张口及理疗以防发生关节强直。

【可选药物】

药品名称	适应证与用法用量	注意事项
青霉素	抗感染。肌内注射：80万～320万 U/d，儿童 3 万～5 万 U/kg，分 2～4 次给予；静脉滴注：成人 240 万～2000 万 U/d，儿童 20 万～40 万 U/kg，分 4～6 次给予	变态反应较常见，包括荨麻疹等各类皮疹、白细胞减少、间质性肾炎、哮喘发作等和血清病型反应。用前作皮试。溶液现用现配

药品名称	适应证与用法用量	注意事项
头孢唑林	抗感染。静脉滴注或肌内注射:0.5～1g/次,一日2～4次,严重感染可增加至6g/d,分2～4次静脉给予	有血栓性静脉炎和肌内注射区疼痛、药疹、嗜酸粒细胞增高,偶有药物热。个别患者可出现暂时性血清氨基转移酶、ALP升高。不可和氨基糖苷类抗生素混合同时注射,肝肾功能不全者慎用。对青素过敏的患者慎用
头孢羟氨苄	抗感染。口服:0.5～1.0g/次,一日2次。儿童,一次15～20mg/kg,一日2次	不良反应以恶心、上腹部不适等胃肠道反应为主,少数患者尚可发生皮疹等变态反应。偶可发生过敏性休克,也可出现尿素氮、血清氨基转移酶、血清ALP一过性升高。有头孢菌素类药物过敏史者和有青霉素过敏性休克史者或即刻反应史者禁用。孕妇慎用
阿米卡星	抗感染。肌内注射或静脉滴注:每12h给予7.5mg/kg,或每24h给予15mg/kg。不超过1.5g/d,疗程不超过10天	可发生听力减退、耳鸣或耳部饱满感;少数患者亦可发生眩晕、步履不稳等症状。有一定肾毒性,患者可出现血尿、排尿次数减少或尿量减少、BUN、血肌酐值增高等。过敏者禁用,妊娠、失水、重症肌无力、帕金森病、肾功能损害者慎用,需进行血药浓度监测。不能与肌松药同时应用。不能作静脉推注
林可霉素	抗感染。静脉滴注:0.6～1.2g/次,滴注1～2h,每8～12h给药1次	不良反应有腹或胃绞痛、严重胀气;严重腹泻;发热;恶心、呕吐;异常口渴;异常疲乏或软弱;显著体重减轻(伪膜性肠炎)
克林霉素	抗感染。静脉滴注:0.6～1.8g/d,分2～4次用	可引起胃肠道反应:恶心、呕吐、食欲缺乏、腹胀、腹泻、皮疹、白细胞减少、转氨酶升高,可引起二重感染、伪膜性肠炎,也可有呼吸困难、嘴唇肿胀、鼻腔肿胀、流泪和变态反应
萘普生	用于缓解轻度至中度疼痛,口服:首次0.5g,以后0.25g/次,必要时每6～8h给药1次。本品为对症治疗药,连续使用不得超过5天	可见恶心、呕吐、消化不良、便秘、胃不适、头晕、头痛、嗜睡、耳鸣、呼吸急促、呼吸困难、哮喘、皮肤瘙痒、下肢水肿。可见视物模糊或视力障碍、听力减退、腹泻、口腔刺激或痛感、心慌、多汗。孕妇、哺乳期妇女禁用。胃、十二指肠活动性溃疡患者禁用
阿司匹林	解热、镇痛:0.3～0.6g/次,一日3次,必要时可每4h给药1次	较常见的有恶心、呕吐、上腹部不适或疼痛等胃肠道反应,长期或大剂量服用可有胃肠道出血或溃疡。婴幼儿、老年人慎用。活动性溃疡病或其他原因引起的消化道出血禁用

急性化脓性颌骨骨髓炎

（Acute pyogenic osteomyelitis of the jaws）

急性化脓性颌骨骨髓炎是由化脓性细菌引起的上、下颌骨的化脓性感染，常见于青、壮年，男性比女性多见，下颌骨远较上颌骨多见且病情比上颌骨严重。发病原因多见牙源性感染，多由于下颌第三磨牙冠周炎、牙齿感染的牙槽脓肿、牙周感染及间隙感染所致。也可由各种外伤引起的外伤性颌骨骨髓炎或血源性感染引起。病原菌主要为金黄色葡萄球菌、溶血性链球菌或为混合性感染。

【诊断要点】

① 急性期起病急骤。

② 可出现牙痛，并可很快波及邻牙，且疼痛沿三叉神经分布区放射。短期内可出现多个牙松动，牙周袋流脓，下齿槽神经受到炎症的损害可出现下唇麻木。由于炎症向周围扩散因而可出现颌面肿胀，如感染波及咀嚼肌又可出现牙关紧闭。如感染不及时控制可迅速向眶下、颞下、翼腭凹及经下颌孔引起翼颌间隙感染。

③ 可出现高热，全身有明显中毒现象，且伴全身不适、头痛、食欲缺乏等症状。

④ 全身并发症如败血症、颅内感染等也可能发生。

⑤ 血常规检查白细胞增高，可出现核左移。

⑥ X线拍片可见骨皮质增生、硬化，骨膜反应活跃及坏死。

【治疗原则】

① 给予大量有效抗生素治疗、控制急性期感染，可根据细菌培养及药敏选择有效抗生素。如选用抗金黄色葡萄球菌及混合感染的抗生素如阿洛西林、克林霉素、头孢曲松、头孢吡肟以及阿米卡星，必要时合用抗厌氧菌药甲硝唑、替硝唑、奥硝唑。

② 注意补充维生素及营养。

③ 疼痛剧烈者给予镇痛剂：曲马多或哌替啶。

④ 保持口腔清洁。

⑤ 如有脓肿应及时切开引流。

⑥ 拔除病源牙。

【可选药物】

药品名称	适应证与用法用量	注意事项
阿洛西林	抗感染。静脉滴注：6～10g/d,严重病例可增至10～16g/d,一般分 2～4次滴注。儿童 75mg/(kg·d),分 2～4 次滴注	类似青霉素的不良反应,主要为变态反应,其他反应有腹泻、恶心、呕吐、发热,个别病例可见出血时间延长、白细胞减少等,电解质紊乱较少见。对青霉素类抗生素过敏者禁用。用药前须做青霉素皮肤试验,阳性者禁用
克林霉素	抗感染。深部肌内注射或静脉滴注：1.2～2.4g/d,分 2～4 次给药;儿童25～40mg/(kg·d),分2～4 次给药	肌内注射后,在注射部位偶可出现轻微疼痛。长期静脉滴注可出现静脉炎。有胃肠道反应、变态反应,偶可引起中性粒细胞减少或嗜酸粒细胞增多。对克林霉素或林可霉素有过敏史者禁用。孕妇、哺乳期妇女及 4 岁以下儿童慎用
头孢曲松	广谱抗感染。静脉滴注：每 24h 给予 1～2g 或每 12h 给予 0.5～1g。最高剂量 4g/d。疗程 7～14 天	局部反应有静脉炎,此外可有皮疹、瘙痒、发热、支气管痉挛和血清病等变态反应、头痛或头晕、腹泻、恶心、呕吐、腹痛、结肠炎、黄疸、胀气、味觉障碍和消化不良等消化道反应。对头孢菌素类药物过敏者禁用。孕妇、哺乳期妇女、新生儿慎用
头孢吡肟	广谱抗感染。静脉滴注：1～2g/次,每 12h 给药1 次,疗程 7～10 天	不良反应主要是腹泻,皮疹和注射局部反应,如静脉炎,注射部位疼痛和炎症。其他不良反应包括恶心、呕吐、过敏、瘙痒、发热、感觉异常和头痛。孕妇、哺乳期妇女慎用
阿米卡星	抗感染。肌内注射或静脉滴注：每 12h 给予7.5mg/kg,或每 24h 给予15mg/kg。不超过 1.5g/d,疗程不超过 10 天	可发生听力减退、耳鸣或耳部饱满感;少数患者亦可发生眩晕、步履不稳等症状。有一定肾毒性,患者可出现血尿、排尿次数减少或尿量减少、BUN、血肌酐值增高等。过敏者禁用,妊娠、失水、重症肌无力、帕金森病、肾功能损害者慎用
甲硝唑	抗厌氧菌感染。静脉滴注：首次 15mg/kg,维持量7.5mg/kg,每 6～8h 静脉滴注 1 次	不良反应以消化道反应最为常见,包括恶心、呕吐、食欲缺乏、腹部绞痛,神经系统症状有头痛、眩晕,偶有感觉异常、肢体麻木、共济失调、多发性神经炎等,大剂量可致抽搐。孕妇禁用。哺乳期妇女不宜使用。儿童应慎用并减量使用
替硝唑	用于治疗厌氧菌感染,口服:1g/次,一日 1 次,首剂量加倍,一般疗程 5～6日,或根据病情决定	对本品或吡咯类药物过敏者、血液病患者或有血液病史者、活动性中枢神经疾病患者禁用。12岁以下患者禁用或不宜使用。妊娠 3 个月内妇女及哺乳期妇女禁用。肝功能减退者应予减量,服药期间禁饮乙醇类饮料

药品名称	适应证与用法用量	注意事项
奥硝唑	抗厌氧菌感染。口服：500mg/次，每日 2 次，早晚各服一次；儿童，每 12h 给予 10mg/kg（20kg 体重小孩 250mg/次，每日 2 次）	服药期间有轻度头晕、头痛、嗜睡、胃肠道反应、肌肉乏力。对硝基咪唑类药物过敏的患者对此药也过敏，禁用于对此类药物过敏的患者；也禁用于脑和脊髓发生病变的患者，癫痫及各种器官硬化症患者
曲马多	镇痛。口服：一般单剂量为 50～100mg。肌内注射：50～100mg/次，必要时可重复。剂量不超过 400mg/d	不良反应主要表现为出汗、头晕、恶心、呕吐、口干、疲劳、精神迟钝等。静脉注射太快，往往会出现面红、发热、出汗和短暂的心搏加速
哌替啶	镇痛。肌内注射：25～100mg/次，100～400mg/d。极量：150mg/次，600mg/d	本品的耐受性和成瘾性程度介于吗啡与可待因之间，不应连续使用。治疗剂量时可出现轻度的眩晕、出汗、口干、恶心、呕吐、心动过速及直立性低血压等。室上性心动过速、颅脑损伤、颅内占位性病变、慢性阻塞性肺疾患、支气管哮喘、严重肺功能不全等禁用

急性疱疹性龈口炎（Acute herpetic gingival stomatitis）

急性疱疹性龈口炎是一种由Ⅰ型单纯疱疹病毒引起的急性病毒感染性疾病，多见于儿童及体弱、抵抗力低下的成人。传播途径为呼吸道或消化道。病毒一旦侵入身体，药物治疗仅能抑制其生长，但难将其完全消灭，病毒可潜伏于上皮细胞内，当宿主抵抗力降低时可以复制，疾病复发。初发多为龈口炎，病情较重。复发多为唇疱疹，病情较轻。

【诊断要点】

① 起病急，发病前可有发热、头痛、全身不适及咽喉肿痛等症状。初发者幼儿多见。

② 在口腔黏膜任何部位、口周皮肤均可出现散在或成簇小水疱，水疱易破溃形成浅溃疡，口周皮肤水疱破溃后形成痂壳。多伴有牙龈炎症。

③ 病损涂片可见多核巨细胞及病毒包涵体。

④ 血清中抗单纯疱疹病毒抗体效价升高。

【治疗原则】

① 应用抗病毒药物治疗：阿昔洛韦、利巴韦林、阿糖腺苷。

② 全身支持疗法，保持口腔卫生，预防继发感染。

③ 注意休息，补充维生素 C、复合维生素 B，如有继发感染，加用抗生素。

④ 反复感染者可用免疫增强剂。

【可选药物】

药品名称	适应证与用法用量	注意事项
阿昔洛韦	抗病毒。口服：0.2g/次，一日 5 次，共 10 天；或 0.4g/次，一日 3 次，共 5 天。静脉滴注：每次 5～10mg/kg，每 8h 给药 1 次，静脉滴注 1h 以上，共 7～10 天	浓度太高可引起静脉炎，外溢时注射部位可出现炎症。还可能引起皮肤瘙痒或荨麻疹。少见的不良反应：静脉注射时有急性肾功能不全、血尿和低血压，罕见昏迷、意识模糊、幻觉、癫痫等中枢神经系统症状。哺乳期妇女应慎用
利巴韦林	抗病毒。口服：成人 400～1000mg/d，小儿 10mg/(kg·d)，分 4 次口服。疗程 7～14 天。6 岁以下小儿口服剂量未定。静脉滴注：成人 500～1000mg/d，小儿 10～15mg/(kg·d)，分 2 次给药。疗程 3～7 天	少见的不良反应有结膜炎和低血压，长期大剂量应用可致可逆性贫血、白细胞下降，偶有胃肠道不适、肝功能异常、血清氨基转移酶升高。孕妇及肝功能不全者禁用，老年人不推荐应用。6 岁以下小儿口服剂量未定
阿糖腺苷	抗病毒，用于单纯疱疹型脑炎。静脉滴注：成人及儿童 15mg/(kg·d)，疗程 10 天	可引起胃肠道反应、神经系统反应、白细胞减少、血细胞比容下降、血胆红素升高、血红蛋白减少、转氨酶升高；对神经肌肉有明显毒性作用，表现为肌肉疼痛，偶见共济失调、震颤等

急性假膜型念珠菌病
（Acute pseudomembranous candidosis）

口腔念珠菌病是真菌-念珠菌属感染所引起的口腔黏膜疾病。急性假膜性念珠菌病又称雪口病或鹅口疮，是口腔念珠菌病的一种，其特征为颊、舌、腭及口角黏膜上形成乳白色绒状斑膜，状似凝乳，略为凸起。主要发生于新生儿，成人也可发生。致病菌为隐球菌科的念珠菌、高里念珠菌、假热带念珠菌，其中白色念珠菌是最主要的病原菌。

【诊断要点】

① 本病多见于婴幼儿，好发于唇、颊、舌、腭黏膜。

② 病区黏膜先有充血、水肿，随即出现许多白色小点。小点略为高起，状似凝乳，可融合成白色绒面状假膜，边界清楚，状若铺雪，此膜可拭去，擦掉时，可见出血面，不久再度形成白色假膜。

③ 一般全身症状不明显，个别小儿可有低热、哭闹、拒食等症状。

④ 斑块检查可见白色念珠菌假菌丝和芽生孢子。

【治疗原则】

（1）局部药物治疗为主：局部用2%～4%碳酸氢钠溶液清洗口腔，使碱性环境不利于念珠菌生长，可用10万U/ml的制霉菌素溶液或甘油局部涂布，亦可涂5%克霉唑软膏。含服西地碘含片。或者用氯己定0.12%溶液或1%凝胶局部涂布，冲洗或含漱，也可与制霉菌素配伍成软膏或霜剂，其中亦可加入适量曲安奈德，以治疗口角炎、义齿性口炎等。以氯己定液与碳酸氢钠液交替漱洗，可消除白色念珠菌的协同致病菌革兰阴性菌。

（2）严重病例需要辅以全身抗真菌药物治疗：口服制霉菌素、氟康唑。

（3）在药物治疗的同时，还应注意婴儿的口腔卫生和哺乳用具煮沸消毒，注意产妇乳头的清洁，生活用品的消毒，以消除感染源。

【可选药物】

药品名称	适应证与用法用量	注意事项
制霉菌素	用于治疗口腔、消化道、阴道和体表的真菌或滴虫感染。口服：50万～100万U/次，一日3次；小儿5万～10万U/(kg·d)，分3～4次服	口服较大剂量时可发生腹泻、恶心、呕吐和上腹疼痛等消化道反应，减量或停药后迅速消失。对本品过敏的患者禁用。孕妇及哺乳期妇女慎用。5岁以下儿童不推荐使用

药品名称	适应证与用法用量	注意事项
氟康唑	抗真菌感染。口服或静脉滴注：首次剂量 0.2g，以后 0.1g/次，一日 1 次，疗程至少 2 周	常见消化道反应、变态反应，偶可发生严重的剥脱性皮炎、渗出性多形红斑。可发生轻度一过性血清氨基转移酶升高，偶可出现肝毒性症状。可见头晕、头痛。对本品或其他咪唑类药物有过敏史者禁用。孕妇禁用。哺乳期妇女慎用或服用本品时暂停哺乳
西地碘含片	局部抗菌治疗。口含：1.5mg/次，每日 3～5 次	偶见皮疹、皮肤瘙痒等变态反应。长期含服可导致舌苔染色，停药后可消退。对本品过敏者或对其他碘制剂过敏者禁用。孕妇及哺乳期妇女慎用

颜面部血管神经性水肿

（Angioneuroedema of maxillofacial region）

血管神经性水肿亦称巨型荨麻疹或 Quincke 水肿，是变态反应的一种，属第一型变态反应局部反应型。主要是局限于皮肤和皮下组织的变态反应，可由药物变应性或进食某些食物引起，特点是突然发作局限性水肿，但是消退亦较迅速

【诊断要点】

① 发病快，多在 1～2h 发生口腔颜面部水肿。

② 局部水肿以唇部最常见。

③ 肿胀处以水肿表现为主，可伴有痒感或灼热感。

④ 一般无全身症状。

【治疗原则】

① 口服抗组胺药通常可使症状缓解：苯海拉明、氯雷他定等。

② 反应较严重时可用糖皮质激素：泼尼松口服。

③ 尽量寻找过敏原，如能确认，避免再次接触。

药品名称	适应证与用法用量	注意事项
氯雷他定	抗过敏。口服:成人及12岁以上儿童,一日1次,10mg/次。2~12岁儿童,体重>30kg,一日1次,10mg/次。体重≤30kg,一日1次,5mg/次	常见不良反应有乏力、头痛、嗜睡、口干、胃肠道不适(包括恶心、胃炎)以及皮疹等。罕见不良反应有脱发、变态反应、肝功能异常、心动过速及心悸等。妊娠期及哺乳期妇女慎用
苯海拉明	抗过敏。口服:25~50mg/次,一日50~150mg,饭后服。肌内注射:20mg/次,每日1~2次	常见头晕、恶心、呕吐、食欲缺乏以及嗜睡。偶见皮疹、粒细胞减少。驾驶员在工作时不宜使用。对其他乙醇胺类药物高度过敏者、新生儿、早产儿、重症肌无力者、闭角型青光眼、前列腺肥大患者禁用
泼尼松	抗炎。口服:5~10mg/次,一日10~60mg	本品较大剂量易引起糖尿病、消化道溃疡和类库欣综合征症状,对下丘脑-垂体-肾上腺轴抑制作用较强。并发感染为主要的不良反应。高血压、血栓症、胃与十二指肠溃疡、精神病、电解质代谢异常、心肌梗死、内脏手术、青光眼等患者不宜使用

急性膜性口炎 (Acute membranous stomatitis)

急性膜性口炎为口腔黏膜急性细菌性炎症。在机体衰弱、全身抵抗力降低的情况下,口腔内特别在牙龈沟、牙周袋内细菌活跃繁殖,毒力增强而引起发病。原发性球菌性口炎多见于婴幼儿,偶见成年人。致病菌主要是金黄色葡萄球菌、草绿色链球菌、溶血性链球菌和肺炎球菌等细菌。

【诊断要点】

① 口腔黏膜充血显著、水肿,继而发生糜烂或溃疡,溃烂面上覆有一层灰黄色纤维素性渗出物形成的假膜,微高于正常黏膜,假膜致密、光滑、湿润似缎面为本病特征。去除假膜后的糜烂面上很快又形成新的假膜。

② 患者有灼热感、口臭、局部淋巴结肿痛。

③ 实验室检查白细胞增高，细菌涂片检查可见大量球菌。

④ 涂片检查、细菌培养可协助诊断。

【治疗原则】

① 局部抗感染：氯己定液含漱，含化西地碘含片。

② 止痛：1%普鲁卡因液含漱或0.5%达可罗宁液涂布。

③ 全身抗感染治疗：可选用青霉素、头孢菌素类抗生素，过敏者可用红霉素，也可选用磺胺药。

④ 促进细胞再生和组织修复：可选重组人表皮细胞生长因子。

⑤ 全身支持疗法：补充水、电解质、维生素等。

【可选药物】

药品名称	适应证与用法用量	注意事项
氯己定	局部消炎。含漱：0.05%溶液15ml，早晚刷牙后各1次，5~10天为1个疗程	偶可引起接触性皮炎。对该品种过敏者禁用。本品仅供含漱用，含漱后应吐出，不得咽下
西地碘含片	局部抗菌治疗。口含：1.5mg/次，每日3~5次	偶见皮疹、皮肤瘙痒等变态反应。长期含服可导致舌苔染色，停药后可消退。对本品过敏者或对其他碘制剂过敏者禁用。孕妇及哺乳期妇女慎用
青霉素	抗感染。肌内注射：80万~320万U/d，儿童3万~5万U/kg，分为2~4次给予。静脉滴注：成人每天240万~2000万U，儿童20万~40万U/kg，分为4~6次给予	变态反应较常见，包括荨麻疹等各类皮疹、白细胞减少、间质性肾炎、哮喘发作等和血清病型反应。用前作皮试。溶液现用现配
头孢羟氨苄	抗感染。口服：0.5~1.0g/次，一日2次。儿童，一次15~20mg/kg，一日2次	不良反应以恶心、上腹部不适等胃肠道反应为主，少数患者尚可发生皮疹等变态反应。偶可发生过敏性休克，也可出现尿素氮、血清氨基转移酶、血清ALP一过性升高。有头孢菌素类药物过敏史和有青霉素过敏性休克史者或即刻反应史者禁用。孕妇慎用

药品名称	适应证与用法用量	注意事项
红霉素	抗感染。静脉滴注：成人0.5～1.0g/次，一日2～3次。小儿按体重20～30mg/(kg·d)，分2～3次滴注	静脉滴注易引起静脉炎，滴注速度宜缓慢。红霉素在酸性输液中破坏降效，一般不应与低pH值的葡萄糖输液配伍。在5%～10%葡萄糖输液500ml中，添加维生素C注射液(抗坏血酸钠1g)或5%碳酸氢钠注射液0.5ml使pH值升高到5以上，再加红霉素乳糖酸盐，则有助稳定。胃肠道反应多见，有腹泻、恶心、呕吐、中上腹痛、口舌疼痛、胃纳减退等，肝毒性少见，患者可有乏力、恶心、呕吐、腹痛、发热及肝功能异常，偶见黄疸等。用药期间定期随访肝功能。哺乳期妇女应用时应暂停哺乳
复方磺胺甲噁唑	抗感染。口服：1～2片/次，每日2次，首剂加倍。6～12岁小儿，1/2～1片/次，2～6岁小儿，1/4～1/2片/次，均每日2次	变态反应较为常见，可引起中性粒细胞减少或缺乏症、血小板减少症及再生障碍性贫血、溶血性贫血及血红蛋白尿。易出现结晶尿、血尿、蛋白尿、尿少、腰痛等。肝功能不全患者不宜使用
重组人表皮细胞生长因子	促进细胞再生及组织修复。常规清创后，用本品局部均匀喷湿创面，每日1次	对天然和重组hEGF、甘油、甘露醇有过敏史者禁用。操作过程中应避免污染。本品避免高温环境长期存放

第十六章
皮肤科急诊

带状疱疹（Zoster herpes）

带状疱疹由水痘-带状疱疹病毒感染引起，大多数人感染后为隐性感染，不出现水痘，潜伏在脊髓后根的神经节中，当宿主的细胞免疫功能低下时，再次激活的病毒可造成沿单侧周围神经支配的皮肤区出现簇集性水疱，常伴有明显的神经痛。

【诊断要点】

① 免疫功能降低常为本病诱因，常有如疲劳、感染、免疫系统抑制或功能受损等前驱症状。

② 患处有局部神经痛，皮肤感觉过敏。

③ 皮疹多为单侧分布，一般不超过躯体中线。

④ 临床表现：发病前局部皮肤多先有灼痛，伴低热、疲倦乏力、食欲缺乏等症状。经 1～3 天后，皮肤陆续出现散在红斑。继而在红斑上发生多数成簇的粟粒大至绿豆大小的丘疱疹，并迅速变为成簇水疱。水疱壁紧张，光亮，疱水澄清，互不融合。疱疹分布多位于一侧，排列成带状，局部神经痛是本病的主要症状，伴有局部淋巴结肿痛。发生于三叉神经根分支者，可以发生结膜及角膜疱疹。好发部位是肋间神经、三叉神经、臂丛神经、坐骨神经支配区域的皮肤。

【治疗原则】

① 抗病毒治疗，应用抗病毒药物可以减轻症状，促进愈合：

阿昔洛韦、更昔洛韦、阿糖腺苷、干扰素等。

② 对症治疗，对有神经痛患者可给予止痛药物，可口服布洛芬等非甾体抗炎药。

③ 预防继发感染。

④ 局部治疗早期丘疱疹可外用洗剂（炉甘石洗剂等）、膏剂局部湿敷。

⑤ 抗炎：使用糖皮质激素。

⑥ 抗过敏：给予抗组胺药如氯苯那敏、苯海拉明。

⑦ 营养神经：B族维生素作为辅助治疗。

【可选药物】

药品名称	适应证与用法用量	注意事项
阿昔洛韦	抗病毒。口服：300mg/次，每日 4 次。静脉滴注：200～250mg/次，加入 100ml 葡萄糖液中 1h 滴完，每日 2～3 次，连续 3～7 天。外用，3% 软膏涂擦患处，每日 5 次	常见注射部位炎症或静脉炎、皮肤瘙痒或荨麻疹。口服给药可出现皮肤瘙痒，长程给药偶见月经紊乱。注射给药有急性肾功能不全、血尿和低血压
利巴韦林	抗病毒。肌内注射：200mg/次，每日 2 次，持续用药 7～10 天	少见的不良反应有结膜炎和低血压，长期大剂量应用可致可逆性贫血、白细胞下降，偶有胃肠道不适、肝功能异常、血清氨基转移酶升高。孕妇及肝功能不全者禁用，老年人不推荐应用
阿糖腺苷	抗病毒。静脉滴注：成人及儿童 15mg/(kg·d)，疗程10 天	可引起胃肠道反应、神经系统反应、白细胞减少、血细胞比容下降、血胆红素升高、血红蛋白减少、转氨酶升高；对神经肌肉有明显毒性作用
更昔洛韦	用于病毒性中枢神经系统感染。静脉滴注：诱导期，一次 5 mg/kg，每 12h 给药 1 次，每次静脉滴注 1h 以上，疗程 14～21 日，维持期改为一日 1 次	常见不良反应为骨髓抑制，可有贫血、精神异常、紧张、震颤等，偶有昏迷、抽搐等
干扰素β	抗病毒。肌内注射：20 万 U/d，连续 10 天	严密监测电解质和血象。可出现心血管和中枢神经系统方面的不良反应，可引起体温升高、无力、肌肉痛，并偶尔会出现头痛、恶心、呕吐

続表

药品名称	适应证与用法用量	注意事项
泼尼松	抗炎,止痛,预防后遗神经痛的发生。口服:5～30mg/d	长期用药可引起库欣综合征、儿童生长受到抑制、青光眼、白内障、良性颅内压升高综合征、糖耐量减退和糖尿病加重,可出现精神症状,并发感染
阿司匹林	镇痛,抗炎。口服:400mg/次,每日3次	胃、十二指肠溃疡宜用肠溶片,有引起全身出血倾向
布洛芬	镇痛抗炎。口服:400mg/次,每日3～4次	胃、十二指肠溃疡宜用肠溶片,有引起全身出血倾向
氯苯那敏	抗过敏。口服:4mg/次,每日3次	主要不良反应为嗜睡、口渴、多尿、咽喉痛、困倦、虚弱感、心悸、皮肤瘀斑、出血倾向。从事需集中精力的工作者慎用
苯海拉明	抗过敏。口服:25～50mg/次,每日3次。肌内注射:20mg/次,每日1～2次	常见头晕、恶心、呕吐、食欲缺乏以及嗜睡。偶见皮疹、粒细胞减少。重症肌无力者、闭角型青光眼、前列腺肥大患者禁用。从事需集中精力的工作者慎用
炉甘石洗剂	消炎止痛。外用,振摇均匀后涂擦患处,每日数次	孕妇、对磺胺类药过敏者慎用
维生素 B_1	营养神经。肌内注射:100mg/次,每日1次	偶见变态反应
维生素 B_6	营养神经。肌内注射:50～100mg/次,每日1次	偶见变态反应
维生素 B_{12}	营养神经。肌内注射:125～250μg/次,每日1次	肌内注射偶可引起皮疹、瘙痒、腹泻及过敏性哮喘,但发生率低,极个别有过敏性休克

急性荨麻疹（Acute urticaria）

荨麻疹是皮肤及黏膜真皮部位一时性小血管充血与通透性增强所致的局部性充血与水肿。主要是机体对体内外一些刺激因素的反应性增强,皮肤黏膜小血管扩张及渗透性增加,从而出现的一种局限性水肿反应。急诊中常见为第Ⅰ、Ⅲ型变态反应介导的荨麻疹。

【诊断要点】

(1) 发病急骤,消退迅速,消退后不留痕迹,病程不到6周。

(2) 皮损主要为瘙痒性风团,成批出现,成批消退,可孤立、散在或密集分布，泛发全身或局限于某一部位。

（3）可出现恶心、呕吐、腹痛、腹泻、烦躁和心慌等症状；喉头和支气管受累可出现咽喉发憋、气促、胸闷、呼吸困难或窒息等症状，也可出现过敏性休克样症状；由感染引起者可出现高热、寒战（＞38.5℃）等症状。

（4）血常规可出现嗜酸粒细胞增多。

【治疗原则】

（1）迅速查询病因进行病因学治疗，可进行过敏原检查。

（2）应用抗组胺药（苯海拉明、氯苯那敏、异丙嗪、氯雷他啶、赛庚啶等），降低血管通透性，对症处理。单纯皮肤急性荨麻疹首选 H_1 受体抗组胺药，用量要足以达到临床最大效果。伴有高热、血管性水肿、关节炎等血清病样反应者，首选糖皮质激素泼尼松等。

（3）对伴发全身症状的患者随时注意观察全身状况，特别要监测呼吸、脉搏、血压的情况，给予恰当的治疗。

（4）对危急情况如伴呼吸窘迫、较严重过敏性休克者，及时抢救，可使用肾上腺素、多巴胺、间羟胺等，伴支气管痉挛出现严重哮喘者可静脉注射氨茶碱。

（5）通过详尽病史询问、体格检查及实验室检查除外其他系统性疾病。

（6）外用止痛止痒药物：炉甘石洗剂。

（7）维生素 C、碳酸钙辅助治疗。

【可选药物】

药品名称	适应证与用法用量	注意事项
苯海拉明	抗过敏。口服：25～50mg/次，每日3次。肌内注射：20mg/次，每日1～2次	常见头晕、恶心、呕吐、食欲缺乏以及嗜睡。偶见皮疹、粒细胞减少。重症肌无力者、闭角型青光眼、前列腺肥大患者禁用。从事需集中精力的工作者慎用
氯苯那敏	抗过敏。口服：4mg/次，每日3次	主要不良反应为嗜睡、口渴、多尿、咽喉痛、困倦、虚弱感、心悸、皮肤瘀斑、出血倾向。从事需集中精力的工作者慎用

药品名称	适应证与用法用量	注意事项
异丙嗪	抗过敏。肌内注射：25mg/次,必要时 2h 后重复；严重过敏 25～50mg,最大量不得超过 100mg	较常见的有嗜睡；较少见的有视物模糊或色盲,头晕目眩、口鼻咽干燥、耳鸣、皮疹、胃痛或胃部不适感,反应迟钝、晕倒感、恶心或呕吐甚至出现黄疸
氯雷他定	抗过敏。口服：10mg/次,每日 1 次	本品无镇静或抗胆碱能作用,罕见乏力、头痛、口干等反应。孕妇、哺乳期妇女禁用
赛庚啶	抗过敏。口服：4mg/次,每日 3 次	青光眼患者忌用。驾驶员及高空作业者不宜使用
泼尼松	抗过敏。口服：按体重 1mg/(kg·d),总量不超过 60mg,分 4 次,连续 2 日,根据病情减低药量维持,逐渐减量停药	不能口服时可静脉滴注氢化可的松 200mg 或地塞米松 5mg,以后即改口服
肾上腺素	抗休克。肌内注射：1：1000 肾上腺素 0.3～0.5ml,儿童 0.01ml/kg,最大量不超过 0.3ml	出血性休克忌用,偶可加重变态反应,需注意
间羟胺	抗休克。静脉滴注：15～25mg 加入 500ml 生理盐水内,视血压情况调节滴速	本品有蓄积作用,短期反复使用可产生快速耐受性
多巴胺	抗休克。静脉滴注：20mg/次,开始 20 滴/min,以后根据血压调整滴数,量大剂量不超过 500μg/min	抗休克前应先补足血容量及纠正酸中毒
氨茶碱	平喘。用于伴支气管痉挛出现严重哮喘者。静脉注射：5mg/kg,稀释在 0.9%氯化钠液 50ml 中,15～20min 缓慢注射。必要时可 4～6h 后重复一次	血清浓度为 15～20μg/ml 时出现恶心、呕吐、易激动、失眠等,血清浓度超过 20μg/ml,可出现心动过速、心律失常,超过 40μg/ml,可发生发热、失水、惊厥等症状,严重的甚至引起呼吸、心跳停止致死。活动性消化溃疡和未经控制的惊厥性疾病患者禁用
炉甘石洗剂	消炎止痒。外用：振摇均匀后涂擦患处,每日数次	孕妇、对磺胺类药过敏者慎用
维生素 C	抗过敏辅助治疗。口服：50～100mg/次,每日 2 次。静脉滴注：250～500mg/d,小儿 50～300mg	避免大剂量长期服用
碳酸钙	抗过敏辅助治疗。口服：0.5～2g/次,每日 3 次	肾功能失调、血钙过高、洋地黄化患者忌用

剥脱性皮炎（Exfoliative dermatitis）

剥脱性皮炎指全身皮肤发生的一种严重而广泛的皮肤红斑和脱屑性疾病，可继发于某些皮肤病（如异位性皮炎、银屑病、毛发红糠疹、接触性皮炎），或由其他原因如全身用药（如青霉素、磺胺、雷米封、苯妥英或巴比妥类）或局部外用药引起，亦可伴发于蕈样肉芽肿或淋巴瘤。

【诊断要点】

（1）多有原发性皮炎病史或体征，或药物过敏史。少数为特发性，无确切病因。

（2）临床表现以皮损为主，起病较急，典型发病开始为疼痛性局部红斑、斑丘疹，迅速蔓延，全身弥漫性潮红、水肿，并伴有大片脱屑，由于皮肤血流量增加导致过多热量丢失，可伴有全身症状如疲乏、寒战、肌痛和发热。瘙痒可十分严重或轻微，全身浅表淋巴结常常肿大，全身性剥脱性皮炎可造成体重下降、低蛋白血症、低血钙、缺铁或高输出量性心力衰竭。

（3）实验室检查可见白细胞增加、嗜酸粒细胞增多、肝肾功能异常、蛋白尿、血尿、血沉增快等。

【治疗原则】

（1）积极查找病因，针对病因进行治疗。

（2）皮损部位局部治疗消炎止痒为主，保持皮肤湿润。

（3）全身治疗措施

① 抗休克与供氧：对伴发过敏性休克者要立即皮下或肌内注射肾上腺素，呼吸困难者予以吸氧，喉头水肿已堵塞呼吸道时，可考虑气管切开。

② 激素：及早使用大剂量糖皮质激素是挽救生命的关键措施，症状控制后应尽快减量至停药。可应用糖皮质激素如地塞米松、泼尼松、甲泼尼龙。

③ 可使用免疫抑制剂：可选用甲氨蝶呤、维A酸。

④ 抗组胺药对皮肤瘙痒与水肿的缓解有一定效果：选 H_1 受

体拮抗剂,如苯海拉明。

⑤ 维持水电解质平衡,注意胶体或蛋白质的输入量,必要时输血或血浆。

⑥ 补充维生素:维生素 B_1、维生素 C 等。

⑦ 预防及治疗感染:应用青霉素类或头孢菌素类抗生素。

【可选药物】

药品名称	适应证与用法用量	注意事项
肾上腺素	抗休克。肌内注射:1:1000 肾上腺素 0.3~0.5ml;儿童 0.01ml/kg,最大量不超过 0.3ml	出血性休克忌用,偶可加重变态反应,需注意
泼尼松	抗炎,抗免疫。口服:40~60mg/d,约 10 天后改为隔日 1 次,其剂量可进一步减少。仅在外用药治疗无效时用皮质激素治疗	长期用药可引起库欣综合征、儿童生长受到抑制、青光眼、白内障、良性颅内压升高综合征、糖耐量减退和糖尿病加重,可出现精神症状、并发感染
地塞米松	抗炎,抗免疫。静脉滴注:10~20mg/d。症状控制后应逐渐递减剂量	较大剂量易引起糖尿病、消化道溃疡和类库欣综合征症状,对下丘脑-垂体-肾上腺轴抑制作用较强。并发感染为主要的不良反应。应尽早短期使用
甲泼尼龙	抗炎,抗免疫。静脉滴注:80mg/d	静脉迅速给予大剂量可能发生全身性变态反应,长程用药可引起:医源性库欣综合征面容和体态。症状控制后应逐渐递减剂量
甲氨蝶呤	抗免疫。口服:2.5mg/次,每 12h 给药 1 次,连服 3 次	有胃肠道反应、骨髓抑制、肝功能损害、脱发、皮肤发红、瘙痒或皮疹,大剂量应用可致高尿酸血症肾病
维 A 酸	口服:25~30mg/d,于 3~5 周后逐渐增加至 50~60mg/d	有唇炎、黏膜干燥、结膜炎、甲沟炎、脱发、高血脂,可引起胚胎发育畸形、肝功能受损。妊娠妇女、严重肝肾功能损害者禁用
苯海拉明	抗过敏。口服:25~50mg/次,每日 3 次。肌内注射:20mg/次,每日 1~2 次	常见头晕、恶心、呕吐、食欲缺乏以及嗜睡。偶见皮疹、粒细胞减少。重症肌无力、闭角型青光眼、前列腺肥大患者禁用。从事需集中精力的工作者慎用
碳酸氢钠	治疗代谢性酸血症。静脉滴注:剂量根据病情而定,每日 5% 的溶液不宜超过 800ml	低血钾、低血钙、水肿和肾衰的酸中毒患者慎用

药品名称	适应证与用法用量	注意事项
维生素 B_1	补充维生素。肌内注射：100mg/次，每日 1 次	偶见变态反应
维生素 C	补充维生素。口服：50～100mg/次，每日 2 次。静脉滴注：250～500mg/d	避免大剂量长期服用
青霉素	预防感染。肌内注射：40 万～160 万 U/次，每日 2 次。静脉滴注：400 万 U/次，每日 2 次，儿童酌减	注意变态反应，用药前做皮试
头孢唑林	预防感染。肌内注射或静脉滴注：0.5～1g/次，每日 3～4 次；儿童酌减	注意变态反应，肝肾功能不全者慎用
头孢曲松	防治感染。肌内注射或静脉滴注：1～2g/d，每日 1 次；加入 5% 葡萄糖液中于 0.5～1h 滴入。最大量不超过 4g	主要有静脉炎、变态反应、药热、头痛、头晕、消化道反应，长期用药可致二重感染。青霉素过敏、严重肝肾功能不全者慎用

蜂蜇伤（Beesting）

蜂类包括蜜蜂和黄蜂，蜂腹部的最后数节内有毒腺，此种毒腺和蜂的尾刺相通，当蜂接触人体皮肤后将毒刺刺入皮肤后，其尾刺会留在皮肤内，同时将毒腺中的毒液注入人的皮肤内，即蜂蜇伤，引起皮肤局部疼痛，出现瘀点、风团、水疱，严重时可发生休克。

【诊断要点】

（1）有蜜蜂和黄蜂蜇伤史。

（2）临床表现：蜜蜂蜇伤常发生于暴露部位，如面部、四肢暴露部，蜇伤后皮肤出现红色风团，中心有出血点、血疱疹或大片红肿，尤其在唇部及眼周围更明显，局部剧痒和疼痛。如受多数蜜蜂刺蜇后，常在数十分钟内出现全身症状，轻度表现全身荨麻疹，血管神经性水肿，严重者则有恶心、胸闷、发热、头晕、四肢麻木，甚至可出现脉弱、出汗、血压降低等症状；黄蜂蜇伤的症状较蜜蜂严重，如被成群黄蜂蜇伤，可致严重皮肤损害、抽搐、肺水肿，还可引起迟发性血清病型反应、坏死性血管炎或过敏性休克。

【治疗原则】

（1）处理毒刺：蜇伤后应立即检查蜇伤皮肤有无折断的毒刺、附有毒腺的囊并迅速除去。

（2）中和毒汁：可用肥皂水或3%氨水冲洗蜜蜂蜇伤处皮肤；黄蜂蜇伤处皮肤可外搽醋酸。

（3）局部红肿处可外用炉甘石洗剂消炎止痒，也可外用皮质类固醇制剂。如红肿严重伴有水疱渗液时可先湿敷3%硼酸水或次醋酸铝溶液，然后外用硼酸氧化锌糊剂。局部红肿处可外用消炎止痒制剂。

（4）局部可用2%利多卡因封闭，减轻疼痛。

（5）若有全身反应予以止痛、抗过敏反应治疗，如口服氯苯那敏或泼尼松等抗炎。并密切观察，防止发生休克。

【可选药物】

药品名称	适应证与用法用量	注意事项
苯海拉明	抗过敏。口服：25～50mg/次，每日3次。肌内注射：20mg/次，每日1～2次	常见头晕、恶心、呕吐、食欲缺乏以及嗜睡。偶见皮疹、粒细胞减少。重症肌无力、闭角型青光眼、前列腺肥大患者禁用。从事需集中精力的工作者慎用
氯苯那敏	抗过敏。口服：4mg/次，每日3次	主要不良反应为嗜睡、口渴、多尿、咽喉痛、困倦、虚弱感、心悸、皮肤瘀斑、出血倾向。从事需集中精力的工作者慎用
异丙嗪	抗过敏。口服：12.5～25mg/次，每日1～3次。肌内注射：25mg/次	较常见的有嗜睡；较少见的有视物模糊或色盲，头晕目眩、口鼻咽干燥、耳鸣、皮疹、胃痛或胃部不适感、反应迟钝、晕倒感、恶心或呕吐甚至出现黄疸
泼尼松	抗炎。口服：1mg/(kg·d)，总量不超过60mg，分4次，连续2日，根据病情降低药量维持，逐渐减量停药	不能口服时可静脉滴注氢化可的松200mg或地塞米松5mg，以后即改口服
利多卡因	止痛。局部注射：2%利多卡因2～4ml	对本品过敏者禁用
炉甘石洗剂	消炎止痛。外用：振摇均匀后涂擦患处，每日数次	孕妇、对磺胺类药过敏者慎用

药品名称	适应证与用法用量	注意事项
硼酸溶液	消炎止痛。外用:3%溶液在皮肤损伤处湿敷	
次醋酸铝溶液	消炎止痛。外用:以 1∶(20~40)液进行开放性湿敷,20min/次	若已连续 6 次后,须停用至少 0.5h,才能再次应用
硼酸氧化锌	保护创面。外用,均匀涂擦患处	

血管性水肿 (Angioedema)

血管性水肿是一种发生于皮下疏松组织或黏膜的局限性水肿,为皮肤黏膜下小血管扩张严重,使软组织局限性肿胀。血管性水肿可分为获得性和遗传性两种类型。获得性血管性水肿类似于荨麻疹,可由药物、食物、吸入物或物理刺激等因素引起。遗传性血管性水肿为常染色体显性遗传,主要由 C_1 酯酶抑制物功能缺陷所致。

【诊断要点】

(1) 获得性血管性水肿:主要发生于组织疏松部位(如眼睑、口唇、舌、外生殖器、手和足等)。皮损为局限性肿胀,边界不清,呈肤色或淡红色,表面光亮,触之有弹性感,多为单发,偶见多发;痒感不明显,偶有轻度肿胀不适。一般持续 1~3 天可逐渐消退,但也可在同一部位反复发作。常伴发荨麻疹,偶可伴发喉头水肿引起呼吸困难,甚至窒息导致死亡;消化道受累时可有腹痛、腹泻等症状。

(2) 遗传性血管性水肿:多数患者在儿童或少年期开始发作,往往反复发作至中年甚至终生,但中年后发作的频率与严重程度会减轻;外伤或感染可诱发本病。多见于面部、四肢和生殖器等处。皮损为局限性、非凹陷性皮下水肿,常为单发,自觉不痒;也可累及口腔、咽部、呼吸道及胃肠道黏膜等,并出现相应表现。一般在 1~2 天后消失。患者血清 C_1 酯酶抑制物、补体 C_4、补体 C_2 均减少。

【治疗原则】

（1）治疗与荨麻疹相同，一般应用 H_1 受体拮抗剂有效。如苯海拉明、氯苯那敏、异丙嗪、氯雷他啶、赛庚啶等。

（2）出现有喉头水肿时，首先安定患者情绪，应用肾上腺素或激素治疗。若对肾上腺素治疗无效而出现窒息时，应立即行气管切开术。

（3）维生素 C、碳酸钙辅助治疗。

【可选药物】

药品名称	适应证与用法用量	注意事项
苯海拉明	抗过敏。口服：25～50mg/次，每日 3 次。肌内注射：20mg/次，每日 1～2 次	常见头晕、恶心、呕吐、食欲缺乏以及嗜睡。偶见皮疹、粒细胞减少。重症肌无力、闭角型青光眼、前列腺肥大患者禁用。从事需集中精力的工作者慎用
氯苯那敏	抗过敏。口服：4mg/次，每日 3 次	主要不良反应为嗜睡、口渴、多尿、咽喉痛、困倦、虚弱感、心悸、皮肤瘀斑、出血倾向。从事需集中精力的工作者慎用
异丙嗪	抗过敏。口服：25mg/次，每日 3 次	较常见的有嗜睡；较少见的有视物模糊或色盲，头晕目眩、口鼻咽干燥、耳鸣、皮疹、胃痛或胃部不适感、反应迟钝、晕倒感、恶心或呕吐甚至出现黄疸
氯雷他定	抗变态反应。口服：空腹服，成人及 12 岁以上儿童 10mg/次，每日 1 次	常见不良反应有乏力、头痛、嗜睡、口干、胃肠道不适以及皮疹等。肝功能受损者，本品的清除率减少，可按隔日 10mg 服药
赛庚啶	抗过敏。口服：4mg/次，每日 3 次	青光眼患者忌用。驾驶员及高空作业者不宜使用
肾上腺素	抗休克。皮下、肌内注射 1:1000 肾上腺素 0.3～0.5ml	出血性休克者忌用。偶可加重变态反应，需注意
维生素 C	抗过敏辅助治疗。口服：50～100mg/次，每日 3 次。静脉滴注：250～500mg/d，小儿 50～300mg/d	避免大剂量长期服用
碳酸钙	降低血管通透性，用于抗过敏辅助治疗。口服：0.5～2g/次，每日 3 次	肾功能失调、血钙过高、洋地黄化患者忌用

药物性皮炎（Dermatitis medicamentosa）

药物性皮炎也称药疹，它是各种药物通过各种途径进入体内后，引起皮肤、黏膜的各种不同的炎症反应，严重者可累及肝、肾等重要脏器和机体其他系统。药疹在临床上分型为：麻疹样或猩红热样红斑型药疹、固定性药疹、荨麻疹型药疹、Stevens-Johson综合征型药疹、紫癜型药疹、中毒性坏死性表皮松解型药疹、剥脱性皮炎型药疹、光感型药疹、系统性红斑狼疮综合征样反应。

【诊断要点】

① 有明确服药史，部分患者有药物过敏史。

② 皮疹发生突然，多数为对称性分布，进展快，1～2天即可遍及全身，皮疹色鲜红，伴瘙痒。

③ 初次接触者有一定潜伏期，一般将分析重点限在两周之内使用的药物；对再次使用者，一般可限于3天之内。

④ 急诊中见到的药疹多为变态反应性机制，临床表现与药物的药理特性无关，有时可伴有哮喘、关节炎、淋巴结肿大、外周血嗜酸粒细胞增多，甚至过敏性休克等变态反应为特点的表现。

⑤ 在临床上用药后发生药疹，停药后消失及再用时复发的药物史很有诊断意义。

【治疗原则】

① 尽可能明确病因，立即停用致敏或可疑致敏性药物，终身禁用。

② 多饮水或静脉输液，促进体内药物排出。

③ 应用抗过敏药物或解毒药。可给予苯海拉明、赛庚啶等缓解过敏症状。

④ 皮肤损害的局部治疗，选用无刺激、具保护性并有一定收敛作用的药物如炉甘石洗剂、硼砂溶液等，根据损害的特点进行治疗。

⑤ 防治继发感染，对大面积表皮脱落者应按烧伤治疗。

⑥ 重型药疹及时抢救，尽早收入院治疗，须加强观察、护理、

支持疗法。对重型药疹可应用泼尼松等糖皮质激素治疗。

⑦ 辅助治疗：可使用维生素 C、钙剂。

【可选药物】

药品名称	适应证与用法用量	注意事项
苯海拉明	抗过敏。口服：25～50mg/次，每日 3 次。肌内注射：20mg/次，每日 1～2 次	常见头晕、恶心、呕吐、食欲缺乏以及嗜睡。偶见皮疹、粒细胞减少。重症肌无力、闭角型青光眼、前列腺肥大患者禁用。从事需集中精力的工作者慎用
氯苯那敏	抗过敏。口服：4mg/次，每日 3 次	主要不良反应为嗜睡、口渴、多尿、咽喉痛、困倦、虚弱感、心悸、皮肤瘀斑、出血倾向。从事需集中精力的工作者慎用
异丙嗪	抗过敏。肌内注射：25mg/次	较常见的有嗜睡；较少见的有视物模糊或色盲、头晕目眩、口鼻咽干燥、耳鸣、皮疹、胃痛或胃部不适感、反应迟钝、晕倒感、恶心或呕吐甚至出现黄疸
赛庚啶	抗过敏。口服：4mg/次，每日 3 次	青光眼患者忌用。驾驶员及高空作业者不宜使用
维生素 C	抗过敏辅助治疗。口服：50～100mg/次，每日 3 次。静脉滴注：250～500mg/d，小儿 50～300mg/d	避免大剂量长期服用
碳酸钙	降低血管通透性，用于抗过敏辅助治疗。口服：0.5～2g/次，每日 3 次	肾功能失调、血钙过高、洋地黄化患者忌用
泼尼松	抗过敏。口服：1mg/(kg·d)，总量不超过 60mg，分 4 次，连续 2 日，根据病情减低药量维持，逐渐减量停药	长期用药可引起库欣综合征、儿童生长受到抑制、青光眼、白内障、良性颅内压升高综合征、糖耐量减退和糖尿病加重，可出现精神症状，并发感染
炉甘石洗剂	消炎，止痒。外用：振摇均匀后涂擦患处，每日数次	对红肿有渗液的皮损不宜使用，孕妇、对磺胺类药过敏者慎用
3%硼酸溶液	消炎，止痒。外用：湿敷于患处，每日数次	外用，禁止内服。婴儿慎用

第十七章
中毒急救

细菌性食物中毒 (Bacterial food poisoning)

细菌性食物中毒是由于食用被细菌或细菌毒素所污染的食物后引起的急性中毒性疾病。分两型：胃肠型、神经型。常见病原体为沙门菌、副溶血性弧菌、葡萄球菌及肉毒杆菌等。

【诊断要点】

① 有进食可疑食物史，一同进食者短期内集体发病。

② 胃肠型食物中毒以急性胃肠炎为主要表现，如腹痛、恶心、呕吐、腹泻、发热、畏寒、脱水、酸中毒、休克等。

③ 神经型食物中毒以神经系统症状为主，如头晕、头痛、乏力、视物模糊、复视、上睑下垂、对光反射减退等；可出现咀嚼困难、吞咽困难、言语困难、呼吸困难。

④ 对可疑食物、患者呕吐物及粪便进行细菌培养。

【治疗原则】

（1）胃肠型食物中毒的治疗

① 卧床休息，多饮水，进流食或半流食。

② 对症治疗：解痉止痛（给予阿托品或山莨菪碱），脱水严重引起休克者应积极补充液体、电解质及抗体克治疗。

③ 病原治疗：胃肠型食物中毒一般不用抗生素，严重病例根据药敏选用敏感抗生素。

（2）神经型食物中毒治疗

①　对症治疗：及时用5％碳酸氢钠或1∶4000高锰酸钾溶液洗胃，导泻（硫酸镁或甘露醇），改善呼吸，防治继发感染。

②　抗毒素治疗：应用肉毒抗毒素等。

③　使用抗菌药物：氨苄西林、头孢哌酮等。

【可选药物】

药品名称	适应证与用法用量	注意事项
阿托品	解除胃肠平滑肌痉挛。口服：0.3～0.6mg/次，每日3次。皮下注射：0.3～0.5mg/次	可引起心率加速、口干及少汗、瞳孔扩大、视物模糊、语言不清、烦躁不安、皮肤干燥、发热、小便困难、肠蠕动减少等。青光眼及前列腺肥大者、高热者禁用。速脉、腹泻和老年人慎用
山莨菪碱	解除胃肠平滑肌痉挛。口服：5～10mg/次，每日3次	常见口干、面红、视近物模糊
硫酸镁	导泻，促进毒物排泄。口服：5～20g/次，同时饮100～400ml水，也可用水溶解后服用。清晨空腹服用	导泻时如浓度过高，可引起脱水；胃肠道有溃疡、破损之处，易造成镁离子大量吸收而引起中毒
甘露醇	导泻。口服：20％溶液100～150ml/次，每2～3h给药1次，与口服硫酸镁交替使用	可致电解质紊乱，出现多尿、口渴或颅内压降低所起恶心、头痛、头昏等症状
肉毒抗毒素	具有中和肉毒杆菌毒素作用。肌内注射或静脉滴注：第1次注射10000～20000IU，以后视病情决定，可每隔约12h注射1次。只要病情开始好转或停止发展，即可酌情减量或延长间隔时间	可致过敏性休克，可在注射中或注射后数分钟至数十分钟内突然发生。能引起血清病，主要症状为荨麻疹、发热、淋巴结肿大、局部水肿，偶有蛋白尿、呕吐、关节痛，注射部位可出现红斑、瘙痒及水肿。宜在发病24h内应用。要早用、足量，可重复使用。用药前皮试
氨苄西林	抗感染。口服：0.25～0.75g/次，每日4次	变态反应以皮疹最常见，口服可引起轻度恶心、呕吐、腹泻等胃肠道反应
头孢哌酮	抗感染。肌内注射或静脉滴注：2～4g/次，每12h给药1次	对青霉素过敏和过敏体质者慎用。肝功能不全及胆道阻塞者禁用。用药期间禁止饮酒

甲醇中毒 （Methylismus）

甲醇中毒系因吸入大量甲醇蒸气或在高浓度甲醇蒸气环境中造成皮肤吸收，或饮用混有甲醇的酒类及工业酒精引起的中毒。急性甲醇中毒后主要受损靶器官是中枢神经系统、视神经及视网膜。吸入中毒潜伏期一般为 1～72h，口服中毒多为 8～36h，如同时摄入乙醇潜伏期较长。

【诊断要点】

（1）患者有吸入、误服或接触甲醇病史。

（2）眼部症状：最初表现眼前黑影、闪光感、视物模糊、眼球疼痛、畏光、复视等，严重者视力急剧下降，可造成持久性失明。检查可见瞳孔扩大或缩小，对光反应迟钝或消失，视乳头水肿，周围视网膜充血、出血、水肿，晚期有视神经萎缩等。

（3）中枢神经症状：患者常有头晕、头痛、眩晕、乏力、步态蹒跚、失眠、表情淡漠、意识模糊等。重者出现意识朦胧、昏迷及癫痫样抽搐等。严重口服中毒者可有锥体外系损害的症状或帕金森综合征。

（4）酸中毒：二氧化碳结合力降低，严重者出现发绀、呼吸深而快。

（5）消化系统及其他症状：患者有恶心、呕吐、腹痛等，可并发肝脏损害。口服中毒者可并发急性胰腺炎。少数病例伴有心动过速、心肌炎、S-T 段和 T 波改变、急性肾功能衰竭等。

（6）头颅 CT 检查发现豆状核和皮质下中央白质对称性梗死坏死。

（7）实验室检查：血液甲醇＞4.34mmol/L （20mg/dl），多有代谢性酸中毒。

【治疗原则】

（1）清除已吸收的甲醇，血液透析或血浆置换加速排泄、催吐、洗胃、导泻。

（2）纠正酸中毒：用碳酸氢钠。

（3）抑制甲醇在体内氧化：用乙醇。

（4）促进甲醇代谢物甲酸的代谢：用叶酸。

（5）支持和对症疗法：给予 B 族维生素、维生素 C、维生素 E 等，吸氧，纱布遮盖双眼，避免强光。

（6）减少神经系统损伤：用甲泼尼龙和鼠神经生长因子。

【可选药物】

药品名称	适应证与用法用量	注意事项
碳酸氢钠	纠正酸中毒。口服：0.3～2.0g/次，每日 3 次。静脉滴注：4%～5%注射液 800ml，24h 内滴完；轻者用 1.4%注射液 250ml 反复应用，至尿液 pH 值为 7	口服中和胃酸时所产生的二氧化碳可能引起嗳气、继发性胃酸分泌增加。大量注射时可出现心律失常、肌肉痉挛、疼痛、异常疲倦、虚弱等，主要由于代谢性碱中毒引起低钾血症所致
乙醇	抑制甲醇体内氧化，加速排泄。口服：100ml 加水稀释，每 4h 给药 1 次。静脉滴注：用 5%葡萄糖注射液配制成 10% 乙醇，滴注 30min 左右。乙醇浓度不得超过 50%	两周之内曾经接受过双硫仑治疗的患者，正在服用中枢神经抑制剂的患者，头部外伤或神志不清者禁服。口服有胃肠道刺激
叶酸	促进甲酸的代谢。静脉滴注：50mg/次，必要时每 4h 给药 1 次，直至症状缓解，最多不得超过 6 次	不良反应较少，罕见变态反应。长期用药可以出现厌食、恶心、腹胀等胃肠症状。大剂量给药时，可使尿液呈黄色
维生素 C	支持和对症治疗。静脉滴注：3g/次，每日 1 次	长期应用大量维生素 C 偶可引起尿酸盐、半胱氨酸盐或草酸盐结石
甲泼尼龙	增强机体应激能力。静脉滴注：1000～2000mg/d，冲击治疗，2～3 日后减量或改用泼尼松维持	有体液及电解质紊乱：钠潴留，某些患者有心力衰竭、高血压、体液潴留、失钾、低钾性碱中毒。严重的精神病史，活动性胃、十二指肠溃疡，新近胃肠吻合术后，较重的骨质疏松，明显的糖尿病，严重的高血压，未能用抗菌药物控制的病毒、细菌、真菌感染禁用
鼠神经生长因子	促进神经修复。肌内注射：本品用 2ml 注射用水溶解，20μg/次，每日 1 次，4 周为 1 个疗程，可遵医嘱多疗程连续给药	用药后常见注射部位疼痛或注射侧下肢疼痛。对本品过敏者禁用。过敏体质者慎用。哺乳期妇女慎用

急性酒精中毒（Acute alcoholism）

酒精中毒俗称醉酒，一次饮用大量的酒类饮料会对中枢神经系统产生先兴奋后抑制作用，重度中毒可使呼吸、心跳抑制而死亡。中毒的表现大致可分为三期：兴奋期、共济失调期、昏睡期。

【诊断要点】

① 有一次大量饮酒史，呼吸及呕吐物中有强烈酒精气味。

② 恶心、呕吐、头晕、谵语、躁动。严重者昏迷、大小便失禁，呼吸抑制。

③ 眼球震颤、眼部充血、体位性震颤，肱二头肌反射和其他反射亢进。

④ 血清乙醇浓度：0.08g/100ml（17mmol/L）——麻木状态；0.3～0.5g/100ml（66～110mmol/L）——昏睡状态；大于0.5g/100ml（110mmol/L）——濒死状态。

⑤ 肝功能异常。

【治疗原则】

① 轻度中毒只需卧床休息，注意保暖，喝绿豆汤、吃西瓜等；重度中毒需催吐，1%碳酸氢钠或0.5%药用炭混悬液洗胃，清除毒物。

② 使用解毒剂：使用纳洛酮。

③ 保护胃黏膜：用 H_2 受体拮抗剂西咪替丁等。

④ 加速酒精在体内氧化，促进清醒：用葡萄糖、维生素 B_1、维生素 B_6。

⑤ 清除体内过氧化物和自由基：还原型谷胱甘肽。

⑥ 烦躁不安、过度兴奋者可用小剂量地西泮。禁用吗啡、氯丙嗪及巴比妥类镇静药。促进清醒可用甲氯芬酯。

⑦ 血乙醇浓度＞5000mg/L，伴有酸中毒或同时服用其他可疑药物者，应及早进行血液透析或腹膜透析治疗。

【可选药物】

药品名称	适应证与用法用量	注意事项
纳洛酮	拮抗酒精中毒。静脉注射:0.8mg 加入 0.9%氯化钠注射液 20ml 中缓慢注射,效果不明显时,过 30min 可再注射 1 次。静脉滴注:重度中毒,0.8~1.2mg 加入 5%葡萄糖溶液 500ml 中,同时每 0.5~1h 静脉注射 1 次,0.4mg/次	可出现嗜睡、恶心、呕吐、心动过速、高血压和烦躁不安。心功能不全和高血压患者慎用
西咪替丁	保护胃黏膜。静脉滴注:600mg/次,用葡萄糖注射液或葡萄糖氯化钠注射液稀释,每日 1 次	有腹泻、腹胀、恶心、头痛、头晕、肌肉痛、一过性皮疹等。极少数有白细胞及粒细胞减少、肝炎、体温升高、间质性肾炎、胰腺炎及男子乳房发育、血肌酐轻度升高
甲氯芬酯	促醒。静脉注射:0.1~0.25g/次,每日 2 次	长期失眠、易激动或精神过度兴奋患者禁用。有锥体外系疾患者禁用。高血压慎用。可有胃肠道反应
葡萄糖	加速乙醇体内氧化。静脉注射:50%葡萄糖注射液 100ml	高渗葡萄糖注射液滴注时可发生静脉炎,外渗可局部肿痛
维生素 B$_1$	加速乙醇在体内氧化。肌内注射:100mg/次	大剂量肌内注射时需注意变态反应,表现为吞咽困难,皮肤瘙痒,面、唇、眼睑水肿,喘鸣等
维生素 B$_6$	加速乙醇在体内氧化。肌内注射:100mg/次	罕见变态反应。若每天应用 200mg,持续 30 天以上,可致依赖综合征
还原型谷胱甘肽	解毒。静脉滴注:轻度中毒 1.2g,中度中毒 2.4g,重度中毒 3.6g,均加入到生理盐水 250ml 中静脉滴注	罕见突发性皮疹。偶有食欲缺乏、恶心、呕吐、胃痛等消化道症状。对本品有变态反应者禁用
地西泮	镇静。肌内注射或静脉滴注:10mg/次	罕见的有皮疹,白细胞减少。对本品过敏者禁用

镇静催眠药中毒 (Sedative hypnotic poisoning)

镇静催眠药是中枢神经系统抑制药,具有镇静、催眠作用,剂量过大可麻醉全身,包括延脑中枢,一次服用大剂量可引起急性镇静催眠药中毒。中毒引起死亡的主要原因是呼吸抑制和循环衰竭。

【诊断要点】

① 有服用大量镇静催眠药病史。

② 出现意识障碍和呼吸抑制、脉搏细速、心律失常、血压下降。

③ 胃液、血液、尿液中检出镇静催眠药。

【治疗原则】

① 清除毒物：用高锰酸钾溶液或用温水洗胃，吸附可加用活性炭洗胃，血液透析和活性炭血液灌洗对苯巴比妥有效，碱化血液和尿液（用碳酸氢钠）及使用利尿剂（甘露醇）有利于加速药物排泄。

② 保持气道通畅，昏迷患者气管插管，保证吸入足够的氧和排出二氧化碳。

③ 促进意识恢复，使用中枢兴奋剂：贝美格、尼可刹米、洛贝林等。

④ 使用特效解毒剂：纳洛酮、醒脑静，苯二氮䓬类特效拮抗剂用氟马西尼。

⑤ 维持血压：应输液补充血容量，如无效可给予多巴胺。

⑥ 保持能量、维生素供给和水电解质平衡。

【可选药物】

药品名称	适应证与用法用量	注意事项
多巴胺	升高血压。静脉注射:开始时 $1\sim5\mu g/(kg \cdot min)$，10min 内以 $1\sim4\mu g/(kg \cdot min)$ 速度递增，以达到最大疗效	常见不良反应有胸痛、呼吸困难、心悸、心律失常(尤其用大剂量)、全身软弱无力感
碳酸氢钠	加快巴比妥类药物排泄。静脉滴注:4%～5%碳酸氢钠注射液 100～200ml	用药前应查肾功能及血液 pH、尿 pH 作为对照
甘露醇	利尿。静脉滴注:每次 $1\sim2g/kg$，一般为 20% 溶液 250～500ml，在 30～60min 滴完	可致电解质紊乱,出现多尿、口渴或颅内压降低所引起的恶心、头痛、头昏等症状
贝美格	兴奋呼吸中枢。静脉滴注:50mg 加 5%葡萄糖注射液 250～500ml 稀释。滴速 40～50 滴/min	可引起恶心、呕吐。吗啡中毒者禁用。静脉注射或静脉滴注速度不宜过快,以免产生惊厥

药品名称	适应证与用法用量	注意事项
尼可刹米	兴奋呼吸中枢。皮下注射、肌内注射、静脉注射:0.25～0.5g/次,必要时1～2h重复用药;极量1.25g/次	常见面部刺激症状、烦躁不安、抽搐、恶心呕吐等。大剂量时可出现血压升高、心悸、出汗、面部潮红、呕吐、震颤、心律失常、惊厥、甚至昏迷
洛贝林	兴奋呼吸中枢。静脉注射:成人3mg/次;极量6mg/次,20mg/d	可有恶心、呕吐、呛咳、头痛、心悸等不良反应。剂量较大时能引起心动过速、传导阻滞、呼吸抑制甚至惊厥
纳洛酮	拮抗中毒。静脉注射:0.8mg加入0.9%盐水20ml缓慢注射,效果不明显时,过30min可再注射1次或2mg加5%葡萄糖静点维持	可出现嗜睡、恶心、呕吐、心动过速、高血压和烦躁不安。心功能不全和高血压患者慎用。本品作用持续时间短,用药需注意维持药效
醒脑静	解毒。轻度中毒者,20ml/次加入10%葡萄糖液250ml静脉滴注;重度中毒者先用20ml加入50%葡萄糖40ml中静脉注射,然后再用20ml加入10%葡萄糖液250ml中静脉滴注	本品为芳香性药物,开启后应立即使用,防止挥发。偶见变态反应,表现为皮肤瘙痒、皮疹、药物热等。孕妇忌用
氟马西尼	竞争抑制苯二氮䓬受体。静脉注射:0.2mg/次,需要时重复注射,每次可追加0.1mg,总量不超过2mg	少数患者在应用时可出现恶心或呕吐,快速注射后有焦虑、心悸、恐惧等不适感,一过性血压增高及心率增加。癫痫患者可出现抽搐发作。癫痫持续状态、颅内压高者、严重抗抑郁剂中毒者禁用

吗啡中毒（Morphinism）

吗啡中毒系过量服用或误服吗啡所致,中毒后主要对中枢神经系统产生抑制作用,进而影响呼吸及循环系统,严重者引起中枢麻痹,最后死亡于呼吸循环衰竭。

【诊断要点】

① 有应用过量药物史。

② 临床表现:轻度中毒为头痛、头晕、恶心、呕吐、兴奋或抑制。重度中毒时出现昏迷、瞳孔缩小如针尖大小和呼吸困难。慢性中毒主要表现为食欲缺乏、便秘、消瘦、衰老和性功能减退。

③ 尿和胃内容物检测有药物存在。

【治疗原则】

① 尽快排出毒物：用1∶2000高锰酸钾液洗胃，或催吐；胃管内注入或喂食硫酸钠15～30g导泻，透析灌流治疗促进毒物排出。

② 延缓毒物吸收：如系皮下注射过量，应尽快用橡皮带或布带扎紧注射部位的上方，同时冷敷注射部位。

③ 呼吸困难缺氧应持续人工呼吸并给氧，使用呼吸兴奋药（尼可刹米）。

④ 吗啡特效解毒药用纳洛酮。支持对症治疗，防治脑水肿（甘露醇、糖皮质激素）。

⑤ 抗生素控制感染。

【可选药物】

药品名称	适应证与用法用量	注意事项
纳洛酮	拮抗吗啡中毒。静脉注射或肌内注射：首次0.8～2mg，如果未获得呼吸功能的理想的对抗和改善作用，可隔2～3min重复注射给药。直至总量达到10mg	可能会引起恶心、呕吐、出汗、心悸、血压升高、发抖、癫痫发作、室性心动过速和纤颤、肺水肿以及心脏停搏、甚至可能导致死亡。应对患者持续监护
甘露醇	防治脑水肿。静脉滴注：每次1～2g/kg，一般为20%溶液250～500ml，在30～60min滴完	可致电解质紊乱，出现多尿、口渴等症状
尼可刹米	兴奋呼吸中枢。皮下注射、肌内注射、静脉注射：0.25～0.5g/次，必要时1～2h重复用药；极量1.25g/次	常见面部刺激症状、烦躁不安、抽搐、恶心呕吐等。大剂量时可出现血压升高、心悸、出汗、面部潮红、呕吐、震颤、心律失常、惊厥、甚至昏迷
甲泼尼龙	抗炎作用。静脉滴注：0.5～1.0g/d，连用3天，必要时重复应用	有体液及电解质紊乱：钠潴留，某些患者有心力衰竭、高血压、体液潴留、失钾、低钾性碱中毒。严重的精神病史，活动性胃、十二指肠溃疡，新近胃肠吻合术后，较重的骨质疏松，明显的糖尿病，严重的高血压，未能用抗菌药物控制的病毒、细菌、真菌感染禁用

抗精神病药中毒（Antipsychotics poisoning）

一次大量服用抗精神病药可引起抗精神病药急性中毒。抗精神病药中毒多数为精神病患者出院后自杀吞服中毒，也有医源性过量或错用中毒者。

【诊断要点】

① 多数为精神患者，有服用抗精神病药史。

② 中毒早期可出现震惊、嗜睡及明显的锥体外系症状；随着中毒的加重，以进行性意识障碍、昏迷为显著特点，瞳孔缩小，中枢性体温过低。

③ 可出现心动过速及体位性低血压。

④ 血及胃内容物分析可检出相应药物。

【治疗原则】

① 减少毒物吸收：用 1∶5000 高锰酸钾溶液反复洗胃，从胃管注入硫酸钠 20～30g，活性炭 20～50g，以促进药物的排泄及吸附胃内药物。

② 促进药物排泄用利尿剂（甘露醇、呋塞米），采取血透或腹膜透析。

③ 使用解毒剂：用纳洛酮。

④ 纠正低血压，补充血容量。补充血容量后血压仍不能回升时，可选用间羟胺、多巴胺。

⑤ 昏迷较深者可用中枢兴奋剂催醒：用贝美格、哌甲酯。

⑥ 控制癫痫发作：选地西泮、苯妥英钠。

⑦ 保护肝脏：用葡醛内酯和维生素 C。

【可选药物】

药品名称	适应证与用法用量	注意事项
甘露醇	利尿，加速毒物排泄。静脉滴注：20%溶液 250～500ml/次，在 30～60min 滴完	可出现多尿、口渴或颅内压降低所引起的恶心、头痛、头昏等症状，这些症状在输液停止后迅速消失

药品名称	适应证与用法用量	注意事项
呋塞米	利尿,加速药物排泄。静脉注射:20～40mg/次。必要时每2h追加剂量,直至出现满意疗效	常见不良反应与水、电解质紊乱有关,如体位性低血压、休克、低钾血症、低氯血症、低氯性碱中毒、低钠血症、低钙血症以及与此有关的口渴、乏力、肌肉酸痛、心律失常等
纳洛酮	拮抗中毒。静脉注射:轻度中毒者给予纳洛酮0.4mg/h,中度中毒0.8～1.2mg/h,重度中毒1.2～2mg/h或0.01～0.04mg/kg加入5%～10%葡萄糖500ml中持续静脉滴注,直到患者清醒	可出现嗜睡、恶心、呕吐、心动过速、高血压和烦躁不安。心功能不全和高血压患者慎用。本品作用持续时间短,用药需注意维持药效
间羟胺	升高血压。静脉滴注:15～100mg加入5%葡萄糖液或氯化钠注射液500ml中滴注,调节滴速以维持合适的血压。极量:100mg(0.3～0.4mg/min)/次	可发生心律失常,升压反应过快过猛可致急性肺水肿、心律失常、心跳停顿。药液外溢可引起局部血管严重收缩,导致组织坏死糜烂或红肿硬结形成脓肿。长期使用骤然停药时可能发生低血压
多巴胺	升高血压。静脉注射:开始时1～5μg/(kg·min),10min内以1～4μg/(kg·min)速度递增,以达到最大疗效	常见不良反应有胸痛、呼吸困难、心悸、心律失常(尤其用大剂量)、全身软弱无力感
贝美格	直接兴奋呼吸中枢。静脉滴注:50mg加5%葡萄糖注射液250～500ml稀释	可引起恶心、呕吐。吗啡中毒者禁用。静脉注射或静脉滴注速度不宜过快,以免发生惊厥
哌甲酯	兴奋中枢。皮下、肌内注射或缓慢静脉注射:10～20mg/次	不良反应有失眠、眩晕、头痛、恶心、厌食、心悸、口干、皮疹、运动障碍等。青光眼、激动性抑郁、过度兴奋者、对本品过敏者、孕妇、哺乳期妇女、6岁以下儿童禁用
地西泮	控制癫痫发作。静脉注射:10～20mg/次,缓慢注射	常见的不良反应有嗜睡,头昏、乏力等,大剂量可有共济失调,震颤。罕见的有皮疹,白细胞减少。孕妇、妊娠期妇女、新生儿禁用
苯妥英钠	治疗癫痫。静脉注射:150～250mg/次,需要时30min后可再次注射100～150mg,一日总量不超过500mg。用5%葡萄糖注射液20～40ml溶解后缓慢注射	常见齿龈增生,神经系统不良反应常见眩晕、头痛,严重时可引起眼球震颤、共济失调、言语不清和意识模糊。Ⅱ～Ⅲ度房室传导阻滞、窦房结阻滞、窦性心动过缓等心功能损害者禁用

药品名称	适应证与用法用量	注意事项
葡醛内酯	解毒和保护肝脏。静脉滴注：0.1~0.2g/次，每日1~2次	偶有面红、轻度胃肠不适，减量或停药后即消失。对本品过敏者禁用，过敏体质者慎用。消化性溃疡者慎用
维生素C	解毒。静脉滴注：1~2g/次，每日1次	大剂量应用可引起腹泻、皮疹、胃酸增多、胃液反流，有时尚可见泌尿系结石、尿内草酸盐与尿酸盐排出增多、DVT、血管内溶血或凝血等

急性海洛因中毒（Acute heroin poisoning，AHP）

过量吸食海洛因可导致海洛因中毒。

【诊断要点】

① 有摄入海洛因史。

② 出现典型的中毒三联征：昏迷、呼吸抑制和针尖样瞳孔。

③ 滥用药物注射者可见静脉变硬，皮肤多处陈旧和新鲜注射痕迹。

④ 毒物检测，血尿定性试验呈阳性结果。潜在中毒浓度0.1~1.0mg/L，致死浓度＞4.0mg/L。

【治疗原则】

① 一旦诊断明确，立即应用单纯性阿片受体拮抗剂：纳洛酮或纳洛酮联合醒脑静。

② 尽快排出毒物，可洗胃、催吐、导泻，也可使用利尿剂（呋塞米或甘露醇）或采用血液透析。

③ 延缓毒物吸收：若为静脉用药，用止血带扎紧注射部位上方，并局部冷敷延缓吸收。

④ 给氧，并保持呼吸道通畅，必要时气管内插管给氧。

⑤ 纠正水、电解质紊乱和维持酸碱平衡。

⑥ 保护肾功能及留置导尿管，观察尿量。

⑦ 并发心律不齐、肺水肿、脑水肿、急性肾功能衰竭者，按有关临床急救措施处理。

【可选药物】

药品名称	适应证与用法用量	注意事项
纳洛酮	拮抗海洛因中毒。静脉注射：0.8mg加入0.9%盐水20ml缓慢注射。静脉滴注：0.8～1.2mg加入5%葡萄糖溶液500ml。未清醒者，2h后再次静脉注射0.8mg	可出现嗜睡、恶心、呕吐、心动过速、高血压和烦躁不安。心功能不全和高血压患者慎用。对本品过敏的患者禁用
醒脑静	治疗意识障碍。静脉滴注：10～20ml/次，用5%～10%葡萄糖250～500ml稀释	本品为芳香性药物，开启后应立即使用，防止挥发。偶见变态反应。孕妇忌用
呋塞米	利尿，加速药物排泄。静脉注射：20mg/次	常见不良反应与水、电解质紊乱有关，如体位性低血压、休克、低钾血症、低氯血症、低氯性碱中毒、低钠血症、低钙血症以及与此有关的口渴、乏力、肌肉酸痛、心律失常等
甘露醇	利尿，加速毒物排泄。静脉滴注：20%溶液250～500ml/次，在30～60min滴完	可出现多尿、口渴或颅内压降低所引起的恶心、头痛、头昏等症状

亚硝酸盐中毒（Nitrite poising）

亚硝酸盐中毒又称为肠源性紫绀症，是指由于食用硝酸盐或亚硝酸盐含量较高的腌制肉制品、泡菜及变质的蔬菜而引起的中毒，或者误将工业用亚硝酸钠作为食盐食用而引起，也可见于饮用含有硝酸盐或亚硝酸盐的苦井水、蒸锅水后。亚硝酸盐能使血液中正常携氧的低铁血红蛋白氧化成高铁血红蛋白，因而失去携氧能力而引起组织缺氧。

【诊断要点】

① 有误食亚硝酸盐史。

② 临床症状：可出现头痛、头晕、乏力、胸闷、气短、心悸、恶心、呕吐、腹痛、腹泻、全身皮肤、黏膜发绀等症状。严重者出现意识丧失、昏迷、呼吸衰竭，甚至死亡。

③ 剩余食物、呕吐物或胃内容物作亚硝酸盐测定含量超标。

④ 实验室检查：血液高铁血红蛋白测定含量超过10%。

【治疗原则】

① 催吐、洗胃、导泻（甘露醇），加速胃肠道内容物排出，减少对亚硝酸盐的吸收。

② 给予吸氧。

③ 纠正酸中毒。

④ 应用药物解毒剂：亚甲蓝、维生素 C。

⑤ 采用血液磁极化疗法治疗。

【可选药物】

药品名称	适应证与用法用量	注意事项
甘露醇	导泻。口服：20％溶液 125ml	可致电解质紊乱,出现多尿、口渴或颅内压降低所引起的恶心、头痛、头昏等症状
亚甲蓝	用于治疗亚硝酸盐引起的高铁血红蛋白血症。静脉注射,1％溶液 1～2mg/kg,在 10～15min 缓慢注射,2h 后如症状不改善,可重复一次。日最大剂量为 20mg/kg	静脉注射过速可引起头晕、恶心、呕吐、胸闷、腹痛,剂量过大还出现头痛、血压降低、心率增快伴心律失常、大汗淋漓和意识障碍。用药后尿呈蓝色,排尿时可有尿道口刺痛。对肾功能不全患者应慎用。本品不能皮下、肌内或鞘内注射
维生素 C	参与亚硝酸盐解毒功能。静脉注射:1g/次,加入 50％葡萄糖溶液 60～100ml 中。静脉滴注:1～2g/次,每日 1 次	大剂量应用可引起腹泻、皮疹、胃酸增多、胃液反流,有时尚可见泌尿系结石、尿内草酸盐与尿酸盐排出增多、DVT、血管内溶血或凝血等

有机磷中毒（Organophosphate poisoning）

有机磷中毒是一种非常凶险的急危重症，有机磷农药属于有机磷酸酯类化合物，可通过皮肤和黏膜、呼吸道和消化道进入人体并迅速分布到各器官组织中，以肝脏浓度最高，其次为肾、肺、脾等，肌肉和脑最少。其毒性主要是抑制胆碱酯酶活性，使乙酰胆碱在体内过多蓄积，胆碱能神经受到持续冲动，导致先兴奋后衰竭的一系列毒蕈碱样、烟碱样和中枢神经系统症状，严重者出现昏迷和呼吸衰竭甚至死亡。

【诊断要点】

① 有有机磷接触史，如喷洒农药、误服等。

② 有典型的中毒症状与体征：最初出现恶心、呕吐、腹泻、流涎、大汗、瞳孔缩小和肌颤；中枢神经系统表现头痛、乏力、失眠或嗜睡、烦躁、意识模糊、言语不清、谵妄、抽搐、昏迷，呼吸中枢抑制致呼吸停止；自主神经系统症状表现为血压升高、心率加快，病情进展时出现心率减慢、心律失常。

③ 血液胆碱酯酶活力<70%，重度中毒胆碱酯酶活力<30%。

【治疗原则】

① 脱离现场至空气新鲜处，用生理盐水或肥皂水彻底冲洗污染的皮肤、毛发和指甲。

② 口服中毒者，清除毒物，可催吐，用2%碳酸氢钠或生理盐水洗胃，硫酸钠或甘露醇导泻，重症可换血或透析。敌百虫中毒禁用碳酸氢钠洗胃。

③ 早期足量应用特效解毒药（碘解磷定、氯解磷定、双复磷）和抗胆碱药（阿托品、东莨菪碱、山莨菪碱及戊乙奎醚）。复合制剂用复方氯解磷注射液。

④ 给氧并保持呼吸道通畅。

⑤ 维持水及电解质平衡。

⑥ 对症治疗：应重点维持正常心肺功能和治疗肺水肿、脑水肿及呼吸衰竭。

【可选药物】

药品名称	适应证与用法用量	注意事项
阿托品	解救有机磷酸酯类中毒。肌内注射或静脉注射：1～2mg/次，严重有机磷中毒时可加大 5～10 倍，每10～20min 重复，继续用药至病情稳定，然后用维持量，0.3～0.5mg/次	用药原则：早期、足量、快速达到阿托品化，用药时间足够长，不能过早停药。青光眼及前列腺肥大者、高热者禁用。常与胆碱酯酶复活剂合用
东莨菪碱	解救有机磷酸酯类中毒。皮下或肌内注射：0.3～0.5mg/次，极量0.5mg/次，1.5mg/d	常有口干、眩晕，严重时瞳孔散大、皮肤潮红、灼热、兴奋、烦躁、谵语、惊厥、脉跳加快。对本品有过敏史者、青光眼患者、严重心脏病、器质性幽门狭窄或麻痹性肠梗阻者禁用

药品名称	适应证与用法用量	注意事项
山莨菪碱	解救有机磷酸酯类中毒。静脉滴注:10~40mg/次,加葡萄糖液中静脉滴注。必要时每隔10~30min重复给药	有口干、面红、轻度扩瞳、视近物模糊等,个别患者有心率加快及排尿困难。颅内压增高、脑出血急性期及青光眼患者禁用
戊乙奎醚	解救有机磷酸酯类中毒。肌内注射:1~2mg/次,45min后,视情况重复1~2mg,达阿托品化后,以1~2mg维持,每8~12h给药1次。严重有机磷中毒时可加倍用药。中、重度中毒时同时伍用氯解磷定	不良反应有口干、面红和皮肤干燥等。如用量过大,可出现头晕、尿潴留、谵妄和体温升高等。青光眼患者禁用。严重的呼吸道感染伴痰少、黏稠者慎用
碘解磷定	解救有机磷酸酯类中毒。缓慢静脉注射:轻度0.4~0.8g/次,注射时间为10~15min,必要时1h后重复用药1次。中度中毒,首次0.8~1.6g,以后每1h重复0.4~0.8g,肌颤缓解后维持阿托品化	注射后可引起恶心、呕吐、心率增快、心电图出现暂时性S-T段压低和Q-T间期延长。剂量过大可抑制胆碱酯酶、抑制呼吸和引起癫痫发作。忌与碱性药物配伍。对碘过敏者禁用
氯解磷定	解救有机磷酸酯类中毒。肌内注射或静脉缓慢注射:轻度中毒,0.5~0.75g/次;中度中毒,首次0.75~1.5g,重度中毒,首次1.5~2.5g,分两处肌内注射或静脉注射。根据临床病情和血胆碱酯酶水平,每1.5~2h可重复1~3次	注射后可引起恶心、呕吐、心率增快、心电图出现暂时性S-T段压低和Q-T间期延长。注射速度过快引起眩晕、视物模糊、复视、动作不协调。常与阿托品合用。本品可用于对碘过敏患者
复方氯解磷	解救有机磷酸酯类中毒。肌内注射:轻度中毒1/2~1支/次,中度中毒1~2支/次,同时加氯磷定0.6g,重度中毒2~3支/次,同时加氯磷定0.6~1.2g。必要时重复给药	常伴有口干、面红、皮肤干燥和心率加快等反应。如用量过大,可出现烦躁不安、谵妄、体温升高、尿潴留和昏迷等症状
双复磷	对敌敌畏、敌百虫中毒的解救效果明显好于碘解磷定。肌内注射:轻度中毒0.125~0.25g。必要时2~3h后重复1次。中度中毒0.5g,肌注或静脉注射,2~3h后再注0.25g,必要时可重复2~3次。重度中毒静脉注射0.5~0.75g,2h后再注0.5g	注射过快可出现全身发热、口干、颜面潮红,少数患者有头胀、心律失常、口舌发麻等

重金属中毒（Heavy metal poisoning）

重金属指比重大于 4 或 5 的金属，约有 45 种，如铜、铅、锌、铁、钴、镍、锰、镉、汞、钨、钼、金、银等。尽管锰、铜、锌等重金属是生命活动所需要的微量元素，但是大部分重金属如汞、铅等并非生命活动所必需，而且所有重金属超过一定浓度都对人体有毒。临床常见有铅和汞中毒。

【诊断要点】

1. 铅中毒

（1）有铅接触史。

（2）临床表现：消化系统如恶心、呕吐、食欲缺乏、口有金属味、流涎、腹胀、便秘、便血、腹绞痛并喜按，还可有肝肿大、黄疸和肝功能减退等。神经系统为头痛、眩晕、烦躁不安、失眠、嗜睡、易激动，重者可有谵妄、抽搐、惊厥、昏迷甚至脑水肿和周围神经炎的表现。有面色苍白、心悸、气短等贫血症状。泌尿系统症状有腰痛、水肿、蛋白尿、血尿、管型尿，严重者还可出现肾衰竭。

（3）实验室检查：尿中粪卟啉出现阳性，尿液中 δ-氨基乙酰丙酸升高，血液 δ-氨基乙酰丙酸脱水酶活力降低。胃内容物、血、尿铅、血锌原卟啉、血原卟啉定量分析。

2. 汞中毒

（1）短期内接触大量汞蒸气。

（2）可出现发热、头晕、头痛、震颤等全身症状。口腔-牙龈炎及胃肠炎，急性支气管炎。肌肉震颤，初期表现为手指、眼睑和舌细微震颤，严重时可发展到上、下肢。

（3）实验室检查：尿汞增高。

【治疗原则】

1. 铅中毒

（1）清除毒物：洗胃、导泻（硫酸镁口服）、口服蛋清水、牛奶或豆浆。

（2）促进铅的排泄：用葡萄糖酸钙、依地酸钙钠、二巯丙磺钠、二巯丁二钠、青霉胺等。

（3）对症处理，治疗肠绞痛：应用阿托品、山莨菪碱。

2. 汞中毒

（1）口服汞中毒者，用碳酸氢钠溶液或温水洗胃催吐，然后口服牛奶、蛋清或豆浆，导泻用硫酸镁以吸附毒物，切忌用盐水，否则有增加汞吸收的可能。

（2）吸入汞中毒者，应立即撤离现场，换至空气新鲜、通风良好处，吸氧。

（3）促进汞的排泄：用二巯丙磺钠、二巯丙醇、二巯丁二钠、青霉胺等。

（4）注意水、电解质和酸碱平衡并纠正休克，有肾功能损害和急性肾功能衰竭时应避免应用驱汞药物，应及早进行血液透析或血液灌洗同时应用驱汞药物。

（5）症状严重时禁用导泻剂和催吐剂。

【可选药物】

药品名称	适应证与用法用量	注意事项
硫酸镁	洗胃，形成不溶性硫化铅；导泻，促进药物排泄。口服：5～20g/次，同时饮水100～400ml，也可用水溶解后服用	清晨空腹服用。导泻时如浓度过高，可引起脱水；胃肠道有溃疡、破损之处，易造成镁离子大量的吸收而引起中毒
葡萄糖酸钙	治疗铅中毒。10%葡萄糖酸钙10ml缓慢静脉注射，每日2～4次，持续2～3日	可有全身发热，静脉注射过快可产生心律失常甚至心跳停止、呕吐、恶心。不宜用于肾功能不全患者与呼吸性酸中毒患者
依地酸钙钠	治疗铅中毒。静脉滴注：1g/d加入5%葡萄糖注射液250～500ml，滴注4～8h。连续用药3天，停药4天为1个疗程。肌内注射：0.5g加1%盐酸普鲁卡因注射液2ml，稀释后作深部肌内注射，每日1次	不良反应有头昏、前额痛、食欲缺乏、恶心、畏寒、发热，组胺样反应有鼻黏膜充血、喷嚏、流涕和流泪。少数有尿频、尿急、蛋白尿、低血压和心电图T波倒置。少尿、无尿和肾功能不全的患者禁用

药品名称	适应证与用法用量	注意事项
二巯丙磺钠	治疗铅或汞中毒。静脉注射:每次 5mg/kg,每 4～5h 给药 1 次,第 2 日 2～3 次,以后每日 1～2 次,7 日为 1 个疗程	静脉注射速度过快时有恶心、心动过速、头晕及口唇发麻等,偶有变态反应,如皮疹、寒战、发热、甚至过敏性休克、剥脱性皮炎等。高敏体质者或对巯基化合物有过敏史的患者,应慎用或禁用,必要时脱敏治疗后密切观察下小剂量使用
二巯丁二钠	治疗铅或汞中毒。缓慢静脉注射:1g/次,临用配制成 10% 溶液,10～15min 注射完毕	出现轻度头昏、头痛、四肢无力、口臭、恶心、腹痛,少数患者有皮疹,皮疹呈红色丘疹,有瘙痒,以面、额、胸前处为多见。严重肝功能障碍者禁用
二巯丙醇	治疗汞中毒。深部肌内注射:每次 2.5～3.0mg/kg,每 4～6h 给药 1 次,共 1～2 天。第 3 天按病情改为每 6～12h 给药 1 次;以后每日 1～2 次。共用药 10～14 天	常见副作用有头痛、恶心、咽喉烧灼感、流泪、鼻塞、出汗、腹痛、肌肉痉挛、心动过速、血压升高、皮疹和肾功能损害等。小儿易发生变态反应和发热
青霉胺	治疗铅或汞中毒。口服:1g/d,分 4 次口服。餐前 1h 及睡前服用。其驱铅作用不及依地酸钙钠,驱汞作用不及二巯丙醇,可供轻度重金属中毒或其他络合剂有禁忌时选用	副作用有乏力、头晕、恶心、腹泻、尿道排尿灼痛。少数出现发热、皮疹、淋巴结肿大等变态反应和粒细胞减少。肾功能不全、孕妇及对青霉素类药过敏的患者禁用。粒细胞缺乏症、再生障碍性贫血患者禁用
阿托品	治疗肠绞痛。肌内注射:0.5～1.0mg/次	不良反应有口干、眩晕、瞳孔散大、皮肤潮红、灼热、兴奋、烦躁、心跳加快。青光眼及前列腺肥大者、高热者禁用
山莨菪碱	治疗肠绞痛。肌内注射:10mg/次	不良反应有口干、面红、轻度扩瞳、视近物模糊等,个别患者有心率加快及排尿困难。颅内压增高、脑出血急性期及青光眼者禁用

百草枯中毒（Paraquat poisoning）

百草枯又名克芜踪、对草快,为联吡啶类除草剂,属中等毒类,吸收入人体可活化产生大量自由基,从而造成组织细胞损害,肺是其主要靶器官。

【诊断要点】

（1）接触史：有明确的百草枯接触史（皮肤、呼吸道或口服接触）。

（2）临床表现

① 口服中毒，可有剧烈呕吐，口腔、咽部及食管、胃有烧灼感。随之黏膜红肿、疼痛、形成溃烂并出现腹泻、便血等。

② 皮肤接触可引起局部炎症、红斑、起疱、溃疡坏死等表现。

③ 眼接触后出现刺激症状，结膜、角膜灼伤。

④ 喷洒百草枯时呼吸道接触致使中毒，可有呼吸道刺激症状。

（3）经口、皮肤或吸入引起的急性中毒，其全身症状与病情进展均相似。中毒症状最明显的是肺部表现，轻者胸痛、咳嗽、气急。重者呼吸窘迫、发绀，严重呼吸困难，肺水肿，直至呼吸衰竭而死亡。较重的患者可出现中毒性肝炎、心肌炎或急性肾功能衰竭，个别患者出现高铁血红蛋白血症。

（4）实验室检查，外周血白细胞计数明显升高；血尿中可检出百草枯；肺泡/肺动脉 PaO_2 差增大，重度低氧血症。

（5）肺部 X 线检查：中毒早期（3 天至 1 周）主要为肺纹理增多，肺间质炎性变，可见点、片状阴影，肺部透亮度减低或呈毛玻璃状。中期（1～2 周）出现肺实变或大片实变，同时出现部分肺纤维化。后期（2 周后）出现肺纤维化及肺不张。

【治疗原则】

（1）阻止毒物继续吸收，用碱性液体洗胃，吸附用活性炭或漂白土。活性炭成人 100g，儿童 2g/kg；漂白土配成 15% 的溶液，成人 1L，儿童 15ml/kg，须同时使用甘露醇、硫酸镁等泻药。

（2）加速毒物排出：血液透析、血液灌流、血浆置换、换血等疗法，并可使用利尿剂（呋塞米）。

（3）抗炎、阻止肺纤维化形成：用地塞米松、甲泼尼龙、环磷酰胺。

（4）使用拮抗剂：普萘洛尔、维生素 B_1。

（5）使用自由基清除剂：维生素 C、维生素 E、还原性谷胱甘肽、去铁胺等。

（6）对症处理：原则上禁用氧疗。尽早使用呼吸机，以增加气体交换，改善氧合功能，提高氧分压，减轻肺损伤。但不宜高浓度吸氧。应用质子泵抑制剂保护消化道黏膜；选用广谱、高效抗生素，预防和治疗继发性细菌感染。

【可选药物】

药品名称	适应证与用法用量	注意事项
呋塞米	加速毒物排泄。静脉滴注：开始 20～40mg，必要时每 2h 追加剂量，直至出现满意疗效	强调大量口服或静脉补液利尿，以在监护下使尿量超过 300ml/h 为佳
地塞米松	延缓肺纤维化。静脉滴注：1～3mg/（kg·d），分 2 次使用，1 周后逐渐减量，20～30 日后改为口服	并发感染为主要的不良反应。对本品及肾上腺皮质激素类药物有过敏史患者禁用。高血压、血栓症、胃与十二指肠溃疡、精神病、电解质代谢异常、心肌梗死、内脏手术、青光眼等患者一般不宜使用
甲泼尼龙	抗炎作用。静脉滴注：0.5～1.0g/d，连用 3 天，必要时重复应用	有体液及电解质紊乱：钠潴留，某些患者有心力衰竭、高血压、体液潴留、失钾、低钾性碱中毒。严重的精神病史，活动性胃、十二指肠溃疡，新近胃肠吻合术后，较重的骨质疏松，全身性霉菌感染的患者，明显的糖尿病，严重的高血压禁用。大剂量糖皮质激素会引起心动过速
环磷酰胺	阻止肺纤维化形成。静脉滴注：0.5～1.0g/d，共 2 天，必要时再重复应用	有骨髓抑制、胃肠道反应和泌尿道反应，可与激素间隔给予，同时注意血象监测。骨髓抑制、感染、肝肾功能损害者禁用或慎用。对本品过敏者、妊娠及哺乳期妇女禁用
普萘洛尔	与结合于肺组织的毒物竞争，使其释放出来。口服：5～10mg/次，每日 3～4 次	支气管哮喘、心源性休克、心脏传导阻滞、重度或急性心力衰竭、窦性心动过缓患者禁用
维生素 B$_1$	与毒物有拮抗作用，静脉注射：1000mg/次，每 8h 给药 1 次	不良反应有过敏样反应，血管扩张，低血压，乏力。对本品过敏者禁用
维生素 C	抗氧自由基。静脉注射：1g/次，加入 50% 葡萄糖溶液 60～100ml 中。静脉滴注：1～2g/次，每日 1 次	大剂量应用可引起腹泻、皮疹、胃酸增多、胃液反流，有时尚可见泌尿系结石、尿内草酸盐与尿酸盐排出增多、DVT、血管内溶血或凝血等

药品名称	适应证与用法用量	注意事项
还原型谷胱甘肽	抗氧自由基。1.2g/次，每8h给药1次。溶解于注射用水后，加入100ml生理盐水中静脉滴注，或加入少于20ml的生理盐水中缓慢静脉注射	罕见突发性皮疹。偶见脸色苍白、血压下降、脉搏异常等类过敏症状，应停药。对本品有变态反应者禁用。注射前必须完全溶解，外观澄清、无色；溶解后的本品在室温下可保存2h，0~5℃保存8h
去铁胺	清除自由基。静脉注射：首剂1g，以后每4h给予0.5g。视病情再应用2~3周至逐渐减量停药	注射局部有疼痛，并可有腹泻、视物模糊、腹部不适、腿肌震颤等。滴速较快时，可出现低血压，过敏样反应。对本品过敏者禁用

毒鼠强中毒（Tetramine poisoning）

毒鼠强属神经毒性灭鼠剂，具有强烈的大脑异常兴奋及脑干刺激作用，致使中毒者全身惊厥发作，人致死量为5~12mg。毒鼠强为有机氮化合物，可经消化道和呼吸道吸收，能通过口腔、黏膜和咽部黏膜迅速吸收，但不易经完整的皮肤吸收。中毒接触途径多为误服。

【诊断要点】

（1）有毒鼠强接触史。

（2）进食后数分钟至半小时即出现头痛、头晕、恶心、呕吐、四肢无力等症状，可有肌颤或局灶性癫痫样发作，有时出现癫痫大发作，精神病样症状如幻觉、妄想等，并可导致脏器功能衰竭。

（3）辅助检查：血、尿、剩余食物、胃内含物中检出毒鼠强；白细胞总数明显升高；心肌酶明显升高，病情越重升高越明显；心电图可见窦律过速或过缓，同时可伴ST-T段改变；脑电图明显异常；不同程度肝功能损害。

【治疗原则】

（1）清除体内毒物

① 催吐：对于神志清醒、经口中毒不足24h者，均应立即

催叶。

② 洗胃：对经口中毒不足 24h 的患者均要进行洗胃。洗胃时使用清水即可，每次洗胃液量为 300～500ml，直到洗出液澄清。

③ 清水反复洗胃后，可经胃管注入 20％～30％硫酸镁导泻。

④ 活性炭：轻度中毒患者洗胃后立即给予活性炭 1 次，中、重度中毒患者在洗胃后最初 24h 内，每 6～8h 使用活性炭 1 次，24h 后仍可使用。使用剂量：成人每次 50g，儿童每次 1g/kg，配成 8％～10％混悬液经洗胃管灌入。

⑤ 血液灌流：中、重度中毒患者应早期进行血液灌流，可多次进行，直至癫痫症状得到控制。

⑥ 血液净化治疗。

（2）镇静止痉抗惊厥：使用镇静催眠药及静脉麻醉剂或骨骼肌松弛剂。抗惊厥可用苯巴比妥、地西泮。

（3）对症支持治疗：密切监护心、脑、肝、肾等重要脏器功能，及时给予相应的治疗措施。应尽早使用脱水剂甘露醇护脑。保护心脏功能用果糖二磷酸钠。

（4）保持呼吸道畅通。

（5）高压氧治疗。

【可选药物】

药品名称	适应证与用法用量	注意事项
苯巴比妥	抗惊厥。肌内注射：轻度中毒，0.1g/次，每 8h 给药 1 次；中、重度中毒，0.1～0.2g/次，每 6～8h 给药 1 次。儿童每次 2mg/kg。抽搐停止后减量使用 3～7 天	常有嗜睡、眩晕、头痛、乏力、精神不振等延续效应。久用可产生耐受性与依赖性，突然停药可引起戒断症状，肝、肾功能不全、呼吸功能障碍、卟啉病患者、对本品过敏者禁用
地西泮	抗惊厥。静脉注射：10～20mg/次，儿童每次 0.3～0.5mg/kg，注射速度成人不大于 5mg/min，儿童不大于 2mg/min。必要时可重复静脉注射，两次间隔 15min 以上	常见的不良反应有嗜睡、头昏、乏力等，大剂量可有共济失调、震颤。长期连续用药可产生依赖性和成瘾性。孕妇、妊娠期妇女、新生儿禁用

药品名称	适应证与用法用量	注意事项
甘露醇	减轻脑水肿。静脉滴注：20%溶液 250ml/次，每日 2 次。滴速要快，在半小时内完成	水和电解质紊乱最为常见。快速大量静脉注射可引起心力衰竭、稀释性低钠血症，偶可致高钾血症；大量细胞内液转移至细胞外可致组织脱水，并可引起中枢神经系统症状
果糖二磷酸钠	保护心肌，减少后遗症。静脉滴注：5～10g/d，儿童 70～160mg/(kg·d)。每1g粉末用灭菌注射用水10ml溶解，将混匀后的溶液静脉输注(大约10ml/min)	静脉输入速度超过 10ml/min 时，可出现脸红、心悸、手足蚁感。变态反应及过敏性休克的报道很少。遗传性果糖不耐症患者，对本品过敏者、高磷酸血症及肾衰患者，对果糖过敏者禁用

有机氟中毒（Organofluorine poisoning）

有机氟中毒分为氟代烃类中毒和氟乙酰胺中毒两种。氟代烃类化合物包括单氟烃、多氟烃、卤氟烃及其聚合物等。工业上用作氟塑料及氟橡胶的单体、氟化剂、氧化剂及萃取剂；农业上用作杀虫剂、杀菌剂；医药上用作麻醉剂、利尿剂、显影剂及制造输液胶管、人工麻醉膜、人造红细胞等。在制造和使用有机氟单体、加工氟聚合物材料及处理氟烃裂解反应残液时，均可接触到有关毒物。挥发性有机氟可通过呼吸吸入。氟乙酰胺和氟乙酸钠是剧毒的急性杀虫、杀鼠剂，口服致死量为 0.1～0.5g。进入体内后脱胺形成氟乙酸，与辅酶 A 形成氟乙酰辅酶 A，继而形成氟柠檬酸，使三羧酸循环中断，影响机体氧化磷酸化过程，造成神经系统和心肌损害。

【诊断要点】

（1）氟代烃中毒：氟代烃有 2～15h 的潜伏期，严重者短于 1h。

① 轻度中毒：有头痛、头晕、咳嗽、咽痛、恶心、胸闷、乏力等，肺部有散在性干啰音或少量湿啰音。X 线胸片见两肺中、下肺野肺纹理增强、边缘模糊等征象。

② 中度中毒：凡有下列情况之一者，可诊断为中度中毒。a. 临床表现加重，出现胸部紧束感、胸痛、心悸、呼吸困难、烦躁及轻度发绀，肺部局限性呼吸音减低，两肺有较多的干啰音或湿啰音。X 线胸片见肺纹理增强，有广泛网状阴影，并有散在小点状阴影，使肺野透亮度降低，或见水平裂增宽、支气管袖口征，符合间质性肺水肿临床征象。b. 症状体征如上，两中、下肺野肺纹理增多，斑片状阴影沿肺纹理分布，多见于中、内带，广泛密集时可融合成片，符合支气管肺炎临床征象。

③ 重度中毒：凡有下列情况之一者，可诊断为重度中毒：急性肺泡性肺水肿；成人型 ARDS；中毒性心肌炎；并发纵隔气肿、皮下气肿、气胸。

（2）氟乙酰胺中毒

① 潜伏期一般为 10～15h，严重中毒病例可在 0.5～1h 发病。

② 神经系统是氟乙酰胺中毒最早也是最主要表现，有头痛、头晕、无力、四肢麻木、易激动、肌束震颤等。随着病情发展，出现不同程度意识障碍及全身阵发性、强直性抽搐，反复发作，常导致呼吸衰竭而死。部分患者可有谵妄、语无伦次。

③ 消化系统：口服中毒者常有恶心、呕吐，可出现血性呕出物、食欲缺乏、流涎、口渴、上腹部烧灼感。

④ 心血管系统：早期表现心慌、心动过速。严重者有心肌损害、心律失常，甚至心室颤动、血压下降。

⑤ 呼吸系统：呼吸道分泌物增多、呼吸困难。

⑥ 实验室检查：血氟、尿氟含量增高；血钙降低、血酮增加；口服中毒患者，从呕吐物或洗胃液中检测出氟乙酰胺；硫靛反应法查出氟乙酰胺和氟乙酸钠的代谢产物氟乙酸；心肌酶明显升高，心电图可见 Q-T 间期延长，同时可伴 ST-T 段改变。

【治疗原则】

（1）口服中毒者应洗胃：应尽早完成以减少毒物吸收。1：5000高锰酸钾溶液或 0.15％石灰水反复洗胃，其后可经胃管注入适量乙醇及注入食醋解毒。

（2）有有机氟气体意外吸入史者必须立即离开现场，绝对卧床休息。

（3）使用解毒剂解毒：乙酰胺。

（4）尽早、足量、短程应用糖皮质激素。中毒患者根据病情轻重，在中毒后第1天可适当加大剂量，以后足量短程静脉给药。中度以上中毒患者，为防治肺纤维化，可在急性期后继续小剂量间歇应用糖皮质激素。

（5）支持治疗：采用高压氧治疗；保护心肌，静脉滴注极化液；抗惊厥；预防脑水肿。危重者可考虑血液灌流。

① 保护心肌：大剂量维生素 B_6、果糖二磷酸钠。

② 抗惊厥：苯巴比妥、地西泮。

③ 防治脑水肿：尽早使用脱水剂甘露醇。

【可选药物】

药品名称	适应证与用法用量	注意事项
乙酰胺	用于氟乙酸胺、氟乙酸钠及有机氟化物中毒特效解毒。肌内注射：2.5～5.0g/次，每日3次；或0.1～0.3g/（kg·d），分2～4次注射，疗程5～7日，严重病例每次可用至5～10g	注射时可引起局部疼痛，可加入盐酸普鲁卡因混合使用，以减轻疼痛。大量应用可能引起血尿，必要时停药并加用糖皮质激素使血尿减轻
苯巴比妥	抗惊厥。肌内注射：0.1g/次，每12h给药1次。应用1～3天	常有嗜睡、眩晕、头痛、乏力、精神不振等延续效应，久用可产生耐受性与依赖性，突然停药可引起戒断症状，肝、肾功能不全、呼吸功能障碍、卟啉病患者、对本品过敏者禁用
地西泮	抗惊厥。10～20mg 静脉注射或50～100mg 加入10%葡萄糖液250ml 静脉滴注，总量200mg	常见的不良反应有嗜睡、头昏、乏力等，大剂量可有共济失调、震颤。长期连续应用药可产生依赖性和成瘾性。孕妇、妊娠期妇女、新生儿禁用
维生素 B_6	适用于维生素 B_6 缺乏的预防和治疗。肌内或静脉注射：50～100mg/次，一日1次。用于中毒解毒时，每日300mg 或300mg 以上	罕见变态反应。若每天应用200mg，持续30天以上，可致依赖综合征

药品名称	适应证与用法用量	注意事项
果糖二磷酸钠	保护心肌。静脉滴注:5～10g/d,儿童 70～160mg/(kg·d)。每 1g 粉末用灭菌注射用水 10ml 溶解,将混匀后的溶液静脉输注(大约 10ml/min)	静脉输入速度超过 10ml/min 时,可出现脸红、心悸、手足蚁感。变态反应及过敏性休克的报道很少。遗传性果糖不耐症患者,对本品过敏者、高磷酸血症及肾衰患者,对果糖过敏者禁用
甘露醇	减轻脑水肿。静脉滴注:20%溶液 250ml/次,每日 2 次。滴速要快,在半小时内完成	水和电解质紊乱最为常见。快速大量静脉注射可引起心力衰竭、稀释性低钠血症,偶可致高钾血症;大量细胞内液转移至细胞外可致组织脱水,并可引起中枢神经系统症状

氰化物中毒 (Cyanide poisoning)

氰化物是指含有氰根(—CN)的化合物,如氢氰酸、氰化钠、氰化钾、氰化锌、乙腈、丙烯腈等,一些天然植物果实中(苦杏仁、白果)也含有氰化物。氰化物大多数属于剧毒或高毒类,可经呼吸、皮肤、眼睛或胃肠道迅速吸收,口服氰化钠 50～100mg 即可引起猝死。氰化物的毒性主要由其在体内释放的氰根而引起,氰根离子在体内能很快与细胞色素氧化酶中的三价铁离子结合,抑制该酶活性,使组织不能利用氧,形成了内窒息。此时,血液中虽有足够的氧,但不能为组织细胞所利用,故氰化物中毒时静脉血呈鲜红色。

【诊断要点】

(1) 有氰化物接触史。

(2) 急性中毒表现可分为四期

① 前驱期:吸入者眼、咽喉及上呼吸道刺激性不适,呼吸增快,呼出气有苦杏仁味,头昏、恶心。口服者有口、咽灼热、麻木、流涎、恶心、呕吐、头痛、乏力、耳鸣、胸闷及便意。

② 呼吸困难期:出现胸部紧迫感、呼吸困难、心悸、血压升高、脉快、心律不齐,瞳孔先缩小后散大。眼球突出,视、听力减退,有恐怖感,意识模糊至昏迷,时有肢体痉挛,皮肤黏膜呈鲜红色。

③ 惊厥期：患者出现强直性或阵发性痉挛，甚至角弓反张，大小便失禁，大汗，血压下降，呼吸暂停。

④ 麻痹期：全身肌肉松弛，感觉和反射消失，呼吸浅慢，甚至呼吸停止。

【治疗原则】

① 中毒人员迅速脱离中毒现场。

② 若皮肤或眼睛接触氰化物，应尽快脱下受污染的衣物，应当立即用大量清水或生理盐水冲洗 5min 以上。皮肤灼伤可用 1：5000 高锰酸钾和硫化铵液擦洗。

③ 如果是口服中毒，应插胃管立即用氧化剂溶液如 5％硫代硫酸钠、0.2％高锰酸钾或 3％过氧化氢洗胃。

④ 若无呼吸，可进行人工呼吸；若无脉搏，应立即进行心肺复苏。如果中毒者呼吸窘迫，可进行气管插管或可施行环甲软骨切开术。

⑤ 高浓度给氧。

⑥ 使用特效解毒剂：用亚硝酸异戊酯、亚硝酸钠、硫代硫酸钠、亚甲蓝、羟钴胺。

⑦ 对症支持疗法。恢复期可用大剂量维生素 C，也可应用细胞色素 C。

【可选药物】

药品名称	适应证与用法用量	注意事项
亚硝酸异戊酯	氰化物中毒解救。吸入：0.2～0.4ml 放在手帕或纱布中压碎，放置在患者鼻孔处吸入 30s，间隙 30s，如此重复 2～3 次。数分钟后可重复 1 次，总量不超过 0.6ml	具有高度挥发性和可燃性，使用时不要靠近明火，同时注意防止挥发
亚硝酸钠	氰化物中毒解救。静脉注射：本品为 3％水溶液，仅供静脉使用，10～20ml（即 6～12mg/kg）/次，每分钟注射 2～3ml；需要时在 1h 后可重复半量或全量	有恶心、呕吐、头昏、头痛、出冷汗、发绀、气急、昏厥、低血压、休克、抽搐。不良反应的程度除剂量过大外，还与注射本品速度有关

药品名称	适应证与用法用量	注意事项
硫代硫酸钠	氰化物中毒解救。静脉注射：在用过亚硝酸钠后，注射25％硫代硫酸钠20～40ml。若在0.5～1h症状复发或未缓解，应重复注射，半量用药。洗胃：口服中毒者用5％溶液洗胃，并保留本品适量于胃中	本品与亚硝酸钠从不同解毒机制治疗氰化物中毒，应先后作静脉注射，不能混合后同时静脉注射。本品静脉注射后除有暂时性渗透压改变外，尚未见其他不良反应。药物过量可引起头晕、恶心、乏力等
亚甲蓝	氰化物中毒解救。静脉注射：一次5～10mg/kg，最大剂量为20mg/kg。加5％葡萄糖液20～40ml，缓慢静脉注射。至口周发绀消失，再给硫代硫酸钠	本品静脉注射过速，可引起头晕、恶心、呕吐、胸闷、腹痛。剂量过大，除上述症状加剧外，还出现头痛、血压降低、心率增快伴心律失常、大汗淋漓和意识障碍。用药后尿呈蓝色，排尿时可有尿道口刺痛。本品不能皮下、肌内注射或鞘内注射。肾功能不全患者应慎用
羟钴胺	氰化物中毒解救。静脉输注：初始5.0g(约70mg/kg)，用生理盐水溶解为25g/L，输注15～30min以上。根据中毒严重程度和临床反应决定是否继续给予下一个单剂量，可以与其他解毒剂以及对症支持疗法结合使用	由羟钴胺(呈深红色)导致的色素尿和皮肤发红。其他不良反应包括脓疱、丘疹、头痛、注射部位红斑、淋巴细胞数降低、恶心、瘙痒、胸部不适和吞咽困难等
维生素C	营养神经辅助治疗。口服：100～200mg/次，每日1～3次	长期大量应用偶可引起尿酸盐、半胱氨酸盐或草酸盐结石、腹泻、皮肤红而亮、头痛、尿频、恶心呕吐、胃痉挛
细胞色素C	用于各种组织缺氧的辅助治疗。静脉滴注：15～30mg/次，一日1～2次，用5％或10％葡萄糖注射液或0.9％氯化钠注射液稀释	用药前需做过敏试验，阳性反应者禁用。偶见皮疹等变态反应及消化道反应。不宜在饮酒时同时服用本品

一氧化碳中毒（Carbon monoxide poisoning）

一氧化碳俗称煤气，为无色、无臭、无味、无刺激性的气体，凡是含碳物质燃烧不完全皆可产生。当吸入的一氧化碳与血红蛋白结合形成稳定的碳氧血红蛋白时，使血红蛋白丧失携氧能力，从而引起重要器官与组织缺氧，出现中枢神经系统、循环系统等中毒症状。

【诊断要点】

（1）有造成一氧化碳中毒的环境，如燃烧、浓烟等，且缺乏良好的通风设备。

（2）根据临床表现可分为轻度、中度和重度。

① 轻度：血碳氧血红蛋白在 $10\%\sim20\%$，有头痛、眩晕、心悸、恶心、呕吐、全身乏力或短暂昏厥，皮肤黏膜呈樱桃红色，脱离环境可迅速消除。

② 中度：血碳氧血红蛋白在 $30\%\sim40\%$，除上述症状加重外，可出现呼吸困难、意识丧失、昏迷、对疼痛刺激少有反应，瞳孔对光的反射减弱，呼吸、血压、脉搏可有改变，及时抢救数日后可完全恢复。

③ 重度：血碳氧血红蛋白在 50% 以上。除上述症状加重外，患者可突然昏倒，继而昏迷。可伴有心肌损害、高热惊厥、肺水肿、脑水肿等，死亡率高，幸存者可有不同程度的后遗症。

（3）辅助检查：血液中碳氧血红蛋白定性阳性或定量超过 10% 即可确诊。

（4）脑电图，头 CT 检查。

【治疗原则】

① 抢救：尽快离开有毒现场，移送至新鲜空气处，卧床休息，保暖。解开领口、裤带，清除口鼻分泌物，保持呼吸道通畅，必要时用呼吸兴奋剂（尼可刹米、洛贝林）。

② 纠正缺氧：高压氧的疗效最佳，危重者可考虑血液置换。

③ 防治脑水肿：用脱水剂甘露醇、呋塞米、糖皮质激素地塞米松。

④ 治疗抽搐：用地西泮。

⑤ 改善脑组织代谢：三磷酸腺苷，辅酶 A，胞磷胆碱及大剂

量维生素 C、维生素 B、纳洛酮、依达拉奉、尼莫地平。

⑥ 防止继发感染。

【可选药物】

药品名称	适应证与用法用量	注意事项
尼可刹米	用于呼吸衰竭。皮下注射、肌内注射、静脉注射：0.25～0.5g/次，必要时1～2h重复用药；极量1.25g/次	常见面部刺激症状、烦躁不安、抽搐、恶心呕吐等。过量可产生惊厥，静脉注射地西泮对抗。抽搐及惊厥患者禁用
洛贝林	兴奋呼吸。静脉滴注：3mg/次；极量6mg/次，20mg/d。儿童肌内注射、皮下注射：1～3mg/次。静脉注射：0.3～3mg/次，必要时30min可重复1次	可有恶心、呕吐、呛咳、头痛、心悸等。剂量较大时，能引起心动过速、传导阻滞、呼吸抑制甚至惊厥
甘露醇	减轻脑水肿。静脉滴注：20%溶液250ml/次，每日2次。滴速要快，在半小时内完成	水和电解质紊乱最为常见。快速大量静脉注射可引起心力衰竭、稀释性低钠血症，偶可致高钾血症；大量细胞内液转移至细胞外可致组织脱水，并可引起中枢神经系统症状
呋塞米	减轻脑水肿。静脉注射：20～40mg/次，必要时每2h追加剂量，直至出现满意疗效	常见不良反应与水、电解质紊乱有关，尤其是大剂量或长期应用时，如体位性低血压、休克、低钾血症、低氯血症、低氯性碱中毒、低钠血症、低钙血症以及与此有关的口渴、乏力、肌肉酸痛、心律失常等
地塞米松	减轻脑水肿。静脉滴注：10～30mg/次，每日1次	较大剂量易引起糖尿病、消化道溃疡和类库欣综合征症状，对下丘脑-垂体-肾上腺轴抑制作用较强。并发感染为主要的不良反应。对本品及肾上腺皮质激素类药物有过敏史患者禁用
胞磷胆碱	改善脑组织代谢。静脉滴注：0.25～0.5g/d，用5%或10%葡萄糖注射液稀释后缓缓滴注，每5～10日为1个疗程	无明显的毒性作用，对呼吸、脉搏、血压无影响，偶有一过性血压下降、失眠、兴奋及给药后发热等，停药后即可消失
三磷酸腺苷	改善脑组织代谢。静脉滴注：20mg/次，一日1～2次	本品对窦房结有明显抑制作用。因此对房窦综合征、窦房结功能不全者及老年人慎用或不用。静脉注射宜缓慢，以免引起头晕、头胀、胸闷及低血压等。心肌梗死和脑出血患者在发病期慎用

药品名称	适应证与用法用量	注意事项
辅酶A	改善脑组织代谢。静脉滴注：50～200U/次，50～400U/d，临用前用5%葡萄糖注射液500ml溶解后静脉滴注	急性心肌梗死患者禁用。对本品过敏者禁用
地西泮	抗惊厥。静脉注射：10～20mg	常见的不良反应有嗜睡、头昏、乏力等，大剂量可有共济失调、震颤。长期连续用药可产生依赖性和成瘾性。孕妇、妊娠期妇女、新生儿禁用
纳洛酮	改善脑组织代谢。首次2mg静脉注射，每小时1次，至患者出现肢体活动或有吞咽反射，改用10mg加入5%葡萄糖溶液50ml中静脉滴注，每日1次，治疗至患者清醒	偶见恶心、呕吐，有些不良反应与类阿片戒断有关，很少发生癫痫。本品作用持续时间短，用药需注意维持药效
依达拉奉	改善脑组织代谢。静脉滴注：30mg/次，加入生理盐水100ml中，每日2次，疗程14天	有急性肾功能衰竭、肝功能异常、黄疸、血小板减少、弥漫性血管内凝血。高龄(80岁以上)患者、心脏病患者、肝功能损害患者、轻中度肾功能损害患者慎用；重度肾衰患者、对本品有既往过敏史患者禁用
尼莫地平	改善脑组织代谢。口服：30mg/次，每日3次，疗程14日	不良反应有血压下降、肝功能损害、皮肤刺痛、胃肠道出血、血小板减少，偶见一过性头晕、头痛、面部潮红、呕吐、胃肠不适等。低血压患者慎用。严重肝功能损害者禁用

毒蛇咬伤中毒 （Venomous snake bite poisoning）

毒蛇咬伤多发生于夏秋季节，是见于山区和农村的一种急症。被蛇咬伤后，蛇毒通过毒牙导管注入伤口，引起人体中毒症状。蛇毒主要分为三种类型：神经毒、循环毒及混合毒，分别可引起局部或全身中毒症状。

【诊断要点】

（1）有蛇咬伤史，有毒蛇咬伤的齿痕（应有一对大齿痕），区别无毒蛇咬伤（为一排齿痕）。

（2）临床表现：神经毒局部症状仅有麻木瘙痒感，于咬伤后2～5h开始出现肌肉疼痛、眼睑下垂、肢体麻木或瘫痪、声音嘶哑、吞咽困难、呼吸麻痹等症状；循环毒局部症状明显，伴有剧烈疼痛、血疱、糜烂甚至坏死。全身表现主要是出血症状，如血尿便、呕血、鼻出血、结膜、皮下出血，咬伤伤口出血不止，引起呼吸困难、心力衰竭、肾功能衰竭而致死。

【治疗原则】

（1）应立即抢救，减少毒素扩散，防止中毒发作。在咬伤近心端扎止血带，延缓防止毒素扩散，宜每半小时放松一次，保证肢体基本供血；在毒牙伤口作十字切口，用生理盐水或高锰酸钾溶液（1∶5000）冲洗伤口，并用拔火罐的负压方法尽快吸出毒素。伤口冰敷或浸入水中可减少毒素吸收。

（2）及时采取中和毒素（抗蛇毒血清）或解毒疗法。

（3）对症处理及支持疗法，给予吸氧、抗休克、强心、利尿等治疗措施。

① 预防破伤风：破伤风抗毒素或破伤风免疫球蛋白。

② 局部可用2％利多卡因封闭，减轻疼痛。

③ 胰蛋白酶局部封闭可分解蛇毒蛋白，预防组织坏死。

④ 静脉滴注氢化可的松发挥抗炎、抗休克、抗过敏作用。

⑤ 强心利尿：甘露醇。

【可选药物】

药品名称	适应证与用法用量	注意事项
抗蛇毒血清	中和蛇毒。静脉注射、肌注或皮下注射：抗蝮蛇毒血清 6000U/次；抗五步蛇毒血清 2000U/次；抗银环蛇毒血清 10000U/次；抗眼镜蛇毒血清 1000U/次。可根据病情增减用量。儿童与成人用量相同	注射前先做过敏试验，阴性者才可给予全量注射，阳性者进行脱敏注射，如有异常应立即停止；如发生血清反应，立即肌注氯苯那敏，必要时静脉注射地塞米松等
破伤风抗毒素	预防破伤风。皮下注射或肌注：1500～3000U/次。儿童与成人用量相同	被蛇咬伤后，伤口有污染时应与抗蛇毒血清同时注射

药品名称	适应证与用法用量	注意事项
利多卡因	止痛。局部注射:2%利多卡因2～4ml 在伤口周围环状封闭	对本品过敏者禁用
高锰酸钾溶液	消炎止痛。外用:1∶5000 溶液冲洗伤口	溶液应新鲜配制,不能长时间放置
胰蛋白酶	治蛇毒。取注射用胰蛋白酶2000～6000U,加 0.25%～0.5%盐酸普鲁卡因 4～20ml 稀释,在咬伤处环状封闭,每日 1 次,根据病情可重复给药	血液凝固障碍、有出血倾向者禁用
氢化可的松	抗炎,抗休克。静脉滴注:300～500mg/d,连续 3～5 日,根据病情减低药量维持或停药	不能口服时可静脉滴注氢化可的松200mg 或地塞米松 5mg,以后即改口服
甘露醇	利尿。静脉滴注:20%溶液 250～500ml,并调整剂量使尿量维持在每小时 40ml	肺水肿、肺充血、有活动性颅内出血、肾衰竭、充血性心衰、严重失水及孕妇禁用。应用本品无效患者,需改用强效利尿药。定期检查血压、肾功能、电解质水平及尿量

第十八章
其他急诊

中暑 (Heatstroke)

中暑系高温或强烈日曝晒引起人体体温调节功能紊乱、水电解质平衡失调及神经系统功能损伤所致的疾病。除了高温、烈日曝晒外，工作强度过大、时间过长、睡眠不足、过度疲劳等均为常见的诱因。

【诊断要点】

（1）先兆中暑：在高温下作业，出现多汗、头晕、口渴、心悸、胸闷、恶心、乏力、注意力不集中等症状。体温正常或略高。

（2）轻度中暑：除先兆中暑症状外，体温多在 37.5℃ 以上，伴面色潮红，皮肤灼热，或有呼吸及循环衰竭的早期症状，如出大汗、恶心、呕吐、血压下降、脉搏细速等。

（3）重症中暑：有上述症状，并伴有晕厥、昏迷、痉挛或高热（40℃ 以上）。重度中暑可分四种。

①中暑衰竭：发病急骤，呈极度衰竭，面色苍白，皮肤湿冷，脉搏细速，血压下降，神志不清，体温可正常、稍低或稍高。

②中暑痉挛：由于大量出汗，氯离子大量减少，出现肌肉收缩痛，呈对称性、间歇性抽搐，严重者呈强直性肌痉挛，以腓肠肌最为显著，还可以涉及躯干肌群、腹肌、肠平滑肌的膈肌等。可以有腹痛和呃逆，体温大都正常。

③ 中暑高热：主要表现为高热、汗闭及昏迷。体温可达 40～42℃以上，皮肤干燥无汗，脉速，呼吸浅快，血压正常或降低，患者出现烦躁不安或嗜睡，甚至渐模糊，可表现为谵妄、昏迷、惊厥。严重者可发生 DIC、肺水肿、脑水肿及肝功能损害等严重并发症，甚至死亡。

④ 日射病：强烈热辐射，日光中红外线直接穿透颅骨，使颅内温度升高，损伤脑组织而出现剧烈头痛、头晕、耳鸣，呕吐，烦躁不安，严重者出现昏迷、惊厥。

【治疗原则】

（1）患者立即脱离高温环境，将患者放在阴凉通风处，迅速降温、纠正电解质紊乱，并根据具体情况作对症处理。

（2）先兆中暑与轻度中暑者经休息和对症处理多可痊愈。

（3）重症中暑

① 迅速降温：可用冷水（凉水中加入酒精）迅速擦遍全身，并将冰袋放置于头、颈、四肢及大血管分布处。必要时可以冰水灌肠。也可药物降温（氯丙嗪），严重者可采用人工冬眠。

② 纠正水、电解质紊乱。

③ 呼吸循环衰竭者应给予补液，保持呼吸道通畅，给氧，必要时应给予人工呼吸器、行气管切开。可用中枢兴奋剂尼可刹米、洛贝林等。

④ 抽搐时用安定剂：地西泮。

⑤ 有脑水肿者应用脱水剂：甘露醇。

⑥ 有感染者酌用抗生素，严重者可使用糖皮质激素。

【可选药物】

药品名称	适应证与用法用量	注意事项
氯丙嗪	降温。静脉滴注：25mg 加入 5％葡萄糖液或生理盐水 250～500ml 中	常见口干、上腹不适、食欲缺乏、乏力及嗜睡。可引起体位性低血压、心悸或心电图改变。可出现锥体外系反应，如震颤、僵直、流涎、运动迟缓、静坐不能、急性肌张力障碍。对吩噻嗪类药过敏者禁用。不可静脉推注

药品名称	适应证与用法用量	注意事项
地西泮	抗惊厥，控制抽搐。抽搐时肌内注射 10mg	常见的不良反应有嗜睡、头昏、乏力等，大剂量可有共济失调、震颤，罕见皮疹、白细胞减少。对本品过敏者禁用
甘露醇	脱水，消除脑水肿。静脉注射：每次 0.25～0.5g/kg，配制为 15%～25% 浓度于 30～60min 静脉滴注	可引起电解质紊乱，严重肾功能不全者慎用。颅内出血者慎用。甘露醇外渗可致组织水肿，皮肤坏死。除做肠道备用外，均应静脉给药
尼可刹米	兴奋呼吸。皮下注射、肌内注射、静脉注射：成人 0.25～0.5g/次，必要时 1～2h 重复用药；极量 1.25g/次。小儿常用量：6 个月以下，75mg/次；1 岁，0.125g/次；4～7 岁，0.175g/次	常见面部刺激症状、烦躁不安、抽搐、恶心呕吐等。大剂量时可出现血压升高、心悸、出汗、面部潮红、呕吐、震颤、心律失常、惊厥、甚至昏迷。抽搐、惊厥者禁用
洛贝林	兴奋呼吸。静脉滴注：3mg/次；极量 6mg/次，20mg/d。儿童肌内注射、皮下注射：1～3mg/次。静脉注射：0.3～3mg/次，必要时 30min 可重复 1 次	可有恶心、呕吐、呛咳、头痛、心悸等。剂量较大时，能引起心动过速、传导阻滞、呼吸抑制甚至惊厥

溺水（Drowning）

溺水又称淹溺，指人淹没于水中，由于呼吸道被水、污泥、杂草等堵塞，或喉头、气管发生反射性痉挛，引起窒息和缺氧，从而导致血液动力学及血液生物化学的一系列改变。严重者可导致呼吸、心跳停止。

【诊断要点】

（1）病史：有溺水病史。

（2）临床表现：面部青紫，水肿，双眼充血，口、鼻及气管内充满血性泡沫、污泥或藻类，全身发凉，昏迷或抽搐；呼吸频速不规则，双肺满布湿啰音，重者有肺水肿，甚至呼吸停止；心音减弱或心律不齐，血压偏低，常引起室性或室上性心动过速，严重者出现室颤或心跳停止；吞水量过多者，可见上腹隆起。

【治疗原则】

（1）紧急处理：迅速清除口、鼻内的水和污物，用包裹纱布的手指将舌拉出口外，防止回缩，保持呼吸道通畅。

（2）立即倒水：尽快倒出呼吸道及胃内的积水，切忌因倒水过久影响心肺复苏。

（3）心肺复苏：立即进行人工呼吸，若呼吸停止，应在保持呼吸道畅通的前提下，立即进行口对口呼吸，吹气后按压胸廓，辅助呼吸。应尽早行气管插管加压给氧。可交替注射呼吸兴奋剂。若心搏也停止，则必须同时进行心脏按压。

（4）维持电解质与酸碱平衡：淡水淹溺者应限制给水，可静脉注射利尿剂、高渗脱水剂。海水淹溺致血液浓缩者，可输入5％葡萄糖液或低分子右旋糖酐或血浆。

（5）对症治疗：有肺水肿者，应吸入通过50％酒精的氧气，注射呋塞米等利尿剂（呋塞米）。有心衰者，给予毛花苷丙或毒毛旋花子苷缓慢静脉注射。给予抗生素以防肺部感染。呼吸兴奋剂：洛贝林、尼可刹米或二甲弗林。

【可选药物】

药品名称	适应证与用法用量	注意事项
尼可刹米	兴奋呼吸。呼吸衰竭者：0.375g/次，一次静脉注射作用维持5～10min，可重复使用。儿童皮下注射、肌内注射、静脉注射：6个月以下婴儿0.075g/次；1岁0.125g/次；4～7岁0.175g/次	常见面部刺激症状、烦躁不安、抽搐、恶心呕吐。大剂量时可出现血压升高、心悸、出汗、面部潮红、呕吐、震颤、心律失常、惊厥、甚至昏迷。抽搐、惊厥者禁用
洛贝林	兴奋呼吸。静脉注射、皮下注射或肌内注射：3～6mg/次，必要时30min可重复一次。极量6mg/次，20mg/d。儿童肌内注射、皮下注射：1～3mg/次。静脉注射0.3～3mg/次，必要时30min可重复1次	可有恶心、呕吐、呛咳、头痛、心悸等。剂量较大时，能引起心动过速、传导阻滞、呼吸抑制甚至惊厥

药品名称	适应证与用法用量	注意事项
二甲弗林	兴奋呼吸中枢。静脉注射或肌内注射：8mg/次，重症患者可用至16～32mg。儿童肌注：一次 0.1～0.2mg/kg。静脉滴注：一次 0.15～0.3mg/kg，用生理盐水或葡萄糖液稀释	不良反应有恶心、呕吐、皮肤烧灼感、肌肉震颤。用量较大易引起抽搐或惊厥，尤见于小儿。有惊厥病史者、肝、肾功能不全者禁用
呋塞米	利尿。静脉滴注：40～100mg/次	可发生水、电解质紊乱，偶见变态反应、头痛、头晕、腹痛等。不良反应尚有低钾血症、高尿酸血症、听力受损。孕妇禁用。不主张肌内注射

狂犬病（Rabies）

狂犬病又称"恐水症"，是由狂犬病毒引起的急性传染病，主要由患病或带毒动物咬伤而感染。最具特征的表现为患者对气流恐惧或恐水，严重的亢奋和躁动不安，并最终死亡。病死率几近100％。

【诊断要点】

① 有被犬、猫等动物咬伤、抓伤、"舔伤"史。

② 发病处在原伤口部位出现痒、麻、痛、蚁走感或局限性抽动。

③ 典型症状为兴奋，任何轻微刺激都可引起抽搐、交感神经兴奋、恐水。

④ 狂躁、痉挛等症状相继停止，最后由兴奋转入麻痹。

⑤ 实验室检查可见白细胞总数增高，中性粒细胞比例可达80％。

【治疗原则】

（1）严密隔离及监护，处理患者时医务人员应穿隔离衣，戴口罩、帽子及橡皮手套。

（2）应置患者于单人房间，保持安静，避免声、光、风等刺激，为防止躁狂妨碍治疗，可对患者进行必要的约束。

（3）保持水、电解质平衡及营养供应。

（4）保证气道通畅，必要时可行气管切开并及时用呼吸机辅助通气。

（5）及时对症治疗并使用狂犬疫苗。

① 高热：可给退热药，对乙酰氨基酚。

② 心悸、血压升高者可用 β-受体阻断剂普萘洛尔。

③ 缓解患者抽搐：可用地西泮、苯巴比妥交替注射，大剂量苯妥英钠。

④ 有脑水肿时可用甘露醇。

【可选药物】

药品名称	适应证与用法用量	注意事项
普萘洛尔	降低血压，控制心悸。口服：5～10mg/次，每日 3 次。儿童，一天 2～6mg/kg，6～8h 给药 1 次，每日总量不超过 60mg	可出现眩晕、神志模糊、精神抑郁、反应迟钝等中枢神经系统不良反应；有头昏、心率过慢、支气管哮喘、支气管痉挛患者禁用
地西泮	抗惊厥。肌内注射或缓慢静脉注射：10mg/次。出生 30 日至 5 岁儿童，1～2mg，必要时 3～4h 重复注射。5 岁以上儿童，5～10mg	常见的不良反应有嗜睡、头昏、乏力等，大剂量可有共济失调、震颤，罕见皮疹、白细胞减少。对本品过敏者禁用
苯巴比妥	抗惊厥。肌内注射：0.1g/次。儿童一次 3～5mg/kg	对本品过敏者禁用。常有嗜睡、眩晕、头痛、乏力、精神不振等延续效应。偶见皮疹、剥脱性皮炎、中毒性肝炎、黄疸等
苯妥英钠	抗惊厥。缓慢静脉注射：150～250mg/次，静脉注射速度不超过 50mg/min，需要时 30min 后可再次静脉注射 100～150mg，总量不超过 500mg/d。儿童可按体重 5mg/kg 单次或分 2 次注射	副作用小，常见齿龈增生，儿童发病率高，神经系统常见眩晕、头痛，严重时可引起眼球震颤、共济失调、语言不清和意识模糊。房室传导阻滞、窦性心动过缓者禁用
甘露醇	消除脑水肿。静脉滴注：20% 甘露醇 125～250ml，快速滴注	可引起电解质紊乱，严重肾功能不全者慎用。甘露醇外渗可致组织水肿，皮肤坏死。除做肠道备用，均应静脉给药

参 考 文 献

[1] 中华医学会重症医学分会 . 低血容量休克复苏指南 [J] . 中国实用外科杂志，2007，27（8）：581-587.

[2] 中华医学会心血管病学分会，中华心血管病杂志编辑委员会 . 急性 ST 段抬高型心肌梗死诊断和治疗指南 [J] . 中华心血管病杂志，2015，43（5）：380-393.

[3] 中华医学会心电生理和起搏分会，中国医师协会心律学专业委员会 . 室性心律失常中国专家共识 [J] . 中国心脏起搏与心电生理杂志，2016，30（4）：283-325.

[4] 中华医学会心血管病学分会，中华心血管病杂志编辑委员会 . 成人感染性心内膜炎预防、诊断和治疗专家共识 . 中华心血管病杂志，2014，42（10）：806-816.

[5] 中华医学会外科学分会血管外科学组 . 深静脉血栓形成的诊断和治疗指南 [J] . 中华外科杂志，2012，50（7）：611-614.

[6] 中华医学会糖尿病分会，中国 2 型糖尿病防治指南制订委员会 . 中国 2 型糖尿病防治指南 [J] . 中华内分泌代谢杂志，2008，24（2）：10001-10022.

[7] 中国医师协会急诊医师分会，中国急诊高血压管理专家共识修订委员会 . 中国急诊高血压管理专家共识 . 2010 北京协和急诊医学国际高峰论坛 .

[8] 中华医学会 . 临床诊疗指南　心血管分册 [M] . 北京：人民卫生出版社，2009.

[9] 中华医学会 . 临床诊疗指南　呼吸病学分册 [M] . 北京：人民卫生出版社，2009.

[10] 中华医学会 . 临床诊疗指南　消化系统疾病分册 [M] . 北京：人民卫生出版社，2005.

[11] 中华医学会 . 临床诊疗指南　内分泌及代谢性疾病分册 [M] . 北京：人民卫生出版社，2005.

[12] 中华医学会 . 临床诊疗指南　骨质疏松症和骨矿盐疾病分册 [M] . 北京：人民卫生出版社，2006.

[13] 中华医学会 . 临床诊疗指南　免疫学分册 [M] . 北京：人民卫生出版社，2008.

[14] 中华医学会 . 临床诊疗指南　风湿病分册 [M] . 北京：人民卫生出版社，2005.

[15] 中华医学会 . 临床诊疗指南　精神病分册 [M] . 北京：人民卫生出版社，2006.

[16] 中华医学会 . 临床诊疗指南　外科学分册 [M] . 北京：人民卫生出版社，2006.

[17] 中华医学会 . 临床诊疗指南　妇产科学分册 [M] . 北京：人民卫生出版社，2007.

[18] 中华医学会 . 临床诊疗指南　小儿内科分册 [M] . 北京：人民卫生出版社，2005.

[19] 中华医学会.临床诊疗指南　肿瘤分册［M］.北京：人民卫生出版社，2005.

[20] 中华医学会.临床诊疗指南　眼科学分册［M］.北京：人民卫生出版社，2006.

[21] 中华医学会.临床诊疗指南　神经外科学分册［M］.北京：人民卫生出版社，2006.

[22] 中华医学会.临床诊疗指南　小儿外科学分册［M］.北京：人民卫生出版社，2005.

[23] 中华医学会.临床诊疗指南　耳鼻喉头颈外科分册［M］.北京：人民卫生出版社，2009.

[24] 中华医学会.临床诊疗指南　重症医学分册［M］.北京：人民卫生出版社，2009.

[25] 中华医学会.临床诊疗指南　口腔医学分册［M］.北京：人民卫生出版社，2005.

[26] 中华医学会.临床诊疗指南　肾脏病学分册［M］.北京：人民卫生出版社，2011.

[27] 史宗道.口腔临床药物学［M］.第4版.北京：人民卫生出版社，2012.

[28] 葛均波，徐永健.内科学［M］.第8版.北京：人民卫生出版社，2015.

[29] 陈孝平，汪建平.外科学［M］.第8版.北京，人民卫生出版社，2013.

[30] 谢幸，苟文丽.妇产科学［M］.第8版.北京：人民卫生出版社，2015.

[31] 王卫平.儿科学［M］.第8版.北京：人民卫生出版社，2015.

[32] 张志愿，俞光岩.口腔科学［M］.第8版.北京：人民卫生出版社，2013.

[33] 田勇泉.耳鼻咽喉-头颈外科学［M］.第8版.北京：人民卫生出版社，2015.

[34] 赵堪兴，杨培增.眼科学［M］.第8版.北京：人民卫生出版社，2015.

[35] 李凤鸣，谢立信.中华眼科学［M］.第3版.北京：人民卫生出版社，2014.

[36] 于学忠，黄子通.急诊医学［M］.北京：人民卫生出版社，2014.

[37] "百万药师关爱工程"系列教材编委会.临床治疗学［M］.北京：北京科学技术出版社，2005.

[38] 张彧.急诊医学［M］.北京：人民卫生出版社，2010.

[39] Robert S. Porter主编，王卫平主译.默克诊疗手册［M］.第19版.北京：人民卫生出版社，2014.

[40] 赵祥文.儿科急诊医学［M］.第3版.北京：人民卫生出版社，2010.

[41] 陈新谦，金有豫，汤光.新编药物学［M］.第17版.北京：人民卫生出版社，2010.

[42] 郑杨，赵巍.2015年AHA心肺复苏及心血管急救指南更新解读［J］.Chinese

Journal of Practical Internal Medicine，2016，36（4）：292-294.

［43］ 田朝伟，陈晓辉．急性心力衰竭的诊治进展：2016 ESC 急慢性心力衰竭诊断和治疗指南［J］．中华急诊医学杂志，2016，25（7）：854-857.

［44］ 陈鲁原．2015 年《ESC 心包疾病诊断和管理指南》中心包炎诊断和管理的新推荐［J］．中国循环杂志，2015，30：48-49.